BIBLIOTHÈQUE DE THÉRAPEUTIQUE
GILBERT ET CARNOT

MÉDICATIONS SYMPTOMATIQUES
NERVEUSES, MENTALES
CUTANÉES, RESPIRATOIRES ET GÉNITO-URINAIRES

PAR

Maurice de FLEURY, Jean LÉPINE, JACQUET, Marcel FERRAND,
MENETRIER, STÉVENIN, SIREDEY, H. LEMAIRE, Paul CAMUS

J. B. BAILLIÈRE & FILS

Bibliothèque de Thérapeutique

PUBLIÉE SOUS LA DIRECTION DE

A. GILBERT & P. CARNOT

Professeur de Clinique médicale
à la Faculté de médecine de Paris.

Professeur agrégé de Thérapeutique
à la Faculté de médecine de Paris.

1909-1914, 29 volumes in-8, avec figures, cartonnés.

MÉDICATIONS SYMPTOMATIQUES

NERVEUSES, MENTALES

CUTANÉES, RESPIRATOIRES ET GÉNITO-URINAIRES

BIBLIOTHÈQUE DE THÉRAPEUTIQUE

PUBLIÉE SOUS LA DIRECTION DE

A. GILBERT & P. CARNOT

Professeur de Clinique médicale
à la Faculté de médecine de Paris

Professeur agrégé de thérapeutique
à la Faculté de médecine de Paris

17

MÉDICATIONS SYMPTOMATIQUES

NERVEUSES, MENTALES
CUTANÉES, RESPIRATOIRES ET GÉNITO-URINAIRES

PAR LES DOCTEURS

Maurice de FLEURY
MEMBRE DE L'ACADÉMIE
DE MÉDECINE

Jean LÉPINE
PROFESSEUR A LA FACULTÉ
DE MÉDECINE DE LYON

JACQUET
MÉDECIN DE L'HÔPITAL
SAINT-ANTOINE

Marcel FERRAND
ANCIEN CHEF DE CLINIQUE
DE LA FACULTÉ DE MÉDECINE DE
PARIS

MENETRIER
PROFESSEUR AGRÉGÉ
A LA FACULTÉ DE MÉDECINE DE
PARIS

STÉVENIN
CHEF DE CLINIQUE ADJOINT
A LA FACULTÉ DE MÉDECINE DE
PARIS

SIREDEY
MÉDECIN DE L'HÔPITAL
SAINT-ANTOINE

H. LEMAIRE
ANCIEN INTERNE DES HÔPITAUX
DE PARIS

Paul CAMUS
MÉDECIN ADJOINT DE BICÊTRE
ET DES ASILES D'ALIÉNÉS

PARIS
LIBRAIRIE J.-B. BAILLIÈRE ET FILS
19, RUE HAUTEFEUILLE, 19

1914

PRÉFACE

La Thérapeutique est la synthèse et la conclusion de la Médecine. Si Platon admettait que la plus belle Science est la plus inutile, il nous apparaît, au contraire, qu'une Science est d'autant plus belle qu'elle est plus féconde et qu'elle a pour but le soulagement des misères humaines. De fait, les plus éclatantes recherches de Médecine expérimentale, les plus subtiles analyses cliniques valent surtout par l'effort curateur auquel elles aboutissent.

Aussi la Thérapeutique, malgré ses incertitudes et ses tâtonnements, demeure-t-elle l'obsession du Chercheur et du Praticien. Aussi les Savants, même les plus illustres, les Cliniciens, même les plus réputés, à qui nous avons fait appel, nous ont-ils chaleureusement donné leur concours : qu'ils en soient tous remerciés ici !

La Thérapeutique peut être envisagée différemment, suivant que l'on prend pour point de départ de son étude le Médicament, le Symptôme ou la Maladie. La Bibliothèque de Thérapeutique sera donc divisée en trois Séries convergentes, dans lesquelles seront étudiés les AGENTS THÉRAPEUTIQUES, les MÉDICATIONS, les TRAITEMENTS. Chaque série comprendra un certain nombre de volumes, indépendants les uns des autres et paraissant en ordre dispersé, mais dont la place est nettement déterminée dans le plan d'ensemble de l'ouvrage.

I

La première Série est relative aux AGENTS THÉRAPEUTIQUES.

Elle comprend, comme une sorte d'introduction générale, l'*Art de formuler*, dont l'importance s'accroît par la publication d'un nouveau Codex et par les Conventions Internationales relatives aux Médicaments héroïques. Elle comprend aussi l'étude des *Techniques thérapeutiques médicales et chirurgicales*.

L'étude des *Agents physiques* a pris, depuis quelques années, un développement considérable. Les diverses branches de la *Physiothérapie* offrent, par là même, au Praticien, une série de ressources nouvelles. Qu'il s'agisse de *Kinésithérapie*, de *Massage*, d'*Hydrothérapie*, d'*Électrothérapie*, de *Radiothérapie*, etc., tout médecin doit savoir appliquer, lui-même, les méthodes usuelles et connaître le principe, les indications et les résultats des méthodes plus compliquées, qui restent, nécessairement, confiées aux Spécialistes.

L'étude des *Médicaments chimiques* a fait, elle aussi, de grands progrès. Les Médicaments minéraux, dont on aurait pu croire la liste épuisée, ont récemment revêtu des formes nouvelles (combinaisons organiques, métaux colloïdaux), douées de nouvelles propriétés thérapeutiques. Quant aux Médicaments organiques, leur nombre s'accroît tous les jours; déjà quelques lois de pharmacodynamie permettent de prévoir leur action thérapeutique, suivant l'introduction de tel noyau ou de tel radical : qu'il s'agisse des sulfones et de leurs propriétés hypnotiques, des ecgonines et de leurs propriétés anesthésiques, des anthraquinones et de leurs propriétés purgatives, le chimiste commence à jongler avec les molécules, et fabrique méthodiquement des médicaments synthétiques, comme il fabriquait déjà des couleurs ou des parfums.

Si les *Médicaments d'origine végétale* sont, de plus en plus, obtenus par synthèse, par contre de nouvelles plantes entrent, à leur tour, dans la matière médicale. La flore tropicale tient probablement encore en réserve bien des médicaments utiles.

Les *Médicaments d'origine animale*, fort employés jadis, puis fort oubliés, ont été surtout étudiés depuis Brown-Séquard. Qu'il s'agisse de thyroïdine ou d'adrénaline, de pepsine ou de sécrétine, l'*Opothérapie* utilise des produits fabriqués par l'organisme même et supplée à l'insuffisance glandulaire en fournissant artificiellement au malade les substances qu'il ne fabrique plus. Il y a là tout un monde de corps et d'anticorps qui, vraisemblablement, feront la base de la Thérapeutique de demain.

Les *Médicaments d'origine microbienne* ont métamorphosé le traitement et la prophylaxie des maladies infectieuses. Ils peuvent conférer une immunité active grâce aux méthodes Pastoriennes de *Vaccination*, ou passive grâce aux méthodes de *Sérothérapie*, par lesquelles, après Ch. Richet, après Behring et Roux, on utilise les humeurs d'animaux chez qui l'on a provoqué préalablement la formation d'anticorps. On peut aussi, avec Metchnikoff, faire de la *Bactériothérapie*, en opposant aux microbes nocifs d'autres microbes domestiqués et inoffensifs, dont le développement gêne celui des premiers.

L'étude des Agents Thérapeutiques comprend encore la *Crénothérapie*, la *Thalassothérapie*, la *Climatothérapie*. Sous le nom de Crénothérapie (κρήνη, source), on peut grouper, avec Landouzy, les méthodes thérapeutiques, si complexes, mais si puissantes, relatives aux Eaux Minérales. Les richesses naturelles de notre pays en Stations Thermales, Maritimes ou Climatériques sont, d'ailleurs, telles qu'aucun pays n'en possède d'équivalentes et ne peut aussi complètement se suffire à lui-même.

L'étude de la *Diététique* et des *Régimes* s'est beaucoup précisée : on peut, actuellement, doser l'énergie nutritive nécessaire à un organisme et la lui fournir sous telle ou telle forme isodyname, suivant l'état de ses viscères. Le régime, ainsi scientifiquement établi, fait, de plus en plus, partie de l'ordonnance et du traitement.

Enfin l'étude des *Agents Psychiques* a pris, elle aussi, une grande importance : si l'influence du moral sur le physique est telle qu'il suffit parfois, pour modifier l'évolution d'une maladie, de remonter les courages et d'imposer une volonté ferme, combien plus efficace encore est une direction morale méthodiquement graduée, suivant les règles précises de la *Psychothérapie*.

Tels sont les principaux Agents Thérapeutiques que le Praticien peut utiliser. Il est maintenant nécessaire de les grouper et de les combiner, en vue d'une Médication ou d'un Traitement.

II

La deuxième Série est relative à l'étude des Médications.

Étant donné un symptôme clinique, le premier problème thérapeutique qui se pose est de savoir si l'on doit agir sur lui, le favoriser ou le combattre : or ce n'est pas toujours une question facile à résoudre. Si certains symptômes sont, dans tel cas déterminé, manifestement défavorables et doivent être combattus (telles l'asphyxie, la putridité, etc.), d'autres, par contre, indiquent un effort réactionnel de l'organisme, que l'on doit respecter et même favoriser : tels les processus de l'inflammation mis en jeu par l'organisme contre l'infection, et qui doivent être respectés tant que leur excès même ne devient pas nuisible ; tel l'épistaxis d'un hypertendu, soupape de sûreté qui préserve parfois d'une hémorragie cérébrale. Mais, si tel symptôme doit être combattu et tel autre favorisé, beaucoup ont une signification variable ou douteuse : telle la fièvre. Aussi, bien souvent, en Thérapeutique, le difficile est-il, non pas d'agir, mais de savoir s'il faut agir et dans quel sens.

En second lieu, pour ou contre un symptôme donné, on peut utiliser plusieurs méthodes thérapeutiques. Chacune a ses indications et ses contre-indications, et l'on ne traitera pas l'insomnie d'un cardiaque comme celle d'un fébricitant ou d'un douloureux.

On voit, par là, toute l'importance pratique que présente l'étude des Médications Symptomatiques. Ce sont, d'ailleurs, celles dont on doit, le plus souvent, se contenter, faute de mieux, lorsqu'on ne peut atteindre la cause même du mal.

III

Enfin la troisième Série comprend l'étude des Traitements.

Le Traitement d'une Maladie, lorsqu'il n'est pas pathogénique, est fait, le plus souvent, de la juxtaposition d'une série de Médicaments symptomatiques. Il devra se modifier incessamment, en se modelant sur la marche même de l'affection. Par exemple, le Traitement d'une fièvre typhoïde sera représenté par une série de Médications dirigées non seulement contre l'infection éberthienne, mais aussi contre les hémorragies intestinales, etc., suivant les symptômes successifs que l'examen clinique nous révélera.

Beaucoup de traitements sont devenus, dans ces dernières années, médico-chirurgicaux, qu'il s'agisse de sténose pylorique, de gangrène pulmonaire, de lithiase biliaire, de tuberculose rénale, etc. La partie médicale doit donc être complétée par une partie chirurgicale, de telle sorte que l'on puisse envisager, sous leurs différentes faces, les multiples traitements d'une même maladie.

C'est dans cet esprit qu'une série de volumes seront consacrés aux Traitements des Maladies Générales (Infections, Intoxications, Maladies de la Nutrition), des Maladies de chaque organe (Maladies nerveuses, digestives, circulatoires, pulmonaires, génito-urinaires), ainsi que des Spécialités (Maladies cutanées ou vénériennes ; Maladies de la bouche, du nez, du larynx, des oreilles et des yeux).

Ainsi se complètent, mutuellement, les trois Séries relatives aux Agents Thérapeutiques, aux Médications et aux Traitements.

Elles sont conçues dans un même esprit général, et avec une même préoccupation, celle d'être immédiatement utiles au Praticien et, par là même, à ses Malades.

Si pareil but est rempli, ce sera la meilleure récompense de tous ceux qui ont collaboré à cette œuvre ; des Auteurs, à qui revient tout ce que cet ouvrage contient d'original et d'utile ; des Éditeurs, qui ont mis, à la réaliser, leur habileté coutumière ; des Directeurs, qui ont voulu continuer, par le livre, l'enseignement de la Thérapeutique dont ils sont chargés à la Faculté de Paris.

A. GILBERT et P. CARNOT.

MÉDICATIONS SYMPTOMATIQUES

MÉDICATIONS DE L'ÉPILEPSIE COMMUNE

PAR

le D' Maurice de FLEURY,
Membre de l'Académie de Médecine.

Je ne traiterai dans cet article que de l'épilepsie qu'on est convenu d'appeler commune, et qu'on nommait jadis essentielle. Les écrivains spéciaux s'accordent maintenant pour admettre qu'il n'y a pas d'épilepsie essentielle. Toutes, sans exception, sont symptomatiques de lésions méningo-encéphaliques, graves ou légères, cause première et indispensable du mal sacré. Quand ces lésions sont localisées, elles donnent lieu au syndrome jacksonien et sont presque toujours justiciables du traitement chirurgical. Ces mêmes lésions, si elles sont diffuses, déterminent l'épilepsie commune et sont du ressort médical.

Après une rapide étude historique et critique sur les innombrables modes de traitement utilisés jusqu'à ce jour, je me propose de m'attacher à établir les bases d'un traitement rationnel, après quoi je dirai quel est le mode de cure qu'une expérience déjà longue m'a conduit à adopter, et, d'autre part, comment se pourrait concevoir la prophylaxie du mal herculéen.

I. — HISTORIQUE ET CRITIQUE DES MÉDICATIONS EMPLOYÉES CONTRE LE MAL SACRÉ.

Ne nous attardons pas longtemps à cette phase de l'histoire qu'on pourrait nommer fabuleuse.

Pour tenter de guérir les épileptiques, on a, dès la plus haute antiquité, prescrit les aliments les plus singuliers, chair de la chatte ou fiente du paon, excréments du lion, foie rôti ou cendre du sabot de l'âne, taupe grillée, sang de lièvre desséché, bain de sang humain, viande d'un animal tué par le fer d'un assassin. On pouvait encore

planter un clou de fer au lieu même où porta la tête du malade
au moment de sa chute; appliquer sur la tête du patient, pendant
vingt-quatre heures, le corps d'une pie écartelée à la façon des
oiseaux héraldiques. Yuncker (*conspectus medicinæ tabulæ*) propose
les vers de terre pris à jeun au mois de juin au moment du coït, le
pied d'élan, le crâne humain non enterré, la raclure de vertèbre
d'un homme mort de mort violente, l'esprit de sang humain, l'uni-
corne fossile, les osselets de l'ouïe d'un veau, la bile fraîche d'un
chien noir, l'épine dorsale d'un lézard rongé dans un tas de fourmis,
le cœur de taupe ou de grenouille verte.

L'usage de la trépanation, destiné à permettre l'exode des mauvais génies, remonte à l'antiquité la plus reculée.

Au dire de Pline, de nombreux médecins romains prescrivaient le
gui, lequel, ne touchant jamais terre, est le naturel antidote du mal
caduc. Avouerai-je qu'il m'est arrivé tout récemment de prescrire le
même médicament hypotenseur chez un malade extrêmement hypertendu pendant les heures qui précédaient la crise ?

Le bouillon de cerveau et nombre de préparations culinaires d'encéphale furent peut-être les remèdes le plus répandus en Grèce et dans
la vieille Italie. Arétée, de Cappadoce, pensait que, le mal ayant pour
siège la cervelle, l'épileptique peut utilement modifier l'état maladif
de la sienne en mangeant celle d'un animal sujet aux crises convulsives. Nous sourions, et cependant ne sommes-nous pas à deux
doigts de cette auto-sérothérapie qui fut préconisée, tout récemment,
comme complément à une conception pathogénique très en vogue,
et qui d'ailleurs n'a point donné de résultats.

On peut bien croire que Quarin, alors qu'il propose le traitement par la musique, confondait les crises d'hystérie avec les convulsions épileptiques ; et cependant M. de Tarchanoff, qui ne peut
être soupçonné d'une erreur de diagnostic, préconisa de nos jours
la même thérapeutique.

Dans les inventions des anciens, tout ne fut pas chimère. Au
dernier siècle avant notre ère, Asclépiade de Bithynie, prescrivait
le régime végétal, ne craignait pas le mariage de l'épileptique et lui
conseillait l'acte vénérien à la manière d'une médication substi-
tutive. Arétée recommande, deux cents ans plus tard, les dérivatifs,
le castoréum et le trépan. Galien prescrit la saignée, les éva-
cuants, les vermifuges et le diurétique oxymel scillitique. Célius
Aurélianus recourt aux émissions sanguines, aux purgatifs, à la
cautérisation du crâne, à la ligature des membres. Rhazès insiste
sur les diurétiques; Avicenne, sur les bains tièdes, sur les saignées,
les purgatifs réitérés, comme fait, de nos jours, M. Guelpa ; il ordonne le

mithridate, médicament complexe où l'opium joue un grand rôle, comme dans les prescriptions de certain maître allemand contemporain. Un peu après l'an 1000, le même Avicenne décrit chez les épileptiques les troubles gastro-intestinaux. Cinq siècles plus tard, Fernel, Paracelse, Mercurialis, Sennert n'avaient pas modifié grand chose à ces données. Sydenham employait son laudanum et la saignée. Longtemps encore on s'en tint à l'emploi du cautère à la nuque et de la purgation, des sédatifs, des opiacés et des vermifuges. Cheyne, qui pratiquait la médecine en Angleterre, vers 1724, insistait sur les régimes lacté et lacto-végétarien. Tissot constate l'impuissance de la valériane, emploie le régime végétal, les émissions sanguines, et propose avec énergie le trépan pour les épilepsies qu'entretiennent des lésions du crâne et du cerveau. Herpin préconise l'oxyde de zinc, le sélin et le sulfate ammoniacal. Enfin, en 1851, Laycock introduit dans la thérapeutique le bromure, que Legrand du Saulle devait baptiser « la muselière de l'épilepsie ».

La plupart des traitements usités de nos jours s'appuient sur une conception pathogénique, sinon très assurée, du moins raisonnable et plausible. Le moment est venu de les énumérer.

I. **Traitement chirurgical.** — En 1889, lorsque Lannelongue entreprit de traiter l'idiotie par la craniectomie, on fut amené à constater que les résultats les plus favorables s'observaient chez les malades atteints de crises comitiales; et, dès lors, de nombreux chirurgiens, Lucas-Championnière en France, Mac Dougall en Angleterre, des Allemands en grand nombre pratiquèrent fréquemment la trépanation. Leurs statistiques donnaient jusqu'à 60 ou 70 pour 100 de guérisons, sans doute de guérisons opératoires; les résultats éloignés, passés au crible par Graf et Braune, ne donnèrent plus qu'une moyenne de 4 pour 100 d'améliorations durables. A l'heure actuelle, sauf en Allemagne, l'intervention sur le crâne est presque universellement délaissée. Ainsi que l'a établi Souques, dans son remarquable rapport au XI⁰ Congrès de Médecine, il n'y faut recourir que dans certains cas choisis avec sagacité et la limiter aux cas graves, rebelles à tout traitement médical, caractérisés par des symptômes en foyer et se rapprochant, en un mot, de l'épilepsie partielle, par exemple, lorsque l'attaque débute par des convulsions unilatérales. Le meilleur procédé paraît être celui de Kocher ou celui de Horsley-Krause, qui comporte l'ablation du centre cortical donnant le signal de l'attaque. Il importe, sous peine de déterminer des paralysies, des anesthésies ou des troubles trophiques, de n'enlever qu'une partie superficielle du centre cortical en question, et de ne pas dépasser, en profondeur, 5 à 8 millimètres. La mortalité opératoire est, aux mains d'un chirurgien habile, extrêmement réduite, et les résultats lointains de l'intervention sont assez souvent favorables pour que l'on puisse en conscience y recourir dans les limites que nous venons de dire.

Delagénière a proposé la ligature du sinus longitudinal supérieur ; Lambotte, la diminution de la pression intracrânienne par la soustraction du liquide céphalo-rachidien ; d'autres ont pratiqué la ligature des vertébrales ou des carotides ; William Alexander, l'extirpation du ganglion cervical supérieur ; Jaboulay, Chipault, Jonnesco, la résection du sympathique cervical.

Aucun de ces moyens thérapeutiques n'a donné de résultats encourageants, et l'on peut dire qu'à l'heure actuelle, hormis le cas de névrome ou le cas de phimosis avec adhérences préputiales pouvant servir de stimulus périphérique propre à solliciter l'attaque convulsive, le rôle du chirurgien, dans le traitement de l'épilepsie commune, doit se limiter étroitement aux malades rebelles à tout traitement médical, et fournissant des crises à point de départ monoplégique ou unilatéral. C'est la vérité d'aujourd'hui ; peut-être n'est-ce pas la vérité de demain.

II. **Électrothérapie**. — Le traitement des épileptiques par le bain statique, la haute fréquence, la galvanisation ou la faradisation du sympathique au cou (Bandolari, Sgobbo), la faradisation générale (Fischer), la galvanisation transversale des apophyses mastoïdes n'a point donné les résultats sur lesquels on pouvait compter ; à peine peut-on raisonnablement envisager la statique et la haute fréquence, qui sont d'assez bons régulateurs cardio-vasculaires, comme des adjuvants, fort secondaires, de la cure. Récemment le Dr P. Hartenberg (1) a publié deux cas heureux de traitement par la galvanisation cervicale, une large électrode positive étant appliquée en collier, tandis que le malade s'assied sur une plaque négative ; le courant, durant trente minutes, peut être de 50 à 60 milliampères : séance tous les jours ou tous les deux jours.

III. **Opothérapie**. — Je citerai seulement pour mémoire des tentatives de Lion avec la cérébrine de Poehl, celles de Zanoni avec l'extrait de cerveau en injections hypodermiques, celles de Xallero, de Carlo Trevisanello et de Massini à l'aide de la neuroprine (substance nerveuse en suspension dans l'huile d'olive), celles de Soleri et de Ottone qui employèrent la céphalopine, celles de Babès et de Baccocéa, qui essayèrent des injections de substance nerveuse contre l'épilepsie expérimentale. On peut dire sans injustice qu'il ne demeure à peu près rien de cette catégorie de tentatives.

(1) *Encéphale*, février 1912.

Ayant constaté, après bien d'autres, la fréquence particulière des accès convulsifs au voisinage des règles, Toulouse et Marchand proposèrent, en 1899, l'opothérapie ovarienne; Brennan pratiqua la transplantation ovarienne ; Davidson, en 1910, publia un cas de guérison après ovariotomie.

Klauss et Van der Stricht (1896), Alquier (1906), Jeandelize (1903), ayant attiré l'attention sur les relations entre les crises d'épilepsie et l'altération des glandes endocrines, Cerf (1902), Pioche (1903) et Vassale (1905), ayant rapporté plusieurs cas d'épilepsie améliorés par le traitement thyroïdien, Claude et Schmiergeld (1) étudièrent avec grand soin l'état des glandes à sécrétion interne chez les épileptiques. Leurs observations sont au nombre de dix-sept ; elles peuvent se résumer sommairement comme suit :

D'une façon constante, les glandes endocrines sont modifiées dans leur structure chez les épileptiques ; la glande thyroïde est la plus fréquemment lésée ; on rencontre encore des altérations anatomiques des parathyroïdes, de l'hypophyse, des surrénales, des ovaires, plus rarement du pancréas, du foie et du rein. Très prudemment, les deux auteurs estiment qu'il est rationnel de chercher à utiliser, soit l'opothérapie uniglandulaire, soit l'opothérapie pluriglandulaire, sans qu'on puisse être encore assuré d'en tirer un bénéfice thérapeutique très marqué.

Personnellement, j'ai employé, séparément ou simultanément, le corps thyroïde et l'hypophyse, sans résultats appréciables ; mais je considère que la question n'est nullement tranchée et que de nouvelles recherches sont nécessaires avant de pouvoir porter un jugement sur une méthode assez rationnelle pour mériter qu'on lui accorde beaucoup d'attention.

IV. Sérothérapie. — On a préconisé chez les comitiaux, d'une part les injections sous-cutanées ou intraveineuses de sérum artificiel, d'autre part les injections de sérum à espérances spécifiques.

C'est, je crois bien, Jules Voisin qui, en 1895 ou 1896, conseilla le premier l'emploi des injections salines dans l'état de mal. Vers la même époque, je m'étais avisé d'employer, non point les injections massives, mais de petites doses d'une solution saline peu concentrée pour relever l'état des forces chez les épileptiques déprimés et en état de dénutrition marquée. J'ai vu, sous leur influence, nombre de malades devenir moins tristes, moins indolents, moins irritables, recouvrer une intelligence plus lucide, en même temps que le bromure était sans doute plus complètement assimilé à mesure que s'amé-

(1) *Encéphale*, janvier 1909.

liorait la nutrition générale, si bien qu'on était conduit à en diminuer les doses, sans compromettre ses effets. J'emprunte au remarquable ouvrage de Klauss et Van der Stricht les lignes ci-après, qui
me paraissent exprimer une vérité incontestable. « Hambursin a
insisté avec beaucoup de raison sur l'état constitutionnel des épileptiques, faibles et anémiés pour la plupart. L'anémie est donc une
cause prédisposante; les produits microbiens, les produits de transformation chimique incessante de l'organisme (cause efficiente des
attaques) trouvent leur maximum d'intensité comme excitant,
quand ils s'adressent à une cellule nerveuse mal nourrie, anémiée
et, par le fait même, essentiellement irritable. »

Il est certain que cette médication banale, en tonifiant l'organisme, en combattant le ralentissement de la nutrition, rend la
cellule nerveuse plus résistante et par conséquent moins irritable.
Sérieux et Marinesco ont constaté que les pratiques hydrothérapiques
agissent dans le même sens. Seulement il importe de ne point
employer ces mêmes injections trop concentrées à doses trop massives, ni d'en faire usage chez les épileptiques hypertendus dans les
moments qui précèdent l'attaque. J'ai vu des injections hypodermiques de solutions trop concentrées, ou à doses excessives, contribuer manifestement à la multiplication des accès, ou même à en
déterminer, sur le coup, l'explosion.

Je fais habituellement, pour commencer, 2 ou 3 centimètres cubes
de la solution suivante, qui n'est que le sérum de Chéron atténué :

Phosphate de soude........................		
Sulfate de soude..........................	ãã 1 gramme.	
Chlorure.................................		
Eau stérilisée............................	100 grammes.	

et je dépasse rarement 5 à 6 centimètres cubes, donnés tous les
deux ou trois jours.

D'autres se sont avisés d'employer le sérum artificiel enrobant des
médicaments actifs. Mairet et Vires ayant adjoint l'uréthane, le bromure, l'ergotine, l'acide phosphorique, sans résultats. Briand et
Buvat ont obtenu quelques améliorations d'un sérum bromuré.

L'action des sérums sucrés, extrêmement intéressante, est encore
à l'étude.

Les injections de sérum de sang de lapin et de chien n'ont rien
donné aux points de vue physiologique et thérapeutique, non plus,
d'ailleurs, que le sérum sanguin d'un animal ayant préalablement
reçu en ingestion ou en injection des préparations bromurées
(Mairet et Vires).

En 1895, Mairet et Vires constatèrent les effets hypnotiques et curateurs du sérum de maniaque guéri sur un maniaque en évolution. Partant de cette notion, ils injectèrent à des épileptiques du sérum d'épileptique, recueilli au moment des paroxysmes ou dans l'intervalle des paroxysmes. Ceni, de Modène, injecta, lui aussi, du sang d'épileptiques à d'autres épileptiques. Les résultats peuvent être considérés comme nuls.

Cette thérapeutique implique une doctrine pathogénique intéressante, qui est encore en ce moment très en faveur auprès de quelques neurologistes. M. Vires pense que le siège de l'élaboration du poison déterminant l'attaque convulsive est dans la cellule nerveuse, que ce poison est une cytotoxine, une autocytotoxine, une autoneurotoxine, et l'organisme se défendrait contre le poison, par une crise convulsive ; de là l'invention de la méthode auto-sérothérapique, dont la valeur curative n'a pas été prouvée.

Dans le même ordre d'idées, M. Sicard, à qui la neurologie est redevable de tant de trouvailles importantes, écrivait récemment : « Actuellement la seule indication à remplir chez les comitiaux est de diminuer l'excitabilité de leurs cellules cérébrales. Il semble que les neurones corticaux élaborent chez ces sujets une substance toxique irritative pour ces neurones eux-mêmes, et que la crise convulsive ait pour destinée finale de brûler, de détruire cette sécrétion nocive. »

M. Sicard et son interne, M. Guttmann, ont tenté non plus l'auto-sérothérapie, mais l'autohémothérapie, sans obtenir, nous disent-ils, la sédation thérapeutique cherchée.

Nous verrons plus tard que ce n'est point vraisemblablement dans les cellules cérébrales, mais bien plutôt dans le milieu intestinal qu'on peut trouver l'origine du produit toxique, cause déterminante habituelle de la crise.

Au total, les résultats de la thérapeutique par les sérums ne semblent être ni constants, ni durables, que l'on fasse usage de sérum sanguin d'animal bromuré ou non, de sérum d'épileptique en évolution ou d'épileptique guéri, de sérum veineux recueilli à la sortie des glandes endocrines, de sérums antineurotoxiques. Je ne partage point le sentiment des neurologistes qui pensent que c'est de ce côté que doit s'orienter une thérapeutique vraiment rationnelle.

V. **Traitement diététique**. — Les troubles gastro-intestinaux sont fréquents dans le mal sacré ; souvent ils s'accentuent au point de permettre de prédire l'approche d'un accès ; il est fréquent que l'attaque s'accompagne de vomissements alimentaires ; les médecins d'hospices et d'asiles spéciaux ne cessent de redire que, le soir et le lendemain des jours de sortie, leurs malades ne manquent point d'avoir des crises, vraisemblablement dues à l'abus de l'alcool, des sucreries, ou simplement à la surabondance des aliments ingérés.

Dans son ouvrage sur l'épilepsie, M. Voisin décrit avec insistance l'embarras gastrique et l'état saburral survenant pendant les heures ou les jours qui précèdent une rechute ; mais il s'en faut que le médecin de la Salpêtrière ait été le premier à envisager le mal sacré sous cet aspect.

Je me suis naguère livré, à ce propos, à toute une série de recherches bibliographiques montrant que Hippocrate, Arétée de Cappadoce, Asclépiade de Bithynie, Galien, Soranus d'Éphèse, Valleriola, Fernel, Zacutus, Forestus, Théophile Bonnet, Woodwarth, Boerhave, Tissot, Van Heers, Tralles, Cheyne, et, plus près de nous, Delasiauve, Maisonneuve, Lemoine, Gerows, Paget, Lépine, Pommery, Küssmaul, Gilbert-Ballet, Féré, Chass-Todd, Herther, Smith, Blocq, Marinesco, Sérieux, Griffiths, Claus, Van der Stricht, Nelson Tieler, Bonnet, Dupré-Lefebvre, Ferrarini, Labath de Lambert, et bien d'autres encore, ont, d'une manière ou de l'autre, envisagé l'épilepsie comme une maladie sur laquelle les troubles de l'appareil digestif ou les vices de la nutrition influent considérablement.

Aussi bien les régimes proposés pour la cure du mal comitial ont-ils été nombreux.

Tout le monde est d'accord pour conseiller la suppression de l'alcool. Mon expérience personnelle m'a conduit à être sur ce point tout à fait radical. Je pense que, surtout au début de la cure, l'unique boisson des malades doit être l'eau, une eau hypominérale, additionnée de lactose, en vue de l'effet diurétique particulièrement souhaitable.

Le lait est recommandé par la plupart des spécialistes ; en 1724, Cheyne en préconisait déjà l'emploi et publiait à l'appui de sa thèse des observations tout à fait remarquables. Tissot, dans son admirable petit livre qui date de 1770, estime que le lait et le petit-lait rendent de grands services dans le traitement du mal sacré. Balint prescrit habituellement un litre ou un litre et demi de lait à ses malades. Brunou tient le régime lacto-végétarien comme le complément nécessaire du traitement par les bromures. Rodiet, Lallemant et J.-Ch. Roux estiment que le régime lacto-végétarien est supérieur au régime purement végétal. J'ai beaucoup employé moi-même le régime lacté pur, suivi au bout de quelques jours par le régime lacto-végétarien ou lacto-ovo-végétarien ; longtemps même j'ai cru que cette diète était préférable à toute autre ; mais des recherches plus récentes m'ont conduit à des conclusions différentes. Je suis maintenant convaincu que le lait procure à beaucoup de malades de la constipation, un état saburral de la langue extrêmement marqué, une haleine qui, mélangée à celle du bromure, n'est point pour flatter l'odorat; cela n'aurait évidemment pas d'importance, si cet état saburral ne dénotait des troubles accentués de la digestion. Le lait a, chez les comitiaux, des inconvénients analogues à ceux que l'on observe dans les cas d'entérite: souvent, même, les perturbations digestives qu'il provoque s'accompagnent d'un redoublement des accidents convulsifs. Notons d'ailleurs que c'est au cours de l'allaitement que surviennent, dans l'immense majorité des cas, les convulsions de l'enfance, dont l'étroite parenté avec l'épilepsie apparaît de plus en plus évidente. A l'heure actuelle, le lait et les œufs sont proscrits du traitement de l'entérite, et j'estime qu'ils doivent l'être aussi du traitement de l'épilepsie vulgaire; je dirai pourquoi, lorsque j'en viendrai à l'étude du traitement, que mes recherches personnelles m'ont conduit à considérer comme le plus rationnel et le plus efficace, dans la grande majorité des cas.

On a longuement discuté sur la question de savoir si le régime proprement végétal devait être préféré au régime carné ou mixte. En 1905, MM. Jules et Roger Voisin, après une série de recherches sérieusement conduites à la Salpêtrière, ont déclaré que les deux régimes donnaient des résultats à peu près équivalents et négligeables au total. Il faut dire que tous leurs malades prenaient quotidiennement une ration de vin, ce qui suffirait à rendre inefficace le régime par ailleurs le plus minutieux.

D'ailleurs, j'estime qu'il est jusqu'à présent, dans les hôpitaux parisiens, à peu près impossible de poursuivre de telles recherches qui prétendent à la rigueur d'une expérience de laboratoire. Aux jours de visites, les parents ne manquent point d'apporter en cachette à leurs enfants privés de viande, des œufs durs, des tranches de jambon, des ailes de poulet, ce qui fausse singulièrement les données du problème. Parfois même, les infirmières, s'attendrissant sur le sort des petits malades, les gavent en cachette d'aliments interdits par le chef de service. Si singulier que cela paraisse, je suis convaincu que les régimes ne sont suivis minutieusement que chez les malades de la clientèle, et dans une classe assez éclairée, pour qu'un régime de privations apparentes puisse être tenu pour un bienfait.

J'ai déjà dit, à propos du lait, que MM. Rodiet, Lallemant et J.-Ch. Roux (1) donnaient la préférence à la diète lacto-végétarienne. Cependant ils estiment que la diète végétale stricte, si elle ne suffit pas à combattre l'épilepsie, renforce cependant de façon très nette l'action du bromure. Ils considèrent que les aliments azotés d'ori-

(1) *Annales médico-psychologiques,* novembre-décembre 1910.

gine animale doivent être tenus pour des aliments excitants et que leur suppression ne peut qu'avoir une influence favorable sur l'état épileptique.

Vers la même époque, le Dr Conrad Alt, d'Utchsprünge, publiait un mémoire fort intéressant, aboutissant à cette conclusion que le traitement de l'épilepsie doit être individuel, mais que les régimes végétariens sont assurément ceux qui conviennent le mieux à la généralité des épileptiques.

L'année suivante, dans les *Archives internationales de neurologie*, le Dr Gottschalk publiait un mémoire, où de nombreuses observations permettent de conclure que le régime végétal, pur ou mitigé par l'admission de certains aliments d'origine animale, donne chez la majorité des malades les résultats les meilleurs. Cependant, ajoute-t-il, certains malades sont réfractaires à ce régime et se trouvent mieux d'une alimentation plus carnée. Ce travail aboutit encore à cette conclusion qu'il serait désirable de créer, dans les asiles, des quartiers spéciaux pour les sujets soumis à un traitement diététique, en prenant les précautions nécessaires pour que les infractions de régime soient rendues impossibles.

Le Dr Guelpa a proposé pour l'épilepsie, comme pour un grand nombre d'autres états pathologiques, sa cure de désintoxication (diète hydrique et purgatifs réitérés). Cette cure, malaisée à suivre longtemps, peut être recommandable pour la mise en train d'un traitement. Les recherches poursuivies dans le service du Dr Marie, à Villejuif, ont montré que certains malades en peuvent tirer un bénéfice incontestable, au moins pour quelques jours.

D'ailleurs, nombre de neurologues insistent sur l'utilité des purgatifs fréquemment renouvelés ; je ne partage point leur avis, et je crois qu'il y a, pour obtenir la désintoxication de l'organisme, des procédés infiniment plus délicats et plus heureux.

Personnellement, j'ai été conduit à préférer, pour la plupart des cas d'épilepsie commune, le régime purement végétal, à l'exclusion des aliments d'origine animale : viande, poisson, lait et œufs ; j'accorde cependant qu'à lui seul ce régime ne donne une amélioration ni très éclatante, ni très constante, ni très durable. Seulement il est particulièrement favorable à la désinfection intestinale par les ferments lactiques, dont son extrême richesse en sucres et en farineux favorise l'ensemencement dans l'intestin. J'estime qu'il faut le préférer, moins pour lui-même, que pour la raison que je viens de dire. Les malades, les enfants surtout le tolèrent avec une aisance admirable ; l'immense majorité de mes épileptiques engraissent et voient leur nutrition s'améliorer le plus heureusement du monde.

Maintenant, la question du sel dans l'alimentation des épileptiques. En novembre 1899, MM. Charles Richet et Édouard Toulouse présentèrent à l'Académie des Sciences un mémoire sur le régime pauvre en chlorures ; ils rapportaient les observations de 30 épileptiques à qui l'on donnait, au total, 5 grammes de chlorure de sodium par vingt-quatre heures.

Ce régime favorisait à tel point l'absorption du bromure, que 2 grammes par jour permettaient d'enrayer les crises, alors que, antérieurement, 8 ou 9 grammes y suffisaient à peine. Ch. Richet a donné à cette méthode le qualificatif de *métatrophique* : sevrées de chlorure de sodium, les cellules de l'organisme se gorgent avec avidité de bromure de sodium, dont l'absorption se fait ainsi beaucoup plus complètement et beaucoup plus utilement. Ce mémoire initial a donné lieu à une foule de publications dans toutes les langues. Nombre d'auteurs, tels que Türner, Nacke, Garbini, Madsen, Barham, Lorlat-Jacob, Long, apportent des observations à l'appui de la doctrine de Toulouse et Richet. D'autres, tels que Helmstadt, Viteman, Koloman-Pandy, estiment que c'est surtout par les heureuses modifications apportées au régime alimentaire que se produit l'amélioration.

J'écrivais moi-même en 1900 : « Ce dont les auteurs ne semblent pas tenir un compte suffisant, c'est que, du fait seul de ce régime, qui ne comprend qu'une alimentation légère et remplace le vin par le lait, ils diminuent considérablement la production des poisons alimentaires, tout en augmentant leur élimination par la diurèse. » Or c'est là un des points importants de tout traitement rationnel du mal sacré.

Given Campbell estime que c'est une thérapeutique à réserver aux malades qui tolèrent mal le bromure ; d'autres pensent qu'elle est à réserver aux épileptiques atteints d'insuffisance rénale. MM. J.-Ch. Roux, Lallemant et Rodiet inclinent à croire que l'hypochloruration est particulièrement favorable chez les comitiaux atteints d'hyperchlorhydrie.

Il y a, je pense, dans toutes ces doctrines, une part de vrai. Sans doute, la déchloruration excessive ou trop prolongée amène quelquefois des accidents, ceux notamment de l'ivresse bromique. MM. Courmont et Crémieu ont publié, en 1908, un cas de confusion mentale chez un épileptique déchloruré ; Merklen et Heitz, Voisin, Krantz, Rendu, Robin, Babinski ont fait connaître des cas de même sorte.

Cependant, on peut considérer que l'invention de Richet et Toulouse demeurera dans l'histoire de la thérapeutique anticomitiale comme un progrès. Sans doute, il s'en faut que le résultat soit toujours aussi assuré et aussi brillant que le médecin de Villejuif l'avait tout d'abord espéré. Mais nombre de malades, et notamment les hyperchlorhydriques et les insuffisants du rein, bénéficient de la méthode et, pour mon compte, j'ai coutume de prescrire la réduction à 5 ou 6 grammes de la ration quotidienne en chlorures.

VI. **Traitement médicamenteux**. — Le nombre des médicaments employés, soit par tâtonnement empirique, soit comme conséquence d'une doctrine, pour le traitement du mal herculéen est formidable. On a utilisé le camphre, la valériane, l'hydrate d'amylène, le chloral, le bleu de méthylène, le borate de soude, l'oxyde de zinc, les sels de cuivre, l'arsenic allié à la picrotoxine (Gélineau), la belladone qu'utilisait Trousseau, l'atropine et la pilocarpine, la jusquiame et l'hyosciamine, le curare, l'extrait de gui, l'ergotine, le gallium, l'assa fœtida, le musc, le castoréum, le nitrate d'argent ; au moment des accès, l'éther, le chloroforme, le nitrite de soude, le nitrite d'amyle, le bromure d'éthyle ; longtemps on a pratiqué les émissions sanguines, saignées, sangsues, ventouses, les cautères, les sinapismes, les lavements et les purgatifs ; en vue de la désinfection intestinale, le charbon, le salicylate de bismuth, le naphtol, le benzoate de soude, le calomel ; pour agir sur l'insuffisance des glandes endocrines l'opothérapie thyroïdienne, parathyroïdienne, rénale, hépatique, orchitique ou pituitaire ; pour renforcer l'action du bromure, la digitaline, conseillée par Duclaux, de Tours, par Sturges, Lépine et Lemoine, l'*adonis vernalis* préconisé par Bechterew, de Cesare et Tékoutieff.

Comme tous les neurologistes, j'ai fait consciencieusement l'essai de la plupart de ces agents thérapeutiques. L'antipyrine m'a donné quelquefois, chez les enfants, la possibilité de suspendre le bromure pour quelques jours ; j'ai vu la pilocarpine, qui souvent provoque, avant la période des décharges glandulaires, une phase d'hypertension marquée, déterminer l'attaque. La méthode de Flechsig, opium-brome, ne m'a pas paru sans dangers, si bien que je suis plus que jamais convaincu que seules doivent demeurer dans la thérapeutique courante les préparations bromurées, médicament par excellence et, comme on l'a dit, aliment des épileptiques. C'est à ce seul mode de thérapeutique que je m'attarderai.

On sait que cet admirable agent frénateur, après quelques essais d'Andral (1834) et de Puch (1850), a été employé pour la première fois dans le traitement de l'épilepsie par Leycock en 1851. Depuis lors, Radcliffe, Brown-Séquard, Williams, Blache, Bazin, Jules Besnier, Auguste Voisin, J. Falret, Legrand du Saulle, Teissier (de Lyon)

Germain Sée, Charcot, Gowers, Féré, Gilles de La Tourette, ont contribué à en généraliser l'emploi.

Nous étudierons le choix de la préparation bromurée, la question des doses, celle du mode d'administration, celle, enfin, des adjuvants qui permettent d'en tirer le maximum d'effet utile avec le minimum d'inconvénients pour le malade.

A. *Choix de la préparation bromurée.* — Les bromures sont, depuis Erlenmeyer (1884), habituellement prescrits sous la forme de polybromures, à savoir :

Bromure de potassium.................... } āā 2 parties.
Bromure de sodium.......................
Bromure d'ammonium.....................   1 partie.

J.-V. Laborde donnait la préférence au bromure de strontium. Robinson estime que le bromure de strontium, excellent sédatif, ne fatigue pas l'estomac, n'irrite pas les reins, donne moins d'acné que ses congénères et que, au total, c'est de beaucoup la préparation la meilleure. Je pense aussi que le bromure de strontium est, par un certain nombre de malades, mieux toléré que les autres bromures, et que ce médicament est tombé dans un injuste oubli.

Bourneville préconisait pour le petit mal le bromure de camphre. Le bromure d'arsenic (Clément), le bromure de calcium (Hammond), le bromure de zinc (Charcot, Bochefontaine), le bromure de nickel (Da Costa, Bourneville), le bromure d'or (Bourneville, Goubert), le bromure de rhubidium et d'ammonium (Laufenauer) sont aujourd'hui presque complètement délaissés. En dépit de ses inconvénients (acné et quelquefois ivresse bromiques), le bromure de potassium paraît être encore le plus actif et le plus sûr.

Il importe de le donner chimiquement pur. Certaines spécialités pharmaceutiques modernes, fort bien faites, qu'il ne m'appartient pas de désigner, permettent un dosage très exact et suppriment à peu près complètement l'irritation gastrique, très pénible chez quelques sujets.

B. *Dose quotidienne.* — Elle varie, cela va de soi, avec l'âge du sujet, le nombre et l'importance des accidents et le mode d'administration, car il est souvent possible, avec un peu d'habileté, de maintenir les malades en deçà de l'état convulsif, sans recourir aux doses massives, dont quelques neurologistes abusent trop volontiers.

Il est certain, en effet, que l'administration du bromure de façon ininterrompue ne va pas sans inconvénients. Certes, c'est un médicament qui s'élimine vite et presque complètement par le rein, par

les glandes salivaires, l'intestin et la peau. Cependant nous voyons
nombre d'enfants ou d'adultes surbromurés, conduits à un état de
demi-stupeur avec perte de la mémoire, obnubilation intellectuelle,
haleine infecte, poussées interminables d'acné, perte de l'appétit,
soif vive, salivation épaisse, difficulté de l'articulation verbale. Il
ne suffit donc pas de donner le bromure à doses suffisantes ; il
faut encore le donner à doses aisément tolérables.

Grasset le prescrit à doses alternativement croissantes et décroissantes, par exemple trois journées à trois grammes, trois journées
à quatre, trois journées à cinq, trois journées à six, trois journées à
sept, trois journées à huit, trois journées à sept, trois journées à
six, trois journées à cinq, trois journées à quatre, trois journées à
trois ; ou bien encore on augmente d'un gramme par semaine, par
exemple de 3 à 7 grammes, après quoi on recommence à 3 grammes
(Charcot).

J. et R. Voisin donnent, pendant dix jours, 4 grammes de KBr ;
pendant dix autres jours 10 grammes de KBr, sans régime particulier ; pendant les dix derniers jours du mois, les malades sont au
régime déchloruré, et ils ne prennent pas de bromure. Dans ce cas,
disent-ils, la suspension brusque du médicament n'amène pas d'accident, parce que le malade n'est pas complètement débromuré,
ses tissus restant imprégnés de bromure. Ils donnent des purgatifs
salins, dès que se manifeste un mauvais état gastrique.

Tous les auteurs s'accordent pour affirmer que la médication
bromurée doit être continuée, à peu près sans interruption, pendant
de longues années, et qu'il doit être pour les comitiaux une manière
d'aliment. Il ne va pourtant pas sans inconvénients ; il agit à la
longue sur la pression artérielle, sur l'activité de la nutrition, sur
l'intensité des échanges, à la manière dont agit, plus promptement,
la crise convulsive. Le graphique des forces, de l'état de la sensibilité, de la tension artérielle, de l'activité de la réduction de l'oxyhémoglobine chez un malade qui prend depuis longtemps de fortes
doses de bromure, rappelle de très près le graphique d'un comitial
dans les heures qui suivent la crise. C'est la même dépression, la
même torpeur fonctionnelle de tous les organes, le cerveau inexci-
table rendu impropre au paroxysme, et c'est aussi un véritable état
de déchéance fonctionnelle, de misère physiologique.

Il arrive un moment où cette misère est assez profonde pour que
s'appauvrissent à leur tour les fonctions d'assimilation et d'élimination, qui sont aussi sous la dépendance de l'activité nerveuse. Non
seulement alors, l'organisme se débarrasse mal de ses toxines, mais
encore le bromure lui-même, du fait de sa propre action sur les

centres nerveux, s'élimine imparfaitement et du même coup s'assimile fort mal. J'ai vu des épileptiques qui, tout d'abord, éliminaient rapidement par les urines la presque totalité du bromure ingéré, en éliminer de moins en moins à mesure qu'on en augmentait les doses, et pourtant ces malades avaient dans ce temps des attaques fréquentes, probablement parce que le KBr, dont on les saturait, s'absorbait imparfaitement dans l'intimité des tissus. Mais si, à ce moment, on fait intervenir quelque moyen mécanique de stimulation nerveuse modérément et méthodiquement employé, on voit, à mesure que se relèvent la force physique et la vigueur intellectuelle du patient, le bromure redoubler d'activité, et, du même coup, s'éliminer beaucoup plus promptement.

C. Mode d'administration du bromure. — A quelles heures faut-il administrer le médicament anticomitial? Mayet conseille de donner le bromure une demi-heure avant chacun des trois repas. Sans doute, cette manière se justifie parce que le médicament semble s'absorber plus facilement dans un estomac vide; mais, d'autre part, son action irritante sur la muqueuse gastrique est plus manifeste; le bromure fait moins de mal à l'estomac, quand on le donne au milieu du repas. Si le sujet a ses crises à des heures variables pendant le jour, prescrivez la préparation bromurée par fractions réparties à chacun des trois repas. Il faut, en effet, ne pas oublier que la drogue s'élimine vite, et que sa zone de protection ne s'étend guère au delà de six heures. Mais il arrive fréquemment que les accès surviennent pendant la nuit. D'autres malades en grand nombre ont leurs crises dans la matinée, aux heures qui précèdent ou qui suivent le réveil. Le fait a été noté depuis longtemps, et Bouchard se demande si la recrudescence matinale des accès ne serait pas la conséquence de l'accumulation dans le sang, pendant la nuit, de toxines convulsivantes. En pareil cas, il importe de ne donner, durant le jour, que de petites quantités de bromure, et de renforcer la dose absorbée au moment du coucher. Souvent même il m'arrive de conseiller aux parents de donner à l'enfant malade une ou deux cuillerées de la solution bromurée à l'heure plus tardive où ils se couchent eux-mêmes, vers minuit par exemple; les enfants prennent aisément coutume d'avaler la drogue machinalement, sans même s'éveiller, et on peut maîtriser ainsi les crises matinales, sur lesquelles n'agit guère le bromure donné aux repas du jour.

Doses suivant l'âge : jusqu'à trois ans, 0^{gr},25 à 0^{gr},75 de KBr; de trois à huit ans, de 1 à 2 grammes; pour les adultes, de 2 grammes à 8 grammes, selon la tolérance du sujet et les résultats obtenus.

Le bromure ne doit être supprimé qu'au cours des fièvres graves, et notamment au cours de la pneumonie, car son action paraît favoriser l'extension du processus morbide.

Sous peine de risquer l'éclosion de l'état de mal, il est prudent de ne pas supprimer brusquement l'emploi du KBr. La plupart des auteurs estiment que le malade, n'eût-il pas eu de crise depuis quatre ou cinq ans, doit pourtant continuer l'usage de doses journalières minimes, 50 centigrammes à 1 gramme. Il est certain qu'en matière de mal comitial le mot de guérison ne saurait être prononcé. J'ai pourtant observé des cas où, malgré la défense du médecin traitant, les parents supprimaient l'emploi du médicament, et cela sans inconvénients appréciables ; mais l'heure n'est pas encore venue de faire état d'observations insuffisamment nombreuses et insuffisamment prolongées.

D. *Adjuvants nécessaires*. — J'ai déjà eu l'occasion de dire qu'il importe de chercher à ne point donner de trop fortes doses de bromure, et d'épargner aux comitiaux la misère physiologique très fréquente chez eux. L'hydrothérapie rend à ce point de vue d'incontestables services. Dans leur *Essai sur la Pathogénie et le Traitement de l'Épilepsie*, Marinesco et Sérieux s'expriment en ces termes : « L'hydrothérapie nous paraît toujours devoir être associée au traitement bromuré : les douches froides augmentent, en effet, la rapidité d'absorption du bromure, en même temps qu'elles exercent sur l'organisme tout entier une action favorable. Nous avons remarqué que l'association des douches au traitement bromuré produisait une amélioration qui disparaît par la cessation de l'hydrothérapie. »

Ce que ces deux observateurs excellents ont constaté avec la douche froide, je l'ai relevé à mon tour avec tous les moyens de stimulation mécanique du système nerveux central, bains salés, frictions sèches au gant de crin ou à l'ampoule de haute fréquence, massage, etc.

Mes recherches ont surtout porté sur l'association du bromure et des injections salines, peu concentrées, à petites doses.

Les résultats relativement heureux et tout à fait comparables à ceux de l'hydrothérapie que j'ai ainsi obtenus expliquent comment Pasteur, en 1892, crut pouvoir améliorer le mal sacré par des injections de sérum antirabique, et comment Babès et Bacoucéa crurent utile de recourir aux injections de substance nerveuse. Ce n'est là qu'une action thérapeutique banale, agissant sur un organisme déprimé ou surbromuré, en renforçant la tonicité cardiaque et en relevant la pression sanguine. C'est sans doute par un mécanisme analogue qu'agissent les médicaments cardiaques, digitale, et *adonis vernalis*, conseillés par Sturges, Duclaux, Lemoine et Bechterew.

E. *Intolérance bromique*. — Gilles de la Tourette, qui préconisa sans modération la médication bromurée, estimait que l'on doit aller jusqu'à la dilatation pupillaire. La plupart des malades présentent, avant de parvenir à ce stade avancé, des signes d'intolérance manifeste. Il faut tenir pour bien heureux les cas où l'on peut prendre comme limite la suppression des phénomènes convulsifs ou vertigineux. Un grand nombre de malades ou de parents demandent grâce, en présence de formidables poussées d'acné ou de furoncles, de phénomènes de profonde apathie physique avec constipation opiniâtre, langue saburrale, haleine infecte, phénomènes d'amnésie, embarras de la parole, maladresse des mains, etc. Nous allons voir quelle hygiène peut être proposée pour remédier à ces inconvénients. C'est ainsi que l'emploi du benzonaphtol, de la levure de bière, des ferments lactiques, du calomel à petites doses, la médication opothérapique, thyroïdienne, hépatique, rénale, rendent parfois plus tolérables les phénomènes intellectuels ou cutanés dus au bromisme. On peut encore tirer des avantages de la médication diurétique, lactose, théobromine, infusion de stigmates de maïs, de queues de cerises, etc. ; Sicard et Mayet emploient avec succès la médication thyroïdienne dirigée, moins contre la diathèse épileptique, que contre la dépression engendrée par le KBr.

Mayet conseille contre l'acné bromique la médication suivante :

a. Ablation des comédons autour desquels s'établit tout spécialement l'inflammation de la peau ;

b. Lotion des boutons d'acné avec de l'eau très chaude saturée de sel marin ;

c. Application, sur ces mêmes boutons, de la pâte :

Soufre précipité	20 grammes.
Oxyde de zinc	10 —
Amidon de riz pulvérisé	15 —
Glycérine	15 cent. cubes.
Eau	10 —

II. — BASES RATIONNELLES DU TRAITEMENT DE L'ÉPILEPSIE

A. **Anatomie pathologique**. — Que les convulsions du mal sacré soient un phénomène d'origine cérébrale, et plus exactement corticale, cela paraît nettement démontré, depuis les preuves qu'en donnèrent Hughlings-Jackson, Hitzig, David Ferrier, François-

Franck et Pitres, Albertoni (1). Mais, à vrai dire, nos connaissances en anatomie pathologique du mal sacré manquent de précision. Nous en sommes encore aux hypothèses assez anciennes du rétrécissement du trou occipital (Solbrig), de l'induration de la glande pituitaire et de la corne d'Ammon, de la sclérose du cervelet (Dagnet, Mairet), de la méningo-encéphalite lente (Bourneville, Wuillemier, Jules Voisin), de la porose cérébrale (Bizzorero et Golgi), de la sclérose hypertrophique en noyaux ou en plaques indurées (Rillet et Barthez, Bourneville et Brissaud), de la sclérose névroglique (Chaslin).

Les premiers, Marinesco et Sérieux ont attiré l'attention sur la complexité du problème, et judicieusement insisté sur la distinction qu'il faudrait faire entre les lésions secondaires, consécutives aux paroxysmes et les lésions épileptogènes lointaines, causes premières de la maladie. Un grand nombre de lésions vasculaires trouvées à l'autopsie sont manifestement récentes et paraissent nettement résulter des perturbations cérébrales liées aux phénomènes convulsifs.

Tout porte à croire que les lésions primitives, celles qui constituent la prédisposition aux paroxysmes, sont de date très reculée, lésions de méningo-encéphalite produites, soit au cours de la vie intra-utérine, soit au cours de l'allaitement, à l'époque des convulsions de l'enfance. Le 29 octobre 1887, Pierre Marie publiait dans le *Progrès Médical* un mémorable article où il établissait de la manière la plus nette : 1° que l'épilepsie n'est qu'un syndrome ; 2° qu'elle est, au fond, de même nature que l'hémiplégie cérébrale infantile, c'est-à-dire de nature infectieuse ; 3° que, dans la grande majorité des cas, la cause de l'épilepsie est extérieure au malade et postérieure à sa conception. Tout ce qu'il nous a été donné d'observer depuis lors, n'a fait que confirmer ces notions fondamentales.

Pour ce qui est des notions plus récentes, ce que nous savons de plus instructif à ce propos nous est fourni, je crois, par les recherches expérimentales de MM. Claude et Lejonne, sur lesquelles j'aurai, d'ailleurs, à revenir. Voici en quoi elles consistent :

Détermination, par des injections sous-dure-mériennes de chlorure de zinc, d'une poussée de méningo-encéphalite intéressant la zone motrice ; cette première intervention provoque habituellement des crises convulsives, exactement comparables aux convulsions de

---

(1) N'oublions pas, pourtant, les expériences de Brown-Séquard et de Kœschaul, montrant qu'il est possible de provoquer des convulsions du type épileptique, chez des animaux privés de leurs hémisphères cérébraux ; l'épilepsie peut donc être la conséquence de décharges d'origine bulbaire.

l'enfance, et qui, comme elles, s'apaisent bientôt, l'animal paraissant recouvrer la plénitude de la santé. Au bout de quelques mois de répit et de guérison apparente, ces animaux reçoivent, mêlées à leur pâtée, de faibles doses de strychnine ; ils sont pris, peu après, de crises épileptoïdes, et meurent en état de mal — cependant que les animaux témoins, nourris des mêmes doses de strychnine, mais n'ayant subi aucune irritation méningée préalable, ne fournissent jamais le moindre signe convulsif.

Ces expériences se rapprochent certainement beaucoup des phénomènes productifs de l'épilepsie maladie. Or, à l'autopsie de leurs chiens, MM. Claude et Lejonne constatèrent des foyers de méningo-encéphalite, tantôt très étendus, et tantôt très petits. Dans un cas (chien n° 10), l'examen le plus minutieux n'a permis de relever aucun foyer, en dépit de phénomènes convulsifs très marqués. Voilà qui aide à ne point s'étonner du peu de lésions constatées à l'autopsie de certains comitiaux. Les mêmes auteurs ont observé encore des adhérences méningo-encéphaliques, sans doute plus prononcées dans la région d'injection du chlorure de zinc, mais néanmoins assez généralisées ; la méninge molle présentait un certain degré d'épaississement, tandis qu'une sclérose névroglique discrète, mais nette, se constatait au niveau de l'écorce.

Les déformations décrites par les auteurs et portant sur le système osseux du crâne et de la face ne me paraissent pas intimement liées à l'épilepsie commune : on les rencontre fréquemment chez les idiots ; elles trahissent un trouble trophique d'origine intra-utérine ; mais je crois qu'il faut se garder d'envisager ces lésions comme héréditaires ; elles sont bien plutôt le fait d'une intoxication accidentelle, comme d'ailleurs le mal sacré lui-même.

B. **Notions expérimentales.** — Ici encore d'innombrables recherches de laboratoire ne contribuent à fournir que des renseignements assez imprécis. Ce que nous savons nettement, c'est que l'écorce cérébrale, directement soumise à des excitations électriques, mécaniques ou chimiques, réagit, — si ces irritations ont été suffisamment prolongées, intenses ou réitérées, — par des convulsions. L'histoire de l'épilepsie jacksonienne est ici particulièrement instructive : une esquille osseuse, un corps étranger, une tumeur, déterminent une irritation permanente légère et continue, dont la sommation finit par déterminer l'éclosion brusque des phénomènes convulsifs. Nous savons, en outre, que ces mêmes excitations portant, non plus sur l'écorce elle-même, mais sur un nerf sensitif qui s'y rend, peuvent, quoique moins aisément, déterminer les mêmes déflagrations corticales.

Nous connaissons, d'autre part, l'affinité remarquable de certaines toxines et l'élection particulière de certains poisons pour certains territoires du névraxe, pour certains éléments de la cellule (Guillain, G. Laroche). Nous savons, encore, que les lésions antérieures du système nerveux appellent pour ainsi dire la fixation des toxines (expériences de Tripier, de Bossolino, de Devé). Les recherches expérimentales de Claude et Lejonne, que je signalais tout à l'heure et qui ont été publiées dans le tome II d'*Epilepsia*, sont plus précises encore à ce point de vue. Si on les rapproche des belles recherches de P. Marie sur les lésions méningo-encéphaliques intra-utérines, elles nous conduisent à cette hypothèse infiniment vraisemblable, que l'épilepsie commune est une maladie en deux temps : la prédisposition épileptogène, la spasmophilie, l'aptitude convulsive sont constituées par une première poussée de méningo-encéphalite survenue, soit dans la vie intra-utérine, soit dans les premiers mois après la naissance. Quant aux phénomènes du mal sacré, attaques convulsives, vertiges, équivalents psychiques, ils ont vraisemblablement pour cause prochaine la localisation sur l'écorce cérébrale, jadis sensibilisée, d'irritations mécaniques ou chimiques d'origines diverses. L'origine intestinale a été depuis longtemps soupçonnée : on sait que Bouchard obtint des paroxysmes convulsifs par injection aux chiens d'extrait alcoolique de matières fécales ; on sait que Laplace, de Philadelphie, a vu diminuer ou disparaître les attaques d'épilepsie sous l'influence de l'irrigation du côlon.

Je ne m'attarderai pas longuement aux recherches de Vires et de Céni, dont j'ai déjà dit quelques mots à propos de leurs essais de sérothérapie. L'idée qu'une autotoxine circulant dans le sang de l'épileptique pourrait, si elle était injectée sous la peau d'un malade, créer des réactions immunisantes, est certes intéressante ; et de même toute la série d'études de M. Sicard concernant l'auto-hémothérapie. Sans doute les résultats ne sont point négligeables au point de vue « des hémolysines, des autosensibilisatrices des globules rouges et de leur défense vis-à-vis des agressines hémolytiques » ; mais, les résultats thérapeutiques ayant été à peu près nuls, il en faut bien conclure qu'il ne se dégage pas de ces recherches, au point de vue pratique qui seul, ici, nous occupe, d'enseignement immédiat.

C. **Études des causes**. — Les indications thérapeutiques tirées de l'étude des causes sont assez instructives pour qu'il convienne de s'y attarder un moment. Et, tout d'abord, se pose la question d'hérédité. Elle apparaît singulièrement modifiée par les données modernes sur la genèse du mal comitial et de l'hémiplégie spasmodique infantile, maladie de même famille.

J'ai dit, à maintes reprises, que nous étions conduits de plus en plus à penser que le mal herculéen se produit en deux temps : d'abord dans la vie intra-utérine ou dans les premiers mois de la de la vie extra-utérine, une atteinte, souvent légère, de méningo-encéphalite qui guérit, mais qui laisse après elle une sensibilité de l'écorce cérébrale telle que des excitations d'origine mécanique ou toxique, à peu près indifférentes pour les sujets normaux, deviennent capables de déterminer la déflagration convulsive ; et c'est habituellement au moment de la puberté, à l'heure trouble où évoluent les glandes endocrines, que se produisent les intoxications, le plus souvent d'origine intestinale, qui constituent, selon moi, la cause déterminante la plus commune.

Dès lors, l'épilepsie vulgaire reconnaît pour origine, pour cause constituante, un accident où l'hérédité paraît n'être à peu près pour rien. Faut-il donc tenir pour non avenues toutes ces recherches si considérables des cliniciens du XIXᵉ siècle, qui les portèrent à envisager l'hérédité comme une cause de premier ordre? C'était, en particulier, l'opinion de Féré, qui fut pourtant un observateur exceptionnellement attentif et judicieux. A vrai dire, je ne pense pas qu'il se soit trompé tout à fait ; sans doute, je suis convaincu que la cause initiale de l'épilepsie commune est une intoxication accidentelle. Mais, pour qu'une intoxication, en somme assez banale, comme celles qui se produisent chez le fœtus ou pendant l'allaitement, puissent déterminer un fait aussi grave qu'une poussée de méningo-encéphalite, encore faut-il vraisemblablement une certaine fragilité héréditaire des centres nerveux ; chez certains sujets, fils d'alcooliques, de syphilitiques, de tuberculeux, de grands nerveux, de grands arthritiques, ou bien nés de parents d'âge très avancé, cette fragilité congénitale paraît être plus marquée ; et c'est en ce sens seulement que l'hérédité me semble jouer un rôle important dans la genèse du mal comitial. Beaucoup d'enfants sont soumis, dans le sein maternel, à des causes importantes et réitérées d'intoxication ; beaucoup, au cours de l'allaitement, présentent des phénomènes de gastro-entérite et d'intoxication générale de l'organisme ; chez certains seulement se produit une atteinte du système nerveux central et, pour que cette atteinte fût possible, il fallait sans doute quelque prédisposition antérieure.

D'ailleurs, notons que l'hérédité directe similaire est assez rare. Louis la niait catégoriquement ; Voisin l'a constatée 9 fois sur 100 ; pour mon compte, je ne l'ai constatée que deux fois sur plus de 200 observations, si bien que je serais presque tenté de croire à une coïncidence plutôt qu'à une relation de cause à effet, si je ne savais combien les épileptiques sont sujets aux grands troubles intestinaux capables d'intoxiquer le fœtus dans le sein maternel ; il faut noter, d'ailleurs, que bien des enfants nés d'une mère épileptique ne viennent pas à terme ou bien meurent de convulsions dès la première année.

Il en va de même de l'hérédité syphilitique, incontestable, et qui serait plus flagrante encore, n'était le nombre considérable des avortements spontanés, des enfants morts-nés, ou de ceux qui succombent en très bas âge.

Jules Voisin insiste avec raison sur l'hérédité alcoolique, de 30 à 40 p. 100, écrit-il, et sur l'hérédité tuberculeuse qui atteint 28 p. 100 ; tandis que l'hérédité par l'aliénation mentale et les diverses maladies nerveuses n'est que de 12 p. 100.

Les maladies infectieuses aiguës, plus spécialement les fièvres éruptives et, entre toutes, la scarlatine, jouent, quand elles surviennent au cours de la grossesse, un rôle assurément considérable. Je trouve dans mes observations le cas d'une jeune femme qui, vers la fin de sa grossesse, fut atteinte de rougeole avec otite suppurée et et méningite consécutive ; elle mourut en donnant le jour à un enfant idiot et épileptique.

Les observations sont nombreuses de mal comitial chez des enfants, de qui la mère, au cours de sa grossesse, avait ressenti quelque grande émotion soudaine ; on en a conclu que la peur ou les grands chagrins avaient sur la genèse du mal herculéen une influence, d'ailleurs assez mystérieuse. Or, quand on interroge ces mères sur l'épisode en question, il est habituel de constater qu'elles eurent consécutivement à l'émotion vive ou aux chagrins qu'elles accusent, des troubles intestinaux particulièrement marqués, météorisme abdominal, diarrhée putride, etc. Peut-être ces troubles aigus de la nutrition sont-ils la cause véritable de l'intoxication du fœtus et de la méningo-encéphalite qui s'ensuivit.

Je crois, d'ailleurs, que les perturbations digestives de la nourrice peuvent avoir, ou peu s'en faut, le même retentissement fâcheux ; c'est par trouble de la nutrition générale et auto-intoxication transmise avec le lait que s'explique probablement l'influence des grandes émotions. Que l'alcoolisme de la nourrice puisse devenir une cause de convulsions, puis d'épilepsie, c'est chose très probable, un certain nombre d'observations en font foi. Mais il suffit le plus souvent, pour un cerveau de nourrisson prédisposé, d'un accès de gastro-entérite banale, d'une fièvre éruptive, d'une grippe à haute température, pour provoquer les convulsions, c'est-à-dire la poussée d'encéphalite, qui déterminera dans ce jeune cerveau ce que l'on a nommé la spasmophilie.

Nous pouvons dire, en vérité, qu'il n'y a, à l'épilepsie vulgaire, qu'une cause prédisposante, et c'est la méningo-encéphalite précoce avec guérison apparente.

Et de même, plus je vais et plus j'incline à croire que la très grande cause déterminante, c'est l'intoxication, laquelle est le plus souvent d'origine intestinale.

Certes, il existe des cas de mal comitial d'origine réflexe, dentaire, vermineuse, pulmonaire, pleurale, celles qui disparaissent avec l'ablation d'un névrome, d'une cicatrice vicieuse, d'un corps étranger du conduit auditif, des sinus frontaux, de l'intestin, de l'œil, celles encore que l'on attribue hypothétiquement à l'abus du tabac, du thé ou du café, et légitimement à la syphilis, à l'intoxication par l'absinthe, l'alcool, le plomb ou le mercure ; mais la plupart des autres causes invoquées paraissent agir indirectement par action sur la nutrition ; tous les spécialistes ont observé qu'au cours de la puerpéralité, de la lactation, et plus ordinairement encore au moment de la période menstruelle, les épileptiques ont des attaques plus fréquentes ; soit. Mais elles ont, en même temps, des fermentations et des putréfactions intestinales très marquées, se traduisant par des selles d'une extrême fétidité, et de l'indicanurie si bien qu'ici encore l'empoisonnement des centres nerveux d'origine digestive peut être légitimement invoqué.

On parle, dans tous les traités, de l'influence des saisons ; sur ce point, mes observations ne sont pas encore assez précises pour qu'il me soit possible de conclure ; je crois pouvoir dire pourtant que, pendant les grandes chaleurs, dont on sait l'influence nocive sur la gastro-entérite, les convulsions sont particulièrement fréquentes chez les nourrissons qui ne meurent pas ; les crises convulsives chez les épileptiques avérés sont aussi, je crois, plus nombreuses.

On sait combien il est banal d'observer les crises comitiales nocturnes ; il semble que le sommeil ait une influence évidente sur la fréquence des attaques ; et sans doute faut-il penser, avec Bouchard, que l'intoxication de l'organisme est au maximum pendant la nuit.

Mais, ce que l'on observe plus fréquemment encore, c'est l'éclosion des paroxysmes un peu avant ou un peu après le réveil. Le nombre est considérable des malades qui tombent du haut mal en s'habillant au moment où ils se baissent pour mettre leurs chaussettes ou lacer leurs souliers. Il est certain que le passage du sommeil à l'éveil comporte tout un ensemble de modifications circulatoires ou autres, qui peuvent expliquer la brusque survenue des phénomènes convulsifs ; la tension artérielle s'élève en peu de temps de plusieurs centimètres de mercure, et l'on sait que la plupart des attaques d'éclampsie, d'urémie convulsive ou d'épilepsie commune sont précédées par une phase d'hypertension artérielle.

D. **Analyse des symptômes**. — Je ne m'attarderai guère aux enseignements que fournit au point de vue thérapeutique l'analyse des symptômes. Quelques signes pourtant sont assez instructifs. Je me suis attaché naguère à étudier l'état des forces et de la pression artérielle chez les comitiaux ; j'ai joint à ces recherches faites en série, à la même heure du jour, et dans des conditions d'assez grande précision relative, l'étude des variations du seuil de la sensibilité, du nombre des globules, de l'activité de réduction de l'oxyhémoglobine et de la composition chimique des urines. Je suis arrivé à cette conclusion qu'un grand nombre de comitiaux sont en réalité des déprimés et des ralentis de la nutrition, et que, par conséquent, il est logique d'associer le traitement tonique à la médication antiparoxystique. J'ai constaté, en outre, que la crise convulsive est habituellement précédée d'une exaltation d'ensemble de toutes les énergies vitales et suivie d'un profond épuisement nerveux, dont on peut mesurer l'intensité. Cette exaltation préparoxystique se remarque d'autant plus que le malade est plus faible ; voilà qui corrobore encore l'indication d'un traitement tonique, tout en nous commandant d'éviter ce qui pourrait hausser brusquement la tension artérielle, alcool, café, etc. Lorsqu'il s'agit de malades anémiques ou chlorotiques, l'arsenic et le fer, donnés à doses modérées, deviennent des adjuvants singulièrement précieux.

On peut tirer aussi quelques enseignements utiles de l'observation de l'état mental chez les épileptiques. Il est assez fréquent d'observer, quand le malade est en imminence d'accès, au moment où sa tension artérielle s'élève, où se rétrécit le seuil de la sensibilité, où s'accélère l'activité de réduction de l'oxyhémoglobine, des phénomènes d'euphorie, un entrain joyeux, ou bien encore un état d'impatience, d'irritabilité, de fatuité, d'insolence, avec une extrême loquacité et un impérieux besoin de marcher, de gesticuler. Chez un de mes malades, cette excitation préparoxystique s'accompagnait de propos railleurs contre les prêtres et la religion ; puis survenait l'attaque, longue et violente, s'accompagnant d'un véritable effondrement des forces ; après une heure ou deux de prostration complète, le sujet semblait avoir complètement changé d'âme : il se montrait mélancolique, plein d'humilité, bourrelé de remords et de scrupules de conscience pour des fautes insignifiantes ou imaginaires ; ayant très peu de vie, il ne concevait plus que l'idée de mort, se confessait jusqu'à deux fois par jour. Puis, à mesure que se faisait dans ses centres nerveux la réintégration progressive de l'énergie, cet état mental se métamorphosait lentement, passait de la modestie à la douceur, de la douceur à l'indifférence, de l'indifférence à la joie de vivre, de la joie de vivre à l'orgueil, et de l'orgueil à la colère, jusqu'au moment où un nouveau paroxysme le rejetait dans un véritable abîme de dépression. Chez certains malades (Ross en a cité un cas très typique), les crises s'annoncent par un état de bien-être exubérant, par un sentiment de santé parfaite et de force invincible ; certains d'entre eux, intelligents, savent fort bien ce qui les menace, et cependant ils ne peuvent se soustraire à cette allégresse physique qui commande leur état mental.

On a, depuis quelques années, publié nombre de travaux sur l'état du sang et des urines avant et après les attaques. J'emprunte au rapport de Vires (Congrès de médecine de 1910), les renseignements ci-après : le sang serait moins dense avant la crise, plus dense après ; son alcalinité serait plus grande avant, moindre après ; les sels de potasse et l'urée du sang augmentent sous l'influence de l'attaque ; le sang des épileptiques coagule plus rapidement que celui de l'homme normal, surtout s'il est recueilli au moment de l'attaque ; sa toxicité, moindre avant la crise, est accrue dans la période qui suit. Il y aurait, pendant la période interparoxystique une hyperéosinophilie marquée, indice de réaction contre les toxines circulant dans l'organisme (Morselli et Fastore).

Les modifications des urines sont souvent importantes ; on sait qu'après le paroxysme, elles contiennent assez souvent de l'albumine, du sucre, de l'acétone ; la diazo-réaction d'Erlich s'observe souvent, mais non point d'une façon constante. Mairet et Bosc, Vires constatent de l'hypertoxicité après ; mais Voisin, Perron et Petit, Ramonti ont obtenu des résultats contraires. D'après Galante, Salini, Krainsky, de Buck, les sulfoconjugués augmentent à mesure qu'on approche du paroxysme. Hayg constate que l'acide urique est retenu avant l'attaque, éliminé après. Féré et Mirto ont constaté que les urines des épileptiques avaient des propriétés convulsivantes très marquées. Mairet et Bosc estiment que ces propriétés ne s'observent que dans les urines préparoxystiques.

Il serait de même prouvé que le liquide céphalo-rachidien, dont la pression est forte pendant les attaques et pendant l'état de mal, est plus toxique chez les comitiaux que chez les gens normaux.

L'amas, véritablement formidable et quelque peu chaotique de ces données expérimentales, déroute par la contradiction trop fréquente des résultats et lasse un peu, parce qu'il apporte, au total, plus d'en-

combrement que de clarté. Tout cela serait à reprendre, avec beaucoup de patience, de méthode, le souci scrupuleux de se mettre à
l'abri des causes d'erreur, et quelque méfiance de la fausse précision.

Il y aurait, pour commencer, toute une série de recherches à poursuivre dans une autre voie : je veux parler d'une étude comparative,
embrassant l'épilepsie commune, les convulsions de l'enfance, les
accès épileptoïdes des animaux domestiques, l'urémie convulsive et
l'éclampsie puerpérale. Et je pense qu'il faudrait, tout d'abord, se
cantonner sur un terrain bien limité, par exemple l'influence de
l'intoxication d'origine intestinale sur l'éclosion de ces états pathologiques que réunissent manifestement plus d'un trait commun.

Quelques bonnes observations de pathologie comparée et de thérapeutique, envisagée du point de vue expérimental, feront plus, pour
nous éclairer, que mille recherches de laboratoire conduites sans
autre idée directrice que le souci d'obéir à la mode, et publiées un
peu hâtivement, parfois, par de jeunes chercheurs pour qui rien ne
compte de ce qui ne porte pas les noms magiques d'hémolysines,
d'agglutinines ou de précipitines.

III. — CONCLUSIONS.

J'en viens maintenant, pour finir, au mode de traitement de l'épilepsie commune que de longues observations cliniques et de nombreux essais thérapeutiques m'inclinent à envisager comme étant le
moins décevant.

Il est bien entendu qu'ici, comme partout, la condition indispensable d'un traitement légitime, c'est un bon diagnostic portant, non
seulement sur l'étiquette à donner à la maladie, mais sur ses causes
et sa variété, puisqu'il y a des épilepsies différentes et comportant des
traitements divers.

Convenons cependant que, par souci de classification bien ordonnée,
on en vient à multiplier, un peu plus qu'il n'est indispensable, les
variétés du mal comitial. Dans beaucoup de traités modernes, on
s'attache à décrire séparément, avec grand soin, les épilepsies
réflexes, infectieuses, toxiques d'origine exogène et autotoxiques. Il
y a, je crois bien, dans ces classifications, quelque chose d'un peu
artificiel.

L'épilepsie traumatique, partielle, mise à part, reste ce grand
faisceau des épilepsies communes, dont le mode de production apparaît de plus en plus s'unifier. Dans sa source première, elle est

presque invariablement d'origine autotoxique, le poison qui détermine la sensibilisation de l'écorce cérébrale étant fourni, soit par l'organisme de la mère, soit par l'organisme du jeune sujet. A peine peut-on considérer comme étant d'origine exogène les cas de mal comitial survenant à la suite d'une fièvre éruptive ou de l'infection syphilitique.

Il y a, certes, des épilepsies réflexes ; mais un névrome, une cicatrice douloureuse, des vers intestinaux, un corps étranger du conduit auditif ne sont capables de provoquer de convulsions que s'il y a eu, dès le plus jeune âge, une méningo-encéphalite prédisposante ; ils n'agissent que comme cause déterminante, à la manière de la strychnine dans les expériences de Claude et Lejonne, tout comme les toxines d'origine intestinale, agent qui est probablement le plus vulgaire.

C'est à cette conception simplifiée qu'il faut, je crois, ramener la question pratique.

Cliniquement, lorsque nous sommes en présence d'un cas non douteux de mal herculéen, il importe de rechercher à quelle date remonte la poussée de méningo-encéphalite qu'on retrouve presque toujours, et de noter sa cause vraisemblable. Il faut ensuite rechercher si ne peut être soupçonnée quelque cause d'irritation réflexe du système nerveux central ; il faut surtout s'assurer avec soin que le sujet n'est pas syphilitique ou qu'il n'est pas atteint d'hérédo-syphilis. Ceci est véritablement d'une importance capitale au point de vue de la direction de la cure, l'épilepsie d'origine spécifique ayant, bien entendu, son traitement particulier.

Ces éliminations faites, nous pouvons dire que nous sommes en présence d'une épilepsie vulgaire, idiopathique, et orienter le traitement de manière à lutter contre la double cause.

Dans l'état actuel de nos connaissances, nous sommes à peu près désarmés pour détruire la cause lointaine, à savoir l'hyperexcitabilité cérébrale due à la méningo-encéphalite de vieille date. Nous avons vu que l'intervention chirurgicale ne donne point ce qu'elle avait promis, et il nous a fallu conclure, avec Souques, qu'il est sage de la réserver pour les cas absolument rebelles à tout autre traitement, et seulement quand les symptômes permettent de croire à un foyer unilatéral assez nettement localisé. Pour la plupart des malades atteints d'épilepsie commune, il faut donc nous contenter de diminuer cette hyperexcitabilité au moyen de la médication bromurée ou des agents thérapeutiques similaires.

On donnera donc les bromures — polybromures, KBr, ou bromure de strontium — en évitant d'en venir à ces doses, d'ailleurs variables avec chaque sujet, qui déterminent les gros accidents bromiques, et qui font au total presque autant de mal que de bien.

On multipliera l'action du médicament frénateur au moyen des agents physiques, capables d'accélérer modérément la nutrition générale, tout en stimulant l'absorption et l'élimination du bromure (douches, massages, frictions sèches, bains sulfureux, bains salins, petites injections hypodermiques de sérum artificiel).

Si l'examen du sang révèle la chlorose, l'administration du fer et de l'arsenic est particulièrement recommandable. J'ai vu beaucoup de malades chlorotiques ne bénéficier du traitement que du jour où l'on s'était avisé de combattre chez eux l'anémie.

Cette première indication remplie, donnons toute notre attention à la cause déterminante. Que s'il s'agit d'une épilepsie réflexe, il est habituellement facile d'en découvrir et d'en tarir la source ; et de même l'indication est formelle si la syphilis est en cause, héréditaire ou acquise, J'avoue n'avoir pas l'expérience personnelle de la préparation d'Ehrlich, mais le vieux traitement mixte par l'iodure et le mercure — encore qu'il ne faille pas y compter avec certitude — m'a fréquemment donné des améliorations indéniables. Dans un cas, que j'ai publié, de syphilis acquise, sept mois de traitement mercuriel n'avaient pas donné de résultat bien net ; lorsque j'intervins à mon tour, je me contentai d'adjoindre au traitement spécifique le régime strictement végétal et les ferments lactiques ; dès ce moment, l'amélioration se manifesta de la façon la plus éclatante.

Dans les cas francs d'épilepsie commune, où il ne saurait être question, ni d'origine réflexe, ni d'origine spécifique, il est certainement utile de recourir au réensemencement de l'intestin.

Depuis bientôt six ans, j'ai traité, par le régime végétal et les préparations lactiques, à peu près tous les épileptiques qu'il m'a été donné de voir : soit 37, non comptées les observations datant de moins d'un an. Sur le nombre, 16 observations n'ont aucune valeur : attaques trop espacées pour que l'amélioration puisse être sensible, renseignements antérieurs ou postérieurs au traitement mal recueillis, malades n'ayant pas suivi le régime ou n'ayant fait que passer par mes mains.

Restent 21 observations valables. Sur ces 21 cas d'épilepsie indiscutable, j'en compte 2 seulement où ma thérapeutique échoua radicalement. Les malades âgés, l'un de quarante et un ans, l'autre de trente-huit ans, avaient, depuis l'enfance, des crises d'une grande fréquence et d'une grande intensité. Vraisemblablement, ils portaient des lésions cérébrales très importantes. Je dois dire, en vérité, qu'ils avaient l'un et l'autre des troubles digestifs très marqués et des éruptions très tenaces d'acné bromique; ni les troubles digestifs, ni l'acné ne cédèrent au régime le plus rigoureux, ni à l'usage des ferments. Cela tient, je suppose, à ce que les centres nerveux ont une action trophique assez forte pour que, s'ils sont profondément atteints, il devienne à peu près impossible de modifier utilement la flore intestinale.

Et pourtant, il n'en va pas toujours ainsi. Je relève parmi mes observations celle d'un enfant idiot, par conséquent atteint de lésions anatomiques profondes, chez qui le traitement a, de façon manifeste, considérablement raréfié les crises convulsives.

De même, on ne peut pas dire que l'ancienneté du mal et l'âge avancé du sujet soient des vices toujours rédhibitoires. L'observation n° 3 est celle d'un vieillard de soixante-quatorze ans, épileptique depuis l'enfance, chez qui le traitement a déterminé la suppression des attaques, lesquelles reparurent quand la cure fut abandonnée, pour cesser de nouveau lorsque le traitement fut rigoureusement repris et fidèlement poursuivi.

Dans 4 cas — encore qu'il semble bien que les prescriptions diététiques et médicamenteuses aient été soigneusement mises en pratique — l'amélioration, franche d'abord, ne s'est pas maintenue. Trois de ces malades (des jeunes gens à crises uniquement nocturnes) allaient au collège, préparaient des examens, et, de ce fait, se trouvaient dans des conditions que l'on s'accorde à juger défavorables. Le quatrième avait de gros tourments conjugaux, et s'en consolait en buvant, de temps à autre, de l'alcool. Pour les autres malades, on peut dire que, presque constamment, une amélioration très nette a coïncidé avec l'observance du régime, ou sa reprise lorsqu'il avait été abandonné.

Peut-être trouvera-t-on que mes observations ne sont pas tout à fait concluantes, parce que mes malades au régime ne laissaient pas de prendre du bromure. J'avoue tout simplement n'avoir pas osé le supprimer d'emblée : d'abord, parce que je ne tiens pas cette hygiène que je préconise pour un moyen tout-puissant; elle ne saurait agir que sur l'élément autotoxique, et point du tout sur l'excitabilité cérébrale anatomiquement constituée; ensuite, parce que je considère comme scientifiquement admissibles des essais comparatifs où le régime intestinal varie seul, toutes choses égales d'ailleurs, comme on a coutume de dire.

On peut constater que tous ces sujets ont pris, sous ma direction, ou bien la dose de bromure antérieurement incapable de réfréner leurs crises, ou bien des doses notablement inférieures. Certains, même, en sont venus à la suppression du médicament frénateur, et cela, soit sur mon conseil, soit — beaucoup plus souvent — grâce à l'impatience de leurs parents qui, estimant leur enfant guéri (1), ne consentaient plus à le « droguer ».

Trois sujets, que l'on me ramène à intervalles réguliers, ont cessé le bromure depuis treize, dix-neuf et vingt-six mois sans avoir eu ni grand, ni petit mal. Antérieurement à la cure, ils avaient des crises fréquentes et dures, malgré des doses de KBr variant entre 3 et 6 grammes par jour.

Ce sont là choses assez inespérées pour que j'aie eu peine à y croire moi-même. Aujourd'hui les résultats apparaissent assez nets et assez durables pour que je ne pense pas devoir les taire plus longtemps.

La méthode que je propose ne vaut, d'ailleurs, que par son application minutieuse ; aucun détail ne doit être omis. Il est, du reste, assez souvent facile de faire comprendre à des malades adultes ou à des parents découragés qu'il importe d'instituer un régime sans défaillances, sans fantaisistes libertés, et de le maintenir longtemps. J'ai rencontré un certain nombre de parents de bonne volonté, accoutumés à noter soigneusement chaque accident, et prêts à tout dans l'espoir d'obtenir la raréfaction des accès. D'ailleurs, l'amélioration est habituellement assez prompte pour qu'ils se sentent encouragés à la persévérance.

J'ai, on le pense bien, fait l'essai de tous les régimes, et, j'espère, sans parti pris, ayant jadis donné la préférence aux diètes lactées et lacto-végétariennes. Expérience faite, il m'a bien fallu m'en tenir à celui qui me donnait, dans la très grande majorité des cas, les améliorations les plus évidentes.

C'est le régime proprement végétal, comprenant la suppression de tous les aliments d'origine animale : lait, œufs, poisson et viande. Le lait et les œufs m'ont paru particulièrement fâcheux, ainsi qu'on le constate pour un grand nombre d'entéropathies. Lorsqu'on est en droit de supposer que le réensemencement de l'intestin est chose faite, quand le patient a passé plusieurs mois sans crises, je l'autorise volontiers à prendre, au repas de midi seulement, un peu de viande rouge bien cuite, et soigneusement mastiquée. Encore est-il prudent de prescrire huit à dix jours par mois d'alimentation, purement végétale.

Cette diète, par elle-même, donne souvent des résultats assez heureux ; nombre de monographes l'ont constaté et, récemment encore,

---

(1) Est-il bien utile de dire que je ne partage point cet optimisme ? Il arrive que, traités à ma manière, les comitiaux n'aient plus de paroxysmes pendant de longs mois ; mais je ne crois pas que le mot de guérison puisse jamais être prononcé en matière de mal caduc.

dans de fort bons mémoires : Konrad Alt (d'Utchringe) et le Dr Gottschalk. L'idée, d'ailleurs, n'est pas toute neuve, puisqu'elle est formulée déjà par Asclépiade de Bithynie, lequel vivait au dernier siècle avant notre ère, par Cheyne, dans son fameux *Essay on the gout* (Londres, 1724), par Tissot (1770), par Delasiauve (1864), par Heberden, par Hughlings Jackson, par Merson, Schort, et bien d'autres.

Mais, à lui seul, le régime végétal ne procure que des améliorations infidèles et incomplètes. Je l'ai maintes fois constaté, comme le firent, dans un récent mémoire, MM. Rodiet, Lallemand et J.-Ch. Roux (1).

Pour lui donner toute sa valeur hygiénique et thérapeutique, il faut y joindre :

1° Des boissons assez abondantes, sucrées et diurétiques ; par exemple, une eau hypominérale, lactosée ou sucrée, absorbée en quantité minime au cours des repas et de la digestion stomacale, en plus grande abondance aux heures de vacuité. Un litre, au total, suffit pour un adulte de qui les reins fonctionnent bien. Les breuvages trop abondants, par leur action sur la pression sanguine, peuvent avoir des inconvénients.

2° Des préparations lactiques, notamment les ferments lactiques, plus actifs sous forme de bouillon que sous forme de comprimés. C'est là l'élément véritablement efficace de la désinfection intestinale et de la cure. Les préparations les plus acides me semblent les plus actives. Comme elles passent pour n'être pas sans danger (2) au point de vue de la déminéralisation de l'organisme, il est sage de ne les prescrire que temporairement, soit aux premiers jours du traitement, et dans ces moments où le retour des troubles intestinaux (constipation, état saburral de la langue) fait redouter une rechute — quitte à n'employer dans l'intervalle que des préparations similaires un peu moins énergiques.

On ne manquera pas de m'objecter que nul régime particulier ne convient à tous les comitiaux, puisqu'ils ne sont point tous intoxiqués de la même façon. Le traitement doit être varié avec chaque cas particulier, disent fort sagement Gélineau, Castaigne, Gelma (de Nancy) ; et chacun sait que l'on admet partout des épilepsies vermineuses, dentaires, pleurales, cataméniales, et voire des épilepsies émotives. Assurément. Notez, pourtant, que, bien souvent, les accidents dentaires, l'approche des règles, les grosses secousses morales s'accompagnent de phénomènes intestinaux marqués.

(1) *Annales médico-psychologiques*, nov., déc., 1910.

(2) À vrai dire, je n'ai jamais constaté d'accidents de ce genre. À ce régime, la plupart des malades prennent meilleure mine, engraissent et donnent tous les signes d'un meilleur état général.

D'ailleurs, dans la pratique, cette cure de désinfection intestinale que je propose est celle qui m'a toujours donné les meilleurs résultats. Alors qu'elle échouait (voir les deux cas dont je parle plus haut), aucune autre méthode ne réussissait mieux, et pas même l'usage des endocrisines, sur quoi j'avais fondé de grandes espérances, au lendemain des recherches si impressionnantes de MM. H. Claude et A. Schmiergeld.

Puisque je l'ai constaté, il me faut bien le dire, et m'en tenir à cette hypothèse que, dans les cas rebelles, la lésion cérébrale est trop importante pour ne pas constituer, à elle seule, tout le mal, comme elle paraît faire dans l'épilepsie jacksonienne. Pour la grande majorité des autres cas, la cause déterminante des accès convulsifs me paraît être un poison organique d'origine intestinale. La preuve thérapeutique est là.

Voici comment j'ai coutume de formuler mes prescriptions :

Régime alimentaire. — Supprimer radicalement le lait, les œufs, le poisson et la viande.

Donner au premier déjeuner, soit une tasse de cacao à l'eau, soit encore des compotes, du miel, de la confiture, des dattes, avec du pain et du beurre.

Chacun des deux principaux repas — celui du soir moins copieux — se composera de quatre plats :

α) Un potage maigre, au pain ou aux pâtes, épais ;

β) Un plat de farineux (nouilles, macaroni, riz ; tous les légumes secs en purée ; les pommes de terre préparées comme on voudra, même en salade, à l'huile et au citron ; on peut ajouter sans inconvénient de la sauce à la tomate aux plats de riz ou de pâtes alimentaires qui doivent être préparées sans œufs.

γ) Un légume frais, quelconque, ou une salade cuite ; la salade crue n'est pas interdite.

δ) Pour dessert : gâteaux secs, fromages blancs frais ; pot de crème d'Isigny, crème à la Chantilly ; fromages à la crème. Fruits cuits et crus en abondance. Miel, confitures, dattes.

Comme boisson, de l'eau sucrée ou lactosée, en quantité minime aux repas, abondante aux heures de vacuité stomacale. Un litre par jour pour un adulte ; quantité moindre pour les enfants.

C'est, à très peu de chose près, le régime végétal complet, tel qu'a coutume de le prescrire Tissier.

Prendre, trois fois par jour, des ferments lactiques sous forme de bouillons de culture, ou de comprimés fraîchement préparés, dont on aura pris soin de faire vérifier l'activité. Pour renforcer l'action, souvent peu intense, des comprimés, j'ai coutume de donner deux fois par jour, à dix heures du matin et à l'heure du goûter, du lait aigri sucré, accompagné de quelques biscuits.

Un gramme de bromure au milieu de chacun des trois repas.

Je ne saurais assez insister sur ce fait que, chez les malades chlorotiques (l'examen du sang doit toujours être fait), l'association de l'arsenic et du fer vient singulièrement en aide au régime et au traitement.

Tubs tièdes quotidiens, suivis de frictions au gant de flanelle imbibé d'alcool; exercice physique modéré, sous forme de gymnastique rationnelle et de promenades au grand air.

Traitement de la crise. — Il tient en peu de mots. Si la crise s'annonce par quelque aura, prendre soin, avant qu'elle n'éclate, d'étendre le malade, si possible, sur un tapis avec un oreiller de fortune sous la tête; le débarrasser de son col, de sa cravate; délacer son corset; défaire sa ceinture, déboutonner son pantalon et son gilet, de façon à empêcher tout ce qui pourrait favoriser la suffocation.

Pour éviter les morsures de la langue, introduire entre les arcades dentaires un morceau de bois tendre ou un coin de mouchoir roulé. Tâcher de maintenir doucement la tête. Si le malade avale, comme on dit, sa langue et de ce fait s'asphyxie, la maintenir avec la pince en usage pour le chloroforme, ou tout autre objet la remplaçant tant bien que mal.

Il importe que le comitial, à son réveil, voie aussi peu de monde que possible autour de lui.

Quand un épileptique est sujet à des crises diurnes, on ne saurait trop recommander à son entourage de le surveiller constamment et de ne jamais le laisser sortir seul.

Pour les morsures de la langue, après un premier lavage à l'eau bouillie coupée d'un tiers d'eau oxygénée à 12 volumes, collutoire à la cocaïne, à la résorcine et à la glycérine.

Traitement de l'état de mal. — Voici, d'après Sicard, le traitement le plus recommandable de l'état de mal.

« Quand, sous une influence encore obscure, mais souvent après une suppression trop brusque du bromure, l'épileptique est frappé d'état de mal, c'est-à-dire d'accès convulsifs continus, l'indication symptomatique d'arrêter les crises doit être immédiatement remplie. La vie du malade est en jeu. Les stupéfiants promptement diffusibles doivent être aussitôt employés par la voie rectale ou souscutanée, ou encore en inhalations. Souvent, en effet, il est difficile, sinon impossible, de faire avaler au sujet un liquide quelconque. On peut alors avoir recours à trois stupéfiants : le chloral en lavements, le chloroforme en inhalations, le bromhydrate de scopolamine en injection sous-cutanée.

Le lavement de chloral se donnera à la dose de 4 grammes en une seule fois. En même temps, on pratiquera une injection sous-cutanée d'un à deux dixièmes de milligramme de scopolamine (Sicard). Si, après une heure ou deux d'attente, il ne se produit aucune amélioration, le chloroforme sera donné en inhalations et avec précaution, goutte à goutte, sur une compresse. Enfin il y aura souvent avantage à pratiquer une ponction lombaire, également une saignée, et à faire suivre celle-ci d'une injection de sérum isotonique glycosé (200 centimètres cubes) (Sicard).

Prophylaxie du mal comitial. — On peut dire que l'hygiène préservatrice de l'épilepsie n'existe pas encore ; mais peut-être, si la conception que nous sommes parvenus à nous faire de sa genèse habituelle est juste, peut-on, dès maintenant, tenter d'ébaucher à grands traits ce chapitre et entrevoir ce qu'il sera dans l'avenir.

Tout d'abord il est malaisé de souscrire à ce qui s'est écrit jusqu'à présent, sur ce sujet, notamment en ce qui concerne les mariages consanguins et l'union des épileptiques. Sans doute ces unions ne donnent habituellement rien qui vaille ; elles engendrent assez souvent des enfants mal venus, mais rien ne permet de croire que l'épilepsie en résulte habituellement. J'ai dit qu'à proprement parler le mal comitial n'est pas héréditaire (1) : sur plus de 200 cas qu'il m'a été donné d'observer soigneusement dans ma carrière, 2 fois seulement la mère du malade était épileptique ; et je connais 4 cas d'enfants d'épileptiques, qui n'ayant jamais eu ni grand ni petit mal, se sont mariés et ont eu des rejetons jusqu'ici indemnes.

Sans doute, il demeure bien établi qu'il faut, pour devenir comitial, une certaine sensibilité préalable des centres nerveux, créant une prédisposition à la localisation méningo-encéphalique des toxines. Mais là se borne certainement l'action des ascendants. A cela près, on peut dire, en toute sécurité, que le mal herculéen est un mal accidentel.

Je pense que le frère ou la sœur d'un comitial peuvent se marier sans risques particuliers. Je crois aussi qu'un épileptique qui n'a pas de crises depuis longtemps, et qui se maintient en état

---

(1) C'est, d'ailleurs, l'opinion de Pierre Marie, qui, dès 1897, dans un article très important du *Progrès Médical*, montrait que la cause de l'épilepsie est extérieure au malade, et postérieure à sa conception. C'est Pierre Marie qui nous apprit l'origine habituellement infectieuse du mal sacré.

de désinfection intestinale constante, doit engendrer des enfants
sains.

D'ailleurs, les statistiques, certainement très justes, publiées par
J. Voisin, montrent que l'hérédité des maladies nerveuses n'est guère
que de 12 p. 100, alors que celle de la tuberculose est de 28, et celle de
l'alcoolisme de 31 p. 100. La syphilis aussi joue un rôle de grande
importance. Il est donc bien entendu qu'en vue de réduire au minimum la sensibilité prédisposante des méninges et de l'encéphale,
il faut faire tout ce que l'on peut — et trop souvent on ne peut pas
grand chose — pour enrayer l'alcoolisme, la tuberculose et la
syphilis.

Mais ce ne sont là que banalités. Voici qui me paraît un peu
plus topique :

Nous avons vu que, presque toujours, la cause première du mal
comitial est une méningo-encéphalite survenant, soit au cours de la
vie intra-utérine, soit au cours de l'allaitement. Voilà deux indications précises.

Alors qu'on cherche à évoquer les souvenirs de la mère, on
retrouve habituellement une grossesse pénible avec constipation
extrêmement opiniâtre, alternant avec des crises de diarrhée fétide,
ou bien encore de l'entérite muco-membraneuse, redoublant d'intensité à l'occasion des tourments, des émotions, des traumatismes.
En pareil cas, il me paraît sage de réduire au minimum chez la mère
l'état d'infection gastro-intestinale, et cela pour le plus grand bénéfice ultérieur du rejeton. A une dizaine de femmes, qui commençaient une grossesse, et qui présentaient des troubles digestifs marqués, j'ai prescrit le régime strictement végétal, d'ailleurs abondant
et très nourrissant, l'eau lactosé et les ferments lactiques. Dans
tous les cas, la grossesse a évolué de la façon la plus normale,
sans fatigue pour les mères, qui toutes ont mis au monde des enfants
admirablement venus.

Il n'y a donc pas d'inconvénients à user de cette hygiène ; il convient de la mettre en œuvre aussitôt que surviennent ces troubles
intestinaux de la mère qui peuvent avoir sur l'encéphale du fœtus
le retentissement le plus grave.

On sait combien les convulsions sont fréquentes au cours de
l'allaitement et que, si quelque infection grippale ou quelque fièvre
éruptive ne sont pas en cause, elles sont à peu près toujours consécutives à de l'entérite.

Aussi, dès que les troubles intestinaux apparaissent chez le nourrisson, me semble-t-il indispensable de les traiter avec une grande
rigueur par la suppression momen née, mais radicale, de l'allaite-

ment, la diète hydrique et les ferments que les nouveau-nés supportent le mieux du monde. On peut ainsi éviter presque à coup sûr des accidents méningo-encéphaliques, s'ils ne sont pas trop soudains.

Et de même, comme il est avéré qu'à l'approche de la puberté, c'est l'entérite encore qui paraît être l'agent provocateur des premiers accidents de grand ou de petit mal, on ne saurait trop s'appliquer à prescrire le réensemencement méthodique de l'intestin.

Je sais bien que ce sont là des vues tout à fait neuves, et qui ne sont point confirmées par une longue expérience. Je suis cependant convaincu, jusqu'à preuve du contraire, que c'est dans ce sens qu'il faut orienter la prophylaxie du mal caduc.

MÉDICATIONS DES INSOMNIES

PAR

le Dʳ Maurice de FLEURY,
Membre de l'Académie de médecine.

I. — Le sommeil normal. — Quiconque prétendrait instituer un traitement rationnel des insomnies, devrait, non pas seulement connaître, comprendre et classer toutes les causes susceptibles de troubler le sommeil, mais, avant tout, savoir ce qu'est au juste cette fonction qui remplit le tiers de notre vie, selon le mot de Marie de Manacéine.

Or, en dépit d'innombrables recherches, poursuivies par tant de savants, en dépit des méditations des psychologues les plus ingénieux, nous ne savons pas, avec exactitude, le pourquoi du sommeil, ni même le comment. Nos traités de physiologie éludent volontiers ce sujet ; le plus récent, qui est sans doute le meilleur, celui du Pʳ Gley, ne consacre pas au phénomène sommeil deux pages sur douze cents, et ce modeste chapitre se termine par ce simple aveu : « Il n'existe sur la cause du sommeil et sur la périodicité de cet état que des hypothèses. »

C'est bien vrai. Les connaissances positives sur la nature du sommeil se réduisent à peu. « Ce qui est essentiellement aboli pendant le sommeil, c'est la fonction régulière qui lie les impressions extérieures avec le travail cérébral, et celui-ci avec les réactions volontaires ; c'est la coordination normale des fonctions de relation. Quand le sommeil est complètement et profondément établi, le sujet est comparable à l'animal auquel le physiologiste vient d'enlever les hémisphères cérébraux ; chez l'un comme chez l'autre, tout mouvement volontaire a disparu ; les mouvements réflexes persistent et sont même devenus plus faciles. Durant le sommeil, le cerveau reçoit moins de sang et il diminue de volume ; les mouvements du cœur et ceux de la respiration sont moins fréquents ; la pupille est resserrée ; les échanges matériels sont ralentis et, en particulier, l'excrétion d'acide carbonique. Quant à l'activité psychique, elle peut être complètement suspendue, mais souvent elle se manifeste encore par les rêves. »

Tel est, pendant le sommeil, l'état de l'organisme.

Voici, brièvement résumées, les conclusions qu'il est possible de tirer d'un formidable amas d'observations et d'expériences, sur plus d'un point contradictoires. On s'accorde actuellement pour admettre que le cœur se ralentit pendant le sommeil (Mosso, François-Franck) et que la tension artérielle diminue (François-Franck) ; le minimum de pression sanguine s'observe au moment où le sommeil est le plus profond (Brush et Faverweather).

Le pouls cérébral est moins élevé pendant le sommeil que pendant la veille (Mosso). A la périphérie, on observe le relâchement du tonus et un gonflement des tissus (Mosso, François-Franck).

Du côté de l'appareil respiratoire : à l'état de veille, l'inspiration est plus brève que l'expiration ; dans le sommeil, l'inspiration plus longue, l'expiration plus brève. A l'état de veille, la respiration est à peu près uniforme ; au cours du sommeil, elle revêt le caractère périodique.

Du côté de la nutrition : le quotient respiratoire $\frac{CO^2}{O^2}$ est diminué (Pettenkofer et Voit). Les combustions sont moins actives, mais il faut tenir compte de l'obscurité, de l'absence de travail musculaire. Les urines de la nuit sont moins abondantes, et plus denses : « En huit heures de sommeil, écrit Bouchard, l'homme élimine de deux à quatre fois moins de poison urinaire que pendant huit heures de veille. » Il semble bien que les urines de la nuit soient moins toxiques que celles de la veille.

Du côté des organes des sens : les sensibilités thermiques, tactiles, douloureuses ne sont point abolies pendant le sommeil ; seulement les réflexes vaso-moteurs qu'elles provoquent s'effectuent en un temps plus long : l'ensemble d'un réflexe, qui, dans la veille, dure trois secondes à trois secondes et demie, dure, dans le sommeil, quatre secondes à quatre secondes et demie. On a beaucoup écrit sur l'état des yeux pendant l'hypnose, pour décrire le picotement de la conjonctive quand se fait sentir le besoin de sommeil (diminution probable de la sécrétion lacrymale) ; la position des globes oculaires, dirigés en haut et en dedans pour les uns, en haut et en dehors pour les autres ; le rétrécissement de la pupille, qui est un phénomène constant. L'ouïe paraît être le sens le plus longtemps conservé ; c'est le premier qui s'éveille chez l'enfant, c'est celui qui toujours demeure le plus éveillé. Certes, il est possible de dormir au milieu du bruit et il semble même que les bruits monotones invitent au sommeil ; mais les bruits exceptionnels, inattendus, singuliers provoquent aisément l'éveil.

Il semble, au demeurant, que les voies centripètes demeurent libres, de même que les voies centrifuges ; c'est surtout la fonction proprement cérébrale, la fonction d'association qui paraît engourdie.

« Le sommeil établi, dit Dejerine, l'homme est comparable à un animal dépourvu d'hémisphères cérébraux ; s'il n'a plus de mouvements spontanés, les réflexes persistent ; peut-être même sont-ils provoqués avec plus de facilité. » Cette opinion n'est point celle de Nuel, ni celle d'Augustus Waller qui, tous les deux, estiment que, dans le vrai sommeil, les muscles sont complétement relâchés, les réflexes tendineux abolis et qu'il faut des excitations anormalement fortes pour provoquer des mouvements réflexes, d'ailleurs plus lents.

Les muscles à fibres lisses (cœur, vaisseaux, vessie) sont en relâchement marqué.

Voici, du reste, quelques lignes de Mosso (cité par Auguste Tournay) qui méritent d'être ici reproduites :

« L'homme après la fatigue du jour s'endort. Les muscles des extrémités, du tronc, du cou, se relâchent complétement ; les paupières s'abaissent et les yeux se ferment ; la respiration change de rythme. Les processus de la combustion sont tellement diminués dans l'organisme que les mouvements de la respiration, qui auparavant introduisaient environ sept litres d'air dans les poumons, ont réduit la ventilation à un seul litre par minute. Le cœur se ralentit, les vaisseaux se dilatent, la pression du sang diminue et le corps se refroidit sensiblement.

« Dans ce profond assoupissement, nous avons pourtant tout un système de nerfs et de cellules nerveuses qui conservent inaltérées leurs fonctions et veillent sur le monde extérieur. Il suffit d'une voix, d'un bruit lointain, d'un rayon de lumière qui traverse les paupières, d'un attouchement léger ou d'une impression quelconque, pour qu'aussitôt s'active la respiration, pour que les vaisseaux des extrémités se contractent, que le cœur augmente l'énergie et la fréquence de ses battements, pour que la pression sanguine s'accroisse et que le sang afflue plus copieusement au cerveau. De cette manière se rétablissent les conditions matérielles de la conscience. On comprend que, dans la lutte pour la vie, celui-là pourra se soustraire plus facilement aux dangers du monde extérieur, dans l'organisme duquel sera plus complète et plus parfaite la vigilance inconsciente, celui qui pourra passer plus rapidement de l'état de repos profond à celui de complète activité, avant que le danger ne soit trop voisin et la perte inévitable. »

Pour que l'homme endormi ressemble assez exactement à l'animal décérébré dont parle le Pr Gley, que se passe-t-il donc, dans nos centres nerveux, aux heures de sommeil ?... C'est ici qu'il faut dire un mot d'une bien curieuse et bien ingénieuse hypothèse que formulèrent — au lendemain des grandes trouvailles histologiques de Golgi et de Ramon y Cajal — des savants tels que Rabl-Rückhardt, Lépine, Tanzi, Mathias Duval, et qui fut reprise et serrée de plus près par Manoélian, Deyber, Demoor, Querton, Stéfanowska, Robert Odier, Berger et Lœwy, d'autres encore.

Quoi que l'on ait pu dire de la grandeur et de la décadence du neurone, la conception de Waldeyer n'a pas été réduite à néant de façon si certaine qu'on ne puisse la tenir encore pour l'une des meilleures, des plus commodes, et, à tout prendre, des plus probables.

Notre système nerveux est proprement constitué d'unités anatomiques primordiales qu'on appelle neurones. Chacun sait que ce mot désigne la cellule nerveuse, avec son court prolongement de tête, dit protoplasmique ou dendrite, et son prolongement cylindraxile, beaucoup plus long, fil conducteur de l'influx nerveux. Ceux de ces prolongements qui vont de la périphérie aux centres apportent au cerveau les *stimuli* du monde extérieur; d'autres, centrifuges, portent aux muscles l'ordre du mouvement. Ces neurones, dits de projection, ont charge de maintenir les relations de la périphérie aux centres cérébraux et réciproquement. D'autres neurones, dits neurones d'association, réunissent entre elles, grâce à leur feutrage innombrable, les parties les plus diverses et les plus éloignées de l'écorce cérébrale, afin d'en assurer la synergie fonctionnelle; et ces neurones d'association présideraient à la synthèse mentale, à la comparaison, au jugement; ils seraient la localisation, le substratum matériel des actes proprement psychiques.

Or, ces neurones se rejoignent, non point — sauf exceptions rares (Apathy, Bethe) — en s'anastomosant, mais par simple contiguïté. Ce contact, on conçoit qu'il puisse n'être qu'intermittent, soit que les pseudopodes des cellules de la névroglie viennent à certains moments s'interposer entre les dendrites (Cajal), soit que ces dendrites soient douées de la propriété de se rétracter. L'esprit ne répugne point à admettre que, puisqu'il n'y a point continuité d'un neurone à un autre, leurs relations de voisinage ne soient pas toujours identiques. Le contact étant établi, c'est le plein apport des sensations, le libre gré des actions voulues, l'association facile des images et des idées, le fonctionnement actif de la pensée, le tonus partout maintenu, le plein éveil. Quand, au contraire, se produit une légère rétraction des prolongements cellulaires, c'est l'état de repos de nos centres nerveux, la cessation des perceptions nettes, des mouvements voulus, le fonctionnement cérébral désordonné, soustrait au contrôle du monde extérieur, avec la seule persistance des réflexes inférieurs, et l'incohérence, dans le rêve, des images et des idées.

Cette hypothèse, brillante, commode, séduisante, quelques observations histologiques semblèrent lui donner un sérieux appui. Wiedersheim, étudiant le cerveau de la *Leptodora hyalina*, avait constaté des mouvements amiboïdes dans les cellules cérébrales. Lépine et Mathias Duval interprétaient le fait et créaient la doctrine avec une ingéniosité tout à fait captivante.

Depuis, de nombreuses recherches, poursuivies avec plus de rigueur et des moyens d'investigation plus précis (Auerbach, Held, Bethe et Cajal lui-même) donnent à penser que peut-être les rapports de neurone à neurone sont plus intimes qu'on ne le crut naguère. Il est certain que la rétraction des dendrites n'a pas été nettement constatée ; l'aspect moniliforme des branches du buisson dendritique ne donne point la démonstration définitive qu'on en attendait. Et, de ces nouvelles recherches, une réaction, probablement excessive, a découlé.

Il est bien entendu que, dans l'état actuel de nos connaissances, l'intermittence du contact n'est pas démontrée ; mais le contraire, non plus, n'est pas prouvé. L'hypothèse n'a pas les caractères de la certitude. Elle n'est plus un dogme anatomique ; mais elle demeure une probabilité physiologique. De cette manière ou d'une autre, il se produit des interruptions dans le courant nerveux. Conservons donc la théorie, sous bénéfice d'inventaire, à titre de symbole, et, en attendant mieux, sachons-lui gré d'avoir jeté quelques lueurs sur l'essentiel du fonctionnement cérébral.

Mais cette rétraction du prolongement protoplasmique de la cellule nerveuse, ou toute autre représentation anatomique du repos cérébral, du sommeil, comment se produit-elle ? Qui nous dira pourquoi tous les soirs, vers la même heure, nous éprouvons l'impérieux besoin de céder au sommeil, de mettre nos centres nerveux supérieurs en état d'abolition fonctionnelle pour sept ou huit heures consécutives, et pourquoi, ce laps écoulé, nous rallumons en nous les lampes de l'esprit ?

II. — Les théories explicatives du sommeil. — Ici, les hypothèses se multiplient terriblement. Longtemps furent en grande faveur les théories circulatoires. Chez des blessés ayant à nu une partie de la surface cérébrale, on avait vu l'écorce grise pâlir pendant le sommeil et se garnir de sang vif au réveil. On en avait conclu que le sommeil devait être causé par de l'anémie cérébrale, et le réveil par une circulation intense. Mais voilà que des expérimentateurs plus précis nous ont fait voir que le cerveau dort d'abord et pâlit ensuite, qu'il se gonfle de sang parce qu'il vient de percevoir une sensation qui le réveille un peu; et que, au total, ces phénomènes circulatoires ne sont que secondaires, subordonnés au phénomène essentiellement cérébral, seul déterminant. Les théories circulatoires ont été promptement reléguées. Un peu trop promptement, peut-être, car il en reste, à mon avis, quelque chose d'utilisable. Oui, sans doute, le phénomène circulatoire est ordinairement secondaire et subordonné au phénomène psychique primordial. Mais, cependant, il paraît démontré que, quand on congestionne fortement telle autre partie du corps, l'appareil digestif par exemple, grâce à un copieux repas, on détermine une anémie compensatrice du cerveau et de la somnolence. Tous les animaux dorment mieux alors qu'ils sont repus, les enfants quand ils ont tété, et c'est un moyen qui m'a bien souvent réussi que de traiter l'insomnie par de petits repas nocturnes. Un peu vieillie, la théorie circulatoire n'est pas absurde totalement.

Vint plus tard une génération de physiologistes, émerveillés des récentes conquêtes de la biochimie ; ceux-là ne pouvaient manquer d'envisager le sommeil comme un phénomène d'ordre chimique. C'est, disaient-ils, une demi-intoxication du cerveau, et plus spécialement des arborisations cellulaires, par des poisons, déchets de combustions organiques, résidu de la fatigue. « Chez l'homme qui dort, écrivait Mathias Duval, les ramifications cérébrales du neurone sensitif central sont rétractées, comme le sont les pseudopodes d'un leucocyte anesthésié sous le microscope, par l'absence d'oxygène et l'excès d'acide carbonique. » Au même moment, on émettait un peu partout des hypothèses analogues, et toutes furent intéressantes : Preyer parlait de substances toxiques ponogènes, Pflüger de soustraction de l'oxygène actif, Léo Herrera d'empoisonnement par des leucomaïnes. Tous, en somme, estimaient que le sommeil, issu de la fatigue, est un empoisonnement des centres nerveux, qu'il survient dès que cet empoisonnement atteint un certain degré, et que le réveil se produit de lui-même sitôt que les poisons se sont éliminés.

Ici encore il nous faut reconnaître de grands lambeaux de vérité; mais généralisée, la théorie toxique devient insoutenable.

Certes, il y a des sommeils toxiques, ceux que donnent le

chloroforme, l'éther, le protoxyde d'azote, l'opium, le chloral et toute la longue série des médicaments hypnogènes, et celui qui survient après les abus d'alcool, et le coma des maladies infectieuses, celui du diabète, les somnolences des dyspeptiques, qui aboutissent à la migraine. Dans un ouvrage, où j'ai consacré quelques pages aux troubles du sommeil chez les neurasthéniques, et où, du même coup, je m'essayais à la critique des différentes conceptions du sommeil et de l'insomnie, je faisais remarquer que les mêmes poisons, selon la dose qu'en contient notre organisme, peuvent donner tantôt des somnolences et tantôt des insomnies.

C'est d'ailleurs le cas d'un grand nombre de nos malades, qui, fatigués et somnolents le jour, dorment très imparfaitement la nuit. Ceux-là voient leurs troubles nerveux, et spécialement les troubles du sommeil, très améliorés par le régime de lavage, lacto ou hydro-végétarien.

Donc, admettons que le sommeil puisse résulter d'un empoisonnement, mais gardons-nous de généraliser. Voici pourquoi :

L'intoxication par l'acide carbonique ou par l'oxyde de carbone s'accompagne, non pas seulement chez l'amibe, dont tout à l'heure nous parlait Mathias Duval, mais aussi chez les animaux supérieurs et chez l'homme, d'une narcose profonde dont l'oxygène est l'antidote. Nous savons tous que nous avons l'esprit moins éveillé dans un air lourd, confiné, chargé d'acide carbonique, que dans une atmosphère chargée d'oxygène.

A ces indiscutables vérités, on peut pourtant opposer celles-ci :

1° On dort assurément mieux, d'un sommeil plus calme, plus reposant, quand on dort la fenêtre ouverte que quand on s'enferme dans une chambre hermétiquement close. L'air du dehors, c'est pourtant bien de l'oxygène.

2° La plupart des personnes qui, aux premiers beaux jours, font en voiture (et sans se fatiguer en mettant pied à terre) une longue promenade au grand air, sont prises d'un irrésistible besoin de sommeil. On ne peut dire pourtant qu'elles succombent à quelque intoxication issue des poisons de la fatigue musculaire ou de la pénétration dans l'organisme d'une grande quantité d'acide carbonique.

3° Nous voyons fréquemment, dans la pratique médicale, des malades asphyxiés par le cœur ou par le poumon, et, de ce fait, cruellement privés de sommeil, s'endormir délicieusement dès qu'on leur a fait respirer le contenu d'un ballon d'oxygène.

4° Nombre de neurasthéniques dorment mal à la ville et plus mal encore au bord de la mer. Transportez-les à une altitude moyenne de 800 à 1 200 mètres, et le sommeil leur revient promptement. Que peut expliquer en pareils cas la théorie toxique, qu'un moment, on a pu croire sans réplique ?

Les tout petits enfants, qui ne font pas de mouvements actifs et qui, certes, n'accumulent pas dans leur organisme de toxines de la fatigue, dorment vingt heures sur vingt-quatre. Nos chiens d'appartement ou de laboratoire sommeillent pendant la plus grande partie du jour et de la nuit ; ils n'ont pourtant point de fatigue à réparer.

On peut bien dire encore que le sommeil, même profond et copieux, n'apporte pas toujours un grand soulagement au sentiment de fatigue, que bien des gens sont au réveil plus las qu'en se couchant, et que, prolongé sans mesure, le sommeil apparaît comme un entraînement au ralentissement de la nutrition.

Récemment, deux chercheurs, MM. Piéron et Legendre, nous ont donné le résultat de recherches ingénieuses sur la privation de sommeil. Quand on contraint des chiens à ne dormir ni le jour, ni la nuit, on constate, entres autres phénomènes, que leur liquide céphalorachidien devient toxique et communique à des animaux sains des somnolences invincibles. Il y aurait, en outre, des lésions anatomiques localisées aux lobes frontaux. Voilà qui ouvre des horizons nouveaux, et certes il convient d'admirer la façon dont les deux expérimentateurs ont tourné la difficulté, et, ne pouvant expérimenter sur le sommeil lui-même, ont tenté de surprendre les conséquences de l'insomnie provoquée.

Un psychologue genevois, qui est, certes, un des plus distingués de ce temps, le professeur Claparède a publié, voici trois ou quatre ans, une théorie biologique du sommeil, que l'on pourrait envisager comme une sorte de défense instinctive de notre intellect contre l'usure.

Cette doctrine, ingénieuse et neuve, et qui, vraiment, domine d'assez haut les éternels dissentiments des physiologistes purs touchant la nature et le mécanisme du sommeil, on ne peut aisément la résumer sans la trahir. Aussi veux-je emprunter à l'auteur même les termes dont il use, à la fin de son opuscule, pour condenser en quelques lignes sa pensée.

« Tandis que l'on avait jusqu'ici considéré le sommeil sous l'angle exclusif du mécanisme physiologique immédiat cérébral, nous nous sommes efforcé de nous rendre compte de la signification de ce phénomène au point de vue biologique. Partant d'un certain nombre d'observations que les théories classiques n'expliquent pas, qu'elles contredisent même, nous sommes arrivé à cette première conclusion que le sommeil est une fonction active, positive, et non la conséquence d'un épuisement de l'organisme. Comme, dans les circonstances normales, le sommeil précède l'épuisement et que souvent l'épuisement produit l'insomnie, nous en avons inféré que le sommeil est une fonction de défense, un instinct qui a pour but, en frappant l'animal d'inertie, de l'empêcher de parvenir au stade d'épuisement : ce n'est pas parce que nous sommes intoxiqués ou épuisés que nous dormons ; mais nous dormons pour ne pas l'être. »

Pour M. Claparède, la fonction hypnique possède tous les caractères de l'activité instinctive : le sommeil est soumis à la loi fondamentale de l'activité animale, la loi de suprématie de l'instinct momentanément le plus important, ou loi de l'intérêt momentané. Cette doctrine explique les faits qui contredisent les théories chimiques et toxiques du sommeil, par exemple le manque de parallélisme entre le sommeil et l'épuisement, le type de périodicité du sommeil, le retard possible par l'intérêt et la volonté, la suggestion du sommeil, le sommeil partiel, la courbe du sommeil aux différentes heures de la nuit, les variétés de type du sommeil chez les animaux et notamment chez les animaux hibernants.

« Quant au mécanisme du sommeil, ajoute le psychologue genevois, il consiste en une réaction de désintérêt pour la situation présente. Ce n'est pas, comme on l'admet couramment, l'irritabilité, la réceptivité qui est affaiblie ou abolie dans le sommeil, mais c'est la réactivité, notamment la réactivité d'intérêt, d'adaptation. Et la physiologie du rêve justifie cette manière de voir. »

Pour M. Claparède qui envisage la question sous plusieurs angles différents, avec l'espoir de multiplier ses chances de voir juste, il faut attribuer l'action réparatrice du sommeil, d'abord au repos : l'organisme profite de cet arrêt momentané du travail musculaire pour éliminer les déchets de la fatigue avant que leur accumulation ne devienne nuisible ; il faut l'attribuer encore à un accroissement du processus d'assimilation, le relâchement de la tension mentale étant vraisemblablement compensé par une augmentation de tension dans les appareils affectés à la vie végétative.

Au total le sommeil — fonction de défense, activité prévoyante d'ordre réflexe — est la condition, mais non la rançon de l'activité mentale.

Tout cela est d'une ingéniosité extrême, d'une très séduisante subtilité. Peu de doctrines ont été poussées plus avant et jusqu'à leurs extrêmes conséquences, peu de sujets ont été étudiés avec plus de soin, discutés avec plus de force, approfondis avec plus de talent. Les cent pages dont se constitue la brochure de M. Claparède repré sentent une longue et puissante concentration d'esprit sur les données de cet insoluble problème, et une connaissance suffisante de presque tout ce qui s'est publié touchant le phénomène sommeil, depuis le *De Somno et Vigilia* d'Aristote jusqu'à nos jours.

Bref, on se sent fortement attiré vers cette conception doctrinale, si séduisante alors qu'on l'envisage du point de vue philosophique. J'avoue qu'elle satisfait moins pleinement nos habitudes médicales de juger, de penser. Si elle nous engage à concevoir désormais le sommeil comme un phénomène de la même catégorie que l'amour maternel, la recherche de l'autre sexe en vue de la reproduction de l'espèce, ou la conquête de la pâture quotidienne, la théorie Claparédienne ne nous éclaire que très peu sur deux phénomènes qui, pour nous médecins, sont d'un intérêt capital : l'état de somnolence et l'état d'insomnie.

Touchant la somnolence, elle nous dit bien en passant quelques petites choses. Elle tend manifestement à établir une distinction tranchée, commode, entre le sommeil vrai, réaction active de défense destinée à nous sauver par avance des périls de l'épuisement, et ces autres sommeils qui tendent à nous envahir au cours de divers états maladifs, et qui méritent qu'on les distingue catégoriquement en leur donnant le nom de *narcolepsies*. Mais cela me paraît bien un peu artificiel. Si les torpeurs d'un urémique ou d'un diabétique ne sont pas sans analogie avec un coma peu profond, les somnolences quotidiennes d'un dyspeptique après le repas ressemblent au sommeil normal à tel point que, dans l'état actuel de nos connaissances, nous ne pouvons vraiment l'en différencier. M. Claparède entrevoit l'objection, et se contente de consacrer trois lignes à nous dire que — semblable à l'instinct sexuel — l'instinct sommeil peut être maladivement déprimé, exalté, perverti, et qu'il n'est pas surprenant que l'on puisse observer fréquemment des hypersomnies, des hyposomnies, des parasomnies. Mais il glisse, va vite, et laisse aux médecins le soin de se débrouiller sur ce point.

Eh bien ! les médecins pensent qu'il leur serait bien agréable, commode et, si j'ose dire, scientifiquement confortable d'avoir à leur disposition une doctrine qui pût, du même coup, expliquer pourquoi nous dormons, et de façon si singulièrement périodique, et d'autre part pourquoi, dans certaines conditions psychologiques ou pathologiques, nous en venons à perdre le sommeil. Il faudrait même, pour que nous fussions pleinement satisfaits, qu'elle pût nous aider à instituer une thérapeutique rationnelle des maladies, des perversions de l'instinct hypnique. Mais je reconnais que c'est là demander beaucoup à une théorie.

Sur un point, et pour toute une catégorie de faits, M. Claparède projette une lumière assez vive, alors que, d'accord avec M. Bergson, il nous enseigne que le fait de s'endormir résulte d'un désintérêt pour la situation présente. Cela est profondément vrai et fécond, je crois bien. Un homme sain de corps et d'esprit, alors que vient l'heure normale du repos, éprouve obscurément et pourtant avec force ce sentiment que, désormais, jusqu'au lendemain, il n'a plus de devoirs à remplir, que sa responsabilité de travailleur est pour quelques heures abolie. Il se désintéresse, en vérité. Le virtuose qui vient d'exécuter d'enthousiasme une grande page musicale, le dilettante qui, passant sa soirée au concert, se sent passionné pour de belles œuvres entendues, l'écrivain qui vient d'écrire une page brûlante, s'ils se mettent au lit au sortir de ces heures d'exaltation, ne goûteront point aisément le sommeil, pour ce motif que leur esprit, encore possédé, ne peut se désintéresser si vite d'une chose enivrante. De même, le psychasthénique, en proie à son obsession, dominé par cette idée fixe qui absorbe à son profit toutes ses facultés d'attention et se cramponne à lui, ne s'en désintéresse pas commodément, et ne peut, pour ce motif, glisser doucement au sommeil. La psychothérapie, en vue de guérir cette variété d'insomnie, fera très bien de s'inspirer des données Claparédiennes : elle devra tâcher d'enseigner aux malades d'ingénieuses petites ruses en vue de parvenir au désintérêt salutaire. Nous faisons bien déjà quelque chose d'assez semblable, alors que nous conduisons une cure de rééducation au sommeil ; et j'ai plaisir à reconnaître que, grâce au professeur genevois, notre thérapeutique pourra sans doute gagner en force et en précision.

Mais, pour les autres insomnies, pour celles qui n'ont de causes que physiques, — et elles sont fréquentes, — notre trouble demeure extrême.

« Le sommeil, dit M. Claparède, ce n'est point un phénomène passif, ce n'est pas cette simple suppression de sensibilité et de motricité dont les esprits simplistes nous ont parlé jusqu'à présent ; il n'est pas un état purement négatif, passif, il n'est pas la conséquence d'une simple cessation de fonctionnement. C'est un instinct actif et qui sait prévoir. Ce n'est point parce que nous sommes intoxiqués ou épuisés que nous dormons, mais nous dormons pour ne pas l'être. »

Ailleurs, le même auteur ajoute, à l'appui de sa thèse, qu'il faut bien quelque volonté pour s'endormir. Oui et non, répondrai-je. Pour un être en parfait équilibre nerveux, le fait de s'endormir ne comporte aucun effort, aucune tension : c'est, comme je disais tout à l'heure, un doux glissement au repos ; le cerveau est-il arrêté par quelque idée fixe captivante (utile ou morbide, noble ou absurde, peu importe), il faut alors, assurément, un effort ou des ruses pour parvenir jusqu'au sommeil qui fuit et se dérobe quand on croit le tenir. Mais combien d'autres ont à faire effort pour ne pas s'endormir ; combien de travailleurs, obligés de prolonger leur veille, ne sont-ils pas contraints de recourir aux breuvages toniques ou aux médicaments qui empêchent de succomber aux exigences de l'instinct !

Le sommeil est un phénomène de nature active, une inhibition, un arrêt de fonctionnement résultant d'une excitation. Soit ! Essayons loyalement de nous faire à cette idée, encore qu'elle apparaisse au premier abord mal admissible, parce que, de tous les instincts, celui-là est le seul qui se traduise, non point par des actes tangibles, mais par des suppressions ou des diminutions fonctionnelles.

Comme les autres phénomènes d'inhibition, il reconnaît souvent pour cause une excitation. Souvent, mais point toujours.

On peut dormir, c'est chose bien connue, à l'Opéra dans le vacarme d'un grand orchestre déchaîné, au milieu du tapage des boulevards parisiens, en plein jour et près des rayons d'un soleil éclatant : il est certain que le vacarme d'un train en marche, le bercement, qui est une secousse, et les monotones refrains que chante la voix d'une nourrice invitent au sommeil. Ce sont des excitations. J'ai aidé des malades privés de sommeil à en retrouver les bienfaits en plaçant auprès de leur lit un métronome au bruit tenace, en maintenant dans leur chambre une lumière douce et diffuse dans l'ombre, en ouvrant grande leur fenêtre, pour substituer à la molle tiédeur de leur chambre close la stimulante fraîcheur de l'air nocturne, en prescrivant des ablutions froides ou des enveloppements dans des linges humides, en relevant la tension artérielle par des injections toniques et, exceptionnellement, en donnant des médicaments à l'action notoirement excitante, caféine, théobromine, strophantus, spartéine.

On dirait que, dans ces cas-là, l'agent médicamenteux ou le stimulus d'ordre purement physique, — trop excitants pour le degré de résistance individuelle du sujet déprimé — l'accablent, le surmènent, produisent bel et bien une inhibition.

Oui. Mais nous voyons de même, et bien plus fréquemment encore, bien plus normalement, le sommeil manifestement favorisé par le fait de se coucher dans l'ombre, loin du bruit, d'ôter les vêtements qui serrent, de réduire au minimum les contacts gênants, de supprimer le plus possible le monde extérieur, et même d'atténuer les excitations venues de nos sensations internes, par la position horizontale qui annule à peu près le tonus musculaire, les contacts aponévrotiques, tendineux, articulaires, etc. La plupart des hommes et des êtres vivants, en vue de plus aisément s'endormir, s'attachent à rétrécir le plus possible le champ de leurs sensations internes ou externes.

Le plus souvent, — notre métier nous invite chaque jour à le constater, — ce qui incline à l'état de repos hypnique, c'est tout ce qui tend à éteindre les diverses activités biologiques, le réveil étant provoqué par tout ce qui a coutume de tonifier les muscles ou d'exciter la vivacité de l'esprit. Les agents physiques et les médicaments qui abaissent la pression sanguine et se conduisent en dépresseurs de la vie physique et intellectuelle, les bromures, les opiacés, le chloral, l'antipyrine, les hypnotiques de la série en *al* atténuent la sensibilité, conseillent l'inaction, dépriment les facultés diverses et nous font dormir. Je sais bien que l'on a pu dire qu'ils nous permettent de dormir, de retrouver l'instinct sommeil plutôt encore qu'ils ne nous font dormir ; mais nous savons fort bien qu'à doses convenables ils nous imposent le sommeil, et que ce sommeil, obtenu par un artifice, et encore qu'il n'aille pas sans un peu d'empoisonnement, est cependant réparateur et bienfaisant, presque autant que son frère le sommeil spontané.

Par contre, le grand bruit, le grand jour, les stimulants les plus divers, le café, le thé ou leurs alcaloïdes, le séjour à une certaine altitude, les injections hypodermiques de substances toniques procurent ordinairement, avec le relèvement de la pression artérielle et de toutes les autres tonicités musculaires, le besoin d'agir, de marcher, de parler, le plein éveil de l'esprit et du corps.

Habituellement pour les gens en état d'équilibre fonctionnel, de santé normale, le parallélisme est complet entre les différents phénomènes caractéristiques du plein éveil et les effets produits par les stimulants du système nerveux, d'une part, et, d'autre part, entre les effets des agents dépresseurs de la tension sanguine et les symptômes caractéristiques du sommeil.

C'est pour avoir dit tout cela, pour avoir insisté notamment sur ces faits que la pratique médicale nous montre chaque jour, que j'ai encouru l'ennui de me voir accuser par M. Claparède de faire résider le sommeil dans une baisse de la pression sanguine. J'ai dit seulement et je redis, parce que c'est exact, que tous les sommeils, y compris le sommeil chloroformique (passé la phase d'excitation initiale), s'accompagnent d'une hypotension artérielle de moyenne intensité.

Il y a coïncidence, mais je me garde bien de dire qu'il y ait là relation de cause à effet.

Ce qu'il importe, je pense, de bien constater avant d'aller plus loin, c'est que le phénomène sommeil ne résulte pas toujours d'une excitation. Chez les sujets très déprimés, ou au contraire hypertendus, on voit bien une excitation, une stimulation, surtout si elle se prolonge de façon monotone, provoquer le sommeil, et ici je suis tout à fait d'accord avec la doctrine Claparédienne.

Mais on voit aussi, et plus fréquemment encore, l'état de repos hypnique favorisé, non plus par une sollicitation active, mais au contraire par la suppression de tout stimulus interne ou externe. Le sommeil aurait donc, tantôt le caractère d'une inhibition active, et tantôt le caractère d'une diminution fonctionnelle passive.

Du point de vue purement doctrinal, cette double affirmation est peut-être erronée. Du point de vue pratique, médical, elle a sa raison d'être, comme le montrent des exemples d'observation quotidienne.

Le désir honorable de trouver des bases rationnelles à l'hygiène ou au traitement de ceux qui dorment trop ou qui ne dorment pas assez, nous a conduit à faire une revue, rapide et trop longue pourtant, de quelques-unes des innombrables théories qui prétendent fournir l'explication du plus mystérieux des phénomènes de la vie. Que de choses encore il y aurait à dire, et certes intéressantes, l'ingéniosité de l'esprit humain s'étant, là comme ailleurs, exercée avec un magnifique acharnement. Les partisans de cette doctrine, qui fait du phénomène sommeil une fonction positive, sont tout naturellement enclins à croire que, quelque part en notre économie, cette fonction-là s'incarne comme les autres, en un organe spécial. Les anciens, ceux de la Grèce, d'Alexandrie, de Rome, attribuaient volontiers le sommeil à la congestion cérébrale veineuse, à une sorte d'asphyxie de l'encéphale, favorisée par la position du dormeur, et résultant d'une compression exercée par le sang accumulé dans ce gros confluent veineux que l'on nomme, aujourd'hui encore, le « pressoir d'Hérophile ». Maintenant, c'est aux environs du troisième ventricule et le long de l'aqueduc de Sylvius, ou bien encore dans la substance même de la glande pituitaire ou hypophyse, que l'on tend à localiser le « centre » du sommeil. Le Dr A. Salmon a publié à ce propos un mémoire important, et sa thèse hardie, quelques observations de tumeurs cérébrales paraissent la corroborer. On sait que les tumeurs intracrâniennes donnent lieu, très souvent, à d'invincibles somnolences. La glande hypophysaire agit-elle par des modifications apportées à la circulation cérébrale, ou bien en ralentissant les phénomènes nutritifs, ou bien encore en déversant dans le milieu sanguin des produits de sécrétion capables de procurer le sommeil ou l'éveil ?... Voilà ce que nous ne saurions dire encore. Mais cette théorie paraît pour le moins aussi acceptable que a plupart des autres ; et, pas plus que les autres, elle n'est rigoureusement démontrée, ni ne satisfait entièrement l'esprit.

Résignons-nous donc, faute de mieux, à venir au secours des gens qui dorment mal, par le moyen d'une hygiène et d'une thérapeutique tout modestement empiriques — « pragmatiques », si vous aimez mieux. L'étude des causes, logiquement, nous y aidera.

III. — Les troubles du sommeil et les causes de l'insomnie. — Loin de toute conception doctrinale, considérons simplement que la fonction sommeil est quelquefois troublée, et que ses perturbations peuvent consister, soit en excès, soit en insuffisance, soit encore en défectuosité qualitative ; car il y a nombre de gens qui, quantitativement, dorment normalement, mais d'un sommeil si pénible, si anxieux, si bourrelé de cauchemars tragiques et qui laisse après le réveil un sentiment de lassitude si mécontente, de courbature physique et morale si marquée, que la vie en est tout empoisonnée pour le jour d'après.

Nombre de gens, parmi ceux qui croient être en parfait état de santé, ont tendance à dormir plus qu'il n'est physiologiquement nécessaire. Ayant passé une nuit excellente, une bonne nuit de huit heures, il leur arrive fréquemment d'éprouver, avec une extrême intensité, la tentation de dormir, et, pour quelques instants, d'y succomber. Sauf les cas de narcolepsie vraie, — la limite n'est point très commode à fixer, — cette sollicitation, ce besoin de fermer les paupières se contente de peu : quelques minutes d'assoupissement suffisent habituellement à l'assouvir.

Ce n'est point là symptôme grave. Il relève pourtant de la thérapeutique, et toute personne qui en est atteinte fait sagement d'aller consulter un médecin qui soit surtout hygiéniste, qui ne se croie pas obligé, parce que vous avez envie de dormir, de vous donner force médicaments toniques ; ce sont là des expédients, plutôt que de justes remèdes tuant le mal à sa racine. Ce fait de somnoler pendant le jour alors qu'on a dormi toute une bonne nuit, et de fermer irrésistiblement les yeux au théâtre, au concert, au sermon ou aux conférences, c'est habituellement le fait de ceux que nos pères nommaient pléthoriques, à savoir des arthritiques obèses et goutteux. Ces somnolences se rencontrent encore chez certains déprimés ; neurasthéniques vrais, cholémiques, chlorotiques, convalescents ; ou bien encore chez ces intoxiqués de qui le cœur, le foie, le rein sont en état constant d'insuffisance fonctionnelle. Les urémiques, chez qui l'auto-intoxication est à son comble, somnolent presque constamment. Entre ces deux extrêmes, les somnolences légères du petit brightisme et le coma final de l'urémique, s'inscrit toute une gamme de narcolepsies plus ou moins profondes, que l'on s'accorde habituellement à considérer comme étant de nature toxique. Il est probable que nombre d'entre elles signifient un empoisonnement chronique des centres nerveux. Dans certains cas pourtant, il semble que le phénomène soit de nature plutôt mécanique ou circulatoire que toxique. La somnolence provoquée par le repas se produit aussitôt après l'ingestion des aliments, bien avant qu'ils n'aient eu le temps de subir les transformations chimiques qui précèdent l'assimilation ; d'ailleurs, si l'on observe d'un peu près, beaucoup de somnolents somnolent moins pour avoir mangé tel aliment de fâcheuse constitution chimique que pour avoir avalé en grande masse, mal divisée par la mastication, des mets par ailleurs innocents. Certains aliments très toxiques — les viandes faisandées par exemple — provoquent moins directement ces sopors que ne le font d'autres aliments beaucoup plus sains, mais plus lourds, et mécaniquement gênants pour un estomac à parois débiles, à sécrétions appauvries, au pylore volontiers spasmodique. Le vin produit cette narcolepsie des dyspeptiques, mais, s'il est pur, à un moindre degré que l'eau rougie en abondance. La grande masse solide et liquide, la distension stomacale par un bloc alimentaire mal divisé, voilà, je crois, la principale cause des somnolences postprandiales ; peut-être y faut-il joindre aussi la congestion de l'organe qui peine à la tâche, congestion que l'on considérait naguère, et justement peut-être, comme capable d'entraîner une anémie compensatrice de l'encéphale.

Assurément, ce sont des organismes en proie à l'auto-intoxication chronique qui donnent le plus souvent ces symptômes de somnolence ; mais la cause provocatrice, immédiate, est souvent d'ordre mécanique. Le dyspeptique qui vient de faire, un peu gloutonnement et sans mastiquer comme il faut, un repas copieux, a le visage vultueux, la peau chaude, avec un sentiment de gonflement stomacal et de plénitude abdominale, attribuable, j'imagine, à l'hypertension portale. Le moindre effort, et notamment celui qu'il faut pour se baisser, amène une violente congestion de la face et un extrême essoufflement ; la tension artérielle est élevée, — je l'ai mesurée à la radiale, — et aussi aux membres inférieurs, comme en témoigne, les genoux étant croisés l'un par-dessus l'autre, l'oscillation rythmique du pied soulevé par le pouls poplité. En même temps, la pensée, qui était tout à l'heure vive et gaie, s'assombrit et devient confuse ; les mots sortent des lèvres boiteux et mal venus ; la tête est vide ou trop tendue peut-être, on ne sait pas ; les paupières, comme parsemées de menu gravier, s'alourdissent pour se fermer, et l'homme devient tout pareil au petit enfant que le sommeil accable à l'heure « où passe le marchand de sable ». Au total, une griserie, une phase de dépression succédant à une phase d'excitation, une inhibition des centres nerveux par surmenage mécanique du tube digestif.

Or, dans la grande majorité des cas, ces états soporeux s'améliorent, puis disparaissent promptement, dès que l'on a recours à une hygiène bien comprise. Les médicaments toniques, les élixirs et les vins notamment, encore qu'on les renforce de préparations à la kola, à la caféine, vont directement à l'encontre du but proposé. Le vrai remède, le voici : exercice physique modérément progressif, et régime alimentaire. Repas peu abondants, viandes bien cuites et légumes bien divisés, ingérés par petites bouchées mastiquées avec soin. Très petite quantité de liquide au cours du repas et des premières heures de la digestion. Par contre, boissons abondantes sans excès à l'heure où l'estomac est vide. Voilà l'essentiel pour la plupart des dyspeptiques. Bien entendu, le traitement se complique un peu plus s'il s'agit d'insuffisance hépatique ou rénale. L'insuffisance thyroïdienne donne fréquemment lieu à des crises de somnolence ; les obèses y sont sujets, et la myothérapie, bien conduite, rend ici les meilleurs services. Retenons que tout homme qui déclare avoir besoin de plus de dix heures de sommeil ou qui, dans la journée, s'endort avec une facilité que n'explique point une insomnie de la nuit précédente, doit être tenu pour malade, et soigné.

Il nous faut venir maintenant à ceux qui dorment de manière insuffisante. Leur cohorte est nombreuse, et il s'en faut que tous soient de même catégorie et justiciables du même traitement.

Voici d'abord un homme vigoureux, à l'œil vif, au teint pâle, à l'allure décidée, à l'activité incessante. Il est beau mangeur, et ne se ménage ni pour le travail ni pour le plaisir. Depuis la trentaine, il se vante de n'avoir pas besoin de sommeil. Après une journée de dur labeur, il passe la soirée au théâtre ou dans le monde, et ne rentre chez lui qu'après avoir soupé au cabaret. De une heure et demie ou deux heures à sept heures du matin, il dort d'un sommeil léger. Pour le délasser, cinq ou six heures suffisent. D'autres sont ainsi, de loin en loin, pour avoir pris trop de café ou parce qu'ils se sont transportés à 1 200 ou 1 500 mètres d'altitude; lui est toujours ainsi, et même, à mesure qu'il prend de l'âge, son aisance à se passer de sommeil ne fait que croître. Mesurez sa pression sanguine: à toute heure du jour ou de la nuit, vous la trouverez haute (entre 20 et 25 centimètres de mercure). A quelques signes et au régime des urines notamment, le médecin reconnaîtra que ces infatigables, que ces privilégiés sont des artérioscléreux à type rénal; la néphrite interstitielle les guette. Il est sage de les soumettre, et le plus tôt possible, à la médication hypotensive et antitoxique qui, le plus souvent, permettra d'éloigner les accidents dont ils sont menacés.

Mais ce n'est point là ce que l'on a coutume de nommer du mot d'insomnie. Pour qu'il y ait proprement insomnie, il faut que le sommeil, ardemment souhaité, ne vienne pas. Il faut qu'il y ait désaccord entre le désir légitime de dormir et la possibilité de glisser au sommeil. Je dis désir et non besoin, parce que certains malades insomniques n'éprouvent pas, à proprement parler, le besoin de dormir; ils sont, durant la nuit, réveillés à peu près comme dans le jour, sans énervement, sans fatigue, comme si le sommeil n'était plus pour eux une nécessité. Telles sont ces insomnies passagères que procurent, soit l'absorption de quelque médicament hypertenseur, soit le brusque transfert à une altitude de 1 000 à 1 500 mètres, soit la soudaine annonce d'une nouvelle d'un intérêt très vif, soit encore la griserie de la création artistique, l'imminence d'une trouvaille dans le domaine intellectuel, l'appréhension de quelque grave événement. A la pensée qu'on doit l'opérer le lendemain, un malade dort mal; tout au long de la nuit qui précède son mariage, une fiancée amoureuse ou craintive a peine à trouver le repos. L'intérêt de la situation présente étant trop important, la réaction de désintérêt, qui, pour MM. Bergson et Claparède, constitue proprement la possibilité de dormir, ne peut se faire commodément.

Explication qui vaut pour les cas que je viens de dire, mais qui ne nous renseigne en aucune façon sur cette impossibilité de s'endormir que détermine l'absorption tardive d'une tasse de thé concentré ou d'une dose de caféine. Notez encore que nombre de gens ne parviennent que très lentement et difficilement à s'endormir dans une chambre exceptionnellement chauffée ou quand la tension électrique de l'air est extrême.

Un certain nombre de neurologues, et parmi les plus éminents, ont pris coutume de tourner en raillerie ces prétendues causes d'insomnie. Pour eux, la véritable source est toujours intérieure: si on ne la trouve pas, c'est qu'on la cherche mal au tréfonds du

subconscient où elle se cache; on la trouve toujours quand on y
fouille comme il faut. Voici d'ailleurs comment s'exprime à ce
propos un des plus savants défenseurs de la doctrine du *Tout au
moral* : « Le neurasthénique ne dort pas parce qu'il a perdu la
faculté de ne plus penser volontairement ou involontairement; il ne
dort plus parce qu'il pense, et si, souvent, sa pensée est involontaire, due aux appels faits à la conscience par un automatisme psychologique qui n'est plus refréné, souvent aussi sa pensée est
voulue, parce que l'état moral pessimiste de ces malades fait qu'ils
se complaisent à toutes les préoccupations déprimantes. »

Cette doctrine contient assurément une grande part de vérité. Mais
elle n'est exacte que pour quelques catégories de névropathes, et non
pour toutes. C'est ce que je voudrais montrer par des exemples.

Et je m'excuse de m'attarder tout particulièrement à l'étude des
insomnies névropathiques. Avec celles de leurs frères les arthritiques, ce sont les seules qui méritent de nous retenir un moment.
Que peut-on dire des insomnies causées par une ardente fièvre ou
par une douleur aiguë, sinon les choses assez banales que chacun
peut prévoir ? Ce qui prête à réflexion, à discussion, à hygiène ingénieuse, à thérapeutique bien adaptée et souvent efficace, c'est
l'insomnie survenant brusquement ou bien s'installant peu à peu
en même temps que tout le cortège des symptômes de l'hystérie, de
la psychasthénie, de la neurasthénie. Ce sont aussi ces insomnies
survenant au cours de certaines complications de l'arthritisme touchant le rein, le foie, le cœur ou l'appareil circulatoire. J'affirme que
celles-ci sont souvent confondues avec l'agrypnie purement névropathique, traitées comme telles au grand dommage des patients, à
qui, par esprit de système, on refuse le bénéfice d'une analyse des
urines, et d'un examen attentif portant sur autre chose que sur le
domaine de l'âme.

A quatre reprises différentes, j'ai constaté que cette tendance exclusive à n'admettre, en fait de psychonévroses, que celles qui, nées de
l'idée, guérissent par l'idée, avait ce fâcheux résultat de faire méconnaître la cause vraie d'insomnies rebelles, accompagnées d'une tachycardie qui, cependant, aurait bien dû donner l'éveil : il s'agissait de
tuberculose pulmonaire à signes d'auscultation peu marqués, mais
de tuberculose indéniable, et qui se révéla plus tard de manière éclat-
tante. En pareil cas, convient-il d'attribuer l'agrypnie à une psychonévrose surajoutée à la tuberculose ?... Certes, nombre de tuberculeux sont en même temps des nerveux, et l'on a pu décrire, non
sans de fortes raisons, une neurasthénie tuberculeuse. Mais je crois
bien que, dans l'espèce, l'insomnie est suffisamment expliquée par

l'extrême accélération nutritive, par l'autocombustion habituelle chez ces malades, qui, avec des signes d'auscultation peu marqués, présentent des symptômes d'ordre toxique très importants. Il en résulte une excitation perpétuelle, une lassitude agitée qui les pousse à ne jamais tenir en place, à rechercher toujours ce qu'ils n'ont pas, l'objet qui n'est pas sous leur main, l'horizon qui n'est pas sous leurs yeux... Ces inquiets, ces tristes dorment mal, non parce qu'une idée fixe, inconsciente, les dévore, mais plus probablement parce que leur nutrition est viciée et leur vie organique déséquilibrée.

Dans les quatre cas de tuberculose méconnue auxquels je viens de faire allusion, l'inconvénient de l'erreur de diagnostic ne fut pas grave. Les malades furent traités par le repos au lit, la suralimentation et la psychothérapie, et leur tuberculose n'en alla pas plus mal.

Il n'en est malheureusement pas de même quand il s'agit de ces insomniaques de la cinquantaine, qui viennent demander conseil au médecin pour tout un ensemble symptomatique caractérisé par des maux de tête, de la torpeur intellectuelle, des vertiges, des troubles dyspeptiques, de la fatigue, de la somnolence diurne et de l'insomnie nocturne. Ces malades avaient été examinés minutieusement au point de vue psychologique, mais de la façon la plus superficielle au point de vue proprement médical ; ils étaient manifestement atteints de psychonévrose, et cela suffisait. Tout en admettant qu'ils n'étaient ni réellement fatigués, ni véritablement auto-intoxiqués, on les mit cependant au lit et au lait pendant une dizaine de jours, et cela parut leur réussir le mieux du monde. Mais bientôt on abandonna la diète lactée pour adopter le système classique de la suralimentation avec repos au lit, à la manière de Weir-Mitchell et de Playfair.

Comme il s'agissait de leur démontrer la parfaite inanité de leurs préoccupations digestives et de leur prouver l'excellence de leurs appareils de nutrition, on les nourrit en abondance de mets réputés sinon les plus toxiques, du moins les plus indigestes ; et ils burent du vin à raison d'un bon grand verre par repas. Même, aucune interdiction n'étant faite pour leur régime alimentaire, l'un d'entre eux s'avisa de prendre son apéritif bi-quotidien et de faire suivre chaque repas de la dégustation d'un verre de liqueur.

Or, ces malades quittèrent le spécialiste qui les soignait, en fort mauvais état ; à quelques jours d'amélioration marquée, coïncidant avec le régime lacté, avait succédé une reprise de symptômes pénibles et notamment de l'insomnie, coïncidant avec la reprise de l'alcool ou du régime fortement carné. Découragés d'une méthode qui ne tenait point compte de leur état physique, ces malades vinrent à moi, qui passe pour organiciste, ce qui veut dire que j'entends, tout en m'occupant sans cesse de psychologie pathologique, demeurer surtout médecin. J'examinai ces malades au point de vue somatique, et je constatai qu'ils étaient atteints de troubles fonctionnels importants, d'insuffisance gastro-intestinale, hépatique, rénale, qu'ils présentaient de nombreux, de très significatifs symptômes d'auto-intoxication. Sans long séjour dans une maison de santé, sans longue cure de psychothérapie, par un simple régime adapté à l'état de chacun, par une thérapeutique antitoxique, les malades guérirent à la fois des phénomènes physiques et psychiques dont ils souffraient, et notamment de leur agrypnie. Mieux encore que le régime lacté, le régime hydro-végétarien, complété par un peu d'exercice physique, rend, à ce point de vue, les services les plus évidents.

Cette doctrine somatique résulte d'observations aujourd'hui fort nombreuses. On peut la formuler ainsi : pour ce qui est de la neurasthénie vraie, l'agrypnie, au moins au début de la maladie, n'est pas un phénomène de nature psychique ; elle résulte d'un trouble fonctionnel, dont la réalité objective ne paraît pas niable. La théorie psychologique s'adapte fort bien, au contraire, à l'insomnie des hystériques et des psychasthéniques.

On m'objecte que, chez les neurasthéniques, tout comme chez les autres, c'est habituellement la peur de ne pas dormir qui les empêche de dormir. A un certain moment de l'évolution du mal, alors que les fâcheuses habitudes de l'esprit sont en train de se constituer de manière durable, rien de plus vrai.

Cette crainte, qui volontiers se nuance d'anxiété, entretient dans l'esprit un mouvement, une agitation incompatibles avec le repos ; il s'y joint un sentiment d'insécurité, lequel ne permet point que l'on s'abandonne au sommeil. Les neurasthéniques, à une période avancée de leur mal, guettent l'insomnie ; et certes ils la redoutent, et même plus que de raison ; et le fait de l'attendre, de compter sur elle comme on compte sur la venue d'un cruel ennemi, conduit insidieusement tout l'organisme à la faire venir. A force de prévoir cet accident fâcheux, à force de le prédire et de répéter à son entourage : « Vous verrez que ce soir encore je ne dormirai pas », le patient en vient à un état de tension nerveuse, d'attente anxieuse, qui est proprement le contraire de cette réaction de désintérêt, qui nous verse au sommeil.

N'oublions pas qu'il y a même une sorte de coquetterie, presque universellement répandue, à ne guère dormir. Chacun de nous a

comme un peu de honte, s'il est surpris, même sans ronflements, en
état de sommeil profond ; nous tenons pour quelque chose d'élégant
et de bien porté, le fait de paraître éveillé quand on entre dans
notre chambre, et le pouvoir de nous tirer hors du sommeil avec une
immédiate aisance, sans le moindre ahurissement. Si bien que certains malades, qui dorment en somme assez bien, ont une tendance
naturelle à tirer vanité presque de l'insomnie, et à grossir l'importance
d'un mal dont les poëtes romantiques nous ont appris à nous van-
ter comme d'une parure. Or, tout neurasthénique a le goût d'être
plaint ; symptôme de faiblesse, il a soif de pitié ; et il sait bien qu'on
est touchant sans rien perdre de son prestige, alors qu'on dit :
« D'ailleurs, je n'ai pas fermé l'œil de la nuit. »

Oui, tout cela est vrai. Le neurasthénique exagère, il grossit
l'importance de son mal, mais il ne le crée pas de toutes pièces ; il
ne l'invente pas absolument et, pour que l'idée lui vienne de parler
d'insomnie, il faut qu'il en ait eu, peu ou beaucoup, à un moment où
rien encore ne lui permettait de la craindre. Lui qui naguère,
depuis toujours, s'endormait le plus aisément du monde pour huit
heures consécutives, il a été mis, tout d'un coup, en présence d'un
fait nouveau : un soir, sans qu'il sache pourquoi, il s'est longuement retourné dans son lit, implorant en vain le repos ; ou
bien — ce cas est plus fréquent — s'étant confortablement endormi
à dix heures, il s'est brusquement réveillé à une heure après minuit,
à la suite d'un affreux cauchemar, la tête lourde, la bouche pâteuse,
le creux de l'estomac meurtri, avec de l'angoisse, des sueurs
froides, un malaise indéfinissable, un singulier besoin de se lever,
d'aller ailleurs, de fuir l'état présent. D'autres fois, les choses se
passent moins dramatiquement : au bout de trois ou quatre heures
de sommeil, le neurasthénique s'éveille comme si son besoin de
dormir était pleinement assouvi ; calme, parfaitement éveillé, sans
anxiété ni douleurs, il s'ennuie mortellement dans le silence et
dans le noir, n'ayant pour lui tenir compagnie que le tic-tac,
singulièrement distinct, de la pendule ou le sifflet lointain, seul
survivant parmi les vacarmes éteints de la ville, d'une locomotive en
manœuvre.

Ceux qui s'ennuient parviennent assez vite à se rendormir, précisément par le mécanisme du désintérêt.

L'insomnie est plus grave chez ces héréditaires raisonneurs,
accoutumés, par goût ou par profession, à une incessante activité
d'esprit et qui, même dans les moments où ils se portent bien, pour-
suivent jusque dans leurs rêves des démonstrations.

En état d'insomnie, ils retrouvent une extrême vivacité mentale et dans leur cerveau passe un tourbillonnant défilé d'images et d'idées qui les fatigue extrêmement.

Mais l'insomnie peut être encore entretenue et aggravée pour des causes moins relevées ; certains nerveux et des femmes surtout, très affaiblis, comme il arrive dans les neurasthénies post-hémorragiques, toutes les fois que la tension artérielle est très basse, sont un terrain mouvant sur lequel le sommeil semble n'avoir pas de prise.

De même que chez les excités hypertendus l'insomnie est habituelle, de même elle est fréquente chez les grands épuisés, notamment chez les convalescents en état d'inanition et chez certains tuberculeux au début, dont Potain a décrit l'excessive hypotension artérielle. Ceux-là, ce n'est pas seulement l'ennui qui les tient dans le noir ; le cortège les environne des idées tristes, des solutions pessimistes ; un cerveau débile d'enfant ou de déprimé a besoin de tous les stimuli, de toutes les sollicitations du monde extérieur pour ne pas tomber dans la crainte ; dans le silence de la nuit, quand rien ne vient avigourer une vitalité très basse, le sentiment de déchéance, d'impouvoir, d'infériorité chronique et de lutte impossible submerge l'âme, aboutissant au défaut total d'espérance ; aussi bien l'insomnie chez ces malades-là est-elle particulièrement cruelle. Heureusement, si elle n'est pas trop ancienne, on peut en venir à bout promptement, grâce à une médication tonique sagement mesurée. Ce sont ces malades qui guérissent assez vite de leur insomnie quand on les transporte à une altitude moyenne, ou quand on les soumet à une cure d'injections hypodermiques, de sérum artificiel concentré par exemple. Il m'est arrivé de redonner le sommeil à certains d'entre eux par ce moyen paradoxal, la caféine, et cela sans que la suggestion puisse être un moment soupçonnée.

D'ailleurs, chez tous les sujets à réaction prompte, comme sont le plus souvent ces déprimés, la moindre excitation physique, la lumière d'une bougie ou le son d'une voix suffisent très souvent à rétablir l'équilibre rompu. Faites une lecture au chevet d'un convalescent : son attention, atténuée par la maladie, n'aura pas bien longtemps la force de se tenir cramponnée après l'intérêt du récit ; mais le simple bruit de la voix, impression sensorielle légèrement dynamogénisante, donnera à la machine cérébrale un tour de manivelle qui haussera la pression sanguine jusqu'au niveau normal, et le malade dormira. C'est ainsi que tant de personnes ne peuvent trouver le sommeil si on ne laisse pas brûler une veilleuse à côté d'elles ; et, de tous temps, n'a-t-on pas endormi les enfants en leur chantant des refrains monotones ? Pour le même motif, la voix d'un prédicateur berce et endort les vieilles dames dans l'église — stimulations auditives tout à fait comparables aux procédés de relèvement de la tonicité, dont je viens de dire les heureux effets chez les insomniques très déprimés.

Pour en revenir à l'insomnie des neurasthéniques, je crois qu'elle débute, le plus souvent, grâce à des troubles digestifs intenses. Ce réveil vers le milieu de la nuit, accompagné d'anxiété, d'une foule de phénomènes gastriques, cardiaques, respiratoires dépendant manifestement du grand sympathique, a bien souvent pour cause lointaine l'auto-intoxication alimentaire et pour cause prochaine, un repas du soir trop copieux, suivi d'une mise au lit trop précoce. Il se passe alors dans ces cerveaux adultes quelque chose de comparable à la terreur nocturne des enfants. Ce qui me donne à croire en cette hypothèse, c'est que, prises à temps et traitées par un régime alimentaire convenable, ces insomnies disparaissent promptement, pour ne revenir que sous l'empire de nouvelles imprudences du même genre.

Considérons ceci encore : chez la plupart de nos neurasthéniques, l'envie de dormir et le sentiment d'épuisement vont habituellement de pair. Si l'on excepte les envies de dormir très spéciales, consécutives aux repas, ces moments de faiblesse sont surtout marqués :

1° Au réveil, au moment où le cœur ayant perdu, pendant la nuit, l'entraînement aux contractions énergiques, hésite encore, reste à moitié chemin entre le sommeil et la veille ;

2° Avant l'heure du repas, au moment où le besoin de réparer ses forces se fait sentir.

Chez ceux-là, le fait de prendre quelques aliments amène un bien-être immédiat ; ils ne sont en possession d'une bonne circulation cérébrale que quand ils ont mangé, et c'est seulement après le repas du soir, aux lumières, qu'ils ont recouvré leur entrain, qu'ils peuvent se tenir à 16 ou 17 centimètres de pression artérielle à la radiale. Or, quand ils y sont parvenus, ils ne s'y tiennent que trop ; de même que, le matin, ils ne pouvaient se tirer du sommeil, de même ils ont, le soir, toutes les peines du monde à y rentrer, car l'heure de dormir est tout justement celle où, après une matinée très engourdie et un après-midi à peine passable, ils commençaient de vivre avec un peu d'ardeur.

Soumettez ces irréguliers du sommeil à un règlement un peu strict ; substituez à ce désordre si pénible et si décourageant, l'étroite mais pacifiante rigueur d'une vie quasi monacale ; couchez-les de bonne heure après une courte promenade, comme on fait des enfants qui leur ressemblent ; par contre, éveillez-les de grand matin et, tout de suite, faites-les travailler, et la plume à la main pour qu'ils se réveillent vraiment. Donnez-leur, à heure fixe, des aliments peu encombrants, de digestion facile et peu toxiques ; domptez ces hauts et ces bas, ces oscillations déréglées de l'énergie nerveuse par quelques excitations physiques méthodiquement pratiquées ; et, s'ils souffrent assez pour se soumettre à cette discipline, vous aurez vite fait de les guérir de l'insomnie.

Quant à cette catégorie de malades qui, dès qu'ils sont couchés, s'endorment convenablement et qui, brusquement, vers minuit ou une heure, se réveillent pour ne retrouver le repos qu'au jour naissant, on peut aussi, souvent, quelque chose pour eux. Ce sont, en général, des hyperchlorhydriques, et cette heure du mauvais réveil coïncide pour eux avec la fin de la digestion. De même que, vers cinq heures, ils sont pris de gonflement de l'estomac, de gaz gênants, de tristesse et d'énervement, de même, vers une heure, un bouleversement se produit dans leur organisme, assez intense pour les arracher au sommeil. Cela est vrai des simples hyperchlorhydriques et aussi des malades atteints d'un ulcère juxtapylorique ou duodénal (voir le rapport de MM. Ricard et Pauchet sur l'ulcère duodénal ; *Congrès de chirurgie*, 1910).

Le traitement consistera surtout à mettre les neurasthéniques hyperchlorhydriques à un régime alimentaire modéré comprenant un peu de viande au repas de midi et seulement des végétaux au repas du soir. L'hyperchlorhydrie est singulièrement entretenue par la richesse du régime en aliments azotés ; rien n'est apéritif comme la viande et surtout la viande peu cuite ; les repas composés d'aliments très riches en azote procurent une vive hausse de la tension artérielle, suivie d'une baisse extrêmement marquée, sitôt que l'estomac est vide. C'est probablement cette baisse subite qui fait le réveil brusque, au milieu de la nuit, des neurasthéniques hyperchlorhydriques.

Toute autre apparaît là genèse des insomnies si fréquentes chez les psychasthéniques en état de crise. Ici le mal est tout entier d'origine intérieure et psychique.

Un exemple entre mille : un enfant de quatorze ans, de souche arthritique et névropathique, a été témoin d'un accident grave ; il a su qu'un de ses camarades, blessé par un cheval et traîné à terre, avait succombé au tétanos ; il en a été très vivement impressionné et s'est pris à trembler pour sa propre existence et pour celle de ses parents. Chaque soir, quand il est couché, dès que la lumière est éteinte, la crainte s'empare de lui, lui communique non seulement un peu d'anxiété, mais un véritable accès d'asthme infantile ;

Il demeure assis sur son lit, la poitrine sifflante, tandis que sa mère, se refusant à suivre mes conseils, demeure à son chevet, lui prodigue, avec les soins les plus inutiles, ses apitoiements les plus fâcheux. Cela dure ainsi tous les soirs et jusque vers une heure du matin, l'enfant dépérissant de la façon la plus manifeste. Au bout de deux mois seulement, j'obtiens que le petit malade soit transporté à la campagne chez des amis, de tempérament calme, qui se sont engagés à laisser le jeune garçon seul dans une chambre et sans lumière aussitôt qu'il sera couché. Or, dès le premier soir, le calme et le sommeil revinrent de façon tout à fait normale et depuis lors l'enfant n'eut jamais de crise pareille, sauf une fois, à l'occasion d'un rappel de son émotion première.

Chez les psychasthéniques héréditaires, à quelque âge qu'ils appartiennent, c'est un émoi conscient ou subconscient qui cause l'insomnie et, chez ceux-là, je ne connais qu'un traitement légitime et efficace, le traitement moral singulièrement favorisé par le changement de milieu.

Voici maintenant un cas tout autre, où seule la cure psychothérapique peut rendre de sérieux services.

Mme X..., âgée de quarante-deux ans, a eu, dans le cours de sa vie, aux heures les plus douloureuses, quelques crises de nerfs. Présentement, elle se plaint d'insomnies très pénibles : couchée vers dix heures, elle ne s'endort qu'à une heure du matin et d'un sommeil si lourd, si encombré de rêves tumultueux ou tragiques, qu'elle aimerait autant ne pas dormir. Or, ce qui la tourmente, ce qui la maintient éveillée, c'est une préoccupation grave : un de ses fils songe à se marier dans des conditions déplorables ; elle me demande secours, sentant que sa force morale l'abandonne au moment où elle en aurait le plus besoin. Loin de lutter courageusement pour le bonheur de son enfant et pour l'honneur de la famille, elle tombe malade et passe des nuits lamentables. En pareil cas, voici, je crois, ce qui se passe : faute d'énergie et faute surtout de méthode, ces malades, en face d'un malheur qui les menace, ne savent pas concentrer leur effort ; pendant la veille, ils ne luttent pas franchement pour se défendre ; ils n'agissent que mollement ; aussi, le soir venu, se sentent-ils mécontents d'eux-mêmes et chaque jour plus inquiets. Mme X... se couche tous les soirs sans ressentir le grand apaisement que donne le sentiment d'avoir fait tout ce que l'on pouvait humainement. Et je traite son insomnie en lui disant :

« Il dépend de vous de faire du jour et de la nuit, de la veille et du sommeil, deux états nettement distincts ; dans le jour vous dormez à demi, votre pensée, trop engourdie, ne s'attache pas assez âprement à l'obstacle ; c'est pour cela que la nuit vous demeurez à demi réveillée ; vous dormirez dès que, pendant le jour, vous aurez agi avec toute la force d'une pensée en plein éveil. Entourez-vous de gens de bon conseil, adoptez une conduite après mûre réflexion ; entreprenez la lutte avec ce sentiment que votre devoir est bien clair, et que rien ne doit vous coûter pour empêcher un mariage absurde et plein de fâcheuses promesses. Travaillez tout le jour, exigez de votre esprit une présence entière à ce que vous ferez ; plus de molles rêveries ; de la réflexion intense et de l'action sans colère. Je vous donnerai de la force pour vous aider dans cette tâche. »

Or, il advint que, convaincue par ce raisonnement, et d'ailleurs soutenue par une thérapeutique tonifiante, ma malade put faire ce que je lui demandais. Dès qu'elle put se dire, le soir en se couchant, qu'elle avait accompli sa tâche, et fait vraiment tout son devoir, les nuits devinrent excellentes ; elle s'endormit presque aussitôt après la mise au lit, ses cauchemars disparurent un peu plus tard. Elle était parvenue à faire le départ du jour et de la nuit, du labeur et du repos, de la vie active et du sommeil.

Je suis convaincu que nombre de névropathes ne dorment si mal, pendant la nuit, que parce que, durant le jour, leur cerveau dort plus qu'à moitié. C'est ce qui explique d'ailleurs qu'ils puissent supporter avec une aisance, parfois stupéfiante, des nuits à peu près blanches répétées indéfiniment.

IV. — Classifications des insomnies et hygiène générale. — Essayons maintenant — non point encore de faire de la thérapeutique, — mais seulement de formuler quelques conseils d'hygiène, de cette hygiène bienfaisante, qui, toutes les fois qu'il est possible, doit être préférée à l'emploi des médicaments. Je crois qu'il faut toujours ne donner que le moins possible de drogues actives ; ce précepte, très général, trouve ici toute sa force, parce qu'il est certain que nombre d'insomnies ne dépendent que d'un manquement aux règles de la vie normale. Un médecin soucieux de ne pas nuire, loin de se contenter d'expédients, qui consistent à empoisonner quelque peu l'organisme pour le contraindre à dormir, doit plutôt s'attacher à replacer le système nerveux à ce cran spécial de la vitalité où il dort de lui-même, lorsque l'heure est venue.

Tout d'abord disons bien qu'il s'en faut de beaucoup que toutes les agrypnies soient justiciables de la même hygiène. Il nous faut les distinguer, et ce serait ici le lieu d'en donner une ingénieuse classification. Mes prédécesseurs n'y ayant que médiocrement réussi, j'estime un peu futile de refaire cette tentative; je me contenterai d'une énumération rapide, après avoir dit seulement qu'il est d'usage, depuis Marvaud, de distinguer des insomnies d'origine périphérique, d'autres causées par des états infectieux ou des intoxications, d'autres enfin que l'on est convenu de qualifier de nerveuses.

Ces dernières sont importantes par le nombre et intéressantes entre toutes, parce qu'il faut, pour les traiter, faire preuve de quelque ingéniosité. Mais c'est une tendance un peu trop répandue que de considérer toute insomnie, qui n'est pas due aux douleurs d'un phlegmon, à l'hyperthermie de la typhoïde, ou à l'existence d'une tumeur cérébrale, comme purement névropathique, et ne relevant que du traitement moral. Quand un malade vient à nous, se plaignant de ne point dormir, alors même que notre premier sentiment nous porte à le considérer comme un simple neurasthénique, il est de notre devoir de l'examiner complètement, de passer en revue chacun des appareils de son économie, et d'exiger une de ces analyses complètes de l'urine des vingt-quatre heures, établies par rapport à la taille et au poids du sujet, et qui seules renseignent utilement sur l'état de la nutrition. Faute de ces précautions, j'ai vu commettre des erreurs nombreuses et fâcheuses. Il y a certes un grand nombre d'états agrypniques, dont la cause véritable est une mauvaise habitude de l'esprit, mais il en est d'autres, extrêmement fréquentes, surtout à l'âge mûr, où, sous les dehors de la neurasthénie, se cache un trouble important de la nutrition, un fonctionnement imparfait des émonctoires; l'analyse révèle habituellement une quantité d'urines inférieure à la normale, une densité excessive, un excès d'acide urique par rapport à l'urée, des traces d'albumine, de l'indican, de la bile, de l'urobiline, des cristaux d'urates, d'oxalates, des cylindres hyalins ou même granuleux. Dans ce cas, l'insomnie est non pas d'ordre psychique, mais physique; elle est un symptôme d'encrassement de l'organisme, d'élimination imparfaite, d'auto-intoxication, d'hépatisme, de petit brightisme. Traiter ces malades par le repos, la suralimentation et la rééducation morale, c'est faire fausse route comme ne manquent point de le montrer les résultats dont j'ai parlé. D'autres fois l'analyse révèle une glycosurie insoupçonnée.

Gardons-nous d'oublier ces insomnies médicamenteuses judicieusement signalées par M. Paul Le Gendre; tout médecin fera bien d'y songer, surtout s'il a quelque raison de soupçonner que son malade a d'autres médecins que lui et suit plusieurs thérapeutiques à la fois. De même, nombre de névropathes déprimés, ou qui croient l'être, jugent bon de prendre chaque jour, à doses parfois importantes, des élixirs et des vins médicamenteux à la coca, à la kola, à la caféine, et ces drogues sont quelquefois la cause unique de l'irritation nerveuse et de l'hypertension artérielle qui les empêchent de dormir.

Le médecin, à qui l'on demande conseil pour l'insomnie, ne doit point oublier qu'il en est de causées par la syphilis secondaire ou tertiaire ; qu'il faut toujours rechercher l'alcoolisme latent ; que l'agrypnie précède quelquefois la crise de goutte, l'attaque d'urémie ou, chez les cardiaques, l'asystolie ; qu'il y a des insomnies d'origine paludéenne, d'autres qui annoncent une fièvre éruptive, ou la typhoïde. Chez le vieillard, moins enclin que l'adulte au sommeil, l'insomnie très marquée doit évoquer l'idée d'artériosclérose à type rénal ou cérébral ; chez le petit enfant, l'agitation ou l'impossibilité de dormir peuvent être dues, soit à la dentition, soit au régime trop carné et voire à l'alcoolisme de la nourrice qu'il importe de rechercher, soit encore à l'existence de vers intestinaux.

De même que les intoxiqués à hypertension artérielle, les déprimés à hypotension dorment imparfaitement ; tous les auteurs s'accordent à décrire l'insomnie des chlorotiques, celle des femmes épuisées par de fortes métrorragies, et celle des convalescents en état d'inanition.

J'ai gardé pour la fin, parce qu'elles sont de beaucoup les plus nombreuses, les insomnies des dyspeptiques et des névropathes ; nous devons un peu plus longuement nous y attarder.

Même chez les gens médiocrement nerveux, la dyspepsie gastro-intestinale se complique volontiers de troubles du sommeil. Cela est vrai, d'abord des constipés et *a fortiori* des malades atteints d'entéropathie muco-membraneuse ; c'est une chose extrêmement frappante, inattendue pour le malade et pour le médecin, que le succès, au point de vue de l'insomnie, d'une bonne thérapeutique de la colopathie ; le régime hydro-végétarien et les ferments lactiques m'ont donné, pour cette catégorie d'agrypniques, des résultats qui ont passé mes espérances.

Chez les gastropathes atoniques, hypopeptiques, il est fréquent d'observer, immédiatement après le repas du soir, de la somnolence invincible ; mais sitôt, ou presque, qu'ils sont couchés, voilà qu'ils perdent toute envie de dormir et qu'ils demeurent pendant deux ou trois heures, se tournant et se retournant, sans parvenir à goûter le repos. Ces malades ont habituellement, en même temps que de l'atonie gastro-intestinale, de l'insuffisance cardiaque et de l'hypotension artérielle ; dès qu'ils occupent la position horizontale, leur cœur est soulagé de sa lutte contre la pesanteur, si bien que, habituellement somnolents debout et dans le jour, ils se sentent au lit plus vivants et mieux éveillés.

L'insomnie des hyperchlorhydriques est tout autre; ceux-là, nous l'avons déjà dit, s'endorment aisément, puis, au moment où la digestion stomacale s'achève, les voilà pris d'énervement, de malaises, de flatulences, et parfois de douleurs gastriques dues à ce que l'acide chlorhydrique surabondant, n'ayant en pâture que la paroi de l'estomac, s'occupe à en corroder, faute d'autre aliment, la muqueuse. Ce sont ces malades qui, d'eux-mêmes, inventent un fort bon expédient à leur insomnie, remède qui consiste à glisser sous leur traversin une tablette de chocolat ou quelque gâteau sec. Ce n'est là qu'un expédient, mais fort instructif pour le médecin, qui doit en pareil cas instituer sans délai le régime adapté.

Si, maintenant, nous en venons aux insomnies proprement névropathiques, il nous faut tout d'abord dire un mot de celles qui s'observent chez les épileptiques. Pendant la période qui succède à l'attaque, si cette attaque a été suffisante pour épuiser l'excitation nerveuse accumulée dans l'écorce cérébrale, le sommeil est normal; mais à mesure que s'irrite, se recharge d'influx nerveux l'écorce grise, un énervement général se manifeste bien souvent, se traduisant par un joyeux entrain, un besoin de marcher, de la loquacité, des rires fréquents et bruyants et puis, un peu plus tard, de l'impatience, de soudaines colères, des attitudes d'insolent orgueil; à ce moment, l'insomnie est fréquente, c'est à ce signe que nombre de parents reconnaissent la proximité d'une crise.

Il est des paroxysmes moins pénibles, purement physiologiques, qui donnent lieu à des insomnies comparables; c'est ainsi que beaucoup de femmes, au sortir de la période menstruelle, se montrent heureusement détendues et dorment bien, mais, à mesure que le temps passe et que se rapproche le moment cataménial, leur système nerveux se tend d'une manière progressive parallèlement à leur pression artérielle; elles arrivent, pendant les trois ou quatre derniers jours, à un degré d'énervement, qui s'accompagne très souvent d'une insomnie, dont la nature physique et non morale ne fait point de doute. Certaines femmes, particulièrement sensibles et qui ont tous les mois des hémorragies exagérément abondantes, sont, à ce point de vue, particulièrement curieuses à observer; elles ont, avant leur époque, de l'insomnie à hypertension, dorment normalement pendant trois ou quatre jours, pour faire ensuite, quand elles sont anémiées, cinq ou six jours d'insomnie à hypotension.

C'est ici le lieu de parler de la division des agrypnies, que j'avais adoptée jadis, dont quelques auteurs ont contesté la légitimité et qui me paraît encore, après douze années d'observation attentive, mériter d'être conservée. Qu'il y ait des insomnies à hypertension, on ne songe guère à le nier; tout le monde s'accorde à reconnaître que l'hyperpression sanguine passagère due à l'abus de l'alcool, du thé, du café, de préparations à la caféine, à la kola, ou que l'hypertension, plus durable, des artérioscléreux, des brightiques, s'accompagne habituellement d'insomnie ; nous savons encore qu'on observe de l'hypertension artérielle chez les gens de santé normale et que tient éveillés tout au long d'une nuit l'annonce d'un bonheur inespéré, l'inquiétude d'un lendemain plein de menaces ou le doute, plus angoissant que les pires certitudes. On est moins habitué à envisager l'insomnie à hypotension, qui pourtant est fréquente ; dans la plupart des monographies consacrées aux troubles du sommeil, on rencontre bien habituellement deux ou trois lignes pour parler de l'insomnie des convalescents, de l'insomnie des anémiques et des malades en état d'inanition; on nomme encore les asystoliques, qui sont certes des hypotendus, et l'on signale, en passant, que la digitale, la caféine, le strophantus, la strychnine et autres médicaments hypertenseurs peuvent contribuer à rendre le sommeil à ces malades, qui l'ont perdu. Mais tout l'intérêt de ce fait ne me paraît dégagé nulle part.

Voici comment j'ai été amené à établir cette catégorie d'insomnies à hypotension ; je crois bien avoir été l'un des premiers à étudier, chez les neurasthéniques, l'état de la pression sanguine, et à constater que, chez nombre d'entre eux, l'hypotension était le véridique témoignage d'une fatigue que les malades accusaient, mais dont beaucoup de neurologistes se refusaient à admettre la réalité objective.

Lorsque, chez ces malades, on examine, parallèlement à la tension artérielle, le nombre des globules rouges, l'activité de réduction de l'oxyhémoglobine et le seuil de la sensibilité, chacun de ces signes apporte la preuve d'une fatigue réelle de l'organisme, d'une baisse de la vitalité. Il se produit notamment, chez ces déprimés, une diminution apparente du nombre des globules rouges, diminution due au relâchement de l'arbre artériel et à l'hydrémie qui en est la conséquence inévitable.

Or, si l'on transporte rapidement ces malades hypotendus à mille mètres d'altitude, dans la montagne, ou, sans aller si loin, à la troisième plate-forme de la tour Eiffel, à trois cents mètres audessus du niveau de la Seine, on constate : 1° que la tension artérielle s'est relevée de deux ou trois centimètres de mercure ; 2° que le seuil de la sensibilité, au compas de Weber, s'est rétréci ; 3° que le nombre apparent des globules rouges dans le champ de l'hémati-mètre s'est accru de cinq à six cent mille par millimètre cube ; 4° que l'activité de réduction de l'oxyhémoglobine est passée de 0,60 à 0,90 par exemple.

V. — Hygiène physique. — Eh bien, ces mêmes malades, qui ne dorment pas ou qui dorment fort mal alors qu'ils ont la tension artérielle basse, un appauvrissement du nombre des globules, un ralentissement de l'activité de la réduction du sang rouge en sang noir, dorment infiniment mieux sitôt qu'on les transporte à une altitude moyenne, c'est-à-dire dès que la pression sanguine, le nombre des globules, l'activité de la réduction sont revenus à la normale. Que si l'on commet l'imprudence de les transporter en un jour à une altitude trop forte (1 800 ou 2 000 mètres), on les voit alors mal dormir par hypertension, et ne recouvrer le sommeil que quand on les a ramenés à une altitude un peu moindre.

J'ai déjà dit qu'il était possible de procurer à ces mêmes malades la même amélioration, sans déplacement ni villégiature, par le moyen d'injections hypodermiques des liquides les plus divers et notamment de quelque sérum artificiel légèrement hypertonique ; les solutions hypertoniques produisent exactement le même effet sur la sensation de fatigue, sur la tension artérielle, sur l'hyperglobulie et sur l'activité de la réduction que les altitudes trop hautes. Je main-tiens donc qu'en présence d'un état d'insomnie, il importe de rechercher quel est l'état de la pression sanguine (1) et de l'activité de la réduction de l'oxyhémoglobine. Les ressources de la physiothé-rapie, le régime alimentaire, les bains, le traitement électrique, les injections hypodermiques de substances inertes constituent une thérapeutique parfaitement inoffensive et presque toujours suf-fisante de ces insomnies à hyper ou à hypotension. Chez les hypertendus, le bain statique, la d'Arsonvalisation, le lit con-densateur procurent assez souvent une heureuse détente. Chez les hypotendus, il faut encore préférer aux drogues toniques les moyens purement mécaniques de redonner de la tonicité au cœur et à la tunique moyenne des artères ; c'est pour cela que je préfère aux agents chimiquement hypertenseurs les simples stimulations méca-

(1) J'ai vu des malades à hypotension recouvrer le sommeil grâce à l'administration de doses quotidiennes d'adrénaline.

niques du système nerveux : frictions, massages, bains salés, injections hypodermiques de sels neutres.

Ces injections salines, voici comment j'ai été conduit à les
employer contre l'agrypnie.

Brown-Séquard avait dit que les injections hypodermiques de suc
orchitique peuvent permettre aux hommes adonnés aux travaux de
l'esprit de prolonger, sans fatigue, leur veille ; et Chéron avait
démontré que son sérum artificiel, ou toute autre solution non
toxique, de même densité, produisent les mêmes effets. Or, ayant
essayé chez quelques sujets déprimés ces injections concentrées, je dus constater que, toniques et réveillantes à petites doses,
elles procuraient, à dose plus forte, un grand accablement et un
impérieux besoin de repos. Dès lors, je les employai systématiquement dans les cas d'insomnie à hypotension ou à extrême dépression ; presque toujours elles me donnèrent de très précieux résultats.

On ne manquera point de m'objecter que ces moyens n'agissent
que par l'intermédiaire du moral et que, les employant, je suis dupe
d'une erreur d'interprétation. On me fera bien la grâce de croire que
j'ai commencé par me poser moi-même cette élémentaire objection,
et par chercher à me mettre à l'abri de cette grossière cause
d'erreur. Il y a, nous l'avons constaté, toute une grande catégorie
de névropathes chez qui l'origine psychique de l'insomnie est absolument évidente ; et d'autres chez qui le même mécanisme, plus obscur
parce qu'il se passe dans le subconscient, se dévoile pourtant pour
peu qu'on le recherche avec quelque sagacité. Mais il est d'autres
cas où, quoi qu'on fasse, il est tout à fait impossible de découvrir,
aux troubles du sommeil, une cause psychique, et où, d'ailleurs, échoue
complètement, aux mains des plus habiles, la rééducation psychique.
C'est ce qui se passe pour ces neurasthéniques proprement dits,
déprimés ou intoxiqués, chez qui les symptômes psychiques ne sont
que le reflet dans l'esprit d'un trouble fonctionnel incontestablement
primitif. Aux hystériques, aux psychasthéniques, aux obsédés la cure
psychothérapique est nécessaire et suffisante. Pour les neurasthéniques vrais, la physiothérapie est parfaitement légitime. Ni aux uns
ni aux autres il ne faudra donner — hormis des conditions exceptionnelles — de ces médicaments hypnotiques, dont les plus inoffensifs
sont encore nuisibles, et d'usage d'autant plus dangereux que l'emploi de doses de plus en plus fortes devient promptement nécessaire.

L'état de l'estomac et de l'intestin paraît avoir souvent sur la
qualité du sommeil une grosse influence. Il est d'observation vulgaire que les digestions laborieuses entraînent habituellement après
elles ou bien l'insomnie, ou bien le sommeil le plus lourd, tout

bourrelé de cauchemars ; nombre de malades, nous l'avons déjà vu, s'éveillent dans la nuit parce que leur estomac fonctionne mal.

Mais le fonctionnement de l'intestin joue aussi un rôle important dans les troubles du sommeil, et cela, j'imagine, par l'intermédiaire du foie, habituellement surmené et congestionné dès qu'il y a coprostase de quelque durée. Un grand nombre de constipés sont sujets aux somnolences diurnes et au mauvais sommeil de nuit ; il est fréquent de constater qu'après les purgatifs salins le sommeil devient une nécessité plus formelle pour l'organisme, mais on ne saurait les employer quotidiennement ; aussi leur préféré-je de beaucoup l'emploi des ferments lactiques, étayés du régime hydro-végétarien.

Ce régime, très strict pendant deux ou trois semaines, sera avantageusement remplacé par le régime mixte, comprenant, au repas de midi seulement, un plat de viande grillée ou rôtie, ou de poisson léger, le repas du soir demeurant composé d'aliments empruntés aux seuls règnes végétal et minéral. Chez certains hypertendus, la cure d'hypochloruration m'a rendu quelquefois des services.

Je pense qu'il est utile de prescrire, sans merci, la suppression des boissons fermentées, riches ou pauvres en alcool (1) ; je sais qu'il y a des pays où les médecins conseillent, comme remède à l'agrypnie, un verre de stout, de whisky and soda ou un grog, au moment du coucher, et il est certain que, souvent, cet expédient provoque l'assoupissement ; mais ce n'est point, d'ordinaire, pour bien longtemps, et le malade se réveille plus excité que jamais ; si bien qu'il lui faut, pour obtenir ce même résultat précaire, des doses toujours plus fortes, toujours plus fréquentes et bientôt énormes, d'alcool. Dans l'immense majorité des cas, l'eau pure est la boisson qui convient le mieux à ceux qui dorment mal. Le thé et le café, tous les écrivains spéciaux s'accordent à les proscrire, et je suis bien un peu de cet avis, mais point tout d'une pièce et sans distinguer quelque peu.

Pour les hypertendus, pour les grands énervés et notamment pour ceux qui ont fait abus de l'alcool, cette interdiction s'impose ; mais il n'en va pas de même pour les autres, et notamment pour les hypotendus, qui dorment assurément mieux quand on relève, avec ménagements, leur pression sanguine. J'ai déjà dit et je ne me lasserai pas de redire que beaucoup de malades dorment à moitié tout le jour, ne dorment qu'à demi dans la nuit, et que l'ordre se rétablit, que le rythme alternant redevient normal, dès qu'on parvient à les tenir pendant le jour pleinement éveillés.

(1) Le cidre est cependant un breuvage recommandable aux goutteux, aux uricémiques et à nombre d'arthritiques ; il n'est point contre-indiqué dans les cas d'insomnie survenant chez cette catégorie de sujets.

Le café et le thé, employés dans la première moitié de la journée, ne sont point par conséquent nuisibles à de tels sujets, et bien souvent j'ai constaté que, grâce à ces toniques ou à d'autres, on pouvait donner au malade une journée vraiment active, suivie d'une nuit de vrai repos.

C'est encore un fait universellement admis que l'exercice physique, judicieusement pratiqué, doit faire partie de l'hygiène des agrypniques ; ici encore importe-t-il de distinguer.

Alors qu'on a affaire à certains malades très anémiques, très déprimés, au cœur mou, à la tension artérielle basse, avec activité de réduction de l'oxyhémoglobine très ralentie, l'exercice physique, qu'ils n'accomplissent qu'à grand'peine, les laisse trop souvent dans un état d'excitation nerveuse incompatible avec le sommeil. Ceux-là ont besoin d'une cure de repos tout comme les tuberculeux ; rien ne parvient à les détendre, sinon l'immobilité presque constante ; pareils aux tout petits enfants, et contrairement à ceux dont nous parlions tout à l'heure, ils dorment d'autant mieux dans la nuit qu'ils ont fait pendant le jour une sieste ; on les guérit de l'insomnie par entrainement au sommeil, et l'on constate, au bout de quelque temps, que plus ils dorment et plus leur organisme a de capacité pour le sommeil.

D'autres, par contre, se trouvent bien des exercices méthodiques : escrime, gymnastique, équitation, bicyclette, marche au grand air. J'ai coutume d'exiger de la plupart de mes arthritiques une demi-heure de promenade dans la matinée, une demi-heure dans l'après-midi, et une troisième demi-heure, plus importante encore, avant l'heure du coucher ; cette promenade doit être faite, bien entendu, au grand air, à allure modérée, et, si possible, avec une canne dite d'entrainement.

Les pratiques hydrothérapiques sont aussi très recommandables, avec les variantes d'usage (douches tièdes ou froides, bains courts ou prolongés, selon qu'il s'agit de déprimés ou d'excités).

Je n'insisterai point ici sur l'emploi thérapeutique, souvent favorable, de l'électricité sous forme de bain statique ou de haute fréquence.

L'hygiène de la chambre à coucher n'est pas à négliger non plus ; on dort généralement mal quand on est accablé par des couvertures trop nombreuses ou enfermé dans une chambre surchauffée.

Tous ceux qui ont pris coutume de dormir, hiver comme été, fenêtres grandes ouvertes, s'accordent à dire que, depuis cette innovation, ils dorment infiniment mieux et d'un sommeil bien plus réparateur. Inutile de dire qu'il faut proscrire les lits de plume, les matelas trop mous, habituer les enfants à coucher la tête presque basse sur un coussin en forme de pupitre, et le corps franchement allongé.

VI. — Hygiène et traitement moral. — Disons quelques mots maintenant de l'hygiène morale du sommeil.

On peut l'envisager d'un double point de vue, celui du malade et celui du médecin ; presque toujours leur étroite collaboration est indispensable à la cure.

Cette question du traitement moral de l'insomnie, deux neurologistes l'ont envisagée avec beaucoup de soins et de pénétration : M. Dubois (de Berne) et M. Déjerine. A mon avis, ces deux écrivains éminents ont une tendance excessive à ne voir dans l'agrypnie des névropathes qu'une maladie de l'esprit invariablement justiciable du traitement moral. Après les avoir lus, écoutés, après avoir été séduit par leur doctrine et m'être consciencieusement efforcé de penser comme eux, je reste convaincu qu'il faut tout de même faire une part très importante aux troubles du sommeil d'origine somatique.

Mais qu'il y ait aussi des agrypnies d'ordre franchement psychique, cela ne peut faire aucun doute ; et, quand ils traitent de cette catégorie, à mon avis moins ample qu'ils ne la croient, mais importante tout de même, M. Dubois et M. Déjerine donnent des conseils excellents.

Ils insistent l'un et l'autre sur l'importance de la crainte dans la genèse de l'insomnie ; la peur empêche de dormir, et plus que toute autre, la crainte de ne pouvoir pas dormir.

D'autres malades, et ils sont extrêmement nombreux, demeurent éveillés parce que le souci de leur santé compromise et la terreur de devenir fous ne les quittent pas un instant.

Pendant le jour, alors qu'ils vivent comme avigourés par tous les stimuli externes de la vie, cette crainte demeure tolérable encore ; mais aussitôt que les voilà seuls, dans leur chambre obscure et silencieuse, privés de tous ces appels extérieurs qui sont les stimulants normaux de la vitalité, tous leurs muscles, y compris le cœur, se relâchant un peu dans la position couchée, ces déprimés connaissent, avec la baisse de la pression sanguine, toutes les faiblesses de l'âme.

Il y a, certes, de ces désemparés qui, malgré eux, sans s'en douter, résistent au sommeil comme par crainte de cesser un moment cette surveillance d'eux-mêmes, qu'ils considèrent comme indispensable à leur sécurité ; on peut les comparer à ces peureux qui, contraints d'aller en automobile, ne cessent de surveiller la route et les mains du chauffeur, comme si cela leur conférait le pouvoir de remédier à toute cause d'accident.

Nous avons adopté la formule de M. Bergson et de M. Claparède, qui assimilent le sommeil à une réaction de désintérêt; on conçoit que cette réaction soit malaisée dans de telles dispositions d'esprit. M. Déjerine dit justement que certains malades ne peuvent pas dormir parce qu'ils ont perdu la faculté de ne plus penser, soit qu'il s'agisse de la pensée involontaire (automatisme cérébral), soit de la pensée volontaire, les malades se complaisant dans les idées qui leur font mal, et s'y vautrant, si j'ose dire.

La plupart des sujets sont parfaitement incapables de trouver, dans le fonctionnement défectueux de leur mécanisme intellectuel, la cause profonde de leur insomnie, et c'est ici que le médecin psychologue peut rendre les plus grands services.

Puis, quand il a bien démêlé, ce qui n'est pas toujours facile, la cause qui commande à l'impossibilité de dormir, il faut qu'il trouve, en des causeries ingénieusement persuasives, le moyen d'aiguiller son malade sur une voie meilleure. On peut arriver, chez les sujets que trouble fort la peur de mal dormir, à leur apprendre à s'en débarrasser. Le professeur Dubois excelle à trouver des formules frappantes, bien faites pour ranimer l'espoir en séduisant l'esprit.

Il dit communément à ses malades : « Le sommeil est comme un pigeon : il vient à vous si vous avez l'air de ne point le rebuter; il se sauve si vous voulez l'attraper. » Il prêche l'indifférence en matière d'insomnie, et veut que le patient arrive à se dire : « Tant mieux si je dors, et si je ne dors pas, tant pis. » Il va même jusqu'à enseigner que l'insomnie n'est en aucune façon redoutable, et qu'elle n'est point, pour une maladie nerveuse, une complication dont il faille se soucier. A mon avis, c'est beaucoup dire, mais les intentions qui guident ici le psychothérapeute sont au moins dignes de louanges.

Le même clinicien use, selon les cas, de trois procédés différents : tantôt il engage son malade à « fermer énergiquement le tiroir », c'est-à-dire à se refuser à toute discussion avec lui-même; il invite certains autres à épuiser le sujet, au contraire, jusqu'à saturation, jusqu'à lassitude; pour d'autres, il cherche à faire brusquement dévier la pensée. « C'est — dit-il — imiter le cocher dont l'attelage est emporté sur une route où il y a quelque danger et qui, tirant brusquement les rênes à droite ou à gauche, lance ses chevaux sur un terrain de gazon. » Dubois (de Berne) donne encore ce conseil excellent : « Il ne suffit pas de lutter quelques minutes, quelques heures au début de la nuit; c'est de jour, déjà, qu'il faut philosoplier, reconnaître l'inutilité de ses craintes, l'inutilité de ses regrets, arriver à une certaine stabilité de sentiment. »

Rien de plus juste. Dans la pratique, alors qu'un malade paraît devoir son insomnie à une préoccupation obsédante, autre que sa propre maladie (tourments d'affaires, chagrins de famille, etc.), j'entraîne mes malades à travailler énergiquement pendant le jour la question qui les tourmente, à la regarder bien en face et à faire, pour la résoudre, tout ce qu'ils peuvent, jusqu'au sentiment d'irresponsabilité, jusqu'à ce qu'ils puissent se dire : « J'ai fait ce que j'ai pu, advienne que pourra. » C'est là le meilleur moyen de faire de la veille et du sommeil deux états nettement tranchés. J'ai déjà dit que nombre d'insomnies me semblaient provenir de ce que l'esprit, aux trois quarts engourdi pendant le jour, n'avait plus, la nuit venue, grand besoin de repos.

Lorsque le sujet en cause est surtout tourmenté par les soucis de sa maladie, le médecin doit se préoccuper surtout de lui faire envisager clairement la probabilité d'une guérison. Dans ce but, il doit obtenir que le malade remporte chaque jour sur lui-même, sur les habitudes défectueuses de son esprit, de ces menues victoires qui laissent, après elles, un certain sentiment de satisfaction, et la bonne conscience de n'être pas complètement déchu. Les premiers temps, les malades se rient de cet entraînement, mais bientôt ils y consentent plus volontiers, parce qu'ils en ressentent un véritable réconfort.

Je considère encore comme très secourable le moyen qui consiste — après quelque temps de plein repos — à contraindre les névropathes agrypniques à un travail intellectuel régulier, d'abord extrêmement bref et modeste, puis lentement accru.

La lecture ne suffit point, la plupart des sujets ne lisant que des yeux, continuant à chevaucher leur éternel dada, et s'apercevant, après trois ou quatre pages tournées, qu'ils ne savent absolument rien de ce qu'ils croyaient avoir lu ; il faut les contraindre à lire la plume à la main, à prendre des notes, à rédiger quelques lignes d'abord, puis quelques paragraphes, puis quelques pages ; j'ai vu bien souvent des malades qui se jugeaient en pleine décadence intellectuelle, se piquer au jeu et donner des preuves de l'esprit le plus aiguisé. Presque tous en tirent un double bénéfice : tout d'abord un certain sentiment de confiance en soi, qu'ils avaient tout à fait perdu et qui est très réconfortant ; ensuite une rupture dans la continuité de l'idée fixe, qui lui ôte beaucoup de son prestige, sape journellement son importance et finit par la détrôner.

Un malade qui, deux ou trois fois dans la journée, est parvenu à détacher son attention de ses idées obsédantes, finit par concevoir très bien, au moment de dormir, qu'il puisse une fois de plus s'en libérer. Ces malades-là, il faut les autoriser à lire un peu après s'être couchés; le bercement des phrases et jusqu'à la fatigue des paupières les invitent à la réaction de désintérêt, et beaucoup d'entre eux, quand ils soufflent leur lampe, glissent sans relâche au doux sommeil.

VII. — Traitement médicamenteux. — Après avoir esquissé le traitement moral et l'hygiène générale des insomnies, il nous faut en venir au traitement médicamenteux; et je ne m'y résigne qu'à regret, tant je suis pénétré de l'abus qu'en font chaque jour et malades et médecins.

Pourtant il est des cas, malheureusement encore trop nombreux, où il est raisonnable de prescrire des drogues pour mettre fin, soit à des souffrances cruelles, soit à une exaspération nerveuse qui peut n'être pas sans dangers. Mais ne recourons aux médicaments hypnotiques qu'en nous redisant qu'ils ne sont rien qu'un expédient utilisé faute de mieux, et en nous souvenant des pages si véridiques où M. le professeur Pouchet (1) montre, avec force preuves, les inconvénients et les dangers de l'intoxication lente par les hypnotiques réputés les plus anodins. Promettons-nous, s'il ne s'agit pas d'un cas irrémédiable, de ne prescrire ces agents thérapeutiques qu'à notre corps défendant et à doses progressivement décroissantes.

Commençons par nous assurer que l'insomnie, dans le cas particulier, n'est pas uniquement une mauvaise habitude de l'esprit; et, d'autre part, qu'elle ne provient pas d'un trouble fonctionnel de l'appareil digestif, du foie, du rein, du système nerveux, du cœur ou des artères; et que, par exemple, il ne suffirait pas de mettre le malade au régime végétarien, à la diète lactée ou simplement à l'eau pour permettre au cerveau de dormir de lui-même. Assurons-nous que l'agrypnie n'est pas due à l'insuffisante aération de la chambre, à ce qu'on y entretient du feu toute la nuit, à ce que le sujet se couche trop chaudement couvert. Assurons-nous enfin qu'il ne prend point de ces médicaments réputés toniques, qui sont toujours un peu des excitants, dont les névropathes sont enclins à faire abus habituel.

On trouvera à la fin de cet article un tableau synoptique, où, pour plus de commodité, j'ai fait reproduire, avec le nom des hypnotiques les plus usités, leur formule chimique, leurs principales propriétés physiologiques révélées par l'expérimentation, et leurs propriétés thérapeutiques, avec les indications spéciales qu'elles comportent.

(1) Pouchet, *Leçons de pharmacodynamie et de matière médicale*, IIe série. Paris, Bain, 1901.

Pour le moment, contentons-nous d'envisager cliniquement un certain nombre de cas particuliers, en tâchant de leur appliquer la médication la plus rationnelle, la plus inoffensive et la plus active à la fois (1).

Supposons d'abord que nous ayons affaire à un *tuberculeux*. Son insomnie peut être due à l'excès de la toux, auquel cas les opiacés sont particulièrement indiqués. Je me trouve bien de leur prescrire une préparation contenant un peu d'aconit, du bromure, de l'extrait thébaïque ou du sirop de morphine. Le véronal à petites doses (25 à 30 centigrammes) a, chez ces malades, l'avantage de tempérer leur transpiration; mais le meilleur moyen d'y remédier est encore d'apaiser leur fièvre vespérale par tout l'ensemble des moyens habituellement usités. Ceux qui couchent dans une chambre aux fenêtres ouvertes ont généralement le sommeil plus calme et plus complet. Chez nombre de tuberculeux, l'insomnie va de pair avec la tachycardie et la fièvre ; et c'est la médication antitoxique qui leur rend, en ce cas, les plus grands services. Ici le sérum de Vallée ou le sérum de Marmoreck, utilisés en lavements, agissent assez souvent de manière heureuse. Se méfier des opiacés pour les sujets à expectoration abondante, l'opium pouvant favoriser la rétention des sécrétions bronchiques.

Chez les *syphilitiques*, la céphalée à exaspération nocturne est très fréquente, surtout au début de la seconde période, et elle n'est guère justiciable que du traitement spécifique. D'autres syphilitiques dorment mal parce qu'ils souffrent d'un état de tension intracrânienne qu'il ne faut pas confondre avec les douleurs ostéocopes proprement dites ; chez ceux-là, c'est bien souvent à la ponction lombaire qu'il faut recourir pour leur procurer, avec la cessation des douleurs, le repos.

Chez les *goutteux*, l'insomnie, fréquemment accompagnée d'hypertension artérielle, peut annoncer l'attaque. Je l'ai vue céder à l'emploi des purgatifs, suivi d'un jour ou deux de diète hydrique.

Chez les *diabétiques*, les maux de tête persistants doivent éveiller l'attention sur la possibilité d'une crise d'acidose. Ici la sagesse est de supprimer l'alimentation carnée et de mettre les malades, pour quelques jours, à un régime exclusivement composé de légumes frais et de fruits, choisis parmi ceux qui ne contiennent pas trop de sucre. Ce régime sera complété par l'emploi des alcalins à haute dose.

(1) Cette façon de procéder, qui me paraît être la meilleure, le Dr François Moutier l'a employée, après bien d'autres, dans son excellent article de la *Nouvelle pratique médico-chirurgicale*, auquel je fais plus d'un emprunt.

Consulter aussi la *La Pratique thérapeutique*, de MM. Courtois-Suffit et Trémolières.

Et puisque nous en sommes à la catégorie des maladies qu'on appelle arthritiques, disons un mot des *arthritides* prurigineuses qui, s'accompagnant de démangeaisons incessantes, accrues encore à la chaleur du lit, provoquent des insomnies cruelles. En pareil cas, Thibierge et Ravaut recommandent la ponction lombaire et c'est un moyen excellent certes, mais à réserver pour les cas très rebelles. Chez beaucoup de prurigineux, j'ai vu réussir à merveille le régime strictement végétarien, complété par l'emploi de ferments lactiques véritablement actifs. Si la surface de démangeaison est suffisamment restreinte, les topiques locaux donnent aussi de fort bons résultats, et notamment la cocaïne associée à la résorcine, non pas en pommade, mais dans de l'eau bouillie. Les bains tièdes et prolongés, habituellement recommandés, ne donnent pas toujours les résultats qu'on en attend.

En présence d'un malade atteint de *douleurs aiguës* comme celles qui accompagnent les abcès chauds ou les phlegmons, les panaris ou les anthrax, l'emploi de la morphine me paraît légitime. Il faut y recourir aussi chez les malades atteints de tumeurs malignes très douloureuses ; mais il faut bien savoir que l'on sera conduit à l'utiliser à doses continuellement croissantes et que bientôt éclateront les troubles (excitation, délire) dus à l'emploi trop prolongé de l'alcaloïde. Aussi bien est-il sage, chez ces chroniques incurables, de n'administrer la morphine que pendant quelques jours, après quoi on la remplacera par du chloral administré de préférence en lavement et additionné de bromure. Un peu plus tard, on pourra reprendre la morphine, qui aura retrouvé son efficacité, à petites doses. Les applications de radium (rayons ultra pénétrants de Dominici), alors même qu'elles n'auraient pas toujours d'action favorable sur l'évolution du cancer, sont souvent précieuses en tant qu'analgésiques, et par conséquent permettent au sujet de dormir.

Chez les *alcooliques*, les deux meilleurs remèdes à l'agrypnie sont l'alcool et l'opium à hautes doses. Chez ceux à qui l'on supprime brusquement de fortes doses d'alcool, la strychnine pour la journée, l'extrait thébaïque pour la nuit, donnent de fort bons résultats.

Chez les *paludéens*, c'est à la quinine et à l'arsenic qu'il conviendra de recourir.

Je ne cite que pour mémoire l'insomnie des grandes *pyrexies*, justiciable uniquement de la balnéation froide et, dans certains cas, de dépression cardiaque et d'atonie générale, des injections hypodermiques de solutions salines isotoniques ou d'eau de mer. Cette même thérapeutique est applicable à l'insomnie des enfants athrepsiques.

L'insomnie, fréquente chez les *convalescents*, doit guérir ordinairement sous l'influence de la réalimentation progressive ; ici encore les injections de sérum artificiel peuvent avoir leur utilité.

Les *cardiaques*, en période d'asystolie, dorment mal ; accolés à une pile d'oreillers, la dyspnée les empêche de goûter le repos autrement que par courts intervalles, et nous les voyons somnoler tout le jour dans un fauteuil, pour essayer de réparer la nuit mauvaise. Chez eux, et surtout dans l'insuffisance mitrale, il faut se garder d'employer les médicaments capables d'affaiblir le myocarde (sulfonal, paraldéhyde, chloral, opium) ; c'est, au contraire, la digitale et la médication diurétique qui leur permettront de dormir. Dans les cas de dépression cardiaque très marquée, on peut associer la morphine à la caféine ou à la spartéine.

L'hédonal et l'uréthane sont habituellement bien tolérés par les cardiaques. Chez les *aortiques*, la morphine est le médicament de choix ; on peut l'associer utilement à la caféine, quand le myocarde commence à fléchir.

Dans les cas de *blennorragie*, avec érections douloureuses, l'agrypnie pourra être utilement combattue, grâce à l'emploi du chanvre indien, du bromure de camphre et du lupulin.

J'ai déjà longuement parlé de l'insomnie des *dyspeptiques*, et spécialement des hyperchlorhydriques, qu'il est fréquent de voir s'éveiller, lorsque la digestion est achevée. On a coutume, non sans raison, de leur prescrire les poudres saturantes ; mais, dans la plupart des cas, le régime alimentaire, lacté d'abord, puis lacto-végétarien ou hydro-végétarien, et la cure de réduction des chlorures, donnent chez eux d'excellents résultats, de même que tout ce qui tend à régulariser chez eux la fonction intestinale. Les médicaments hypnotiques, par leur action irritante au contact de la muqueuse gastrique, contribuent à l'aggravation de leur mal.

Je ne reviendrai point très longuement sur l'insomnie des *névropathes* après tout ce que j'en ai dit. C'est par l'hygiène physique et morale qu'il conviendra de les traiter, dans l'immense majorité des cas. On y peut joindre, à titre d'encouragement, quelques préparations à la valériane, un gramme de bromure, dissous dans le potage au repas du soir ; ou, plus simplement encore, une tasse de tisane de feuilles d'oranger ou d'infusion de tilleul, où l'on ajoutera deux bonnes cuillerées à soupe d'eau de fleurs d'oranger.

Chez quelques-uns de ces *neurasthéniques*, qui ont une insomnie extrêmement cruelle et qu'il importe de ne point laisser se prolonger, il m'arrive, parfois, de prescrire, pour quelques jours, du sulfonal, du trional ou du véronal, dans les conditions suivantes :

Le malade prendra, le premier soir, 1 gramme ou 1gr,25 de sulfonal, mélangé à du bicarbonate de soude et ingéré dans une boisson chaude immédiatement avant le dîner, car son action est lente, et à ceux qui le prennent vers onze heures ou minuit, il arrive de ne dormir que le lendemain.

Le trional, qui s'ordonne aux mêmes doses, agit beaucoup plus rapidement (une demi-heure ou une heure) ; il est moins dangereux et plus commode à prendre que le sulfonal, aujourd'hui délaissé par la plupart des praticiens.

Le tétronal, rarement employé (doses: 30 centigrammes à 75 centigrammes) convient, selon Brissaud, aux nerveux à nuits courtes.

Le véronal agit à plus faibles doses (25 à 60 centigrammes); il s'élimine promptement, ce qui évite le danger d'accumulation, et les malades n'en prennent pas facilement l'accoutumance. Il laisse un peu moins de nausées, de céphalée et de vertiges ; son influence nocive sur le rein est peu marquée, tandis que le sulfonal est nettement contre-indiqué chez les brigthiques, les vieillards, les asystoliques, les grands déprimés et les enfants.

La médication étant continuée pendant quatre ou cinq jours, il faut, avec le consentement du malade, diminuer les doses de façon progressive et bientôt supprimer le médicament, comme un maçon enlève ses étais dès que la clef de voûte est mise.

Chez les névropathes hypertendus ou excités, le bain tiède, prolongé pendant une demi-heure, trois quarts d'heure ou une heure, peut amener une excellente sédation et, avec elle, le retour du sommeil; l'enveloppement dans le drap mouillé d'eau froide et soigneusement essoré convient surtout aux déprimés.

Chez les *mélancoliques* anxieux, on emploie avec succès, soit la paraldéhyde à la dose de 1 ou 2 grammes, soit le bromhydrate d'hyoscine (un dixième à un quart de milligramme) en injection hypodermique, soit surtout la cure de laudanum à doses progressivement croissantes, puis décroissantes (on peut aller jusqu'à cent gouttes, en augmentant d'une goutte matin et soir), — vieux moyen, qui réussit encore mieux que tout autre.

L'insomnie, si fréquente chez les jeunes filles *chlorotiques* et constipées, s'améliore sous l'action du fer, de l'arsenic et du régime alimentaire.

Le tableau synoptique ci-contre achèvera de renseigner sur les propriétés thérapeutiques et les indications des médicaments hypnotiques les plus usités.

GROUPEMENT chimique.	NOM du médicament et formule.	PROPRIÉTÉS PHYSIOLOGIQUES.
Aldéhyde.	Paraldéhyde $(C^2H^4O)^3$	Provoque le sommeil souvent après une période d'agitation plus ou moins vive. A doses modérées, ne comporte ni anesthésie, ni analgésie. Les hautes doses abolissent l'excitabilité réflexe de la moelle; les doses toxiques entraînent sa paralysie. Pas d'action sur le cœur et la respiration à faible dose; mais agit, comme tous les peroxydes, sur le sang, en réduisant la valeur respiratoire des hématies et en provoquant parfois la méthémoglobinémie. Les hautes doses atténuent du ralentissement respiratoire et circulatoire. On a signalé des érythèmes scarlatiniformes après son emploi prolongé et surtout des accidents gastriques analogues à ceux de l'alcoolisme chronique.
—	Hydrate de chloral $CCl^3 - CH \underset{OH}{\overset{OH}{\diagdown}}$	A faibles doses (1 à 4 gr.), produit le sommeil avec ralentissement du pouls et de la respiration, et abaissement thermique, mais sans anesthésie, ni modifications de la réflectivité. A fortes doses, le sommeil est plus profond, la sensibilité émoussée, les réflexes diminués ou abolis; les appareils cardiaques et respiratoires sont très sensibles aux fortes doses. L'intoxication chronique des chloralomanes se traduit souvent par un syndrome analogue à celui de la paralysie générale.
—	Hypnal.	Procure le sommeil après une phase d'excitation parfois assez accentuée. L'hypnal provoque, à faibles doses, une diminution du nombre et de l'amplitude des mouvements respiratoires, presque toujours suivie d'une phase d'accélération; une diminution du nombre et de l'énergie des battements cardiaques; c'est également, à ces mêmes doses, un hypotenseur. A doses toxiques, l'hypnal provoque une diminution de la respiration et un arrêt en expiration. Le cœur s'arrête après la respiration.

PROPRIÉTÉS thérapeutiques.	DOSES COURANTES.	DOSES TOXIQUES.	INDICATIONS.
Hypnotique provoquant un sommeil, parfois agité (cauchemars), en cinq à trente minutes, et aboutissant au réveil après cinq ou six heures.	2 à 6 grammes (en solutions diluées).	Au-dessus de 10 grammes.	Insomnies nerveuses (névroses, psychoses). — A proscrire chez les fébricitants, les bronchitiques et les emphysémateux.
A doses moyennes procure un sommeil paisible, en 10 à 20 minutes, durant de 5 à 6 heures et rarement troublé de rêves et d'hallucinations.	2 à 3 gr. pour les adultes ; 5 à 8 gr. pour les alcooliques ; 0gr,10 à 1 gr. pour les enfants, en potion ou en lavement de préférence. En raison de son action irritante sur les muqueuses, l'hydrate de chloral doit être administré, dilué dans 50 fois son poids d'eau environ, et de préférence en lavement.	Au-dessus de 8 gr. pour les adultes.	Insomnies nerveuses. Insomnies des blessés, des alcooliques. Insomnies des cancéreux. — Contre-indiqué dans les cardiopathies avec tendance au collapsus ; à n'employer qu'avec réserve chez les vieillards et les brightiques.
L'hypnal est un hypnotique-analgésique ne produisant pas l'assuétude, n'entraînant ni troubles digestifs, ni troubles encéphaliques.	1 à 2 gr. en ingestion.	»	Insomnies nerveuses, mais surtout insomnies douloureuses (névralgies dentaires, céphalée), insomnies dues à la toux. — Contre-indiqué chez les cardiaques, en raison de son action dépressive sur le myocarde.

GROUPEMENT chimique.	NOM du médicament et formule.	PROPRIÉTÉS PHYSIOLOGIQUES.
Aldéhyde.	Chloralose $C^{8}H^{11}Cl^{3}O^{6}$	Hypnotique qui respecte ou même accroît la réflectivité spinale; les sensations douloureuses ne sont pas perçues. Le chloralose n'a pas d'action sur la pression artérielle; l'énergie du myocarde est plutôt accrue. Il n'a pas d'action irritante sur le tube digestif. A doses élevées, le chloralose diminue la respiration et les battements cardiaques.
Cétone.	Sulfonal $CH^{3}\diagdown\;\;SO^{2}-C^{2}H^{5}$ $\quad\quad C$ $CH^{3}\diagup\;\;SO^{2}-C^{2}H^{5}$	A dose courante, le sulfonal agit en réduisant l'excitabilité de l'écorce, et, à un moindre degré, celle du cervelet et du bulbe, caractérisée par de la titubation, de l'incoordination motrice et la résolution musculaire. Il produit de l'hypertension artérielle, mais il n'a pas d'action appréciable sur la respiration. Les fortes doses déterminent de la céphalée, de l'abattement, exagèrent tous les phénomènes de dépression (parésie générale, hypotension, tachycardie), et peut avoir une action inhibitive sur les hématies, qui s'accuse encore avec les doses toxiques (sang veineux rouge rutilant, hématoporphyrinurie).
—	Trional $CH^{3}\diagdown\;\;SO^{2}-C^{2}H^{5}$ $\quad\quad C$ $C^{2}H^{5}\diagup\;\;SO^{2}-C^{2}H^{5}$	Identiques à celles du sulfonal.

PROPRIÉTÉS thérapeutiques.	DOSES COURANTES.	DOSES TOXIQUES.	INDICATIONS.
Provoque, à doses thérapeutiques, un sommeil calme, sauf chez les nerveux. « Il jouerait, dans ce cas, un rôle qui a été comparé à celui de la tuberculine pour dépister la tuberculose du bétail. » (Pouchet). Il est parfois précédé d'une période d'ivresse psychique analogue à celle que provoque la morphine.	0gr,40 répétés de demi-heure en demi-heure ; maximum : 0gr,40 à 0gr,50.	»	Contre-indiqué dans les affections convulsives et spasmodiques, et chez les névropathes.
Détermine l'hypnose au bout de 2 à 6 heures. De la fatigue peut persister le lendemain. Après 3 ou 4 prises quotidiennes de 1 gr., le sommeil peut être entretenu par des doses inférieures.	De 1 gr. à 1gr,50. Doit être administré au moment des repas, afin de se trouver en présence d'une quantité de suc gastrique suffisante pour porter sa solubilité au maximum (action du HCl), et trois heures avant le moment recherché de son action. — Chez l'enfant, de 0gr,10 à 0gr,20 ; 0gr,15 par année d'âge au-dessus de trois ans.	3, 4, 5 gr.	Insomnie nerveuse. Insomnie toxique (caféisme, alcoolisme, morphinisme). Insomnie des pyrexies. — Contre-indiqué chez les asystoliques, les artérioscléreux, les néphritiques, dans l'angine de poitrine.
Détermine l'hypnose en 10 à 20 minutes. Moins toxique que le sulfonal.	0gr,75 à 1 gr. dans 250 à 300 gr. de liquide. Si insuccès, administrer une nouvelle dose de 0gr,25 au bout d'une heure. Chez l'enfant, 0gr,10 par année d'âge à partir de deux ans.	»	Mêmes indications et mêmes contre-indications.

GROUPEMENT chimique.	NOM du médicament et formule.	PROPRIÉTÉS PHYSIOLOGIQUES.
Cétone.	Hydrate d'amylène $CH^3,\ C(OH),\ CH^3,\ C^2H^5$	À doses faibles, provoque une diminution de l'excitabilité cérébrale et médullaire, de la sensibilité et de l'excitabilité réflexe; sans action sur la respiration, ni la circulation; à doses toxiques, ralentit le rythme cardiaque et les mouvements respiratoires; abaisse la tension artérielle et la température.
Uréide.	Uréthane $O = C \big\langle \begin{smallmatrix} O - C^2H^5 \\ AzH^2 \end{smallmatrix}$	À doses moyennes, détermine, en premier lieu, une phase d'excitation (tachycardie, éréthisme circulatoire et respiratoire) et, secondairement, une phase dépressive caractérisée par le sommeil, le ralentissement du pouls et de la respiration, avec analgésie relative et abaissement thermique. Les sécrétions sont accrues; il peut y avoir de la diarrhée. Le cœur n'est pas déprimé. L'emploi prolongé détermine une dépression très sensible et durable des centres nerveux.
—	Hédonal $CO \big\langle \begin{smallmatrix} AzH^2 \\ CH^3 \\ O - CH \\ C^3H^7 \end{smallmatrix}$	À doses thérapeutiques, l'hédonal provoque le sommeil sans troubles cardiaques, ni respiratoires. Il active, comme l'uréthane, les sécrétions et provoque la diurèse; il abaisse la température. On a observé des hallucinations après un usage prolongé de l'hédonal.
—	Véronal $OC \big\langle \begin{smallmatrix} AzH - OC \\ C \langle \begin{smallmatrix} C^2H^5 \\ C^2H^5 \end{smallmatrix} \\ AzH - OC \end{smallmatrix}$	Hypnotique, sédatif des centres nerveux; cependant la réflectivité bulbo-médullaire persiste et même s'accroît en certains cas. Le véronal est, à ce point de vue, à rapprocher du chloralose (Mayer). Produit rarement des accidents toxiques (asthénie, vertiges, ébriété, nausées et vomissements).

PROPRIÉTÉS thérapeutiques.	DOSES COURANTES.	DOSES TOXIQUES.	INDICATIONS.
Hypnotique intermédiaire entre le chloral et la paraldéhyde et d'accoutumance rapide.	2 à 3 gr. Jusqu'à 8 et 10 gr. chez les alcooliques. (En potion, en ayant soin d'ajouter un correctif, vin pour les alcooliques, extrait de réglisse par ailleurs, l'hydrate d'amylène ayant une saveur piquante.)	Au-dessus de 5 gr.	Insomnie nerveuse. Insomnies des alcooliques et des aliénés. Peut être employé chez les cardiaques.
Produit le sommeil en une demi-heure en moyenne.	2 à 4 gr. en potion. 0gr,10 par année d'âge chez l'enfant. (L'uréthane est très soluble dans l'eau, l'alcool et l'éther.)	»	Insomnies des nerveux et surtout des cardiaques.
Produit en un quart d'heure ou une demi-heure un sommeil calme de 5 à 7 heures. Il arrive parfois que le malade soit dérangé par le besoin d'uriner. Moins toxique que l'uréthane.	1 à 3 gr. en cachets. 0gr,10 par année d'âge chez l'enfant. (L'hédonal est peu soluble dans l'eau.)	»	Insomnies des cardiopathies.
Produit le sommeil en une demi-heure. S'élimine rapidement.	0gr,25 à 0gr,75 en cachet ou en suspension dans une infusion chaude. 0gr,05 chez l'enfant par année d'âge, au-dessus de deux ans.	»	Insomnies nerveuses non douloureuses. Insomnies des pyrexies. Peut être employé chez les cardiaques et chez les rénaux.

GROUPEMENT chimique.	NOM du médicament et formule.	PROPRIÉTÉS PHYSIOLOGIQUES.
Uréide.	Dormiol.	Effets superposables à ceux du chloral.
—	Isopral.	Action superposable à celle de l'hédonal (Mayor).

L'ural (dissolution de l'uréthane dans le chloral) est un hypnotique assez infidèle.

L'hypnone (acétophénone) est un hypnotique inconstant et à rejeter de la ... sur le myocarde le rend dangereux pour les cardiaques.

PROPRIÉTÉS thérapeutiques.	DOSES COURANTES.	DOSES TOXIQUES.	INDICATIONS.
Hypnotique obtenu par l'action de l'hydrate d'amylène sur le chloral hydraté, un peu moins nocif à l'égard du cœur et des vaisseaux que le chloral. Provoque en une demi-heure un sommeil normal de 5 à 8 heures.	0gr,50 à 2 gr., en potion ou en lavement.	»	Utilisé dans les insomnies des neurasthéniques, des aliénés mélancoliques. Échoue dans l'insomnie douloureuse et celle des agités. Hypnotique peu employé.
»	0gr,50 à 1 gr.	»	Hypnotique peu employé.

bien supporté par les cardiaques, mais qui provoque parfois des vomisse-

pratique. Il provoque des troubles respiratoires graves et son action parésiante

MÉDICATIONS SYMPTOMATIQUES
DES TROUBLES INTELLECTUELS

PAR

le Dr Jean LÉPINE,

Professeur de clinique des maladies mentales à la Faculté de médecine de Lyon,
Médecin en chef de l'asile de Bron

CHAPITRE PREMIER

GÉNÉRALITÉS

Médications symptomatiques des troubles intellectuels — il n'y a guère de titre qui réclame à un égal degré une mise au point préalable. Que les troubles de l'esprit aient droit à un traitement, et que celui-ci soit souvent assez efficace pour être tout au moins tenté, c'est là une vérité qui n'étonne plus que les ignorants. Que ce traitement soit médical en grande partie, c'est le résultat de l'activité croissante de la psychiatrie moderne.

Qu'il doive intervenir à l'occasion d'un symptôme, c'est ce que la pratique nous apprend chaque jour ; trop souvent même c'est d'un symptôme grave ou menaçant qu'il s'agit, et nous sommes conduits d'urgence à une intervention, dont il eût été préférable de choisir l'heure et la modalité. Nous sommes appelés à traiter beaucoup moins le trouble intellectuel en lui-même que ses conséquences pour l'individu, pour la société surtout. Ces conséquences dérivent de la forme du trouble, c'est-à-dire d'un symptôme, plus que des causes profondes, parfois lointaines et presque toujours obscures, dont il est issu.

Notre thérapeutique mentale est donc ordinairement symptomatique par le fait des circonstances, et aussi de notre ignorance, qui nous interdit ce traitement causal, auquel la médecine contemporaine doit ses plus beaux succès.

Ainsi se justifierait, s'il en était besoin, la place qu'occupent dans cet ouvrage les troubles intellectuels et le plan suivant lequel seront exposées les médications des symptômes. Mais cette concession aux nécessités actuelles ne nous empêchera pas de constater que, prise à la lettre, une thérapeutique qui ne s'attacherait qu'aux symptômes serait ici particulièrement illusoire, et, si l'on peut dire, de surface.

En parcourant plus loin les pages dans lesquelles ont été groupés les prescriptions et les conseils d'ordre pratique correspondant au déficit de chacune des grandes fonctions cérébrales, on sera frappé des redites et des analogies. Nulle part à un trouble isolé ne s'opposera le spécifique. Constamment des combinaisons cliniques variées viendront compliquer le cadre primitif, et pour les uns comme pour les autres, les mêmes procédés curateurs seront mis en œuvre. Ce seront presque toujours ceux qui, s'attaquant moins au symptôme qu'à l'instabilité mentale dont il dépend, tendront simplement à ramener le cerveau vers un état de calme et d'équilibre relatif. Il faut en prendre son parti : à trouble même bien déterminé, pas de remède infaillible ; le temps des simples est passé.

Que faire alors ? N'est-ce point la plus décevante des découvertes que cette faillite partielle de nos formulaires médicaux ? Si, en donnant nos recettes, nous précisons qu'elles ne se suffisent pas à elles-mêmes, quelle valeur leur reste-t-il ? N'est-ce point un aveu d'impuissance et la confirmation de cette opinion que des manuels récents de psychiatrie ont encore reprise : Il n'y a pas de traitement de l'aliénation ? Non, car ce traitement existe, car, opportunément appliqué, il est, à notre époque, déjà riche de succès et plus encore d'espérances. Car, plus nous allons, plus nous commençons à savoir comment se préparent les troubles de l'esprit, plus nous connaissons les indices grâce auxquels nous pouvons les traiter quand il en est temps encore. Ce progrès, il se fait dans la mesure même où nous savons nous affranchir de la servitude d'une formule, nosologique ou thérapeutique. La vraie manière de traiter les troubles mentaux, c'est de s'élever au-dessus des classifications provisoires qui nous servent à les décrire, c'est de demander aux règles thérapeutiques de s'assouplir à la pratique des cas individuels, c'est plus que jamais de n'avoir devant les yeux que des malades et non des maladies, et de les voir en humain en même temps qu'en médecin.

C'est là l'une des difficultés des études et de la pratique psychiatriques. Il ne s'agit point de reconnaître par quelques signes précis une affection bien déterminée à laquelle viendrait, comme automatiquement, s'appliquer le remède. Il n'est même pas toujours indispensable de pouvoir exactement classer le trouble que l'on veut combattre. La psychiatrie est encombrée de classifications ; à certains moments et dans certaines écoles on pourrait presque dire qu'elle en meurt.

La tâche du médecin est ici plus délicate encore que lorsque son diagnostic repose sur des finesses d'auscultation. On ne lui demande pas seulement d'observer, de noter ou d'apprécier, au mètre d'une froide logique, les écarts de l'entendement du sujet. On lui demande *de comprendre*.

Comprendre, c'est retrouver l'enchaînement de faits, de tendances et de circonstances par lequel s'est lentement constitué ce tout complexe qu'est un état d'esprit, qu'on veuille l'appeler normal ou qu'il soit évidemment pathologique. C'est remonter aux sources, fouiller dans le passé et reconstituer. C'est comparer ces données primitives aux faits de la vie récente, c'est se rendre compte d'une chose : le système nerveux est pour nous un maître, si l'on veut ; mais c'est plus encore une sorte de mandataire, dont l'action, parfois décisive, ne s'exerce qu'en raison des acquisitions ancestrales ou personnelles, et aussi de la nutrition présente de l'organisme.

Souvent ces conditions actuelles de nutrition et de santé ont sur le trouble mental une influence déterminante ; on le verra notamment au sujet des états confus. Même dans ce cas pourtant elles ne sont pas seules en cause. Il y a longtemps que l'on a fait remarquer que les insuffisances hépatiques ou rénales, que les troubles des sécrétions internes n'atteignaient le cerveau que chez un petit nombre de sujets. Il y a donc une fragilité initiale nécessaire, dont le terme extrême se trouve représenté par les grandes dégénérescences mentales, que le plus léger appoint toxique transforme en états délirants.

Mais cette fragilité a tous les degrés et toutes les formes : d'elle à l'état pathologique réalisé, il y a autant d'intermédiaires que de causes occasionnelles possibles, de même qu'il y a toutes les variétés dans les tendances naturelles de l'esprit. Même chez des individus atteints de vésanies proprement dites, des plus mentales des psychoses, il faut faire la part du passé et aussi celle des circonstances récentes. Il y a des races qui semblent porter en elles le germe du délire de persécution : ombrageux, avec une nuance de prétention et de mégalomanie, certains Cévenols gardent dans le tréfonds de leur être un peu de l'âme des Camisards ; qui pourrait dire que la tendance délirante est ici sans fondement ? Tant il est vrai que tout état d'esprit, tout phénomène mental demande à être étudié dans son cadre, en liaison avec tout ce qui le précède et l'accompagne. Le même fait sera, chez un malade, l'indice d'une désorganisation grave ; chez un autre, il s'expliquera tout simplement. Méconnaître ces différences, appliquer à tous la même thérapeutique, c'est courir au-devant d'un échec.

Comprendre, c'est arriver à savoir comment des tendances, ou bien des impressions psychologiques passagères sont devenues des habitudes de pensée, comment l'état mélancolique s'est installé à la faveur d'une dépression physique accidentelle qui rendait plus vide la monotonie des journées, comment un délire de persécution a pris naissance et a lentement entraîné le sujet sous l'empire d'une idée parasite de plus en plus prévalente, comme un navire dont la boussole aurait été faussée.

Comprendre, c'est aussi sentir. C'est faire à l'émotivité sa place dans la genèse des accidents, c'est, à un point de vue plus général, concevoir que, si les fonctions d'une intelligence normale sont théoriquement susceptibles d'être étudiées sans que l'on tienne grand compte de la sensibilité, en fait la pathologie de l'esprit est une pathologie de l'émotion. Dans les esprits admirablement équilibrés, chaque impression affective tend à prendre la forme d'une idée, et comme disait Fouillée : « Dans le discernement il y a déjà préférence ; dans la préférence, dès le début, il y a déjà discernement. » La volonté résulte alors de l'accord harmonieux de ces parties de l'être pensant. Mais ce sont là des exceptions. L'expérience nous apprend l'indépendance et parfois la tyrannie de la vie affective. M. Ribot et les écoles psychologiques modernes nous fournissent la démonstration théorique de cette vérité, qui se réduit en définitive au mot de Pascal : « Le cœur a des raisons que la raison ne connaît pas. »

La prédisposition, l'instabilité mentale apparaissent de plus en plus comme des manifestations d'émotivité anormale. Les multiples aspects de cette émotivité constituent le groupe immense de ces demi-malades, sur lesquels la thérapeutique peut avoir prise, et dont le traitement est à la fois curateur et prophylactique d'accidents plus sérieux.

Comprendre, c'est donc saisir le plus possible de ces conditions individuelles ou extérieures au sujet, et surtout le mécanisme de leur combinaison. Dans un traitement, même symptomatique, ce n'est pas le symptôme lui même qui importe, c'est la manière dont il s'est produit, dont l'individu a évolué, du type intellectuel qui résultait de ses antécédents, de son éducation et des circonstances de son passé, vers le type nouveau, anormal, dont il s'agit. Ce n'est pas un *état* qu'il faut saisir, c'est un *mouvement*.

La vie est mouvement, celle de l'esprit avant toutes les autres. Quand elle procède par oscillations incessantes et extrêmes, de sensibilité au gré des circonstances ou au hasard des émotions, le rôle du médecin est de réduire les excitations, de préparer les réserves de forces, de régulariser les fonctions organiques et de discipliner les réactions. Quand elle est suspendue, latente comme la vie organique des animaux hibernants pendant leur sommeil, la médication doit être perturbatrice. Quand elle a — ce qui est plus fréquent que l'on ne pense — une tendance spontanée à l'équilibre, il faut s'abstenir, et, suivant les vieux préceptes médicaux, ne point troubler le travail de la nature. Mais, toujours, c'est l'évolution qui commande la thérapeutique.

On le verra plus loin : l'idée de continuité, de mouvement s'impose en médecine mentale ; elle s'attache à ce fait que le traitement est avant tout prophylactique, et qu'ici le grand problème de l'heure présente est celui de l'enfance nerveuse, non pas seulement de l'enfance anormale et cérébralement infirme, mais surtout de l'enfance fragile.

Elle est rationnelle en ce qui concerne l'individu ; elle est féconde au point de vue social.

Ainsi la thérapeutique symptomatique des troubles mentaux doit tenir compte de l'état organique du sujet, de son passé physiologique et psychologique, de la manière dont il s'est transformé. C'est une thérapeutique individuelle.

CHAPITRE II

TROUBLES PARTICULIERS DE L'INTELLIGENCE

Le titre général de cette étude, la nécessité de mettre un peu d'ordre, même artificiellement, dans un ensemble de notions disparates, nous conduit à distinguer les troubles intellectuels en deux grandes classes. La première comprendra les troubles particuliers de l'intelligence; la seconde, les troubles généraux ou globaux. A cette dernière correspondent les démences, les débilités mentales, imbécillités et idiotie. Psychologiquement d'importance considérable, elle a une valeur pratique presque nulle, au point de vue des médications.

La première classe, au contraire, renferme la plupart des anomalies ou des altérations psychiques que l'on rencontre, non seulement dans les psychoses confirmées, mais encore dans les états, transitoires ou incomplets, qui les précèdent en quelque sorte. Connaître ces anomalies, et savoir les traiter, c'est diminuer préventivement le nombre des aliénés.

Nous avons schématiquement réparti ces troubles partiels de l'intelligence en groupements correspondant très approximativement à des fonctions cérébrales. Mais cette classification est purement arbitraire, pour plusieurs raisons. L'une est que, si la psychologie normale et théorique peut jusqu'à un certain point décrire isolément des fonctions du cerveau, la psychologie pathologique se borne le plus souvent à constater un trouble qui empiète sur plusieurs fonctions. Il existe, en effet, entre elles une solidarité telle qu'il faut des circonstances exceptionnelles pour la rompre et pour que des désordres se présentent à l'état isolé.

Puis la classification psychologique ne correspond pas à la manière dont les hasards de la clinique groupent le plus souvent les symptômes. Pour être mieux compris, dans cette étude destinée à des médecins, nous n'avons tenu compte que des rapprochements cliniques. C'est ainsi que l'on trouvera les états dépressifs et les syndromes mélancoliques rangés à côté des états maniaques parmi les troubles de l'activité générale, alors qu'ils appartiennent logiquement aux troubles de l'affectivité. C'est aussi pour cette raison que les troubles véritablement médicaux seront seuls étudiés, au détriment de ceux purement psychologiques qui ne seront mentionnés, au début, que pour mémoire.

I. — TROUBLES DE LA VOLONTÉ

S'il s'agissait d'hiérarchiser les fonctions cérébrales, la volonté serait sans doute au sommet. Consciente, réfléchie, elle présente, en effet, comme condition préalable l'intégrité des fonctions d'acquisition, et le libre mécanisme d'une délibération nécessairement complexe. Elle est un phénomène d'une haute intellectualité, qui s'oppose aux réactions semi-réflexes et aux impulsions instinctives du dément avancé ou de l'idiot. Mais justement parce qu'elle est une conséquence, il est exceptionnel qu'elle soit troublée isolément. Normale, elle résulte d'une harmonie ; insuffisante ou viciée, elle traduit déjà une désharmonie.

Il n'y a donc guère de médication particulière qui lui convienne. Pourtant, en pratique, deux cas principaux sont à distinguer : dans le premier, l'aboulie peut être considérable ; elle est due parfois à un obscurcissement général du champ de la conscience, qui ne permet plus la délibération : c'est le cas de la confusion mentale. Tant que le phénomène existe, aucun traitement ne pourra être dirigé contre la maladie de la volonté. D'autres fois, le trouble résulte de l'envahissement de la conscience par une idée prévalente de nature affective. Ainsi l'aboulie mélancolique, qui est également un phénomène secondaire, que l'on ne peut combattre isolément. Elle manifeste, soit dit en passant, l'importance des états affectifs dans le mécanisme de la volonté.

Dans le second cas, l'aboulie est, en apparence au moins, plus indépendante. Il s'agit de gens dont le raisonnement est lucide et qui ne présentent qu'une hésitation permanente, une incertitude de caractère qui se traduit par une impossibilité d'agir, ou au contraire qui se laissent entraîner par leurs passions ou leurs instincts, et oscillent dans la vie comme un bouchon ballotté sur les eaux. Les uns et les autres sont des neurasthéniques, des psychasthéniques plutôt, chez lesquels il est de règle que l'affectivité soit atteinte, parfois exagérée, parfois restreinte, et pour lesquels également il existe souvent un élément organique de dépression.

Cet élément de dépression peut être une infection ou une intoxication, une auto-intoxication également. La volonté est souvent une question de santé.

Il est aussi des gens bien portants, sans neurasthénie quelconque, qui sont sans volonté. C'est alors affaire d'éducation, et aussi de mauvaise hygiène de l'activité. Le plus souvent, il s'agit de jeunes sujets, et c'est pour eux surtout qu'ont été écrits des livres comme *L'Éducation de la Volonté*, de J. Payot, qui donnent en termes excellents des conseils d'organisation de travail et de morale pratique, dont l'exposé nous entraînerait trop loin.

Enfin il n'est pas douteux que la volonté, comme tous les éléments du caractère, est à tout âge susceptible d'une certaine éducation, et que son perfectionnement par un effort constant appartient aux préceptes les plus généraux de la morale.

Pratiquement, les troubles de la volonté doivent donc être traités suivant les stades suivants :

1° Traitement éventuel du trouble mental primitif dont l'aboulie n'est qu'une conséquence ;

2° Traitement concomitant, ou même préalable, de l'état organique lié à ce trouble ;

3° Éducation progressive de la volonté : ceci est l'œuvre de la psychothérapie. Nous la retrouverons chemin faisant. Ici comme ailleurs, ses étapes ordinaires sont les suivantes : obliger le sujet à se pénétrer d'une pensée, à méditer sur les avantages de l'effort à faire pour y parvenir ; l'en persuader ; obtenir de lui l'accomplissement de cet effort, avec continuité et régularité. Souvent l'effort physique peut être employé pour aider l'effort moral, par exemple la pratique d'un sport, ou des exercices de gymnastique faits avec méthode, mesure et régularité.

Est-il besoin de le remarquer ? Si l'état d'aboulie est une conséquence, il est aussi une cause de troubles secondaires. La volonté est un frein à toute une série de manifestations, d'ordre impulsif surtout, dont la répétition engendrerait une habitude et demeurerait pathologique.

L'éducation systématique de la volonté débile est donc une mesure prophylactique à l'égard d'autres troubles mentaux.

II. — TROUBLES DE L'ATTENTION
ET DE L'ASSOCIATION DES IDÉES

Les troubles de l'attention et de l'association des idées sont parmi les plus communs des troubles intellectuels. Mais il est exceptionnel qu'ils soient isolés, et plus exceptionnel encore qu'on ait à les traiter isolément. Joints à d'autres symptômes, ou constituant transitoirement à eux seuls tout le tableau clinique, ils valent surtout comme élément de diagnostic. Plus encore peut-être que les troubles de la mémoire, ils servent à apprécier l'étendue des déficits cérébraux, c'est pour eux que la psychologie pathologique s'est enrichie, depuis une quinzaine d'années, de méthodes et de tests multiples. Mais ces procédés sont sans applications thérapeutiques, et ce n'est guère qu'au point de vue pédagogique que l'on a cherché systématiquement à combattre les troubles de l'attention.

Il faut noter, du reste, que l'attention et l'association des idées peuvent toutes deux pécher par excès aussi bien que par déficit. A l'état normal, comme l'a bien fait remarquer Ribot, l'attention est un état exceptionnel. La plupart du temps, nos états de conscience sont vagues, sans intensité, et nous sont fournis par ce qui nous entoure, sans que nous cherchions à les préciser; il faut, pour qu'il y ait attention, qu'il se fasse un rétrécissement temporaire du champ de la conscience. C'est un phénomène actif, qui comporte par lui-même une dépense de force.

Quand l'attention devient constante, consciente et permanente, il s'agit de phénomènes anormaux ou pathologiques. L'idée fixe du savant à la poursuite d'un problème est évidemment à mettre à part, mais encore? Elle est, en tout cas, une rareté, auprès de la foule des idées fixes pathologiques, que nous retrouverons plus loin, de la mentalité hystérique, de l'état d'attention crispée, contracturée, si l'on peut dire, du mélancolique en état de stupeur, du délirant mystique en extase.

Ainsi l'attention peut être pathologiquement exagérée, mais ce phénomène est une conséquence et n'est guère justiciable d'un traitement particulier.

L'attention est souvent aussi diminuée, soit qu'elle ne puisse s'éveiller que difficilement, soit qu'elle ne puisse surtout pas se fixer. Le premier cas correspond à tous les déficits cérébraux permanents, à l'insuffisance mentale, depuis les idiots jusqu'aux débiles, aux démences, et aux déficits cérébraux transitoires et partiels, fonctionnels si l'on veut, dûs à une sorte d'épuisement. C'est ainsi que le neurasthénique, le confus ne font que difficilement les frais de l'effort réel que nécessite l'attention.

Ici l'indication est nette : il faut exciter le fonctionnement cérébral, c'est-à-dire la nutrition de l'organe, désintoxiquer, et fournir les aliments nécessaires, puis rééduquer. C'est en grand ce qui se passe dans les états de fatigue, et l'on sait combien l'inattention scolaire est en rapport avec la nutrition générale.

Parmi les meilleurs moyens d'éduquer et surtout de rééduquer l'attention insuffisante, il faut signaler le mouvement rythmé, soit sous forme de gymnastique respiratoire, dont G. Paul-Boncour, entre autres, a montré la valeur chez les enfants instables, soit encore en faisant appel en même temps au sens musical rythmique (Jaques Dalcroze).

La respiration peut d'autant plus servir à cette rééducation que souvent, dans les insuffisances mentales avec troubles de l'attention, il existe des anomalies du rythme respiratoire. On verra du reste plus loin qu'une ventilation pulmonaire suffisante est indispensable au bon fonctionnement cérébral, et que, en dehors des troubles de l'attention, l'exercice physique méthodique et rythmé est entré dans la thérapeutique mentale courante.

Quand l'attention existe, mais ne peut pas se fixer, et demeure mobile d'un sujet à l'autre, le problème est différent. Le maniaque correspond à ce deuxième type de distrait : dans un instant très court, il est capable de répondre à la sollicitation d'une impression extérieure par un effort d'attention, mais aussitôt après il se laisse absorber par un sujet différent. Son attention n'est pas paresseuse; elle est fugitive. L'indication thérapeutique sera de procurer le calme, on verra plus loin comment.

L'association des idées est exagérée chez le maniaque, augmentée dans son étendue et surtout sa rapidité ; c'est une conséquence de l'excitation générale; chez un malade atteint d'interprétations délirantes, elle est parfois surexcitée et comme perpétuellement faussée, mais c'est une disposition contre laquelle on demeure désarmé.

Dans la grande majorité des autres cas, elle est diminuée, mais là encore les tests qui en témoignent ne nous offrent aucun secours ; elle suit la destinée du trouble mental plus général dont elle dépend.

III. — TROUBLES DE LA MÉMOIRE

Les troubles de la mémoire sont de ceux que le vulgaire reconnaît aisément, et il est de notion courante que la déchéance intellectuelle débute souvent par eux. Mais on se tromperait en supposant qu'ils sont, dans tous les cas, en rapport exact avec cette déchéance. Il n'y a pas une mémoire, mais des mémoires, nous a encore appris Ribot, et, en clinique, il n'est pas exceptionnel, au cours des états de désorganisation mentale les plus complets, de retrouver, intactes ou presque, une ou plusieurs mémoires partielles.

À l'inverse, des troubles graves de la mémoire, partiels ou globaux pour un temps donné, peuvent coexister avec l'intégrité, au moins apparente, de toutes les autres fonctions cérébrales. Il y a des amnésies isolées, notamment à la suite de traumatismes crâniens, de secousses morales violentes chez des prédisposés, au cours de certains états plus complexes et que l'on rattache à l'épilepsie ou à l'hystérie.

Ces amnésies, limitées quant au temps ou à leur nature, demandent parfois à être directement traitées, par une véritable rééducation. Mais il ne suffit pas de conduire cette rééducation avec patience, méthode et continuité. Dans ces cas singuliers, et qui sont du reste exceptionnels, on fera sagement d'étudier de près le fonctionnement organique. Nous avons signalé, chez un malade de cinquante ans, dont les amnésies pouvaient être qualifiées d'hystéro-traumatiques, la part considérable de l'insuffisance rénale et plus spécialement de la rétention chlorurée. Ainsi le traitement physique ira de pair avec la rééducation mentale, et de même, s'il existe avec l'amnésie une anesthésie psychique, on veillera à en poursuivre la disparition en même temps que celle des troubles de mémoire.

L'amnésie, parfois assez marquée, des états confus ou des traumatismes, demande le même exercice, à la fois psychologique et médical. Lorsque la confusion mentale a été grave, qu'il y a eu de l'agitation, des hallucinations terrifiantes, et que l'oubli s'est fait sur la période troublée, on fera sagement en ne cherchant pas à évoquer dans la mémoire des souvenirs au moins inutiles.

Si la mémoire a, au point de vue psychologique, une certaine indépendance, il n'en est pas moins vrai qu'aussi bien au point de vue de l'acquisition et de la fixation des images que de leur évocation, elle a des liens étroits avec l'attention et avec l'association des idées.

C'est sans doute à la faveur d'associations d'idées encore possibles que l'on observe chez certains déments la survivance d'images mnémoniques anciennes dont l'usage était depuis longtemps perdu. C'est par le mécanisme des associations d'idées en succession kaléidoscopique que certains maniaques retrouvent, avec une netteté impressionnante, l'expression temporaire de souvenirs du passé. Aussi ces troubles de mémoire, par insuffisance ou par exaltation, ne sont-ils pas directement curables.

Il y a une variété de troubles de la mémoire qu'il nous faut au moins mentionner : c'est l'*illusion de fausse reconnaissance*, ou sensation du déjà vu ou déjà éprouvé. Cette paramnésie, ou plutôt cette illusion, est un phénomène assez banal, auquel bien peu de sujets, surtout cultivés, ont échappé. Il semble, après les nombreuses études dont il a été l'objet, qu'il faille l'interpréter comme un signe de fatigue, et aussi bien comme un trouble de l'attention et de la perception que comme un trouble de mémoire. On peut le retrouver, chez des prédisposés, se manifestant non plus de loin en loin, mais en séries, et il n'est pas impossible qu'il appartienne assez fréquemment à l'ensemble des illusions et erreurs d'interprétation qui remplit la phase prémonitoire des délires de persécution.

Il faut donc le surveiller et le combattre éventuellement, non seulement par une psychothérapie rationnelle, mais aussi par un traitement consciencieux de l'état général, et des troubles sensoriels particuliers de nature organique (ouïe notamment) qui pourraient l'accompagner.

IV. — TROUBLES DU LANGAGE

Les troubles du langage ne sont pas uniquement des troubles intellectuels : qu'il s'agisse du langage articulé, du langage chanté ou de l'écriture, ils comportent un élément moteur dont l'étude doit être faite dans une autre partie de cet ouvrage. Cependant le langage touche de trop près aux grandes fonctions cérébrales pour que la médication de ses troubles ne soit point mentionnée ici. Ce sera toutefois en passant, car le seul traitement des troubles du langage, lorsqu'il en est un, c'est l'éducation ou la rééducation. Or, on trouve dans le volume *Psychothérapie* de cette collection, un chapitre consacré par M. André-Thomas à la rééducation des aphasies auquel il n'y a ni à reprendre, ni à ajouter, et qui traite la question avec une ampleur qu'elle ne saurait avoir ici. Le mieux est donc d'y renvoyer le lecteur et d'indiquer seulement les divisions de la question.

I — APHASIES

La rééducation d'un aphasique est d'autant plus facile qu'il s'agit d'un sujet jeune et cultivé, ceci parce qu'elle utilise des suppléances impossibles à réveiller chez le vieillard ou chez celui dont les idées sont trop indigentes.

Aphasies motrices. — Elles comprennent deux variétés : *l'aphasie motrice avec troubles du langage intérieur* et *l'aphasie motrice pure*, beaucoup plus rare. La première seule a donné jusqu'ici des résultats intéressants au point de vue de la rééducation. Ces résultats ont été obtenus par une méthode présentant une analogie complète avec celle en usage chez les sourds-muets, et qui consiste à montrer aux aphasiques les mouvements de lèvres nécessaires à l'articulation des mots.

On commence, suivant le conseil de Féré, par des exercices de force et de vitesse, des mouvements de la langue et des lèvres, puis on passe aux sons simples, voyelles, puis syllabes simples, et l'on continue progressivement, en allant du simple au complexe. On ne se contente pas de se mettre en face du malade, pour qu'il suive sur les lèvres de l'éducateur le mouvement à faire ; on se place, quand il le faut, à côté de lui, face à une glace, de manière à ce qu'il apprécie mieux ses fautes et parvienne plus aisément à les corriger. Les séances doivent être de quelques minutes seulement au début ; on les augmente progressivement jusqu'à une heure et plus.

Aphasies sensorielles. — L'aphasie sensorielle est le plus souvent complexe ; l'expérience nous apprend que la surdité verbale en est l'élément le plus accessible à la rééducation. On est à peu près sans action sur la cécité verbale, qui est la conséquence à la fois de troubles de l'épellation mentale et de la destruction du centre visuel des lettres et des mots.

2. — ANARTHRIE, MUTISME, AGRAPHIE

L'agraphie fait partie du syndrome aphasie motrice. L'anarthrie et le mutisme, dans la mesure où ils sont accessibles à la médication, sont également justiciables d'éducation et de rééducation par des méthodes trop complexes pour être étudiées ici.

V. — TROUBLES DE L'ACTIVITÉ

1. Syndrome d'excitabilité générale. Les névropathes agitables. Les aliénés agitables.
2. États d'agitation. Agitation maniaque ; agitation par réaction, agitation par automatisme.
3. États de dépression. Faiblesse ; sentiment d'incomplétude, mélancolie, stupeur, sitiophobie, idées délirantes satellites.
4. Dépression agitée. États anxieux. Syndrome anxiété. Névrose d'angoisse. Névrose cardiaque. États maniaques-dépressifs.
5. Instabilité. États périodiques.
6. Impulsions. Fugues.
7. Phénomènes critiques ou paracritiques. Hystérie. Épilepsie.
8. Phénomènes spasmodiques.

1. — SYNDROME D'EXCITABILITÉ GÉNÉRALE

Nous arrivons à l'une des parties les plus pratiques de cette étude. Ce sont les modalités de l'activité qui traduisent aux yeux du public, du malade lui-même, et souvent aussi du médecin, les troubles intellectuels dont elles ne sont que l'expression. Ces variations de l'activité ne sont pas seulement un élément de diagnostic. Elles ont leur valeur propre en ce qui concerne la thérapeutique. Chez les aliénés, elles commandent le plus souvent la détermination à prendre pour le lieu du traitement.

L'activité moyenne d'un sujet sain n'est jamais une constante. Tout homme oscille autour d'une ligne idéale qui représenterait le calme parfait et la pleine possession de ses facultés. Mais, entre les faibles oscillations d'un sujet sain et les grands écarts qui correspondent, d'une part à l'agitation déchaînée, de l'autre à la dépression profonde, une large zone s'étend. Ces frontières de l'aliénation sont le domaine propre du médecin. Bien souvent, il pourra retenir sur la pente des individus en train de s'éloigner gravement de la normale; presque toujours, en agissant à temps, il pourra prévenir les pires conséquences de leurs écarts.

Dans cette zone moyenne, il n'y a pas seulement des malades susceptibles de devenir des mentaux, à tendance soit maniaque, soit mélancolique. Il y a aussi la foule des psychonévropathes simples, des dégénérés, hystériques, neurasthéniques et psychasthéniques de toute espèce. Leur état mental et physique a un élément commun, la faiblesse irritable. C'est autour de lui que s'ordonnent les troubles du caractère, de la volonté, les sensations anormales et les symptômes divers que nous retrouverons plus loin. C'est à lui surtout que s'adresse le terme de syndrome d'excitabilité générale (on pourrait dire aussi de dépressibilité) que nous avons employé.

Ce groupe correspond, de toute évidence, à des cas très distincts. Ici encore il demeure bien entendu que la thérapeutique ne peut pas être purement symptomatique, et que, suivant le diagnostic qui aura été posé, elle devra s'orienter différemment. Cependant, dans tous les cas, les règles suivantes trouveront leur application. On devra :

1° Supprimer les causes des accidents;

2° Rétablir au maximum le fonctionnement organique;

3° Rééduquer le fonds mental.

1° Les causes des troubles nerveux de cette catégorie de malades sont en général multiples; la prédisposition et la faiblesse primitive du caractère jouent très certainement un grand rôle chez la plupart des sujets, mais non chez tous, et nous ne pensons pas que leur influence soit jamais exclusive.

Malgré les démonstrations de certains maîtres de la psychothérapie, nous persistons à penser qu'il y a très souvent, même chez les hystériques, des causes réelles, troubles organiques, habitudes fonctionnelles mauvaises, qu'il y aurait intérêt à supprimer avant de faire agir les procédés de thérapeutique purement psychique.

L'homme neurasthénique, qui s'adresse au médecin parce que son excitabilité nerveuse ne lui laisse plus de repos, qu'il ne dort plus, et que, par voie de conséquence, il souffre tout le jour de la fatigue accumulée, correspond, très schématiquement, à deux types principaux.

L'un est le neurasthénique jeune, à hypotension, qui est un fatigué véritable, parfois un surmené — par les émotions ou les passions plus que par le travail. Très souvent il y a dans son histoire des excès sexuels, — ou bien une consommation exagérée de tabac et d'alcool. Parfois la tuberculose est sous roche.

L'autre est l'homme à l'époque du « retour d'âge », arthritique, hypertendu, qui souffre de son uricémie, consécutive à une hygiène alimentaire néfaste et à des habitudes de sédentarité.

Nous laissons de côté la question de l'insomnie, qui doit être traitée dans une autre partie de ce volume, et qui, dans ces deux cas, représente au point de vue pratique le premier problème. Point de guérison, en effet, tant que l'insomnie persiste. Mais, pour ces deux hommes, qui ne voit qu'il y a, dès l'abord, quelque chose à réformer ? Pour le premier, suppression des toxiques, transformation éventuelle du genre de vie, hygiène sexuelle plus rationnelle, traitement de la tuberculose. Pour l'autre, activité accrue des émonctoires; pour tous deux, exercice physique par entraînement progressif.

Voici maintenant une femme « nerveuse » de trente-cinq ans, dont la nervosité va croissant, et qui présente, par exemple, chaque mois un peu avant les règles, un épisode d'excitation avec insomnie, incapacité de se livrer à une occupation quelconque, irritabilité violente et agressive à l'égard des siens, parfois même idées délirantes légères et transitoires. Elle aussi est une excitable. A la rigueur, si elle était abandonnée à elle-même, elle pourrait devenir, surtout vers la ménopause, une mentale. Cherchons, et nous trouverons chez elle, en dehors de l'éternelle prédisposition, un état arthritique, ou bien des habitudes de restriction au cours des rapports sexuels, qui l'excitent sans l'apaiser.

Voici une ouvrière, qui présente des accidents hystériques et des bouffées d'excitation. Elle est anémique, surmenée, veille tard. Chez elle aussi, la tuberculose intervient.

Ces exemples, pris dans la vie réelle entre des quantités d'autres, ont simplement pour but d'indiquer qu'il y a souvent des causes à rechercher, et qu'il appartient au médecin, avant tout autre traitement, de s'assurer qu'il a fait à cet égard tout ce qu'il pouvait.

2° Le *fonctionnement organique* de ces malades est souvent troublé par des influences mentales primitives, comme l'ont très bien montré notamment le professeur Dejerine et le professeur Dubois, en ce qui concerne de faux gastropathes, de fausses utérines, etc. Mais il n'en est pas toujours ainsi, et encore une fois l'équilibre nerveux ne peut être sérieusement recherché que dans la mesure où l'élément organique aura été réduit au minimum. C'est là question d'hygiène générale, de régime alimentaire, de thérapeutique physique et, très accessoirement, de médicaments. Bien entendu, les indications qui suivent ne sont qu'un schéma.

L'hygiène générale comprend les conditions de vie (active, réglée, laissant peu de place à l'imprévu) et quelques prescriptions que l'on n'ose appeler thérapeutiques (large aération de la chambre à coucher, exercice physique quotidien, progressivement réglé, mettant en jeu les grandes articulations, les muscles respiratoires et ceux de la ceinture abdominale, selles quotidiennes et régulières, rapports sexuels peu fréquents, mais complets).

Le régime alimentaire tiendra compte, surtout au début du traitement, de l'atonie musculaire et de la pauvreté en ferments actifs du tube digestif. Ce sera le régime ordinaire des dyspepsies atoniques. Mais on ne s'y maintiendra pas trop exclusivement, et on entraînera progressivement les malades à digérer un régime normal, précisément pour lutter contre l'élément psychique qui exerce souvent son action en pareil cas. Ce régime demeurera, en fin de compte, d'assimilation facile et pauvre en substances fermentescibles. Chez les uricémiques, il restera sévère; chez tous, la sobriété sera un élément de calme, d'équilibre et de santé. L'abstinence absolue d'alcool, une ration très minime de vin ou de bière seront la règle chez tous ces nerveux.

Les agents physiques sont ici d'un puissant secours. En première ligne, le climat. La campagne est utile presque sans exception, surtout si l'on n'oublie pas l'aération nocturne de la chambre à coucher. La montagne est utile également à la majorité des malades, surtout entre 500 mètres d'altitude et 1.000. Au delà de 1.000, et surtout au delà de 1.500, il faut y envoyer surtout des anémiques, des tuberculeux, des uricémiques sans lésions cardiaques. Il ne faut pas, sauf exception, y conseiller de séjour aux malades à poussées congestives, surtout aux femmes à excitation prémenstruelle ou à bouffées de congestion thyroïdienne, ce qui est une manière de basedowisme fruste dont ces malades nous offrent souvent des exemples.

La mer est plus rarement indiquée, sauf dans les périodes d'amélioration, et l'hiver, sur les bords de la Méditerranée. Pour elle, comme pour le climat d'altitude, il y a un réactif sûr : c'est le sommeil.

Les sports sont utiles par l'exercice musculaire et par la distraction; la marche est le meilleur. Les mouvements de gymnastique suédoise, que nous avons signalés à propos des précautions d'hygiène normale, le massage, peuvent être retenus avec avantage. A noter, chez la femme surtout, les massages locaux, dont l'effet est, par l'intermédiaire de la circulation, de ramener une cénesthésie normale au niveau d'organes considérés à tort comme malades.

L'hydrothérapie comprend ici d'abord les lotions froides, dont l'indication est quasi générale chez les névropathes, le matin au saut du lit. Faites rapidement, par le malade lui-même, et de préférence immédiatement après quelques exercices d'assouplissement et quelques frictions qui préparent la réaction, suivies de frictions énergiques jusqu'à ce que la peau rougisse, elles peuvent, avec un peu d'entraînement, être tolérées par tous les malades. C'est un des plus sûrs moyens que nous ayions de calmer l'excitabilité générale. Même par les circonstances accessoires de leur emploi elles peuvent rendre service. Elles obligent le malade à se lever de bonne heure, pour peu que le médecin sache l'exiger, et elles lui donnent en même temps le stimulant nécessaire pour profiter, avec le maximum de son activité, de ces heures de la matinée dont, en règle générale, les nerveux savent si mal se servir.

Les bains fréquents trouvent ici leur application. Lorsqu'une action sédative est nécessaire, ils sont même indiqués à l'exclusion des lotions froides. On les donnera de préférence à la fin de l'après-midi ou dans la soirée. Pour éviter des redites, nous renvoyons à l'article suivant (traitement des états d'agitation) où l'action des bains sera précisée.

Il nous faut néanmoins signaler ici l'action adjuvante possible des cures thermales (1). Pour les arthritiques excitables, en France, Néris, Bagnères-de-Bigorre, Aix-les-Bains; en Suisse, Ragatz. Pour les malades à troubles circulatoires, Bourbon-Lancy, Lamalou. Pour ceux dont les troubles intestinaux prédominent, Plombières ou Chatel-Guyon : la première de ces stations s'adressant plutôt à l'élément diarrhée, la seconde convenant pour le traitement de l'atonie intestinale avec constipation. Les malades atteintes de poussées congestives utéro-ovariennes se trouveront bien de Saint-Sauveur ou de La Motte-les-Bains. Ceux enfin qui sont sujets aux réactions cutanées intenses pourront être envoyés à Saint-Gervais, en Haute-Savoie, ou à la rigueur, en Suisse, à Louèche ou à Schinznach.

(1) Voir *Crénothérapie*, dans cette collection.

En ce qui concerne l'électricité, nous renvoyons au livre de
M. Nogier dans cette collection.

Les médicaments qui ont été employés contre l'excitabilité des névropathes sont sans nombre. La vogue ancienne des *bromures* est
bien diminuée. Ils sont restés le médicament de l'épilepsie, et, en
dehors d'elle, ne conviennent guère que contre l'élément spasme.
Il vaut mieux les considérer, chez les névropathes, comme un médicament d'exception, à prendre à faible dose, pendant peu de temps,
en raison des inconvénients qu'ils présentent au point de vue des
facultés intellectuelles. A dose thérapeutique, en effet, ils ralentissent
l'activité cérébrale, estompent la mémoire, rendent l'attention plus
difficile et la volonté plus languissante. Leur action, à forte dose, est
nettement nuisible quand il s'agit de mettre en œuvre une psychothérapie énergique.

Le plus simple, lorsque les bromures seront indiqués, sera de
donner 1 à 2 grammes par jour de *bromure de potassium* ; le
bromure de camphre, à la dose de 50 centigrammes à 1 gramme par
jour en dragées de 10 centigrammes, rendra service chez quelques
névrosés à excitation génitale. On verra, dans l'article suivant, ce
qui concerne la *valériane*, la *belladone*, le *chanvre indien*, qui peuvent
également trouver ici leur emploi. Mais moins on donnera de calmants à un névrosé excitable, mieux cela vaudra. La facilité qu'ils ont
à prendre des habitudes en fait volontiers des toxicomanes. Même
contre leur insomnie, cette abstention est prudente.

Il n'en est pas de même des médicaments destinés à relever le
tonus nerveux et psychique général, soit par action directe, soit par
influence sur la nutrition : le premier cas correspond plutôt à la
strychnine ; le second, à l'arsenic et à la médication phosphorée. Ces
divers moyens thérapeutiques sont très souvent utiles, parfois indispensables, quoi qu'en pensent les partisans de la psychothérapie pure.

On donnera la *strychnine*, soit sous forme de *sulfate de strychnine*,
(un à trois granules de 1 milligramme) soit de *teinture de noix vomique* (1 gramme ou LVII gouttes valant 2 milligrammes de strychnine). On ne donnera guère plus de XXX à XL gouttes de teinture de
noix vomique, de préférence aux repas. On n'en donnera qu'avec les
plus grandes précautions aux hypertendus, et seulement pendant
quelques jours.

La médication phosphorée, dont on sait la variété, nous offre notamment les *glycérophosphates* (soude, chaux, et magnésie ; ce
dernier, à la dose de 30 à 50 centigrammes par jour, serait particulièrement indiqué chez les névropathes excitables.

C. La *rééducation du fonds mental* est l'œuvre de la psychothérapie. Nous n'insisterons pas sur cette méthode (1), que les médecins avertis ont mise en œuvre de tous temps, comme M. Jourdain faisait de la prose. Elle jouit, à l'heure actuelle, du prestige des vieilles choses que l'on retrouve, et aussi, il faut bien le dire, des excès de certains spécialistes qui, en traitant des accidents gynécologiques ou des entérites chez des névropathes, avaient fini par prendre les conséquences locales du déséquilibre nerveux pour les causes de celui-ci. Nous tenons à reconnaître que la part de la psychothérapie est considérable dans le traitement des névropathies ; nous avons dit déjà qu'elle n'était pas exclusive.

De plus, il faut distinguer entre la suggestion hypnotique (psychothérapie inférieure de Grasset) et la psychothérapie par persuasion à l'état de veille, celle à laquelle l'usage réserve de plus en plus le nom de psychothérapie (psychothérapie supérieure de Grasset).

En ce qui concerne la suggestion hypnotique, les avis restent partagés. Nous la considérons, avec la majorité des neurologistes, comme une méthode intéressante de diagnostic, mais dont les inconvénients ou les dangers dépassent les avantages thérapeutiques réels qu'elle présente parfois. Son vrai défaut est que, suivant la forte expression de Duprat, « la suggestion ne peut être qu'un appel à l'instabilité même ». On n'emploiera donc que la psychothérapie supérieure, celle qui, respectueuse de la personnalité morale du malade, permet de conquérir progressivement sa confiance, et de lui démontrer les erreurs de ses impressions ou de son raisonnement. On suivra pour son application les règles excellentes, pleines de sens clinique et de cœur, que l'on trouve notamment dans les ouvrages de Dejerine et de Dubois, et qu'André-Thomas a précisées dans un volume de cette collection. Le but à poursuivre ne sera pas seulement de procurer au malade un calme plus ou moins passager, ou la disparition de tels ou tels troubles particuliers. Il s'agira surtout de créer chez lui la double habitude de l'hygiène physique et de l'hygiène morale.

Nous avons insisté sur les états névropathiques, intermédiaires entre la santé et la maladie mentale, et dont nous retrouverons, chemin faisant, telle ou telle manifestation. Une remarque en terminant : la véritable médication de ces états est d'ordre prophylactique. C'est par elle que l'on verra diminuer ces troubles issus en grande partie de la vie moderne, et dont la fréquence va croissant.

On remarquera enfin qu'à côté des névropathes excitables, il y a, en grand nombre, des aliénés excitables, soit qu'il s'agisse de rechute d'un accès de manie par exemple, soit que, dans le cours d'une

---

(1) Voir André-Thomas, Psychothérapie, dans cette collection.

maladie mentale, apparaisse d'une manière épisodique un élément
atténué d'agitation. Mais à ces cas convient plutôt le traitement de
l'agitation, plus ou moins amendé, tel que nous allons maintenant
l'étudier.

2. — ÉTATS D'AGITATION

Le syndrome agitation est l'un des plus fréquents en pathologie
mentale. A l'état pur, il constitue la *manie*, c'est-à-dire le désordre
tumultueux des idées, des paroles et des actes, se poursuivant pendant des jours, des semaines ou des mois, d'une manière plus ou
moins continue.

Mais, à côté de cette agitation caractérisant à elle seule l'état mental,
il y a bien d'autres états d'agitation, que souvent l'on appelle aussi
maniaques, par analogie. On peut, schématiquement, les diviser en
deux grands groupes. Le premier comprend l'agitation par *réaction*,
c'est-à-dire sous l'influence d'une idée délirante, d'une hallucination par exemple. C'est le cas des délirants confus, des persécutés,
de certains mélancoliques, de certains individus atteints de psychoses
hystéro-dégénératives, chez lesquels l'agitation est en quelque sorte
le superlatif de l'excitabilité ordinaire des dégénérés.

Le second groupe est celui des agitations *automatiques*. Le type en
est l'excitation catatonique; on peut en rapprocher celles de l'épileptique, de l'idiot et de l'imbécile, et de la plupart des démences.
Cependant, chez le dément sénile qui s'agite la nuit et chez le paralytique général à la période d'état, l'excitation dépend à la fois
d'idées délirantes et de l'insuffisance du contrôle cortical. Ce sont
donc des agitations à la fois automatiques et par réaction.

Cette énumération montre la complexité du problème. Bien plus,
à l'ébauche de classification psychologique qui précède, nous devrions
pouvoir substituer une classification pathogénique, c'est-à-dire surtout biologique. Or, celle-ci nous échappe. Tout au plus pouvons-
nous noter, dans l'histoire clinique des agités, la valeur étiologique
de certains phénomènes, parfois circulatoires, beaucoup plus souvent
d'intoxication, surtout d'auto-intoxication intestinale.

Il faut encore remarquer que la signification pathologique de
l'agitation est bien différente suivant qu'il s'agit d'une première
atteinte, ou au contraire d'une récidive que beaucoup d'autres ont
précédée. Il y a donc utilité extrême à faire ici un diagnostic aussi
précis que possible.

Cette utilité a été contestée. On trouve des livres classiques de
psychiatrie, et même de thérapeutique psychiatrique, où le traitement de l'agitation se réduit aux moyens propres à éviter un accident

au malade ou à son entourage. La manie guérirait toute seule, et, en dehors d'elle, l'agitation, étant d'ordinaire liée à des psychoses incurables, ne serait qu'un épiphénomène sans importance.

Il faut s'élever énergiquement contre cette conception trop simpliste. Certes, les accès maniaques guérissent souvent seuls, mais pas toujours. Le devoir absolu du médecin est de les combattre, d'abord pathogéniquement, si, comme il arrive parfois, on découvre un lien entre eux et une intoxication par exemple, et aussi symptomatiquement, qu'il s'agisse d'un maniaque pur ou d'un confus, ou même d'un paralytique général. L'agitation n'est pas pour le cerveau un mode de fonctionnement indifférent, c'est un moyen d'épuisement des plus dangereux. Un confus, qui a passé par une longue période d'agitation, verse facilement dans l'incurabilité ; un paralytique général, qui est entré par une phase maniaque dans sa maladie, en brûle les étapes ; un maniaque simple a eu beau, pendant son accès, satisfaire un appétit exagéré, et tolérer en apparence parfaitement l'insomnie, il sort vieilli de sa convalescence, et chaque accès nouveau le sénilisera. Et puis, comme nous nous sommes efforcé de le montrer (1), l'intensité, la durée, le nombre des accès sont des facteurs de récidives. C'est peut-être en partie par l'expectative découragée en présence des accès maniaques que se font les folies périodiques.

Il faut donc traiter les agités, et il faut les traiter *vite*, afin de rompre le plus tôt possible le cercle vicieux par lequel l'agitation entretient l'insomnie, qui elle-même crée l'agitation.

Nous décrirons le traitement général du syndrome, tel qu'il peut être réalisé chez un maniaque simple ; il est bien entendu que, suivant les variétés, d'autres indications viendront s'y joindre. Trois points sont à considérer : les moyens physiques, le régime alimentaire, les médicaments.

§ 1. — Moyens physiques.

A. **Isolement.** — Les agités ne peuvent être laissés ni au contact de malades calmes, ni même d'un entourage sain. L'isolement est une condition essentielle du traitement ; très exceptionnellement il pourra être réalisé dans la famille, parfois dans une maison d'hydrothérapie et de régime, presque toujours dans une maison d'internement régulier. Dans ce dernier cas, l'isolement ne sera pas nécessairement individuel, et il y a même des inconvénients, au point de vue de la surveillance et aussi de l'état mental du malade, à le laisser dans la solitude d'une cellule. Une salle petite, pour

(1) Folies périodiques et anaphylaxie cérébrale (*Revue neurologique*, 1916, II, p. 297).

4 à 6 malades, claire, bien aérée, bien ensoleillée, avec de la vue sur la campagne, est ce qui convient le mieux. *Les agités ne seront jamais attachés si le personnel de surveillance est suffisant.* Malheureusement cet *optimum* est rarement réalisé, et pendant quelques heures nous sommes trop souvent obligés de contenir des agités furieux pour lesquels le *no-restraint*, c'est-à-dire la liberté des mouvements, serait un danger, même avec le maillot aux manches fermées de M. Magnan. En pareil cas, il s'agira uniquement de maintenir le malade au lit, ce qui sera possible, par exemple, avec un drap plié très large et passé à plat sur les cuisses, — ou, dans les très grandes agitations, au moyen d'une pièce de toile forte, recouvrant tout le lit et munie d'ouvertures pour la tête et les mains. Ce procédé est moins violent que la camisole de force : il laisse les mouvements du corps et des jambes plus libres, mais il expose plus qu'elle à des accidents de strangulation et il ne peut être accepté qu'à titre d'extrême exception.

B. **Alitement**. — Les agités doivent être couchés. L'opinion, préparée par Guislain, est aujourd'hui faite à cet égard, grâce aux efforts d'un certain nombre d'aliénistes, notamment de Magnan et de Sérieux. Cette méthode n'a pas seulement l'avantage d'éviter des accidents et de rendre la surveillance relativement facile ; elle économise les forces du malade et le conduit insensiblement au calme. Pour qu'elle ne nuise pas au fonctionnement organique, il est nécessaire de faire promener chaque jour les malades pendant une heure au moins. Les premiers jours, l'alitement est en général difficile à faire accepter. Il appartient au personnel subalterne de l'obtenir par une insistance continue et patiente.

C. **Hydrothérapie**. — La douche froide, mode brutal et dangereux, ne peut guère figurer que dans une exposition rétrospective de nos méthodes thérapeutiques de l'agitation. Au contraire, le bain est notre moyen le plus sûr. Il sera donné entre 33° et 30°, et, si l'état du cœur le permet, sera d'emblée assez long. On peut, le premier jour, commencer par un bain de deux heures, puis, dès le lendemain, baigner deux heures le matin et trois heures l'après-midi. On élèvera la température — jusque vers 38° — pour les bains de plusieurs heures de durée. Pendant le bain, une compresse imbibée d'eau froide sera maintenue sur la tête.

Comment faire rester l'agité au bain ? L'insistance active du personnel est ici moins pratique que pour le maintien au lit, à moins de donner à ce personnel un costume qui lui permette d'être mouillé impunément. Le moyen le plus simple est de baigner les malades avec une très longue chemise, qui plaque, les gêne et les refroidit lorsqu'ils se lèvent. En règle générale, s'ils sont sortis de leur baignoire, ils y retournent d'eux-mêmes. Exceptionnellement, on pourra recouvrir la baignoire d'un couvercle de toile forte, tendue sur une armature de fer, mais c'est un instrument d'un emploi délicat.

L'effet du bain est si net que, depuis longtemps, on a songé à prolonger sa durée le plus possible. Kraepelin a repris cette méthode, et laisse assez souvent des malades pendant des journées, même des semaines dans le bain, exceptionnellement pendant des mois. Il suffit pour cela d'avoir une installation convenable, des coussins de caoutchouc permettant aux malades de prendre une position commode et de dormir, et surtout un personnel d'élite prêt à parer au moindre accident. On a, au début surtout, à prévenir des défaillances cardiaques; il faut aussi enduire la peau d'un corps gras pour éviter sa macération. Enfin, il faut chaque jour, comme pour l'alitement prolongé, interrompre le traitement par une heure au moins de promenade au plein air.

Le drap mouillé a été employé parfois chez les agités. Son action est très inférieure à celle du bain.

D. **Médication décongestive**. — Souvent une vessie de glace sera utile sur la tête de l'agité au lit. Parfois l'agitation sera liée à un état de congestion générale que l'on sera tenté de combattre plus activement que par les purgatifs, dont il sera question plus loin. Jadis la saignée était de règle en pareil cas. Elle a causé des désastres, car toute émission sanguine abondante aggrave le trouble mental. Elle devra être réservée à quelques paralytiques généraux au début, très agités et en imminence d'ictus. Plus indiquées sont des ventouses scarifiées à la nuque, ou bien des sangsues aux apophyses mastoïdes ou au siège chez des maniaques jeunes et pléthoriques, parfois chez des hémorroïdaires dont le flux a cessé, ou chez des femmes à la ménopause.

E. **Électricité**. — L'électrisation est peut-être une méthode de l'avenir. Leduc a montré l'influence calmante et hypnotique de la galvanisation cérébrale.

F. **Photothérapie**. — La lumière bleue est calmante; certains établissements ont des chambres ou des salles éclairées par des vitres bleues. Il est, en outre, indispensable d'avoir des ampoules électriques bleues pour l'éclairage des chambres pendant la nuit. Un aliéné ne doit jamais être laissé dans l'obscurité absolue, pour la surveillance d'abord, et aussi parce que l'absence de toute image visuelle réelle augmente la tendance aux hallucinations.

§ 2. — Alimentation.

Les agités sont des gens qui s'épuisent, qu'il faut donc nourrir, et bien nourrir. Mais, malgré la boulimie apparente de certains, ils ont dans la règle un tube digestif de fonctionnement insuffisant. Il est donc nécessaire de leur donner un régime de débilités, lacto-végétarien, avec abondance de farineux, de céréales riches en phosphore. Le lait sera d'un grand secours, à condition qu'il soit donné par petites quantités. On élèvera progressivement la quantité de l'alimentation, en surveillant d'aussi près que possible la capacité digestive.

Parfois la suralimentation prudemment conduite sera la première mesure à prendre. Mathieu et J.-Ch. Roux, entre autres, ont montré le rôle de l'inanition latente chez les nerveux, et nous retrouverons, à propos de la confusion mentale, les effets, connus depuis les premiers âges de l'humanité, d'une nourriture insuffisante. Aussi, lorsque le malade refusera la nourriture, sera-t-il nécessaire de recourir à l'alimentation à la sonde.

Mais plus souvent, et surtout en dehors de la manie, l'agitation est, au contraire, issue de la congestion cérébrale produite par la pléthore. C'est le cas des paralytiques généraux, des épileptiques, de certains catatoniques. Ces malades devront être mis à un régime restreint, parfois au régime lacté absolu.

§ 3. — Médicaments.

Il faut faire des distinctions :

A. **Calmants et sédatifs généraux.** — Le *bromure de potassium* s'emploie surtout associé au chloral, à titre d'hypnotique. Seul, il n'a guère que des indications restreintes, à part l'épilepsie. Parfois le meilleur moyen de faire cesser l'agitation épileptique dangereuse est, du reste, de provoquer une crise, par exemple avec la belladone, et ainsi le bromure peut être ici plus nuisible qu'utile (Pierret). Le bromure est à éviter également chez les intoxiqués et les déprimés. Chez les maniaques purs, pour lesquels il réussit surtout en lavement, on l'a quelquefois donné systématiquement, à des doses de 12 à 15 grammes.

La *valériane* est d'action insuffisante aux doses habituelles, mais on pourrait sans inconvénients les augmenter. La valeur de l'*opium* est plus discutée. Borden et Sydenham avaient noté déjà qu'il est contre-indiqué chez les agités. Nous retrouverons cette discussion à propos des états dépressifs.

Les *hypnotiques* peuvent rendre des services. On connaît les avantages et les dangers du *chloral*. Son association au bromure de potassium (2 à 4 grammes de chaque dans une potion) permet parfois de juguler une agitation tenace. Mais il ne faut jamais en prolonger l'emploi. Le chloral est un des médicaments qui provoquent le plus facilement le délire et les hallucinations. Ses succédanés, *sulfonal*, *trional*, sont peu employés dans le cours d'une agitation durable. La *paraldehyde* (4 grammes en lavement) convient à l'agitation des déments séniles. Le *véronal* est un hypnotique puissant, mais il s'accumule, et ne doit pas être continué longtemps. Il est prudent de ne pas dépasser la dose de 0gr, 25. Son sel monosodique aurait une action plus sûre. Le *neuronal* serait dépourvu d'effets cumulatifs, son action est moins nette; de même pour le *luminal*.

Les alcaloïdes des solanées sont parmi les sédatifs les plus puissants. Au premier rang, l'*hyoscine*, ou *scopolamine*, alcaloïde de la jusquiame, a été appelée le « spécifique de l'agitation ». En injection sous-cutanée, elle agit très vite, en quelques minutes à une demi-heure, et, à la dose d'un quart de milligramme, produit une sédation très marquée, en général de plusieurs heures de durée. C'est un médicament héroïque pour triompher d'une excitation violente, pour faciliter un transfert, même pour rendre possible l'alitement au début. On peut élever progressivement la dose jusqu'à 1 milligramme par jour, et même jusqu'à 2 milligrammes chez certains sujets.

Mais il faut en surveiller l'emploi de très près : l'hyoscine peut provoquer des hallucinations (Gley, Mairet et Combemale), des troubles cardiaques et même la mort subite. On est cependant prévenu du danger par la mydriase, qui est intense à dose toxique. Les malades éprouvent en même temps une grande sécheresse de la gorge. On peut aussi donner l'hyoscine par la bouche, et atteindre plus facilement une dose de 2 milligrammes, mais par ce moyen son action est moins prompte et moins sûre.

La *belladone*, à la dose de 2 à 5 centigrammes d'extrait, est parfois un adjuvant utile des moyens physiques. On notera que, chez les épileptiques, suivant les idiosyncrasies, son action est double. Chez quelques-uns, elle diminue les crises ; chez d'autres, elle les provoque, et cette action, qui peut servir à déplacer l'heure des crises, rendant nocturne par exemple une épilepsie diurne, sert aussi, en cas d'agitation violente épileptique, à produire la décharge libératrice.

Le *chanvre indien* (Cannabinées) est aussi un calmant, que Clouston notamment, en Écosse, a employé systématiquement, en l'associant avec le bromure, et dont les bons effets sont connus depuis longtemps. Mais c'est un hallucinant (haschich) ; on pourra donner de 0gr,10 à 0gr,60 d'extrait de *Cannabis indica*.

B. **Désintoxicants**. — Les médicaments qui précèdent ont un inconvénient commun : ils ajoutent au trouble mental propre du malade celui que produit le toxique. Or, chez beaucoup d'agités, il y a un élément de confusion mentale qui réclame au contraire une action désintoxicante. On l'obtient surtout avec des *diurétiques* et des *purgatifs*, dont on trouvera l'indication plus détaillée à propos de la confusion mentale.

C. **Modificateurs de la circulation**. — Nous avons déjà indiqué que les états d'excitabilité générale pouvaient tenir à un trouble de l'appareil circulatoire. Chez les anxieux, le fait est très fréquent ; il est vrai aussi chez certains maniaques, dont l'agitation s'accompagne assez fréquemment de faiblesse cardiaque, surtout quand elle dure depuis quelque temps déjà. On donnera, chez les maniaques hypotendus, de faibles doses de *digitaline*. On s'est aussi servi parfois de l'*ergotine*, dont l'action, du reste, semble complexe.

D. **Agents de réaction générale**. — Chez de grands agités chroniques, on a volontiers l'impression qu'une secousse réactionnelle de l'organisme serait seule capable de rompre le cercle vicieux. Jadis, c'était dans le domaine psychique que l'on cherchait cette réaction, et c'est dans ce but, par exemple, que l'on précipitait des malades dans une piscine glacée. Puis on s'est adressé au système nerveux sensitif (révulsions étendues.) Aujourd'hui, les réactions que nous tentons de provoquer sont d'ordre biologique. Nous avons traité des accès maniaques par la *leucothérapie* (voy. plus loin : *Confusion mentale*) ; d'autres ont essayé les abcès de fixation.

E. **Médications calmantes de l'avenir**. — Dans ce très bref résumé, seules les méthodes d'ordre pratique doivent avoir leur place. Pourtant on remarquera que les médicaments sédatifs et calmants que nous avons mentionnés plus haut sont surtout des *paralysants* de l'activité cérébrale. Il est permis d'espérer que nous pourrons employer quelque jour, non plus des substances étrangères à la constitution chimique du cerveau, véritable *restraint* chimique, comme on l'a dit avec raison, mais celles mêmes qui, dans la nutrition cérébrale normale, exercent une action calmante et modératrice, par exemple les ions calcique et magnésien.

Résumé. — Un agité doit être purgé, baigné, couché. Si une cause organique apparaît, il faut la traiter au plus tôt. Si l'agitation extrême rend illusoires les moyens physiques, on injecte de l'hyoscine, le moins longtemps possible.

3. — ÉTATS DE DÉPRESSION

De même qu'il y a tous les intermédiaires entre le névropathe excitable et le maniaque furieux, de même la dépression s'échelonne depuis les manifestations mentales élémentaires de la fatigue jusqu'à la stupeur mélancolique. Ce n'est pas seulement une analogie clinique apparente qui doit nous faire retenir ce lien. Pour traiter rationnellement les déprimés, il faut se rendre compte, non seulement des causes morales, mais aussi des déterminantes physiques et du mécanisme physio-pathologique de leur état. A quelque degré qu'il soit placé, le déprimé présente des manifestations psychiques et circulatoires, réagissant incessamment les unes sur les autres, et toujours dominées, sinon causées, par la combinaison de deux éléments : toxique et émotionnel.

La dépression, qui a pour corollaire psychologique la tristesse, appartient à la vie mentale la plus saine, la plus normale. Elle s'y manifeste comme un phénomène transitoire, parfois produit par la simple fatigue, le plus souvent par des conditions émotionnelles. Ainsi les états dépressifs ne sont pas uniquement des modalités restreintes de l'activité générale; ce sont surtout des états émotionnels, affectifs. A ce titre, leur place rationnelle serait dans l'article suivant de cet exposé. Mais celui-ci n'a aucune prétention à représenter une classification psychologique rigoureuse, et, cette réserve théorique étant faite, il y a, comme on le verra, un réel avantage pratique à étudier les états de dépression, comme ceux d'excitation, dans un article commun consacré aux troubles de l'activité générale.

On retiendra seulement, quelle que soit la théorie que l'on admette sur le mécanisme des émotions, qu'à tous les degrés de la dépression des phénomènes circulatoires interviennent.

§ 1. — Dépression névropathique.

Le premier degré de dépression qui mérite un traitement est celui de ces névropathes dont nous avons précédemment noté l'excitabilité générale. Ici l'inertie psychique et motrice est la conséquence d'une impression générale de faiblesse, à laquelle se joignent ces phénomènes divers que M. Pierre Janet a si heureusement réunis sous le nom de sentiment d'incomplétude. La chute de la tension psychologique s'accompagne alors assez fréquemment d'une chute de la tension artérielle. Parfois, au contraire, la tension artérielle est élevée : il s'agit d'uricémiques, chez lesquels la dépression est une variété d'angoisse ébauchée.

Mêmes règles générales de traitement que pour l'excitabilité générale. Dans l'un comme dans l'autre cas, c'est le retour à l'équilibre normal qu'il faut rechercher, par l'hygiène générale et le traitement éventuel des conditions organiques, puis par la psychothérapie. Celle-ci agira d'autant mieux qu'on ne se bornera pas à démontrer au malade la part qui revient à l'imagination dans ses maux, mais qu'on l'obligera à agir.

Il y a longtemps que l'on sait la puissance persuasive de l'exemple et celle de l'expérience personnelle. Pour que le neurasthénique déprimé consente à faire les efforts nécessaires, même à se prêter au traitement, il faut l'obliger à agir, à faire ce qu'il dit ne pas pouvoir faire. Quand on aura obtenu ces premiers résultats, le traitement bénéficiera de tous les avantages de l'activité physique et intellectuelle comme facteurs d'équilibre nerveux.

L'*hydrothérapie* rationnelle est ici, outre les lotions matinales, la douche froide. Elle sera donnée prudemment, en tâtant les susceptibilités; on l'évitera chez les tuberculeux latents et les cardiopathes. On la donnera courte chez les arthritiques, et l'on surveillera avec soin leur réaction. Les cures thermales actives sont sensiblement les mêmes que pour les excitables. Elles agissent surtout chez les arthritiques, qui ne sont pas seulement des sujets âgés, artérioscléreux, mais parfois des sujets jeunes. On notera l'influence, souvent favorable du climat de montagne, presque toujours nuisible de la mer, et l'on veillera surtout au régime alimentaire, qui devra être de digestion facile et donner lieu au minimum de fermentations.

Il sera prudent, en fait de *médicaments*, de s'en tenir à la noix vomique et à l'arsenic à faibles doses, en évitant tous les excitants du système nerveux.

§ 2. — Dépression mélancolique.

La mélancolie, tristesse pathologique et continue, est bien rarement due à des préoccupations douloureuses légitimes. Plus nous avançons dans l'échelle de gravité des états dépressifs, plus prédominent les troubles organiques ou les dispositions générales de l'esprit. La mélancolie est souvent décrite comme une psychose d'involution, et rattachée à la sénilité. La formule est vraie dans l'ensemble, mais avec cette réserve qu'il existe un bon nombre de mélancoliques trop jeunes pour qu'il puisse être question chez eux d'involution sénile, et dont l'état dépend de troubles de la nutrition et d'une insuffisance mentale primitive. Le traitement des mélancoliques variera nécessairement suivant le degré de la dépression.

A. Dépression mélancolique simple, appelée aussi **mélancolie avec conscience**. — Les femmes, comme dans les autres formes de mélancolie du reste, sont ici en grande majorité. Elles doivent ce fâcheux privilège aux incidents de leur vie sexuelle, et sont frappées surtout à la ménopause.

Les mélancoliques de ce premier degré sont des inactifs totaux, des abouliques. Ils s'isolent dans leur chambre, négligent les soins élémentaires de leur toilette, parfois leur alimentation, et toujours l'exonération intestinale. Ils sont, en général, constipés, hypotendus, hypothermiques; leurs sécrétions sont diminuées, leur nutrition ralentie, leur sommeil léger ou même nul.

Ces phénomènes commandent les indications thérapeutiques. On donnera des purgations, un régime alimentaire suffisant, et les excitants habituels de la nutrition générale. Parfois, surtout à la ménopause, il existera un léger degré d'insuffisance rénale, qu'il faudra traiter avec grand soin. On insistera toujours sur le bon fonctionnement de l'émonctoire cutané (bains, frictions, massages). La douche froide ou écossaise sera employée chez les sujets jeunes.

L'électricité a donné quelques résultats heureux; Babinski a pu guérir une malade par le vertige voltaïque.

On placera les malades dans les meilleures conditions possibles d'oxygénation (climat d'altitude, séjour à la campagne, large aération de la chambre à coucher). Quelques cas se sont bien trouvés de l'opothérapie ovarienne ou surrénale. Le traitement moral, bien entendu, sera parallèlement poursuivi.

B. Mélancolie délirante. — La tristesse devient à ce degré un état de concentration pénible de l'esprit, traversé par des idées délirantes de ruine, d'indignité, d'auto-accusation, dont l'expression revêt déjà des caractères d'angoisse que nous retrouverons plus loin. Ces idées sont, en général, entretenues par des hallucinations, surtout de l'ouïe, et par des illusions cénesthésiques. Ces derniers signes sont tout en faveur d'une intoxication, qui, dans quelques cas, est du reste évidente. Aussi la *médication antitoxique*, surtout purgative et diurétique, occupe-t-elle ici le premier plan. Il faut également mettre en repos l'esprit du malade, lui procurer le sommeil et, si possible, interrompre le cours de son délire. Depuis fort longtemps, l'*opium* a été considéré comme remplissant cette indication. On l'a donné sous forme d'extrait thébaïque, de laudanum de Sydenham, de morphine, à doses progressives. On revient aujourd'hui de ces tendances, les troubles toxiques artificiellement produits dépassant, en général, de beaucoup les avantages de la médication. Ces troubles seraient, au dire de certains auteurs, moins marqués avec le pantopon, produit renfermant la totalité des alcaloïdes de l'opium (Sahli).

En réalité, les sédatifs et hypnotiques ne doivent être employés chez les mélancoliques qu'avec une extrême prudence. Le déprimé, plus que l'agité peut-être, a tendance à fixer sous forme d'habitudes les modifications artificielles de sa mentalité. Il y a donc danger à créer chez lui une mentalité toxique secondaire.

Au début, on peut essayer le changement d'air, le séjour à la campagne, dans l'isolement, non les voyages, qui sont plus une fatigue qu'une distraction. On se souviendra que le mélancolique ne se laisse pas distraire, et que, lorsqu'il existe chez lui des idées délirantes, la psychothérapie est vaine. Il faut le purger, activer les émonctoires, soutenir le cœur, tonifier le système nerveux (strychnine, médication phosphorée, arsenic, fer, quinquina, café, kola, ibogaïne, formiates), tenter éventuellement une cure opothérapique.

Il faut enfin interner le malade, et l'interner à temps, moins encore pour diminuer les chances de chronicité que pour éviter les complications qu'il nous faut maintenant envisager.

§ 3. — Stupeur.

La stupeur est un état particulier d'inhibition cérébrale, caractérisé par la torpeur de l'intelligence, la suppression de toute activité, le ralentissement et la restriction des grandes fonctions organiques. On peut, toutes proportions gardées, la comparer à l'hibernation. Elle n'appartient pas en propre à la mélancolie, qu'elle complique cependant assez souvent ; on la rencontre aussi dans la démence précoce catatonique, où son élément organique est même plus accentué que dans la mélancolie. Elle se présente encore comme manifestation épisodique, dans les états confus notamment. En tout cas, sa place logique semble bien être dans l'étude des états dépressifs, dont elle constitue presque le stade maximum.

Son traitement sera celui de la mélancolie délirante, avec des précautions supplémentaires : alimentation forcée, balnéation chaude, toniques généraux et cardiaques, injections de sérum artificiel, médication réactionnelle générale (injections sous-cutanées de nucléinate de soude, par exemple), précautions contre le gâtisme. Pas d'hydrothérapie froide, les malades risquant de ne pas faire la réaction.

La balnéation chaude a l'avantage d'économiser des calories de rayonnement, et de produire une sédation générale. Or la stupeur est bien de la dépression au suprême degré, mais c'est, en même temps, si l'on peut dire, très souvent une dépression active, spasmodique, entretenue par une idée prévalente sur laquelle, en quelque sorte, se contracte tout l'être pensant.

§ 4. — Idées délirantes satellites de la dépression. Impulsions et actes.

Les mélancoliques sont des malades dangereux, surtout pour eux-mêmes, et d'autant plus dangereux qu'ils passent sans préparation aux actes. Gudden avait coutume de dire : « Défiez-vous toujours d'un mélancolique ». Il fut victime de l'inobservation de cette règle de sage clinique. Le roi Louis II de Bavière l'entraîna avec lui dans le lac de Starnberg.

On ne peut séparer du traitement des états dépressifs celui de leurs diverses complications.

A. **Sitiophobie**. — Le refus de nourriture, provenant d'idées de ruine, d'indignité, de suicide, d'empoisonnement, d'une hallucination, ou simplement d'inhibition cérébrale, est la plus commune de ces complications. On la combattra tout de suite, en insistant, en s'ingéniant à faire présenter au malade les aliments par la personne de son entourage qui peut avoir sur lui le plus d'action. On mettra le malade au bain, profitant de ce que la docilité est souvent plus grande quand il y a sédation générale. On pourra tenter, soit la réfrigération du creux épigastrique par un jet de chlorure d'éthyle ou par l'application du sachet de glace, ou sa révulsion (pointes de feu, cautère). *On attendra le plus possible avant de commencer l'alimentation par la sonde*, car, un cathétérisme bien fait n'étant d'ordinaire pas douloureux, et surtout la sensibilité des mélancoliques étant parfois très diminuée, les malades s'habituent avec une facilité déconcertante à cette manière d'être nourris. Néanmoins on se souviendra qu'un malade qui n'a pas mangé depuis vingt-quatre heures doit être alimenté coûte que coûte, et que les lavements alimentaires ne sont qu'un palliatif trompeur. On n'essayera pas l'alimentation à la sonde par voie buccale, sauf atrésie extrême des fosses nasales. Elle oblige à une lutte pleine d'inconvénients pour le malade et pour les opérateurs.

On introduira par une narine, après l'avoir enduite de vaseline ou d'huile stérilisée, une sonde de caoutchouc demi-molle de 50 à 60 centimètres de long. On évitera avec un peu d'attention le pelotonnement de la sonde dans l'arrière-gorge, et surtout son introduction dans la trachée, accident moins exceptionnel qu'on ne pourrait le penser. Le réflexe laryngé fait parfois défaut en raison de l'hypoesthésie générale. On recherchera si l'on peut enfoncer la sonde sans obstacle jusqu'à son pavillon. Si elle pénètre tout entière, et si l'on peut en même temps l'enfoncer, la retirer par un mouvement de va-et-vient facile, il y a toutes chances qu'elle soit dans l'œsophage. On fera bien néanmoins, chez les malades très atones, de n'introduire les aliments qu'avec la plus extrême prudence. A cet effet, on adaptera à la sonde un entonnoir, dont on fera varier la hauteur suivant les cas, ou bien on la mettra en communication avec un flacon à deux tubulures d'où le liquide sera chassé par le jeu d'une poire de Richardson. On ne se servira pas de l'irrigateur Eguisier, d'un usage encore courant, mais difficile à stériliser, et parfois trop brutal par la pression qu'il donne. En retirant la sonde, on ne manquera pas d'en obturer très soigneusement la lumière, en la pinçant, pour éviter la chute dans le larynx de particules alimentaires.

B. **Suicide. Homicide-suicide**. — L'internement, dans une maison surveillée avec grand soin, est la seule mesure prudente que l'on puisse conseiller à l'égard d'un mélancolique à idées de suicide. Les détails de la surveillance sont affaire de personnel et d'installation. On se souviendra de l'extrême ingéniosité des mélancoliques et de leur patience à arriver à leurs fins. On notera aussi que, sauf exception, les calmants chimiques ne procurent aucune sédation aux idées de suicide, que souvent même ils les augmentent. C'est plutôt par une désintoxication énergique, notamment par des purgations, que l'on obtiendra des résultats.

L'*homicide-suicide* des mélancoliques provoque de temps à autre des drames navrants, qu'un internement précoce eût évité. Le cas le plus fréquent est celui d'une mère qui tue ses enfants, puis se suicide, pour leur éviter la misère ou un déshonneur imaginaire.

C. **Automutilation**. — L'automutilation, suicide partiel, est également justiciable de l'internement dans un quartier de surveillance continue. Certaines de ses modalités, amputations de doigts ou d'orteils, émasculation, énucléation des yeux, etc., réclament, en outre, l'emploi de moyens de contention au lit. Dans certains cas exceptionnels (section de la langue avec les dents), ces moyens mêmes se sont montrés insuffisants.

4. — DÉPRESSION AGITÉE. ÉTATS ANXIEUX

Les malades dont il va être question sont, plus encore que les mélancoliques ordinaires, atteints avant tout dans leur affectivité. Mais le trouble primitif, d'ordre émotionnel, nous échappe ; ce qui

importe et ce qu'il nous faut traiter, c'est le désordre de l'activité
générale du sujet. Ce sont des déprimés, mais, à l'inverse des mélancoliques, ce n'est pas dans une inertie douloureuse qu'ils cultivent
leurs idées déprimantes.

Celles-ci provoquent un état d'angoisse, d'agitation incessante, de
terreur accompagnée de besoin de réaction. Parfois cette anxiété est
diffuse, panophobique ; plus souvent elle est liée à des idées délirantes mélancoliques (idées de condamnation, de damnation, de
mort, etc.). Psychologiquement il n'y a pas grande différence entre
ces cas et les précédents. En fait, la thérapeutique n'est pas la même.

En premier lieu, les anxieux sont évidemment des malades à
interner, mais ils sont aussi à calmer, et en psychiatrie il est peu de
problèmes plus délicats. Ces gens qui vont et viennent dans une
agitation incessante, s'accrochant à l'un ou à l'autre pour lui conter
leurs angoisses ou implorer du secours, ne sont pas des maniaques. Le
bain agit assez mal chez eux, souvent très mal. Tous les toniques
et les excitants les aggravent (douches, médicaments, hypertenseurs).
Tout au plus peut-on donner chez eux des hypnotiques (chloral,
véronal) quand l'insomnie persiste. Quant au syndrome anxiété, on
cherche encore son spécifique. C'est ici que l'opium a été sans doute
le plus employé en thérapeutique mentale ; nous y avons, avec bien
d'autres, à peu près renoncé. Une exception peut être faite pour le
pantopon, qui donne quelquefois de bons résultats, et semble moins
dangereux que les autres préparations opiacées.

Une fois de plus, la première précaution du médecin doit être de
ne pas donner à son malade une « mentalité toxique » qui ne ferait
qu'aggraver la situation. Les anxieux doivent être désintoxiqués,
avant tout. Le plus souvent, ce sont des gens sur le retour, dont le
rein n'est pas sain. Les diurétiques doivent occuper une large place
dans leur traitement, d'autant que la pathogénie du syndrome est
complexe, et que des manifestations vasculaires y ont souvent leur
part. Un assez bon nombre sont des hypertendus (de 20 à 24 à l'appareil de Potain), et en tel cas l'expérience montre que, si l'on fait
tomber la pression par des diurétiques ou des vaso-dilatateurs, on a
chance sérieuse d'atténuer l'anxiété.

Les *iodures* ont quelquefois réussi, mais beaucoup plus souvent
la *trinitrine*, à la dose de XX à XXX gouttes, quelquefois même plus,
de la solution alcoolique au centième. Exceptionnellement le nitrite
d'amyle a procuré une courte sédation.

D'autres états anxieux réclament une opothérapie que nous ne
pouvons malheureusement pas leur procurer, par exemple lors de
la ménopause, où il ne s'agit pas seulement d'hypertension vascu-

laire, et où certains cas ont été améliorés par l'opothérapie ovarienne.

Une autre variété d'anxiété est liée à des poussées thyroïdiennes,
surtout chez des dégénérées jeunes. Ici, comme chez beaucoup de
basedowiennes frustes, les résultats thérapeutiques sont discordants.
Nous avons vu des malades soulagées, d'autres aggravées par la médication iodée. Presque toujours la *digitale* a été utile. On pourra songer
ici, chez les sujets jeunes, à une intervention chirurgicale portant
sur la thyroïde.

En réalité, il n'y a pas une anxiété, pas plus qu'il n'est légitime
de décrire une seule névrose d'angoisse, comme l'a fait Freud. Ce
qui fait la difficulté du problème, c'est que l'anxiété, phénomène
psychique, ne peut pas toujours être distinguée de l'angoisse, et que
celle-ci, qui en définitive est un phénomène bulbaire, comme l'a
montré Brissaud, est mise en jeu dans les circonstances les plus
variables. On peut admettre néanmoins que très souvent des causes
organiques, surtout à retentissement cardio-vasculaire, interviennent. On surveillera donc particulièrement le cœur, sans oublier
qu'il peut être lui-même le siège de troubles fonctionnels consécutifs
à l'état d'angoisse, et appelés à disparaître avec lui.

Parfois l'anxiété résistera à tout traitement. Elle ne sera alors que
le premier stade d'une démence rapidement progressive.

Les anxieux sont proches d'autres malades qui présentent à la
fois des signes de manie et de mélancolie, et dont l'existence a
servi à Kraepelin et à son école pour édifier la doctrine de la psychose
maniaque dépressive, que nous allons retrouver dans un instant.
Ceux-ci, au lieu d'alterner les deux types morbides, en combinent
en quelque sorte les symptômes. Chez eux, le bain et l'alitement
sont sans inconvénients, à l'inverse des états anxieux.

5. — INSTABILITÉ. ÉTATS PÉRIODIQUES

La folie circulaire, ou périodique, ou intermittente, ces mots dési-
gnant des états voisins les uns des autres, consiste dans la succession, à intervalles plus ou moins longs, dans tout le cours de l'existence, d'épisodes, soit d'agitation, soit de dépression. Elle constitue,
pour l'opinion classique, à l'heure actuelle, une manière d'être de
l'activité cérébrale, plutôt qu'une maladie, et nous serions sans
aucune action sur elle, aussi bien quant au retour des accès que quant
à leur durée ou leur intensité.

Nous nous sommes élevé contre cette conception, à la suite de
quelques observations où il ne nous paraissait pas douteux que l'in-

tervention thérapeutique avait rompu le cours des accès périodiques, et nous persistons à recommander, chez un périodique comme chez tout maniaque ou mélancolique, un traitement portant non seulement sur le syndrome agitation ou dépression, mais plus encore sur l'hygiène générale de la nutrition et sur le fonds mental.

Nous ne nous dissimulons point que certains individus sont des instables, en oscillation perpétuelle entre des tendances maniaques et mélancoliques; mais nous soutenons que cette « cyclothymie » est d'autant plus marquée que le fonctionnement cérébral est troublé par des fautes de régime ou des intoxications, et aussi d'autant plus rebelle que l'on s'éloigne des premiers accès, chacun ayant pour conséquence, par une sorte d'anaphylaxie cérébrale, d'augmenter la disposition du cerveau aux réactions extrêmes et anormales.

6. — IMPULSIONS. FUGUES

Il y a deux variétés principales d'*impulsions*, de valeur psychologique bien différente. Les unes sont automatiques ; elles correspondent à cette définition de Régis : l'impulsion est la tendance au réflexe. Ce sont celles de l'épileptique ou de l'idiot par exemple. Il va de soi que l'on ne peut agir sur elles, et que, lorsqu'un malade y est sujet, seule une surveillance active peut prévenir leurs effets.

On peut en dire autant des *fugues* du dégénéré, de l'hystérique, de l'épileptique. Ce sont aussi des manifestations plus ou moins conscientes d'automatisme, sur lesquelles nous n'avons pas de prise.

L'autre variété d'impulsions comprend celles qui proviennent d'*obsessions*. Elles sont bien différentes des premières dans leur développement, et dans les ressources qu'offre la thérapeutique à leur égard. Les plus importantes sont les impulsions aux tics, que nous retrouverons plus loin, au suicide, dont il a déjà été question à propos de la mélancolie, à l'homicide, au vol, à s'intoxiquer, et les impulsions sexuelles.

Il faut noter cependant, à propos du *suicide*, que, chez les héréditaires, il survient parfois sans état mélancolique préalable, et par le fait d'une suggestion particulière (suicide héréditaire au même âge et dans les mêmes conditions). Lorsque l'obsession impulsive commence à se manifester, il faut évidemment surveiller très attentivement le malade ; la situation est toujours grave. Il faut surtout traiter l'obsession, par les procédés que l'on trouvera au chapitre suivant. La psychothérapie jouera ici un certain rôle, surtout la psychothérapie indirecte, créée par des circonstances de la vie de nature à produire une suggestion contraire.

Mais ces circonstances (changement de résidence, de carrière, etc.) sont parfois nécessaires. De même, on a observé dans l'armée à plusieurs reprises des suicides en série que l'on n'a pu arrêter qu'en supprimant la guérite unique où les factionnaires s'étaient successivement donné la mort.

Les *impulsions homicides, au vol, à l'incendie* nécessitent parfois l'internement, les premières et les dernières surtout. Il est rare dans ce cas qu'elles ne soient pas associées à quelque trouble mental (folie morale, démence précoce, etc.). Quand elles ne sont pas telles qu'il faille prendre contre elles ces mesures de sûreté, elles doivent être traitées comme des obsessions simples.

Les *impulsions à s'intoxiquer* sont, en partie, le fruit de la civilisation; il semble que, malgré les moyens employés pour les combattre, elles continuent à se développer, en variant leurs agents; on ne saurait ranger parmi elles l'alcoolisme, bien qu'à certains égards l'habitude de l'alcool crée une obsession impulsive; mais la *dipsomanie*, qui ne se manifeste pas toujours à l'égard des boissons alcooliques, nécessite un traitement spécial, qui réussit souvent. Il consiste dans le sevrage, le plus souvent dans un établissement fermé, et surtout dans une hygiène sévère du système nerveux, destinée à empêcher le retour des accès. Les occupations, le travail manuel, notamment chez les sujets qui n'en ont pas l'habitude, sont d'utiles adjuvants.

La *morphinomanie* présente quelques difficultés dans son traitement, en raison des accidents graves, surtout de défaillance cardiaque, auxquels donne lieu la suppression brusque du poison. On a, d'autre part, renoncé à la méthode lente, et d'ordinaire on règle la désintoxication suivant la méthode rapide d'Erlenmeyer, qui consiste à supprimer brusquement la ration de luxe, et à diminuer graduellement la dose d'entretien. L'isolement sous surveillance est indispensable, étant donné l'art du morphinomane pour se procurer en cachette son poison. On commence par donner le premier jour au malade la moitié de sa dose ordinaire, puis on baisse à 10, 5 centigrammes, et l'on arrive à l'abstinence en quelques jours dans les cas heureux. En fait, on est le plus souvent obligé d'aller moins vite, surtout avec les morphinomanes anciens, habitués à des doses d'un gramme ou plus de morphine par jour.

Au début, on pourra donner avec avantage quelques calmants, bromure surtout; plus tard, au moment de la réduction extrême et de la suppression, ce seront surtout les toniques cardiaques (caféine, spartéine, strophantine, kola) qui seront indiqués. On donne des alcalins, parfois à haute dose, pour combattre l'hypersécrétion gastrique et les crises douloureuses qui en dérivent. L'hydrothérapie, surtout chaude, est utile. Les malades seront tenus autant que possible au régime lacté. Sauf exception, on n'emploiera pas le traitement par substitution d'un toxique (cocaïne, héroïne, etc.) à la morphine.

Les morphinomanes sont des malades difficiles, chez lesquels la psychothérapie doit être faite avec soin. Il est indispensable qu'ils sentent auprès de leur médecin une direction sans faiblesse, et que l'on s'attache à ranimer chez eux, non seulement la volonté, mais aussi les sentiments moraux, qui sont parfois obnubilés par leur apathie et un remarquable égoïsme. Dans le cours du traitement, il sera prudent de procéder par dilution progressive, et, tout en diminuant la dose, de faire, pendant les premiers jours, le même nombre d'injections que pendant la période toxique. On ne dira pas au malade à quel chiffre il se trouve encore, sauf exception.

Chez certains toxicomanes, l'hypnotisme a eu de bons résultats. On fera bien de ne pas le tenter sans avis sérieux et sans opérateur compétent.

Les *impulsions sexuelles* n'atteignent guère que des dégénérés ou des sujets d'une hygiène nerveuse mauvaise et d'un fonds moral incertain. Les médicaments anaphrodisiaques, notamment, sont pratiquement sans effet. L'hydrothérapie générale et locale (bains de siège) est, au contraire, fort utile. Chez certains malades, les impulsions anormales sont dues en partie au défaut d'exercice régulier de la fonction (timidité, circonstances particulières). Aussi la psychothérapie devra-t-elle comporter ici des conseils spéciaux qu'il serait imprudent de négliger. Inutile de dire qu'elle devra être très complète au point de vue du rétablissement de la volonté sur ce domaine qui lui échappait, et aussi que l'on cherchera à obtenir un fonctionnement organique aussi régulier que possible.

7. — PHÉNOMÈNES CRITIQUES ET PARACRITIQUES

Nous ne mentionnons ici que pour mémoire les troubles de l'activité que représentent les crises de l'épilepsie, de l'hystérie, de la psychasthénie, ainsi que les phénomènes mentaux divers qui les accompagnent ou les remplacent. Des chapitres spéciaux doivent, en effet, être consacrés dans ce livre à ces modalités symptomatiques.

8. — PHÉNOMÈNES SPASMODIQUES

Les tics et spasmes, torticolis, crampes, etc., dont Brissaud, Meige et Feindel, etc., ont bien montré la nature mentale, doivent également ment trouver leur place dans une autre partie de cette publication.

VI. — TROUBLES DE L'AFFECTIVITÉ

1. Impressionnabilité.
2. Obsessions.
3. Phobies.
4. Anesthésie morale et affective.

1. — IMPRESSIONNABILITÉ

L'impressionnabilité exagérée, l'émotivité extrême, n'est qu'une partie des ces états mentaux que nous avons étudiés plus haut, à propos des tendances à l'excitabilité, ou au contraire à la dépression. Pour les partisans de l'origine uniquement psychique de ces états, l'impressionnabilité en est même le fonds. Nous aurons encore l'occasion de revenir sur cette question, à propos de la prophylaxie des maladies mentales. Pour l'instant, nous ne pouvons que renvoyer aux indications d'hygiène et de thérapeutique générale qui figurent au chapitre précédent.

Nous ajouterons cependant que l'émotivité constitue le domaine de choix de la psychothérapie, sous toutes ses formes, et que c'est là que les diverses méthodes de suggestion et de rééducation mentale ont obtenu leurs plus beaux succès.

2. — OBSESSIONS

Quand l'impressionnabilité générale d'un individu se fixe en quelque sorte, sur un sujet particulier, ou sur un groupe d'idées ou de faits voisins, il peut arriver que cette émotivité spécialisée s'installe dans la conscience à titre permanent. La présence de ces pensées parasites se traduit par une manifestation douloureuse, l'anxiété. Cet ensemble psychologique constitue l'obsession. Celle-ci est donc avant tout un phénomène émotif; elle demeure telle dans le cours de son évolution. Quand elle est très impérative, elle donne lieu à de véritables paroxysmes anxieux. Elle est une lutte, et sa thérapeutique découle de cette notion.

Les obsessions peuvent se diviser en obsessions idéatives, qui sont comme le développement logique de l'état d'émotivité primitive, et en phobies, qui marquent au contraire la localisation de cette émotivité.

Les *obsessions idéatives* sont variées à l'infini. Parmi les plus graves, on a individualisé, pour la commodité des descriptions, la *folie du doute* et le *délire du toucher*, simples variétés d'un état commun d'incertitude et de trouble parfois transitoire, parfois aussi chronique et incurable. Que les individus soient poursuivis par la crainte scrupuleuse de n'avoir pas fermé leur porte en sortant de chez eux, de n'avoir pas cacheté la lettre qu'ils viennent de mettre à la poste, ou par celle d'avoir mal accompli leurs devoirs religieux, ou encore par le besoin de se laver les mains après le moindre contact, le problème est le même : il s'agit toujours de les rassurer en les rendant conscients de leur véritable activité, de leur puissance critique et logique, qu'ils retrouvent dès qu'il ne s'agit plus de l'obsession. Si ces phénomènes s'aggravent jusqu'à entraver l'existence normale, on peut recourir à l'internement, mais c'est dans l'espèce un moyen de nécessité, non de traitement.

Le traitement est psychothérapique avant tout : il faudra, en commençant prudemment, habituer les malades à remporter sur leur obsession des victoires partielles, jusqu'au succès total. On pourra aider ce traitement par les toniques nerveux, surtout l'hydrothérapie froide, et par l'exercice physique, fait avec régularité et discipline. On veillera surtout à ce que les occupations rationnelles du sujet l'absorbent assez pour laisser le moins de place possible à l'obsession. Mais ces moyens seront insuffisants à provoquer une guérison, et surtout à la maintenir, si l'on ne se préoccupe pas tout spécialement de l'hygiène générale et surtout du *régime alimentaire*. Brissaud, le premier peut-être, a insisté sur cette prescription. La plupart de ces malades sont des arthritiques, chez lesquels les écarts de régime, même modérés, parfois s'ils sont longtemps continués, produisent une véritable inhibition du cerveau. On surveillera les éliminations rénales, non seulement au point de vue de la présence d'éléments anormaux ou de modifications dans les proportions normales, mais aussi au point de vue de la quantité.

Chez d'autres, surtout les obsédés jeunes, on cherchera la tare organique déprimante, tuberculose par exemple. On se souviendra enfin que, chez les prédisposés que sont tous ces malades, des conditions physiologiques (grossesse, ménopause) peuvent provoquer des états d'obsession grave, ayant une tendance marquée à disparaître après cessation de la cause.

3. — PHOBIES

Les *phobies* sont, comme l'on vient de voir, des variétés d'obsession. Ce sont des craintes anxieuses, portant le plus souvent sur un petit nombre d'objets seulement, parfois sur un seul. La psychothérapie doit ici encore jouer un rôle important. Elle sera poussée aussi loin que possible, et l'on s'efforcera d'analyser jusque dans les détails, la genèse de l'idée de crainte, de manière à la décomposer devant le malade et à lui fournir ainsi les moyens d'en triompher plus facilement. Il faut, en général, se garder ici de la simple affirmation qu'il n'y a aucune crainte à avoir; on risque de piétiner, et le traitement psychothérapique des phobies est assez long d'ordinaire pour qu'il soit indiqué de se hâter.

Lorsque le malade aura bien compris sur quelles erreurs d'impression reposent ses vaines craintes, il faudra exiger de lui des efforts pour y résister. Parfois une légère dose de bromure, ou de la valériane, l'aident au début de la cure. Mais, en outre, comme pour les obsessions idéatives, le plus grand adjuvant au traitement moral et ce qui fait en même temps la garantie de ses résultats, c'est la réforme complète de l'hygiène, surtout alimentaire.

Comme toujours, l'exercice physique au grand air, la discipline du corps, celle des lectures et des occupations forment le fonds du traitement. A noter parfois l'influence heureuse du climat d'altitude.

4. — ANESTHÉSIE MORALE ET AFFECTIVE

Il y a des individus chez lesquels l'affectivité, au lieu d'être exagérée, est absente ou tout au moins très diminuée. Les amoraux sont, en général, tels dès l'enfance : c'est une tare liée souvent à d'autres signes de dégénérescence, et qui frappe parfois d'autant plus que les parents sont au contraire bons et faibles.

C'est dire que l'éducation mal dirigée aggrave certainement ces états, tandis que l'habitude précoce de la discipline peut retenir un certain nombre de ces sujets dans le cadre de la société. Ceux qui sont, au contraire, abandonnés à eux-mêmes, ou dont le fonds moral est trop déficient, sont entraînés par leurs instincts, surtout de violence et de jouissance, ont des impulsions, et finissent, suivant le cas, entre les mains de la justice ou derrière les murailles d'un asile.

Le seul traitement de ces cas est donc l'éducation, prise toutefois dans le sens le plus large du mot, avec une large part faite à l'élément physique (régime alimentaire, hygiène générale). Ces enfants sont souvent des épileptisants, et doivent être traités comme tels. L'existence de crises convulsives est chez eux contingente.

A côté des amoraux primitifs, il convient de placer les malades dont la diminution des sentiments affectifs constitue l'un des signes principaux du trouble mental. C'est le cas de certains déments, notamment de déments précoces : c'est également ce qui se passe chez certains persécutés. Dans les deux éventualités, il n'y a point de traitement.

VII. — TROUBLES SENSITIVO-SENSORIELS

1. Algies.
2. Illusions.
3. Hallucinations.

Les troubles sensitivo-sensoriels d'origine psychique sont importants à connaître et seraient utiles à traiter, beaucoup moins en raison de leur intensité propre que parce qu'ils sont l'aliment principal des délires. Malheureusement la thérapeutique est à peu près impuissante à leur égard.

1. — ALGIES

Les *algies* sont proches parentes des phobies ; comme elles, elles dérivent d'obsessions, dont elles sont, si l'on peut dire, la représentation organique. Ce sont des phénomènes qui se meuvent le plus souvent dans ce vaste domaine des dégénérés qui comprend notamment les hystériques et les psychasthéniques ; mais il n'est pas rare, surtout lorsqu'elles durent, qu'elles fassent partie d'un délire chronique de persécution à forme hypocondriaque.

Le fait est le suivant : à l'occasion d'une excitation minime, et en soi nullement douloureuse, les malades accusent au point touché, ou simplement frôlé, une souffrance extrême, parfois atroce. Souvent ces algies sont liées, non à une région ou un point du corps, mais à un organe, et parfois aussi ne se manifestent qu'au moment où cet organe entre en fonction.

Parmi les plus importantes sont les algies de la tête, dont la céphalée neurasthénique est parfois une variété, celles relatives aux organes génitaux, à l'appareil excréteur urinaire, au rectum. Le plus souvent les unes et les autres n'ont aucun point de départ réel ; quelquefois il y a un élément local, surtout congestif, et peut-être consécutif à l'algie psychique. Dans ces cas cependant il y a lieu d'intervenir, soit par de la révulsion, soit par des décongestionnants locaux. C'est ainsi qu'un vésicatoire à la nuque, ou un cautère, ou jadis un séton ont dissipé des algies de la tête ; que des bains de siège froids, des séances de massage gynécologique, des élongations nerveuses, par exemple, par tiraillement du plexus sacré, ont rendu de grands services dans le traitement d'algies génitales.

On devra traiter les algies avec soin et prudence ; déterminer avec précision le trouble organique irritatif, lorsqu'il existe, et s'attaquer à lui, mais en même temps s'abstenir de tout traitement et même

de tout examen local intempestif, dont l'effet serait naturellement
de créer une suggestion confirmative du trouble. On prendra des
précautions particulières à propos des algies génitales de la femme,
dont le caractère a été bien souvent méconnu, ce qui a conduit à des
interventions désastreuses.

2. — ILLUSIONS

L'illusion est un phénomène extrêmement commun chez les aliénés, et même chez les simples névropathes. Elle appartient, avec l'hallucination, au tableau de la confusion mentale ; elle fait partie inté-
grante des délires toxiques et aussi de certains délires vésaniques
parmi lesquels la forme individualisée par Sérieux et Capgras sous le
nom de délire d'interprétation.

L'illusion, en effet, n'est pas à proprement parler une erreur des
sens. C'est une erreur d'interprétation de sensations normales. Il n'y
a donc rien d'étonnant à ce qu'elle se manifeste chez des individus
dont le cerveau est atteint d'une disposition générale à l'interprétation délirante. En pareil cas, elle se manifeste notamment, d'une
manière précoce, sous la forme de sensation de déjà vu et d'illusion
de fausse reconnaissance.

Ces faits, encore non classiques, ont comme conséquence pratique
ceci : le délire d'interprétation survient d'ordinaire chez des prédisposés, à la suite de circonstances de nature à déprimer le système
nerveux. Au début, il ne peut se manifester que par quelques illusions
et quelques légères tendances interprétantes. Il est fort possible qu'à
ce stade il soit curable, au moins pour quelque temps, par un régime
tonique, le grand air et l'altitude surtout.

3. — HALLUCINATIONS

Les hallucinations, chez beaucoup de malades, dominent la scène
et règlent le mode du délire. Mais, si nous avons des médicaments
hallucinants, nous n'avons, malgré de très nombreuses tentatives
thérapeutiques, aucun moyen de supprimer des hallucinations existantes. Leur traitement est donc lié à celui des états mentaux qu'elles
entretiennent ou accompagnent, c'est-à-dire la confusion mentale
pour les hallucinations toxiques, les délires de persécution pour les
hallucinations vésaniques, ceci étant du reste une division toute
schématique et incomplète. Nous rappelons seulement que les hallucinations visuelles augmentent lorsque le malade est maintenu dans
l'obscurité.

VIII. — TROUBLES DE L'IDÉATION

1. Délires. Délires d'intoxication et délires vésaniques.
2. Confusion mentale. Délire aigu. Psychoses puerpérales.

C'est par le fait d'une classification un peu arbitraire que nous désignons par troubles de l'idéation ceux dont il sera question dans ce paragraphe. Ils nous paraissent, en réalité, résumer et condenser en quelque sorte ceux auxquels étaient consacrés les articles précédents. Ces troubles peuvent être groupés sous deux chefs distincts : les délires et la confusion mentale.

1. — DÉLIRES

En se tenant sur le terrain pratique, il y a, en psychiatrie, deux grandes classes de délires, se subdivisant elles-mêmes en variétés multiples : les délires infectieux, toxiques et auto-toxiques, d'une part ; les délires vésaniques, de l'autre. Il faut toutefois observer que ces dénominations pathogéniques n'ont rien d'absolu : les malades de la première catégorie n'ont pas nécessairement un cerveau sain jusqu'au jour où la toxi-infection se développe. Bien loin de là : ne délire pas qui veut. Et de même ce serait une erreur de croire que le délire des vésaniques ne renferme aucun élément organique dans ses éléments.

La division générale que nous indiquons, conforme à l'usage, a du moins l'avantage de donner, d'une manière plus précise, la direction thérapeutique et aussi les chances de succès.

§ 1. — Délires infectieux et toxiques.

De même que l'hallucination en elle-même ne comporte pas de thérapeutique, de même le traitement des délires infectieux et toxiques est trop voisin de celui de la confusion mentale pour pouvoir être exposé parallèlement à lui sans inutiles redites. On le trouvera donc un peu plus loin.

§ 2. — Délires vésaniques.

Nous comprenons dans ce groupe les délires de persécution, systématisés ou non, progressifs ou variables, mais en tout cas chroniques, et les bouffées délirantes aiguës plus ou moins systématisées des dégénérés sans appoint toxique, ces derniers cas étant du reste fort rares en comparaison des premiers.

Magnan a opposé, comme l'on sait, le délire chronique à évolution systématique et le délire polymorphe des dégénérés. Cette distinction ne nous semble pas, à beaucoup près, avoir toute la rigueur que son auteur lui attribue. Elle n'a surtout pas grand intérêt au point de vue thérapeutique. De même, nous n'avons aucune raison de décrire à part un traitement du délire d'interprétation de Sérieux et Capgras.

En présence d'un délire de persécution, les questions qui se posent au point de vue thérapeutique sont les suivantes : Quelle est l'ancienneté du délire, et quelles chances a-t-on de le voir s'arrêter ? Quelles sont les réactions auxquelles il peut donner lieu de la part du malade ? Y a-t-il un élément organique particulier sur lequel il y ait lieu d'intervenir (délires d'origine périphérique, par exemple) ?

A. Traitement du délire de persécution à ses diverses périodes. — Pour la plupart des auteurs, le délire de persécution, systématique et progressif, est incurable par définition. Cette opinion, sous cette forme au moins, est beaucoup trop absolue. Nous sommes encore trop ignorants des causes vraies de cette psychose pour apprécier dans quelle mesure son évolution est fatale, et, d'autre part, il n'est pas douteux que l'on voit rétrocéder des accidents délirants que tous leurs caractères cliniques permettaient de considérer comme appartenant au délire chronique de persécution.

1° *Première période*. — Ici nous devons considérer deux cas distincts. Le premier correspond à des faits très rares (délire systématisé aigu, paranoïa aiguë) où il semble bien que l'élément toxique ait fort peu de part. Ce sont, notamment, des accidents de dégénérescence, des cas de folie communiquée. Il faudra se borner à isoler ces malades, à les mettre dans les meilleures conditions hygiéniques possibles, et à leur procurer le maximum de repos moral. Ces cas, lorsqu'ils doivent guérir, ont une certaine tendance à s'orienter spontanément de ce côté.

Le plus souvent, on sera, au contraire, en présence d'un persécuté chronique à la première période, c'est-à-dire d'un individu inquiet, préoccupé, se plaignant de fatigue, d'insomnie, de mal de tête, d'embarras gastrique, défiant, réticent, parfois hostile, que son entourage voudra faire soigner, et qui s'y refusera, mettant sur le compte d'ennuis dont il est victime l'état nerveux où il se trouve.

La tâche du médecin est ici des plus délicates, elle n'est pas toujours exempte de danger. Le persécuté, dans la suite de son délire, gardera souvent rancune au médecin de ses tentatives thérapeutiques. Il est indispensable de conquérir la confiance du malade, dans la mesure où il est susceptible de l'accorder. Il faut ensuite l'examiner médicalement, remédier particulièrement à toutes les causes d'intoxication et aussi de congestion cérébrale (constipation par exemple, ou bien voisinage d'un foyer ardent, froid aux pieds continu). *On examinera l'état de l'audition*, afin d'éviter, si possible, qu'un trouble fonctionnel curable, dû par exemple à une oblitération de la trompe ou à l'encombrement du conduit auditif externe par un bouchon de cérumen, donne lieu de la part du malade à des interprétations délirantes, puis à des hallucinations. A voir le nombre d'hallucinés auditifs qui ont des lésions de l'oreille, on acquiert la conviction qu'il y a de ce côté, par un traitement local précoce, une méthode prophylactique de l'hallucination.

On mettra surtout le malade dans un repos cérébral complet. On fera quitter les occupations habituelles, si elles sont trop absorbantes et surtout si le malade semble y trouver prétexte à des tendances persécutrices (par exemple, dans une administration, on fera mettre le sujet en congé, si son délire a pour origine des vexations ou des injustices professionnelles). Nous venons de prononcer le mot de délire. Il est bien entendu qu'à cette période il n'y a pas encore de délire, surtout de délire apparent, et qu'il faut même un sens clinique assez avisé pour reconnaître l'organisation délirante à son début.

Le repos cérébral, toujours nécessaire, et pour lequel un séjour à l'altitude sera souvent précieux, a cependant un inconvénient grave. Beaucoup de malades ne peuvent supporter l'oisiveté, ne savent pas se créer des occupations factices, et chez eux l'interruption de la besogne accoutumée a pour résultat la concentration cérébrale, précisément sur les tendances délirantes. Aussi faudra-t-il chercher à occuper le malade, à l'entraîner à des sports, tout en évitant avec grand soin le surmenage.

Nous avons dit, en effet, que l'élément organique pouvait exister, au moins à titre accessoire. C'est très souvent une cause déprimante : fatigue générale, dénutrition consécutive à une poussée d'entérite, poussée de tuberculose latente.

Le persécuté au début est, dans la règle, un déprimé ; il faut s'en inspirer pour le traitement. Il est bien entendu cependant que l'alcool et les excitants seront bannis de son régime et que c'est du progrès de la nutrition générale, du repos, que l'on a le plus à attendre. Le séjour au bord de la mer sera évité comme trop excitant.

2° *Deuxième période.* — Le délire s'est déclaré, les hallucinations de l'ouïe ont apparu. Elles ont levé les doutes de l'entourage, qui bien souvent, dans la première période, se refuse à croire au danger. Le malade se plaint d'être calomnié, insulté ; ce n'est même pas seulement d'hallucinations de l'ouïe dont il est victime; d'autres hallucinations de la sensibilité générale, du goût, de l'odorat, génitales, interviennent. Le mal a progressé lentement, il a fallu des mois et même des années, pendant lesquels le malade a pu rester en circulation, vaquer à ses occupations, en raison de l'intégrité relative de ses fonctions cérébrales. Mais, soit par le fait d'une de ces réactions dont il sera question plus loin, soit simplement parce que l'idée délirante a pris dans le champ de la conscience une place telle que la vie intellectuelle du malade est annihilée par elle, un jour vient où l'internement s'impose.

Que faire alors, la séquestration une fois effectuée? On peut donner des bromures à haute dose, selon la méthode de Krafft-Ebing, on peut essayer la quinine, l'antipyrine, qui ont produit chez quelques sujets une sédation très légère et transitoire. En fait, on sera désarmé. Même, dans les périodes d'excitation, ni les médicaments, ni les bains ne rendront vraiment service. A cette période, le délire chronique est incurable, exception faite de quelques dégénérés à délire polymorphe dont le pronostic est trompeur, et qui donnent, de loin en loin, le spectacle d'une rémission ou même d'une guérison apparente inattendue.

3° *Troisième période.* — Quand l'intelligence du persécuté a commencé à se désagréger, sous l'influence tyrannique de son délire, quand les idées de grandeur ont apparu, et que la marche vers la démence se précipite, il est trop tard pour parler de traitement. Il ne s'agit plus que de surveiller les réactions, et, par l'internement continu, d'en prévenir les effets.

B. **Réactions des persécutés.** — Ce sont ces réactions qui le plus souvent dictent la conduite que l'on doit tenir à l'égard des malades. Il en est de plusieurs sortes. Les moins redoutables sont les périodes d'excitation, généralement courtes, sortes d'accès de colère dus surtout à l'intensité d'hallucinations malveillantes. Les malades peuvent être très violents à ce moment; mais ces incidents surviennent d'ordinaire lorsque le malade est déjà interné, et, à l'asile, ils ont peu d'importance. Nous avons dit déjà que les calmants, même les bains, réussissaient mal. Il vaut mieux purger les malades, car les bouffées de colère correspondent très souvent à de la congestion cérébrale par constipation, et puis les placer dans une chambre d'isolement, en attendant que cela cesse. Il ne faut jamais les attacher, ou les violenter; leur accès ne cédera pas à la force, et il y a toute chance qu'ils conservent de telles mesures des idées de vengeance dangereuses.

Le vrai péril auquel donnent lieu les persécutés, est dû à celles de leurs réactions de défense ou de vengance qui sont longtemps préparées, préméditées, et surtout dissimulées. Ce n'est pas ici une question de période ou d'ancienneté de la maladie. Dès les premiers temps, on peut observer des réactions de ce genre, surtout dès qu'il existe des hallucinations. La plus fréquente est l'homicide, par le couteau et surtout le revolver. De même dans les asiles, presque tous les attentats dirigés contre les médecins proviennent de persécutés dissimulateurs.

Pour ceux qui sont en liberté, il n'est pas rare qu'une circonstance fortuite, par exemple la lecture d'un fait divers, ou bien un très léger appoint alcoolique, précipite le passage à l'acte.

Il est plus rare qu'un acte de vengeance longtemps combiné se borne à des invectives ou à des coups. Enfin, nous ne mentionnons que pour mémoire les actes judiciaires ou les tentatives de publicité par la presse, par affiches, libelles, etc., auxquels se livrent les persécutés processifs.

Si ce n'est pas l'ancienneté du délire qui est en cause, quel moyen a-t-on de prévoir ces réactions ? Il faut tenir compte de la nature du délire et du tempérament des individus. La plupart des persécutés-persécuteurs processifs, les revendicateurs surtout, les persécutés jaloux, les fanatiques politiques, dont Régis a bien montré la place parmi les persécutés, sont susceptibles de devenir très dangereux. Mais il ne faudrait pas se fier à cette énumération restrictive ; des inventeurs ou des mystiques peuvent aussi préméditer un acte de violence, et la douceur relative de leur délire ne met pas à l'abri d'un attentat. En réalité, le tempérament des individus, leur caractère antérieur, donne une bonne indication sur leur nocivité. Lorsqu'il était plutôt passif et qu'il n'a pas changé, lorsque l'examen, fréquemment répété, laisse voir une certaine confiance de leur part, avec très peu de réticence, il se peut que l'on ait affaire à des persécutés sans réaction. Là encore, il ne faut pas se rassurer trop vite ; ces malades, comme certains persécutés à tendances agressives également, peuvent se suicider. Le suicide est un accident très rare chez les persécutés ; il appartient d'ordinaire à la première période, celle d'inquiétude diffuse.

C. **Délires d'origine périphérique**. — Le mot, que l'usage a consacré, dit plus qu'il ne devrait. Tout délire est bien de nature et d'origine centrale ; sans fonctionnement cérébral troublé, il n'y a pas de délire, mais il n'en est pas moins vrai que parfois le délire repose exclusivement sur des illusions, et des erreurs d'interprétation de sensations réelles provenant d'un point lésé de l'organisme, et que, cette lésion locale guérie, le délire disparaît.

Ce fait a été notamment démontré par les grands progrès de la chirurgie des aliénés, surtout entre les mains de M. Picqué. Des interventions gynécologiques heureuses, d'autres sur l'estomac, ont mis fin à des idées délirantes hypocondriaques, de possession, par exemple. Il est malheureusement rare que les résultats soient aussi brillants, et les échecs en pareille matière ne se comptent plus.

Il faut, du moins, en retenir un enseignement : un très grand nombre de persécutés ont des troubles organiques légers dont les perceptions, une fois la psychose constituée, entreront dans le délire et évolueront avec lui. Ainsi des variqueux se plaindront d'être électrisés par leurs persécuteurs, des hémorroïdaires d'être victimes de pratiques contre nature, des névrites alcooliques des membres inférieurs seront interprétées comme des supplices variés. Même quand ces erreurs ne constituent pas tout le délire, qui ne voit l'intérêt qu'il y aurait, au cours des premières périodes, à dépister ces tares locales et à les traiter convenablement? Nous l'avons déjà noté pour l'appareil auditif, ce n'était qu'une partie de la question.

Que, dans la règle, un persécuté soit voué à l'aggravation progressive de sa psychose, soit, du moins ne faut-il pas lui laisser de prétexte pour délirer.

Du reste, la pathogénie du délire de persécution a encore pour nous trop d'inconnues pour que nous n'ayons pas, de temps à autre, d'heureuses surprises. Nous avons vu un délire de persécution systématisé sous la forme d'idées d'empoisonnement, et nettement constitué depuis plusieurs mois, chez une femme dont l'estomac avait une prodigieuse dilatation. On lui fit sans aucun succès mental une gastro-entéro-anastomose qui mit fin à la stase gastrique et aux fermentations anormales. La malade guérit complètement avec quelques injections de nucléinate de soude qui avaient provoqué dans son organisme une secousse violente.

Ce n'est pas toujours en vertu d'une disposition cérébrale particulière que les persécutés sont voués à la progression ; c'est aussi parce que nous ne savons pas guérir leur délire lorsqu'il en serait temps encore.

2. — CONFUSION MENTALE

Nous prendrons le terme de confusion mentale, à l'exemple de Régis et de la plupart des psychiatres modernes, dans son sens large, comprenant à la fois la confusion avec stupeur, la *stupidité* de Georget, et les délires hallucinatoires d'origine toxique et auto-toxique. Ainsi entendue, la confusion mentale représente le résumé de toutes les psychoses toxiques.

Il y a longtemps que l'on sait qu'elle est la plus curable peut-être des psychoses ; à mesure que le traitement des maladies mentales se fait plus médical, on voit augmenter le nombre des confus guéris.

Pour simplifier la question, nous distinguerons deux variétés de confusion mentale : la forme hallucinatoire typique, et la confusion aiguë, comprenant le délire aigu. A côté d'elles, nous consacrerons un paragraphe à quelques cas particuliers.

§ I. — Confusion mentale hallucinatoire typique.

La confusion mentale peut être, soit primitive, soit secondaire à une maladie infectieuse, dans le cours, ou plutôt dans la convalescence de laquelle elle survient. Il n'y a, du reste, pas grande différence clinique entre ces deux cas, la confusion, primitive en apparence, succédant toujours en réalité à un état latent de toxi-infection organique.

La confusion mentale, c'est l'insuffisance cérébrale, aiguë ou subaiguë, caractérisée par la lésion de la cellule noble, comparable, au point de vue de la pathologie générale, aux insuffisances hépatique, rénale, ou à celles des glandes endocrines. Cliniquement, c'est l'inaptitude à la fonction cérébrale essentielle ; *l'idée*, c'est le désordre dans la réception et la critique des perceptions, d'où les hallucinations et les illusions, c'est la diminution générale des fonctions organiques tributaires du cerveau. C'est aussi la suspension des lois qui règlent l'activité cérébrale, et pour conséquence la torpeur, l'agitation vague et aussi l'insomnie.

En présence de cet état, deux indications thérapeutiques se posent : désintoxiquer l'organisme, régénérer la nutrition cérébrale.

A. Désintoxication. — Le confus doit être soigné de très près ; chez lui, les directions thérapeutiques, variables avec l'état organique tout autant qu'avec l'état mental, seront à modifier d'un jour à l'autre. C'est ce qui explique qu'en fait de tels malades sont traités souvent chez eux ou à l'hôpital. Ils seront en tout cas isolés et placés dans le calme, le silence et une clarté douce, au besoin tamisée par des rideaux bleus. Ils seront maintenus au lit, et, suivant le cas, mis au régime lacté strict ou au régime lacto-végétarien. On surveillera très attentivement la nature et la quantité des aliments, en éliminant tous ceux qui seraient susceptibles d'augmenter les fermentations intestinales ou de surmener le rein. On fera de fréquentes analyses d'urine ; il sera même indiqué parfois de rechercher approximativement l'état des fonctions hépatiques, par exemple par l'épreuve de la glycosurie alimentaire ou l'élimination provoquée du bleu de méthylène. En tout cas, la quantité quotidienne des urines sera notée, comme l'un des éléments du pronostic.

Si, comme il arrive souvent, l'état saburral des voies digestives est tenace, on procédera au lavage de l'estomac (Régis) qui sera renouvelé aussi souvent qu'il le faudra. On nettoiera la bouche et les dents avec grand soin, on assurera l'évacuation intestinale par de grands lavages chauds, des lavements d'huile poussés à la sonde jusque dans le côlon, et enfin des purgatifs et laxatifs répétés (citrate de magnésie, séné, huile de ricin, etc.) On donnera de préférence des purgatifs cholagogues (aloès, cascara, podophyllin, évonymine) et on cherchera à augmenter l'activité fonctionnelle du foie, les confus étant très souvent en état d'acholie relative.

Il sera le plus souvent indiqué de faire prendre au malade des antiseptiques intestinaux, benzonaphtol par exemple, dont l'emploi ne sera pas continué plus de quelques jours, et que l'on remplacera par des ferments lactiques, que l'on donnera avec de l'eau lactosée à 40 grammes par litre. Si l'atonie gastrique ne cède pas, on donnera deux fois par jour X gouttes de teinture de noix vomique, au moment des repas, et, après ceux-ci, une ou deux cuillerées à café de mélange à parties égales de bicarbonate de soude et de craie préparée, le tout délayé dans un peu d'eau. Les liquides seront donnés en abondance (tisanes diurétiques, eau d'Évian, de Vittel, de Contrexéville, etc.), mais en dehors des repas et par petites quantités, pour ne pas aggraver l'atonie gastrique.

Très exceptionnellement, en cas d'intoxication profonde, si la tension artérielle est élevée, on pourra faire une saignée de 200 à 300 grammes. Mais presque toujours il y aura, au contraire, un état d'anémie et de fragilité globulaire, qui contre-indiquera formellement toute perte sanguine. Il est même fréquent de voir des femmes tomber dans un état confus à la suite de l'hémorragie anormale qu'a produite chez elle une métrite, ou un fibrome, ou un accouchement. On notera que le fer n'a que peu d'action sur les états anémiques spontanés des confus.

Presque toujours, il y aura lieu de surexciter la diurèse, facilement insuffisante. On évitera la *théobromine*, qui est un excellent diurétique, mais qui provoque des céphalées violentes chez les sujets dont le système circulatoire cérébral est troublé. On aura moins d'inconvénients de la *diurétine* et de la *xanthéose*.

Mais le vrai diurétique, en pareil cas, est la *digitaline*. Suivant les cas, en tenant compte de la pression artérielle, de la fréquence cardiaque, de l'état probable du rein, on la donnera avec prudence, soit à la dose de XV gouttes de la solution au millième de digitaline cristallisée, dose que l'on renouvellera au bout de trois jours et aussi longtemps qu'il n'y aura pas de signes d'accumulation, soit à la dose de L gouttes, donnée en une fois, et reprise après six à huit jours d'intervalle. Nous avons obtenu par cette méthode des succès très intéressants chez des sujets en état de confusion depuis des semaines.

Enfin les bains, les soins minutieux qui seront pris de la propreté des téguments augmenteront l'élimination toxique.

B. **Relèvement de la nutrition**. — A l'asthénie psychique se joint, chez le confus, une asthénie physique qui peut être extrême et qui peut aboutir, soit au collapsus dans les formes rapides, soit à une sorte de cachexie dans les cas chroniques. On combattra cet état, et par cela même on augmentera l'activité cérébrale, en premier lieu par les méthodes de désintoxication dont il vient d'être question. Rien ne peut être fait sans elles. Puis on aura soin de nourrir suffisamment les malades; assez souvent l'alimentation à la sonde sera nécessaire pendant quelques jours. Le repos au lit, dans les conditions de calme que nous avons indiquées, préparera le retour des forces, surtout si l'on veille à l'aération large de la chambre. *L'oxygène est l'agent indispensable de la nutrition cérébrale.*

Le massage, quelques exercices de gymnastique simple, quelques promenades au grand air, rendront service dans la convalescence, et surtout un séjour à l'altitude. De même quelques toniques, strychnine, arsenic, médication phosphorée.

Très rarement, il sera indiqué de suralimenter les malades, non qu'ils ne soient fort déprimés, mais en raison de leur très faible capacité d'assimilation et de leur trop grande propension à faire des fermentations anormales et des rétentions toxiques. Plus souvent, de petites doses de fer seront utiles, mais nous avons déjà dit qu'elles n'influençaient guère les états d'anémie profonde.

Comme l'on voit, nous avons complètement laissé de côté les *calmants*, qui peuvent avoir leur place dans la confusion aiguë agitée, mais auxquels, parce que ce sont des toxiques, il ne faut recourir qu'à la dernière limite.

Les *complications* peuvent être de divers ordres. En cas de fièvre élevée, on donnera des bains frais, dont il sera parlé à propos de la forme aiguë. La tendance au collapsus sera combattue par des injections de sérum artificiel, de spartéine et surtout d'*huile camphrée*, dont on pourra user largement. Il vaut mieux ne jamais donner de caféine.

La tendance aux escarres, les infections cutanées recevront les soins locaux d'antisepsie nécessaires.

C. Médication perturbatrice. Leucothérapie. — En réalité, ce n'est ni l'acuité des symptômes mentaux, hallucinations, délire, stupeur, ni l'apparition éventuelle de complications qui fait la gravité de la confusion mentale. C'est l'existence, ou bien d'une lésion organique (insuffisance rénale par exemple), ou bien d'une infection permanente, dont le type est la tuberculose latente; — ou bien simplement c'est une tendance à la chronicité qui ne peut s'expliquer que par un défaut de l'organisme à faire la réaction nécessaire.

La première de ces éventualités nous échappe. Contre les autres, on peut mettre en œuvre, soit la médication iodée, préconisée par Damaye, et dont l'action, sans doute complexe, a donné un certain nombre de bons résultats, soit une médication ayant pour but de provoquer précisément cette réaction qui fait défaut.

Le point de départ de cette médication perturbatrice est ce fait, de très vieille observation médicale, que parfois une maladie aiguë (érysipèle, pneumonie) a mis un terme à un état confus ancien ou provoqué une phase lucide au cours d'une psychose chronique. On sait aujourd'hui que de telles réactions sont en rapport avec la résistance générale de l'organisme et correspondent assez au degré de la leucocytose qui intervient en pareil cas. D'où l'indication d'appliquer à ces états mentaux le traitement par des agents très énergiques de leucocytose et de réaction générale de l'organisme, tels que les colloïdes métalliques et le nucléinate de soude, comme les chirurgiens l'avaient fait pour certaines péritonites, et Chantemesse et Kahn pour la péritonite typhique. Les uns et les autres ont malheureusement une action inconstante qui tient à la fragilité de leur constitution chimique et physique. Ils se comportent comme des ferments, par un mécanisme qui nous échappe, en vertu peutêtre de leur présence seule. Parfois leurs résultats tiennent du prodige, mais ces succès remarquables sont, pour le moment, achetés par de nombreux échecs. Il en sera ainsi tant que nous n'aurons que des données empiriques et vagues sur le mode d'action de ces agents.

Pourtant, il faut retenir leur emploi dans la confusion mentale grave, que cette gravité tienne à la persistance des troubles mentaux ou à leur intensité. Cette méthode, que nous avons employée le premier, consiste à injecter sous la peau du flanc $0^{gr},50$ de nucléinate de soude en solution à 1/20 ou à 1/50. Si elle réussit, on voit, dans les heures suivantes, la température s'élever à 39° ou 40°. La pression artérielle s'accroît brusquement, assez pour rendre la méthode dangereuse chez les congestifs et les hypertendus. Le nombre des globules blancs diminue de moitié, parfois plus, puis s'élève très rapidement jusqu'à 30000 et plus par millimètre cube. La leucocytose se fait surtout en polynucléose. En même temps, l'état cérébral se transforme, la lucidité apparaît. Puis les phénomènes réactionnels s'atténuent et disparaissent. Le drame biologique tout entier a duré vingt-quatre ou trente-six heures. Très souvent, l'amélioration obtenue dans l'état mental se maintient. Chez divers malades, dont l'état était très inquiétant, un petit nombre d'injections espacées de quelques jours ont conduit à une guérison durable.

Ces procédés, qui ne sont pas au point, nous servent surtout d'enseignements. Ils nous montrent que le problème de la confusion mentale est avant tout d'ordre biologique. Pourtant, on ne négligera pas, dans la période de convalescence surtout, un traitement moral. Plus encore que les mélancoliques, les confus sont des inquiets, que leur maladie a rendus maladroits et timides, et auxquels il faut redonner une certaine assurance dans leur raisonnement et aussi l'activité. Ici aucune règle générale ne peut être indiquée. C'est affaire d'espèce suivant les personnes et les circonstances. C'est surtout affaire de bienveillance et de tact.

On se souviendra enfin que la confusion mentale n'aura été souvent que l'épisode cérébral d'une infection générale latente ou avérée, surtout la tuberculose, et que la sauvegarde du malade dans l'avenir sera dans les précautions qui seront prises à cet égard.

§ 2. — Confusion mentale aiguë et suraiguë.

Les indications qui précèdent, relatives à la nature et au traitement de la confusion mentale vulgaire, s'appliquent avec plus de force encore aux formes aiguës. La clinique de celles-ci oscille entre deux extrêmes : en premier lieu, les formes avec *stupeur*, qui ne réclament pas d'autres soins que ceux dont il vient d'être question ; d'autre part, les formes *agitées*. A celles-ci correspondent l'ensemble des délires toxiques, dont le délire alcoolique est le type et dont les variétés cliniques ont peu d'importance en ce qui concerne le traitement.

Ce sont des confusions mentales dans lesquelles l'élément hallucinatoire est prédominant (hallucinations surtout visuelles, nocturnes, et de caractère terrifiant).

Leur traitement est une combinaison de celui de la confusion mentale et de celui de l'agitation. Mêmes précautions relatives à la désintoxication générale, poussées aussi loin que possible ; mêmes tentatives pour relever la nutrition du système nerveux, avec cette réserve que, dans les délires hétérotoxiques notamment, on peut donner avec avantage de la strychnine à faible dose, de la quinine, du quinquina même dans la phase aiguë.

Le traitement de l'agitation chez ces malades est plus délicat. En effet, très souvent on recule avec raison devant l'internement, et c'est à domicile ou à l'hôpital, avec une installation défavorable et des moyens de fortune qu'il faut lutter. On se servira avant tout du bain, qui est indispensable, et dont on prolongera la durée tant que le cœur le permettra. On pourra, dans la règle, donner sans inconvénients six heures de bain par jour, et même plus. On abaissera la température du bain d'un, deux degrés ou plus, s'il y a de la fièvre ou simplement un état congestif. Dans ce dernier cas surtout, on ne manquera jamais de maintenir une vessie de glace sur la tête du malade. De plus, aux purgatifs cholagogues on substituera les drastiques (aloès) ; on placera, si l'état le permet, des sangsues à l'anus ou aux apophyses mastoïdes. Au lit, on réchauffera les pieds du malade, on lui fera de temps à autre un massage général rapide pour diminuer les stases locales.

Si l'agitation est constante, violente, si l'insomnie est absolue, on aura recours aux sédatifs, mais dans ce cas seulement. Nous ne sommes pas partisan de l'emploi systématique de l'opium dans le délire alcoolique, où il a donné pourtant de bons résultats. Nous préférons, quel que soit l'agent toxique, donner une dose massive de stupéfiants si nous y sommes contraints, et profiter du calme consécutif pour insister sur les moyens physiques. Les malades dont on ne peut se rendre maître sont en général ceux qui n'ont pu être baignés et alités avant la période aiguë du délire. Si l'on y parvient alors, l'agitation diminue.

On ne donnera pas de chloral seul, en raison de son pouvoir hallucinatoire et de son action sur le cœur. On l'associera à poids égal au bromure. On donnera surtout de l'hyoscine, dans les cas urgents, en injections sous-cutanées débutant à un quart de milligramme.

On désigne sous le nom de *délire aigu*, ou confusion mentale méningitique (Régis), les cas extrêmes de ces confusions mentales agitées. Il ne s'agit certainement pas là d'une maladie particulière, bien que l'élément infectieux soit très marqué, et qu'il y ait d'ordinaire une haute température. On traitera ces malades exactement comme les précédents, en accentuant les mesures de désintoxication, et aussi de décongestion cérébrale. On se hâtera surtout, car, abandonné à lui-même, le délire aigu tue en deux à dix jours.

§ 3. — Cas particuliers de confusion mentale.

Nous avons indiqué suffisamment que la confusion mentale est un syndrome de causes variées et de modalités cliniques multiples. Certaines de ces modalités donnent lieu à des indications thérapeutiques particulières.

A. Psychoses hébéphréniques. — Chez les jeunes sujets, au cours de l'adolescence ou un peu plus tard, les poussées de confusion mentale doivent être l'objet d'une extrême attention. Bien souvent les manifestations hébéphréniques (affaiblissement intellectuel, idées vagues et mobiles de persécution, impulsions, tendances automatiques), qui aboutissent, après un certain temps, à la démence précoce confirmée, ne sont au début que des états confus auxquels l'âge et les prédispositions du sujet donnent un cachet particulier. Si on lutte très énergiquement chez ces malades, contre l'intoxication intestinale notamment, on peut les arrêter sur la pente. S'il y a des démences précoces fatales, nous nous refusons à admettre que toutes soient ainsi. Chez certains de ces malades, le bromure de camphre à haute dose servira à combattre l'excitation génitale, source elle-même de trouble dans le fonctionnement des glandes à sécrétion interne.

Presque toujours il sera indiqué de tenter la *médication thyroïdienne*, avec prudence toutefois, parce que c'est une arme à deux tranchants.

On notera également que la ponction lombaire, répétée après quelques jours d'intervalle, a combattu avantageusement dans certains de ces cas l'hypertension céphalo-rachidienne qui n'y est pas rare. Ce seront également des occasions de tenter la leucothérapie.

B. Psychoses de la grossesse. — La grossesse éveille parfois des troubles mentaux à caractères purement vésaniques, mais le plus souvent c'est de phénomènes toxiques qu'il s'agit. Suivant leur gravité, — et l'on sait que le trouble mental de la femme enceinte présente tous les degrés, depuis l'innocente envie jusqu'à la folie furieuse — on sera appelé à intervenir plus ou moins énergiquement. Il y a, en présence de psychose de la grossesse, un double danger : d'une part, certaines femmes sont insuffisamment traitées, parce que l'on considère leur état comme une bizarrerie destinée à disparaître spontanément après l'accouchement ; de l'autre, des malades ont dû subir un avortement ou un accouchement prématuré provoqué parce que certains médecins ont cru à tort que l'intoxication d'origine fœtale ne pouvait être combattue que par l'interruption de la grossesse. Il est incontestable qu'il y a des cas où cette interruption est nécessaire ; il est non moins certain que ces cas sont des exceptions. En présence d'une psychose de la grossesse, il faut appliquer le traitement de la confusion mentale, assurer à tout prix la liberté des émonctoires, le calme et un régime alimentaire convenable. Si les phénomènes s'atténuent, on pourra être assez optimiste, et attendre l'accouchement. Ce n'est qu'en cas d'aggravation persistante que se posera la question d'interrompre la grossesse. Une consultation la tranchera.

Une circonstance particulière peut se présenter : un état mental grave peut dépendre directement d'une grossesse non désirée : j'ai vu une femme, littéralement affolée par une grossesse illégitime, manifester un délire intense avec impulsions incessantes au suicide. Consulté par les médecins traitants au sujet de l'interruption de la grossesse, je m'y suis formellement opposé, et la suite de l'histoire m'a confirmé dans cette résolution. On ne devrait jamais céder en pareil cas à des considérations d'ordre uniquement sentimental, si dramatiques que puissent être les circonstances.

C. **Psychoses puerpérales**. — Les psychoses perpuérales ne sont pas autre chose que des états confus, c'est-à-dire infectieux ou toxiques, auxquels le degré de prédisposition des malades donne une gravité variable. On les traitera comme tels ; on n'oubliera pas que les hémorragies abondantes des accouchements compliqués sont une condition très défavorable pour l'équilibre cérébral, et on veillera à la rénovation globulaire en même temps qu'à la désintoxication générale.

§ 4. — Conclusions.

Quelles que soient son origine et son expression clinique, la confusion mentale représente, au point de vue de la pathologie générale, une poussée d'encéphalite. Elle doit être combattue énergiquement, parce que, bien traitée, elle est souvent curable. Sa guérison doit être poussée aussi loin que possible, et sa convalescence suivie minutieusement parce que sa nature même rend possibles des retours tardifs, des réveils lointains, comme il arrive pour les poliomyélites, par exemple.

CHAPITRE III

TROUBLES GÉNÉRAUX DE L'INTELLIGENCE

Ces troubles s'opposent — théoriquement — aux troubles intellectuels particuliers. Ils correspondent en clinique aux démences et aux états appelés débilité mentale, imbécillité, idiotie. Ce sont eux également qui dominent l'histoire des enfants anormaux.

I. — DÉMENCES

1. Le syndrome démence. Phénomènes associés. Gâtisme.
2. Démence paralytique. Médications de la paralysie générale.
3. Démence post-confusionnelle ; démence précoce.
4. Démences organique, artérioscléreuse, sénile, post-anxieuse.
5. Démence vésanique.
6. Démence épileptique.

1. — LE SYNDROME DÉMENCE

La démence, au sens psychiatrique, et non juridique, du mot, est l'affaiblissement acquis des facultés intellectuelles. C'est un état définitif, non susceptible de guérison — à peine de régression. Il n'est donc pas justiciable de médications curatives, et son traitement général consiste en simples précautions. Comme la déchéance physique vient fatalement se joindre à la caducité mentale, lorsqu'elle ne l'a pas précédée, ces précautions s'adressent à la fois au corps et à l'esprit.

Les déments seront surveillés de près, mis en tutelle légale, protégés contre les conséquences de leur perte de mémoire, de raisonnement, de volonté. On leur évitera tout surmenage mental, tout travail intellectuel même, à plus forte raison toute autorité et toute responsabilité. Le degré de leur déchéance, ses caractères réactionnels, les circonstances décideront du lieu où il conviendra de les installer. Il est rare toutefois qu'il soit indiqué de les conserver au sein de la famille, à moins que les conditions matérielles ne permettent de les isoler.

Quand la démence sera très accentuée, l'isolement sera nécessaire, et parfois l'internement. Celui-ci est la seule ressource pour les familles peu fortunées dont les malades seraient trop agités pour être acceptés dans un hospice.

Un certain nombre de déments deviennent gâteux, c'est-à-dire que l'incontinence des sphincters s'établit. On peut retarder ce moment, en donnant aux malades l'habitude de s'exonérer à des heures régulières, et en diminuant l'intervalle entre chaque séance, à mesure que la tonicité sphinctérienne s'affaiblit. On doit, en tout cas, une fois le gâtisme déclaré, tenir les malades aussi proprement que possible. Lorsqu'il est constant, l'alitement est indiqué, d'autant qu'à ce moment la force musculaire est déjà fort réduite aux membres inférieurs. Le lit devra être installé de manière à permettre l'évacuation immédiate des excreta, le changement fréquent de linge et le nettoyage aisé de la région ano-génitale. C'est une question technique qu'un grand nombre de systèmes de couchage résolvent d'une manière à peu près satisfaisante.

Le gâteux alité est menacé d'infection urinaire ascendante et d'escarres. La propreté suffira pour parer à la première éventualité. Pour la seconde, les troubles trophiques de décubitus sont presque inévitables quand l'alitement est ancien, l'amaigrissement extrême et le gâtisme incessant. On augmentera la résistance de la peau par des applications astringentes, notamment le vin aromatique. On modifiera le décubitus, de manière à donner quelque repos aux points ordinaires de pression. On répartira plus également cette pression en faisant coucher le malade sur une surface à la fois résistante, susceptible de modelage et élastique, par exemple sur un matelas gonflé à l'eau. On préservera la couche épidermique en ne mettant à son contact que des linges fins et doux, stérilisés avec soin — ou mieux encore une peau de mouton chamoisée. On traitera les escarres par des pommades antiseptiques. Le protargol notamment donne parfois d'excellents résultats. On se souviendra de cette particularité, que les escarres des déments, lentement produites, ont un pronostic infiniment meilleur que le *decubitus acutus* de l'hémiplégique ou l'escarre sacrée des affections médullaires. Bien souvent des escarres énormes, chez des paralytiques généraux, sont supportées sans douleur, sans réaction locale et sans infection générale. Bien souvent aussi elles se réparent jusqu'à cicatrisation complète.

2. — DÉMENCE PARALYTIQUE. MÉDICATIONS
DE LA PARALYSIE GÉNÉRALE

La démence est l'élément symptomatique primordial de la paralysie générale. Il y a des paralysies générales sans délire, il n'y en a pas sans démence. Elle commence avec le début de la maladie, elle la domine jusqu'à la fin. L'âge des sujets, le caractère un peu particulier de cette démence, ce que nous savons aussi de l'étiologie de la paralysie générale, ont conduit à des essais de traitement, inefficaces jusqu'ici, mais dont un avenir prochain transformera peut-être les résultats. Il faut donc traiter les paralytiques généraux, d'autant qu'il y a, malgré tout, un certain nombre de cas authentiques de rémissions durables que l'on peut qualifier de guérisons.

§ I. — Médication antisyphilitique.

Pratiquement, tous les paralytiques généraux sont d'anciens syphilitiques. Cette notion, aujourd'hui certaine, a conduit à l'usage de la médication mercurielle, puis arsenicale (atoxyl, hectine, 606, 914). Par les méthodes anciennes ou récentes, les résultats sont les mêmes. Ils peuvent être ainsi résumés : sauf quelques cas dans lesquels la syphilis est récente, a été mal traitée ou est encore active, la médication mercurielle ou arsenicale est inutile chez les paralytiques généraux ; elle est nuisible souvent, dangereuse parfois. Son principal inconvénient semble être d'augmenter à la fois l'intoxication générale et la congestion du cerveau. On la voit donner un coup de fouet à la maladie, et surtout provoquer des ictus.

La médication antisyphilitique a cependant une grosse valeur à l'égard de la paralysie générale, à titre prophylactique. Fournier a particulièrement insisté sur les époques dangereuses de la syphilis, par exemple vers la dixième année, et sur la nécessité de faire à ce moment des traitements de précaution.

D'autre part, en présence d'une paralysie générale torpide, sans tendance congestive, surtout démentielle et non délirante, on se souviendra que le diagnostic en est presque impossible avec certaines formes de syphilis cérébrale amnésique, curables par le traitement mercuriel. Il sera donc formellement indiqué, en pareil cas, de faire ce traitement, au moins à titre d'épreuve, pour ne pas risquer d'avoir laissé sans soins une syphilis cérébrale, alternative, singulièrement plus grave que d'avoir, au pis-aller, légèrement accéléré l'évolution d'une maladie fatale.

§ II. — Médication empirique.

La paralysie générale est une inflammation cérébrale liée à un état d'intoxication de l'organisme tout entier. La médication empirique que nous dirigeons contre elle doit tenir compte de cette double condition.

Contre l'*intoxication générale*, on multipliera les précautions, surtout du côté du tube digestif. Les paralytiques sont, en général, goulus ; ils mangent trop et trop vite. Il y aura donc lieu de les rationner, de leur donner un régime lacto-végétarien, de les contraindre à manger lentement. On surveillera les évacuations intestinale et rénale.

Dans le même but, on prescrira le repos, le calme, l'isolement, et autant que possible le séjour à la campagne, à une altitude moyenne. On évitera, comme excitants, le bord de la mer ou les séjours à haute altitude. Pourvu que les malades soient surveillés de très près, et pour peu qu'ils soient calmes, on pourra souvent attendre assez longtemps avant de procéder à l'internement.

Contre l'*inflammation cérébrale*, il y aurait gros avantage à lutter, mais nous sommes fort mal armés. On peut recommander l'application de glace sur la tête, les bains de pieds chauds, les émissions sanguines locales (sangsues aux apophyses mastoïdes), et surtout le sélon ou le cautère à la nuque (Mairet).

La digitale, le seigle ergoté, le massage sont des adjuvants éventuels, mais infidèles. L'iodure de potassium nous paraît avoir plus d'inconvénients que d'avantages.

Il faut faire une place à part à la *radiothérapie*, dont le principe est tout à fait légitime et qui aurait fourni des succès (Marinesco, Severeanu).

Divers auteurs ont cherché à provoquer, chez les paralytiques généraux, cette réaction salutaire dont nous avons précédemment parlé. Donath, Pilez l'ont tentée au moyen d'injections de tuberculine ; Donath, nous-même, avec le nucléinate de soude. Donath a annoncé des résultats favorables que nous n'avons pas obtenus, et qui ne semblent pas avoir été retrouvés à un égal degré, malgré un grand nombre de tentatives postérieures.

Si l'on a la chance d'intervenir à un stade précoce de la maladie, on peut espérer, par l'emploi de ces divers moyens empiriques, obtenir une rémission de quelque durée. Si cette rémission se dessine, on donnera des reconstituants du système nerveux, de la strychnine, mais à faible dose, et surtout des composés phosphorés.

Enfin, la démence paralytique s'accompagnera le plus souvent de complications justiciables de traitements particuliers. L'agitation sera combattue surtout par des purgations et des bains, les ictus par tous les moyens propres à décongestionner le cerveau.

3. — DÉMENCE POST-CONFUSIONNELLE, DÉMENCE PRÉCOCE

La démence qui fait suite à un état confus, infectieux, toxique ou autotoxique, ne réclame guère d'autre traitement que celui de la démence en général. Cependant, tant que l'état mental présente des oscillations de mieux et de pire, il faut lutter par les médications ordinaires de la confusion mentale, même si l'affaiblissement intellectuel est notable. Nous avons indiqué déjà que l'on peut, dans certains cas heureux, ralentir considérablement la marche progressive de la démence précoce.

On notera en outre que l'exercice physique, surtout les mouvements rythmés de gymnastique sont, chez des sujets peu atteints, un assez bon moyen de lutter contre la tendance à l'automatisme. Ils obligent, en effet, l'attention à se fixer sur des actes simples et précis. On se reportera, pour le surplus, à ce que nous disons au sujet de la confusion mentale et des psychoses hébéphréniques.

4. — DÉMENCES ORGANIQUE, ARTÉRIOSCLÉREUSE, SÉNILE, POST-ANXIEUSE

Une classification psychiatrique ou anatomo-pathologique rigoureuse devrait séparer les états démentiels séniles, sans lésions lacunaires véritables, de ceux qui succèdent à un déficit organique important, à la suite d'une hémiplégie par exemple, ou bien aux lésions microscopiques et diffuses de l'artériosclérose cérébrale. En fait, ces états ont un grand nombre de symptômes communs, et la conduite à tenir à leur égard est la même.

Qu'il s'agisse de vieillards dans l'enfance ou d'artérioscléreux, ou encore de ces démences qui ont, surtout chez la femme à la ménopause, débuté par une phase de mélancolie anxieuse, on constate, d'une part, une diminution notable de l'intelligence, particulièrement de la mémoire et des sentiments affectifs, et, de l'autre, une tendance plus ou moins grande à l'anxiété.

Cette tendance anxieuse est parfois continue ; beaucoup plus souvent elle est intermittente, ou tout au moins elle présente de grandes oscillations dans son intensité. Elle peut n'apparaître que la nuit, et l'on voit alors les malades se lever, aller d'une chambre à l'autre, sortir même de la maison sans prendre la précaution de se vêtir. La pathogénie de cette anxiété nocturne a été plus d'une fois discutée.

mais il semble bien qu'un élément toxique, dû surtout à une insuffisance rénale relative, prenne une grande part dans sa production.

De même il n'est pas rare que les paroxysmes anxieux durant des jours ou des semaines correspondent à une insuffisance rénale facile à mettre en évidence, par exemple par l'élimination provoquée du bleu, qui apparaît considérablement retardée, et parfois intermittente.

La conclusion pratique de ces considérations est que tous ces malades doivent être soumis à un régime lacto-végétarien, et partiellement au moins déchloruré. Le traitement médicamenteux est plus délicat : il n'y a pas grand chose à attendre de l'iodure. Dans quelques cas, même à ce stade démentiel, la trinitrine a paru exercer transitoirement une action favorable. Pour d'autres, ce sont de très légères doses d'arsenic qui ont donné les meilleurs résultats.

5. — DÉMENCE VÉSANIQUE

La démence consécutive aux longs délires de persécution est la moins susceptible d'être influencée par un traitement quelconque. Les malades qu'elle atteint sont, dans la règle, encore en possession d'une activité physique suffisante pour les rendre dangereux, étant données les idées qui nourrissent leur délire et les réactions qui en découlent. Ces réactions sont même fréquentes à la phase démentielle, en raison de la mégalomanie des malades, qui supporte mal la contradiction. Aussi l'internement doit-il être maintenu, ou effectué alors s'il avait été différé.

6. — DÉMENCE ÉPILEPTIQUE

Il y a plusieurs sortes de démence épileptique. Certains jeunes sujets sont à la fois épileptiques et déments, tantôt par le fait d'encéphalites ou d'autres lésions destructives du cerveau, tantôt parce que le double processus s'est développé chez eux à la puberté, constituant la démence précoce épileptique.

Mais, le plus fréquemment, la démence est l'aboutissant d'une épilepsie à crises fréquentes et graves. Son traitement est celui de l'épilepsie en général.

II. — DÉBILITÉ MENTALE

On développe des qualités, on exerce des aptitudes, on combat des tares, mais on ne donne pas d'intelligence à celui qui en manque primitivement et généralement. On ne traite pas la débilité mentale, on ne peut que remédier à quelques-uns des accidents qui en découlent.

Les débiles sont difficiles à élever, et cependant l'éducation peut en faire des sujets vivant d'une vie normale, tandis que, livrés à eux-mêmes, ils deviennent fatalement des aliénés insociables et parfois dangereux. Ils doivent recevoir une éducation assez sévère, capable de leur inculquer fortement la notion des inconvénients qu'il y a à céder à ses instincts. Ce sont ces instincts qui sont chez eux le danger. A l'éveil de l'instinct sexuel correspondent des habitudes d'onanisme tournant vite à l'automatisme. Plus tard, ce sont des impulsions qui se manifesteront, ou bien des habitudes comme l'alcoolisme.

Le plus souvent, le médecin ne devra pas se contenter d'imposer à ces sujets une hygiène générale à laquelle ils seront du reste peu attachés. Sauf exception, c'est à l'occasion d'épisodes supplémentaires qu'il sera consulté, soit une poussée d'irritabilité ou d'instabilité extrême, soit un état confus, par exemple d'origine intestinale, soit un acte impulsif, soit enfin du délire. La débilité mentale ne doit pas faire modifier le traitement symptomatique de ces diverses éventualités. Elle rend seulement plus précaires les résultats du traitement. Les débiles se modifient vite, mais après guérison apparente ils rechutent facilement.

III. — IMBÉCILLITÉ, IDIOTIE

L'imbécillité et l'idiotie sont des degrés d'un même état, qui est l'insuffisance cérébrale due à des lésions congénitales ou acquises, et datant en tout cas du très jeune âge. En lui-même, cet état est incurable; ni la chirurgie, ni les médicaments n'ont jamais pu le modifier. Mais ses conséquences sont variables, suivant que les enfants sont, ou non, livrés à eux-mêmes. Il y a donc avantage à tenter chez eux, par des moyens purement pédagogiques, non une éducation chimérique, mais une adaptation relative à quelques actes élémentaires de la vie, végétative pour l'idiot, vaguement affective et intellectuelle pour l'imbécile. Il ne faut pas s'illusionner sur les résultats qu'on peut attendre, même de longs et patients efforts.

Le vrai traitement de l'imbécillité et de l'idiotie est un traitement prophylactique.

IV. — LES ENFANTS ANORMAUX

Depuis quelques années, sous l'impulsion de quelques médecins et philanthropes, de grands efforts ont été tentés pour l'éducation des enfants anormaux, c'est-à-dire de ce vaste groupe de sujets incapables de bénéficier des ressources scolaires normales, soit par arriération, c'est-à-dire, en somme, par débilité intellectuelle, soit par le fait d'une tare partielle, instabilité, amoralité par exemple.

La variété même des circonstances pathologiques en cause interdit de formuler un traitement général de l'anormalité. En réalité, un certain nombre de ces sujets sont très perfectibles, par exemple parce que leur trouble nerveux dépend d'une mauvaise hygiène, ou bien de troubles physiques curables, comme des végétations adénoïdes ou de l'insuffisance thyroïdienne. Mais beaucoup d'autres ne peuvent guère être influencés par un traitement médical et par des modifications de leur hygiène. La pédagogie sera chez eux le principal moyen d'intervention, avec cette réserve toutefois, qu'ils seront fréquemment soumis à des examens médicaux, la moindre déchéance physique pouvant, en effet, compliquer les troubles mentaux.

Il faut souhaiter aux éducateurs qui se dévouent à cette tâche des succès de nature à les récompenser. Mais là encore il est douloureux de se dire que le plus souvent une prophylaxie bien simple eût évité un véritable gaspillage d'efforts.

On trouvera dans le volume *Psychothérapie* de cette collection un excellent chapitre sur le dressage et l'éducation des anormaux.

CHAPITRE IV

OU DOIVENT SE TRAITER
LES TROUBLES INTELLECTUELS?

La question qui se pose le plus souvent en présence d'un trouble intellectuel est de savoir où il convient de le traiter. Bien que nous ayons déjà donné, chemin faisant, quelques indications à cet égard, ce court chapitre sera consacré à répondre à cette question.

I. — MALADES A SOIGNER CHEZ EUX

En règle générale, il est évident que les malades atteints de troubles légers et *partiels* de l'intelligence (amnésie, troubles de l'attention, aphasies, apathie) devront être traités à domicile. La question est plus délicate en ce qui concerne les *névropathes* avec tendance à l'*excitabilité générale*. A part le cas où le milieu familial exerce une influence précise sur les troubles et ceux où un traitement hydro-thérapique compliqué est indiqué, nous pensons qu'il est préférable de traiter ces malades en cure libre, c'est-à-dire chez eux. En effet, le travail normal, les occupations régulières sont pour eux un déri-vatif mental de premier ordre, qu'il ne faut abandonner que contraint et forcé, et qui est incompatible avec un isolement.

Il faut pourtant faire une réserve, qui se présentera, du reste, pour tous les cas suivants. La décision à prendre n'est pas commandée seulement par l'état pathologique du sujet ; elle dépend aussi d'autres facteurs : les conditions morales et hygiéniques de son milieu familial, et plus encore peut-être sa situation de fortune. Lorsque celle-ci est aisée, elle laisse d'ordinaire une plus grande latitude pour le traite-ment à la maison, permettant l'assistance d'une ou de plusieurs personnes pour assurer l'exécution des prescriptions médicales, rendant possible également un isolement relatif dans une partie de la demeure.

Les *déprimés mélancoliques*, peu atteints, surtout lorsqu'il n'y a pas de délire et que l'état mental semble dépendre surtout de troubles organiques d'involution ou de nutrition, peuvent parfois être gardés à la maison ; de même aussi des malades ayant un état anxieux très léger, surtout d'origine cardiaque. Mais les uns et les autres devront cependant être surveillés de près. Nous avons déjà dit que les accidents et raptus mélancoliques surviennent souvent sans prévenir.

De même pour les *instables*, anciens périodiques en phase tranquille. De même pour l'ensemble des *accidents psychasthéniques*, y compris l'*émotivité exagérée*, les *obsessions* et les *phobies*, les *algies*, mais non les impulsions toutefois. Ici encore les conditions du milieu familial et la situation sociale interviendront. Si le milieu familial est nuisible, indifférent, ou s'il s'agit d'isolés, le traitement à la maison sera plus difficile. Il ne faut cependant pas y renoncer de prime abord : d'abord en raison de l'importance des troubles organiques et des fautes d'hygiène générale dans l'étiologie de ces accidents, troubles et fautes auxquels il faudra toujours remédier dans le milieu où le sujet est appelé à vivre. Puis on se souviendra que ces malades, lorsqu'ils sont guéris en cure libre, lorsqu'ils ont réappris l'énergie avec l'aide de leurs occupations professionnelles, sont peut-être mieux guéris que lorsque leur cure s'est faite à la faveur d'un isolement. Chez les femmes surtout, les cures d'isolement ont parfois cet inconvénient que les malades prennent assez volontiers l'habitude d'y recourir même sans nécessité, et que par là leur effort individuel est moindre. Est-il besoin de noter que cette tendance est d'autant plus marquée que l'action personnelle du médecin de la maison d'isolement est plus grande ?

On ne tentera cependant cette cure à la maison que chez des malades dont la bonne volonté est entière et dont la volonté n'est pas trop débilitée.

On pourra soigner à domicile des *confus*, des malades atteints de *délire toxique* sans grande agitation, mais à la condition expresse qu'il soit possible de réaliser l'isolement comme pour une maladie contagieuse.

On pourra de même laisser en liberté, chez eux, des *persécutés* dans les toutes premières phases de leur délire, pourvu qu'ils n'aient aucune tendance aux réactions, qu'ils ne trouvent dans leur milieu habituel aucun aliment à leurs idées pathologiques, qu'ils n'aient enfin que de très exceptionnelles hallucinations. Il ne faudra jamais se fier à l'état de lucidité d'un persécuté pour décider s'il doit être interné ou non. Une lucidité extrême, une logique impeccable, sauf dans le domaine du délire, sont compatibles avec un état absolument dangereux, et réclamant l'internement.

Enfin des *déments tranquilles*, des *paralytiques généraux confinés au lit*, des *débiles*, des *anormaux* sont susceptibles d'être soignés chez eux.

On remarquera qu'un certain nombre de ces malades, privés par leur indigence ou par des considérations particulières du bénéfice du traitement à domicile, sont des clients naturels du *placement familial*, tel qu'il est réalisé à l'étranger, à Gheel notamment, et dans les colonies agricoles du département de la Seine : Dun-sur-Auron et Ainay-le-Château. Ce mode d'assistance est certainement appelé à se généraliser en se perfectionnant ; il a pour lui des considérations morales et économiques. Déjà le placement *homo-familial*, c'est-à-dire l'assistance dans la famille même du malade, au moyen de secours en argent et de soins médicaux, commence à être expérimenté d'une manière indirecte, par le jeu de la loi d'assistance aux vieillards et incurables, parmi lesquels il n'est pas douteux que ne se rencontrent quelques-uns de ces déments tranquilles ou de ces affaiblis partiellement, qui, se trouvant dans l'aisance, seraient restés chez eux.

II. — MALADES A ISOLER

L'isolement consiste dans la séparation du milieu familial, l'interruption des occupations normales, souvent la solitude, en tout cas la vie sous surveillance médicale quasi constante, allant même jusqu'à la séquestration, *si le malade y consent*, comme c'est le cas pour des morphinomanes, par exemple, auxquels il serait inutile d'imposer la tare d'un internement légal.

La caractéristique de l'isolement, c'est que légalement il doit prendre fin dès le moment où le malade réclame sa liberté. Il n'est donc applicable qu'à des malades consentants, ou à la rigueur inertes et muets. Un dément en état de stupeur, un confus grave incapable d'agir ou de s'exprimer, un paralytique général à la période ultime peuvent être conservés, bien que véritablement aliénés, dans une maison d'hydrothérapie, de repos ou de régime, à condition toutefois qu'au point de vue de leurs biens, qu'ils sont incapables de gérer, des mesures aient été prises, leur donnant mêmes garanties qu'un internement régulier.

Ce sont là, du reste, des exceptions. En fait, l'isolement convient surtout aux *névropathes*, *excitables* ou *déprimés*, qui se trouveraient mal du milieu familial, à quelques *anxieux*, à quelques *périodiques* dans la convalescence ou l'intervalle des accès, à la majorité des *hystériques*, qui ont besoin d'un cadre particulier pour que leur mentalité se transforme, à quelques *phobiques* et *douteurs* qu'il faut tenir en main, aux *obsédés* avec *impulsions*, aux *intoxications* (dipsomanie, morphinomanie, etc.), enfin à la variété de confus, déments, délirants infectieux ou toxiques dont il vient d'être question.

L'isolement, quand il s'accompagne d'une surveillance efficace, sous la direction d'un médecin compétent, est donc un excellent moyen. Malheureusement, il n'existe pas en France pour les indigents, et même pour les petites bourses. Les hôpitaux sont fermés ou à peu près aux névropathes simples et surtout aux malades qui ont un trouble mental suffisant pour nécessiter une surveillance effective. Les chambres d'isolement des établissements hospitaliers ne sont trop souvent que des cellules de force. A peine peut-on signaler quelques organisations hospitalières d'isolement, notamment celle du professeur Dejerine à la Salpêtrière, et les services de clinique psychiatrique qui sont installés dans un hôpital.

III. — MALADES A INTERNER DE PRÉFÉRENCE

Trop souvent, dans l'esprit public, et même dans l'opinion médicale, se fait une confusion entre internement et internement d'urgence, entre aliéné et individu dangereux, à séquestrer, à séparer de la société par mesure d'intérêt général. Les aliénés sont les victimes de cette idée fausse, surtout les indigents, qui, n'ayant pas d'autre ressource que le placement d'office, doivent attendre les secours médicaux jusqu'au moment où leur maintien en liberté est devenu incompatible avec l'ordre public ou la sécurité des personnes. Parmi les malades dont l'internement se présente, sinon comme une mesure de nécessité, du moins comme une mesure de prudence, il faut mentionner ceux qui sont atteints d'*excitation maniaque* d'intensité moyenne, les *mélancoliques* simples, les *mélancoliques avec stupeur* et les *anxieux*, les malades à *impulsions* et à *fugues*, certains *dipsomanes* et *morphinomanes*, les *fous moraux*, les *interprétants*, les *hallucinés*, les *délirants toxiques*, les *confus avec agitation légère*, les *déments précoces*, les *déments gâteux*, les *paralytiques généraux*, les *déments séniles* et *organiques*, les *imbéciles* et les *idiots*. Mais il est bien entendu que l'internement serait obligatoire pour toutes les catégories précédentes s'il survenait la moindre menace d'agitation ou d'acte dangereux, et si les conditions du traitement libre ne permettaient pas une thérapeutique effective.

Parmi ces malades peu atteints, et dont les réactions sont d'ordinaire assez peu marquées pour que l'internement ne s'impose pas, il faut bien noter qu'il en est chez lesquels l'action favorable de l'internement dépend précisément de la contrainte qui s'attache à lui. Il y a notamment des dégénérés instables dont le grand malheur est d'avoir vécu sans discipline : jeunes gens riches dont l'éducation a été manquée, parce que l'effort de leur part n'a paru nécessaire ni à leurs parents, ni à eux-mêmes, enfants de psychopathes ou orphelins livrés à eux-mêmes, etc. Un jour vient où les bizarreries de leur caractère, les fantaisies de leur égoïsme exagèrent leur tempérament impulsif. Ce sont déjà des malades, mais ils ont encore sur eux-mêmes un pouvoir frénateur dont il serait d'autant plus fâcheux de ne pas tenir compte que c'est sur son développement que reposent en partie les chances de guérison. Or on ne peut obtenir de leur bonne volonté cette action d'arrêt. Il faut, après échec dûment constaté des procédés de douceur, procéder à un internement qui aura pour eux la valeur salutaire d'une sanction. On le fera aussi bref que l'on voudra, si l'on a l'impression que la leçon a porté; mais on ne se contentera pas de la menace, qui serait vaine.

A plus forte raison ne devra-t-on pas hésiter lorsque de jeunes sujets de cette catégorie manifesteront des idées de suicide caractérisées, et cela même s'il n'existe aucune cause légitime de désespoir, même s'ils sont absolument conscients et ne présentent nullement le tableau de la mélancolie délirante, même si leurs tendances mythomaniaques laissent un doute sur la réalité de leurs intentions.

Il y a deux manières de répondre à une menace de suicide qui ne paraîtrait que partiellement sincère et qui serait liée à un tel état d'esprit : on peut ne pas la prendre au sérieux et affecter à son sujet une indifférence complète. C'est un procédé utile dans quelques cas, avec certaines femmes hystériques notamment, mais il est toujours dangereux. Cette sorte de mise au défi peut mal tourner, parfois même contre la volonté des malades : il y a des simulations de suicide qui, par accident, deviennent des suicides réussis. L'autre manière consiste, tout en émettant les doutes qui montreront au sujet qu'on n'est pas sa dupe, à le traiter en aliéné, en le mettant par l'internement dans l'impossibilité d'exécuter ses desseins. Tant pis pour lui s'ils n'étaient pas sérieux.

Avec le même fonds mental d'instabilité indisciplinée, on peut assister au développement d'idées délirantes (idées de persécution, idées de jalousie) dont l'origine repose sur de simples interprétations vis-à-vis desquels le sujet se montre d'une critique véritablement trop complaisante. En pareil cas, il est de règle que la psychothérapie tentée en cure libre échoue complètement. Un internement précoce, par la secousse morale qu'il provoque chez des sujets conscients, obligera ceux-ci à discuter avec eux-mêmes leurs propres idées. Le premier moment de révolte passé, s'ils se trouvent en présence d'un médecin qui leur en impose par son caractère et par une évidente loyauté, ils se demanderont si vraiment ils n'ont pas été le jouet d'une illusion, et la cure psychothérapique deviendra facile.

Il faut bien noter que ces remarques ne s'appliquent qu'à une classe bien spéciale de malades, à ces névropathes qui, jusque dans l'âge adulte et parfois toute leur vie, agissent et pensent en enfants gâtés. Il serait fort imprudent d'attendre le même résultat éducatif de la plupart des persécutés, même au début de leurs troubles.

IV. — MALADES A INTERNER NÉCESSAIREMENT

On procédera à l'internement toutes les fois que, pour un malade inoffensif, les conditions sociales ou de milieu rendront illusoire tout autre mode de traitement. On insistera pour que cette mesure ne soit pas différée toutes les fois qu'il s'agira d'une psychose curable, en se souvenant que chaque jour perdu réduit les chances de guérison. La tâche du médecin est ici ingrate entre toutes. Presque toujours, il se heurtera à l'opposition des familles, qui redoutent l'internement, soit pour le malade lui-même, soit plus encore par la mauvaise réputation qui en pourra rejaillir sur ses proches.

Trop souvent, on sera tenté, le conseil donné comme en passant, de se désintéresser de la question. La responsabilité à prendre n'a rien d'encourageant. Risquer le blâme de l'opinion publique, dont l'éducation n'est pas faite, les calomnies de l'entourage, et les revendications ou les actes de vengeance de l'aliéné guéri, mais mécontent, est une perspective de nature à faire reculer un médecin que sa situation ou son expérience ne mettraient pas à l'abri de ces dangers.

Il faut bien le dire aussi, l'attitude de certains magistrats complique encore le problème. Obsédés par la phobie de la séquestration arbitraire, investis d'un pouvoir sans limites, en ce qui concerne la mise en liberté, dégagés surtout de toute responsabilité, ils ne saisissent parfois qu'avec peine les obligations de la thérapeutique psychiatrique. Il nous paraît utile que les médecins n'hésitent pas, lorsque l'occasion s'en présente, à donner aux magistrats, avec toute la déférence désirable, des leçons de psychiatrie pratique dont l'enseignement des Facultés de droit est malheureusement dépourvu, et qui manquent aussi, ce qui est plus regrettable, dans les matières du concours d'accès à la carrière judiciaire récemment institué.

Il faut absolument, non pour la tranquillité des médecins, mais pour l'intérêt des malades, que soit consacré le double principe que l'internement doit être une mesure de traitement, et aussi que l'aliéné a droit à l'assistance; donc, qu'il est du devoir du médecin d'insister pour que ce traitement lui soit assuré en temps utile.

D'autre part, on internera tous les aliénés dangereux ou simplement nuisibles à l'ordre public ou aux bonnes mœurs. Les cas pour lesquels l'hésitation est le moins permise sont les suivants :

Les *grands agités*, *maniaques*, *paralytiques généraux*, *épileptiques* (quand l'excitation de ceux-ci n'est pas simplement épisodique et transitoire), les *persécutés revendicateurs* et *persécuteurs*, même non hallucinés et simplement interprétants. On se souviendra que c'est parmi eux que se trouvent les plus dangereux auteurs d'attentats commis par des aliénés.

Les *délirants mélancoliques* et *mystiques*, particulièrement redoutables en raison de leur tendance à l'homicide-suicide, au suicide, aux automutilations, de leur foi dans une mission prophétique destinée à s'accomplir au milieu des sacrifices.

Les *alcooliques*, autant pour lutter contre l'élément de confusion mentale que pour les déshabituer de l'alcool, et surtout pour éviter les drames auxquels donnent lieu leurs impulsions subites (colères, fugues, violences, meurtre, délire de jalousie, terreurs panophobiques, etc.).

Les *dégénérés* et *hystériques* avec excitation, tendances aux actes extravagants ou immoraux, mythomanie, tentatives de scandale, impulsions, bouffées d'intoxication surajoutées (opium, morphine, cocaïne, éther, etc.).

En règle générale, la fréquence et l'intensité des *hallucinations*, l'existence avérée d'*impulsions* seront des indications d'internement sans délai. De même, le refus prolongé de nourriture, même si le malade demeure calme, de même certains états de délire mélancolique en apparence tranquille, mais dans lesquels les idées de suicide et d'homicide-suicide prendront tout à coup une gravité extrême.

Pour apprécier le degré du danger, on tiendra compte de l'entourage, des garanties qu'il donne au point de vue d'une surveillance provisoire, de la proie qu'il offre aux actes de l'aliéné. On songera que les sentiments affectifs les plus naturels, loin d'être une sauvegarde, deviennent parfois la cause déterminante de l'attentat. Un mélancolique à idées de ruine, un mystique délirant tueront leurs enfants pour leur éviter l'indigence ou assurer leur salut éternel. On se méfiera de la nuit, surtout des premières heures du jour. Quand l'internement sera reconnu nécessaire, inévitable, on agira le plus vite possible.

V. — FORMALITÉS DE L'INTERNEMENT

Les aliénés sont régis en France par la loi du 30 juin 1838, contre laquelle des critiques très vives et certainement en partie injustes ont été élevées. Ces critiques ont abouti à l'élaboration d'une série de projets de lois, dont le plus récent émane de l'initiative du Dr Fernand Dubief, ancien ministre de l'Intérieur et ancien directeur d'asile. Ce projet a été voté par la Chambre et est actuellement soumis à l'examen d'une commission du Sénat. Il consacre un principe nouveau, qui manquait dans la loi de 1838 et qui se trouve ainsi formulé dans l'article 1er du projet : « L'assistance et les soins nécessaires aux aliénés sont obligatoires ».

Le projet Dubief institue le placement par la volonté spontanée de l'aliéné, le traitement légal de l'aliéné à domicile ; il réglemente l'internement à l'étranger, il autorise le placement d'office, non plus sous la condition exclusive que l'état d'aliénation rend l'individu dangereux, mais aussi compromet sa propre sûreté ou sa guérison. Il indique, en outre, une division des services de l'asile, de nature à hâter le traitement des malades aigus et curables. Il réalise donc un très grand progrès au point de vue médical. Certaines de ses dispositions, visiblement inspirées par la crainte que manifeste l'opinion publique à l'égard des séquestrations arbitraires, sont moins heureuses. L'intervention du tribunal, notamment, qui est prévue au moment de l'internement, est de nature à retarder celui-ci. Or, il ne faut pas se lasser de le répéter : le grand danger n'est pas la possibilité de séquestrations arbitraires, c'est celle d'internements trop tardifs.

Quoi qu'il en soit, à l'heure actuelle, sous le régime de la loi de 1838, il existe deux sortes de placements : les placements volontaires et les placements d'office.

1° *Placements volontaires.* — Les placements volontaires, pour lesquels les familles assument tous les frais, s'appliquent à toutes les variétés d'aliénation. Il faut et il suffit, en pareil cas, de conduire le malade dans la maison de santé choisie (asile public ou maison privée) et de présenter les pièces suivantes :

a) Une demande d'admission, écrite et signée par la personne qui effectue le placement.

b) Un certificat rédigé par un docteur en médecine, moins de quinze jours avant le placement, et indiquant l'état du malade et la nécessité de l'internement.

Ces deux pièces doivent être rédigées sur papier timbré. La signature du médecin doit être légalisée.

c) Une ou plusieurs pièces établissant l'identité de la personne à interner et de l'auteur de la demande.

Lorsqu'il s'agit de malades calmes, l'internement se fait d'ordinaire sans difficultés. Suivant l'état de conscience du malade et la nature de son trouble, il peut être conduit à la maison de santé par persuasion ou sous un prétexte quelconque. La ruse est ici légitime quand il s'agit d'éviter à un aliéné une occasion de scandale ou le prétexte d'un attentat ; mais ceci s'applique, dans notre pensée, uniquement au transfert de la maison à l'asile.

Jamais un médecin ne devra accepter, sauf péril imminent, d'examiner un aliéné en se présentant à lui sous une fausse qualité. Les familles proposent volontiers au médecin ce subterfuge, qui a pour elles l'avantage d'endormir plus longtemps les défiances de l'intéressé. Mais c'est en y cédant que les médecins sont conduits à des examens incomplets, notamment au point de vue somatique, et sont exposés à l'accusation d'avoir rédigé un certificat de complaisance, le malade affirmant avec une entière bonne foi n'avoir été visité par aucun médecin avant son internement. Si le malade n'est pas personnellement connu du médecin, il pourra être prudent d'indiquer dans un certificat que c'est à la demande de M. X..., qu'il a été procédé à l'examen d'un individu que l'on vous a dit être M. Y..., âgé de ..., etc.

Le certificat médical ne nécessite pas nécessairement un diagnostic précis, trop souvent impossible en psychiatrie après un court examen. Mais il réclame un exposé symptomatique exact, excluant toute cause d'erreur possible, n'affirmant que ce que le médecin a réellement constaté, ne tenant compte des renseignements — même les plus vraisemblables — qu'à titre documentaire. Il est bon qu'il fasse mention de l'état physique du sujet, qu'il indique en tout cas les conditions organiques qui peuvent être rattachées à l'état mental. Ce certificat sera muet sur les tares héréditaires et aussi discret que possible sur les tares personnelles. On se gardera également, sous prétexte de précision, de divulguer dans son texte des incidents d'ordre privé.

Il pourra être rédigé sous la forme suivante, par exemple :

Je soussigné (*nom, prénoms*), docteur en médecine, demeurant à......
certifie que Monsieur (*nom, prénoms, profession, domicile*), âgé de.......
est atteint (ou présente des signes) de mélancolie anxieuse délirante, caractérisée par des idées d'indignité, de ruine, et d'auto-accusation, par de
l'agitation surtout nocturne, des tendances au suicide, du refus d'aliments,
que cet état s'accompagne d'insomnie, de troubles de la digestion, d'un
certain degré d'insuffisance rénale, et nécessite que Monsieur ....
reçoive des soins dans un établissement spécialement consacré au traitement des maladies mentales et y soit tenu enfermé.

(Date et signature légalisées.)

La demande d'admission pourra, à la rigueur, être rédigée dans
la maison même qui recevra le malade, mais il est indispensable
que les personnes qui accompagneront celui-ci soient porteurs, pendant le trajet, du certificat médical et des pièces d'identité.

Il peut arriver que, le médecin ayant examiné le malade et
conclu à l'internement, la famille refuse de s'y résoudre, et que,
dans la suite, l'état ayant empiré, la famille s'adresse de nouveau
au médecin et lui demande de lui délivrer le certificat nécessaire
pour le placement, sans faire au malade de nouvelle visite. Ici l'attitude du médecin doit être bien nette. S'il y a plus de quinze jours
qu'il n'a vu le malade, il doit exiger une nouvelle visite. S'il y a
moins de quinze jours, et si le diagnostic est incertain, ou s'il
s'agit d'une affection mentale susceptible d'évolution, il doit également demander à faire une nouvelle visite. S'il s'agit d'une affection mentale chronique et certaine, il pourra rédiger un certificat
constatant ce qu'il a vu lors de sa visite. Il datera ce certificat, non
du jour où il lui est demandé, mais du jour de la visite, et ne tiendra pour sa rédaction aucun compte des indications qui lui auront
été fournies ultérieurement.

En d'autres termes, le certificat du médecin ne devra mentionner
que ce qu'il aura constaté lui-même. La loi exige, en outre, que le
signataire du certificat de placement ne soit ni parent ou allié au
second degré exclusivement des chefs ou propriétaires de l'établissement, ou de la personne qui fera effectuer le placement.

2° *Placements d'office.* — Les placements d'office sont ordonnés
par l'autorité administrative : le préfet de police à Paris, les préfets
dans les départements. Leur condition nécessaire, sous le régime de
la Loi de 1838, est que l'état d'aliénation compromette l'ordre public
ou la sécurité des personnes. En fait, certaines administrations pré-
fectorales interprètent la loi dans un sens assez large, de manière
à appliquer ce placement à des malades calmes, mais indigents. En

effet, le placement volontaire gratuit n'existant pas, et les préfets appliquant le régime du placement d'office à tous les aliénés qui sont pris en charge par leur département, il a bien fallu étendre un peu les dispositions de la loi de 1838, sous peine de priver de toute espèce de soins les aliénés pauvres et inoffensifs. On sait que le projet Dubief régularise cette situation anormale, et légitime le placement d'office pour les cas où le maintien de l'aliéné en liberté compromettrait sa propre guérison.

Malheureusement, il est rare que cette interprétation bienveillante soit appliquée. Trop souvent, les maires et commissaires de police, chargés de l'enquête relative aux faits d'aliénation, estiment que les témoignages ne sont pas assez concluants pour qu'ils engagent leur responsabilité. Leur hésitation permet des attentats ou des suicides; elle diminue les chances de guérison.

3° *Séjour du malade à l'asile. Sorties.* — A l'arrivée du malade à l'asile, il est examiné, et dans les vingt-quatre heures de l'entrée, le médecin chef de service est tenu d'établir un certificat mentionnant l'opportunité du maintien, au moins en observation. S'il conclut que l'internement n'est pas justifié par l'état du malade, celui-ci est remis en liberté. Quinze jours après l'entrée, le médecin chef de service doit adresser au préfet un nouveau certificat. D'autres certificats, dits de situation, peuvent encore intervenir au cours de l'internement, soit en réponse à une demande de renseignements de l'autorité administrative ou judiciaire provoquée par une réclamation du malade ou de tiers, soit motivés par des mesures prises au sujet des biens de l'aliéné.

CONDITION JURIDIQUE DES ALIÉNÉS INTERNES. — Lorsque l'aliéné est un mineur, l'internement ne modifie en rien sa situation juridique. De même si, majeur, il est interdit ou pourvu d'un conseil judiciaire. Mais le plus souvent aucune de ces éventualités n'est réalisée, et l'aliéné est entièrement capable au moment de son internement. Dès lors, contrairement à une erreur trop répandue, ses actes ne sont pas nuls de plein droit, mais simplement annulables. Ses droits civiques lui sont conservés, leur exercice seul est suspendu.

Ses biens sont gérés par un administrateur provisoire, qui peut être, soit, dans un asile public, l'administrateur légal, membre de la Commission de surveillance, spécialement désigné pour cette mission, soit un administrateur provisoire nommé par le Tribunal.

L'internement, de même que l'état ordinaire d'aliénation, n'est une cause, ni de séparation de biens, ni de séparation de corps, ni de divorce. L'aliénation est même, sous le régime du Code civil, un empêchement au divorce demandé pour d'autres causes. Il n'en est pas de même dans certaines législations étrangères, et leur exemple, joint aux enseignements de la pratique courante, a inspiré récemment divers travaux favorables au divorce des aliénés, ainsi que les propositions de lois déposées au début de la présente législature par MM. Maurice Violette et Maurice Colin, à la Chambre des Députés. Le nouveau Code civil allemand et le nouveau Code civil suisse n'ont pas adopté la formule de l'incurabilité, trop vague et trop sujette à erreur, pour autoriser le divorce. Le premier dispose qu'« un époux peut demander le divorce, lorsque l'autre époux est atteint de maladie mentale, que la maladie a, pendant le mariage, duré au moins trois ans, et a atteint un tel degré que la communauté mentale entre les époux a disparu, et aussi qu'est exclue toute perspective de rétablissement de cette communauté ». Le Code suisse exige de même que l'état d'aliénation rende la continuation de la vie en commun insupportable.

Il y a toutefois une circonstance dans laquelle l'aliénation devient une cause de divorce: plusieurs jugements récents ont accordé le divorce pour cause de maladie mentale ayant existé avant le mariage et ayant été dissimulée à l'autre conjoint. La jurisprudence n'est toutefois pas encore fixée sur ce point.

Sorties. — Le malade placé volontairement doit sortir dès que le médecin a constaté par un certificat spécial son état de guérison. Il peut sortir, même non guéri, dès que sa sortie est réclamée par ses proches (curateur, tuteur, époux, à leur défaut, ascendants, ou, au défaut de ceux-ci, descendants), par toute personne autorisée par le conseil de famille, par décision du préfet ou du tribunal. Si le médecin de l'établissement estime que le malade est dangereux, il en informe le préfet qui peut transformer le placement volontaire en placement d'office et s'opposer à la sortie.

L'aliéné placé d'office sort sur certificat du médecin, et arrêté de sortie du préfet.

Sorties à titre d'essai. — La loi de 1838 n'avait pas prévu les sorties à titre d'essai, qui sont, avec l'autorisation bienveillante des autorités administratives, de plus en plus usitées, et qui rendent de grands services. Leur principe est que l'aliéné est remis en liberté sous condition que dans un court délai — par exemple un mois — son état ne s'aggravera pas à nouveau. Dans cette éventualité, il serait réintégré sans formalités à l'asile; si le délai se passe sans incident, on régularise les pièces, et l'on transforme cette sorte de congé temporaire en sortie définitive.

Convalescence. — Le traitement de l'aliéné n'est pas terminé lorsqu'il est rendu à la liberté. La convalescence des troubles mentaux est une période particulièrement délicate, d'une telle importance en ce qui concerne l'avenir des malades qu'elle fait partie de la prophylaxie des rechutes, dont l'étude se trouve au chapitre suivant.

CHAPITRE V

PROPHYLAXIE GÉNÉRALE
DES TROUBLES INTELLECTUELS

De tout ce qui précède résulte une double notion : en premier lieu le système nerveux est un tout ; la dissociation de ses fonctions est artificielle et ne se présente en clinique qu'à titre d'exception. Même on ne peut d'ordinaire séparer les troubles intellectuels de l'état général de l'organisme, du fonctionnement des grands appareils. Les troubles de l'esprit traduisent une modification d'équilibre. Il est malaisé, long, souvent impossible, de rétablir cet équilibre détruit. Le véritable traitement des troubles intellectuels est donc un traitement prophylactique.

La seconde notion est celle-ci : les causes des troubles intellectuels, légers ou graves, sont de celles que l'on rencontre chaque jour et qui atteignent tous les humains. Et pourtant la raison est encore de ce monde. C'est que ces causes sont surtout occasionnelles, déterminantes, et que presque toujours elles n'agissent que sur des sujets prédisposés. Ainsi le problème prophylactique se trouve pratiquement limité à l'étude et au traitement de cette prédisposition.

I. — PROPHYLAXIE GÉNÉRALE. — LES PRÉDISPOSÉS

1. Les signes cliniques de la prédisposition. Émotivité morbide.
2. Influences héréditaires.
3. Influences du milieu. Éducation. Vie scolaire. Vie sexuelle.
4. Prédispositions acquises.
5. Hygiène générale du système nerveux.

1. — LES SIGNES CLINIQUES DE LA PRÉDISPOSITION

Nous avons indiqué, notamment à propos du syndrome d'excitabilité générale, quelques-uns des aspects cliniques de la prédisposition. Il nous suffit de rappeler qu'elle se manifeste le plus souvent par une association comprenant la débilité de l'intelligence ou de la volonté, et une émotivité constitutionnelle, morbide, dont les caractéristiques, d'après Dupré, sont les suivantes :

1° Exagération, dans leur instantanéité et leur amplitude, des réflexes tendineux, pupillaires, cutanés ;

2° Hyperesthésie sensorielle ;

3° Déséquilibre des réactions vaso-motrices et sécrétoires ;

4° Tendance aux spasmes ;

5° Intensité et diffusion anormales des effets physiques et psychiques des émotions.

Ces signes n'ont pas tous une égale valeur, et il y a des prédispositions mentales sans émotivité accrue ; cependant ils correspondent à une classe importante de malades et méritent d'être retenus. Les anomalies et retards de l'intelligence, de l'attention, les défauts de caractère : impulsivité, perversions, tendance au mensonge, sont dès l'enfance des indications que l'équilibre cérébral doit être surveillé.

Mais, de même que dans le premier chapitre nous faisions remarquer que seule l'évolution jugeait la valeur d'un trouble mental, de même ici il convient de noter que la vie, plus qu'un examen minutieux à un moment donné, permet d'apprécier la prédisposition morbide. Peu importe qu'un individu présente ou non tel ou tel de ces stigmates, si nous le voyons, dans les circonstances ordinaires ou exceptionnelles de son existence, réagir d'une façon anormale ou inconsidérée.

Beaucoup de sujets ont pu être jugés d'esprit solide dans leur enfance et se sont révélés instables et fragiles quand la vie leur a présenté, à la fin de leur adolescence, son cortège d'accidents et de responsabilités. Ce qu'il faut retenir, c'est que, si les prédisposés sont parfois des individus physiquement tarés ou malformés, réunissant en eux des attributs multiples de dégénérescence, il en est aussi dont le physique est soit normal, soit même remarquablement développé, dont l'intelligence n'est en rien déficiente ou retardataire, — mais dont le caractère seul est atteint.

En définitive, c'est du côté du caractère que se manifestent les véritables signes de fragilité mentale, ceux que la vie, pour en revenir à la grande cause, ne fera qu'accentuer et rendre plus tenaces. Il nous reste à savoir d'où provient cette fragilité.

2. — INFLUENCES HÉRÉDITAIRES

L'influence de l'hérédité est tellement forte en pathologie mentale qu'à diverses époques on l'a considérée comme exclusive. A l'heure actuelle, l'accord est aussi unanime sur le fait de l'hérédité que difficile à atteindre au sujet de son explication théorique.

L'hérédité se manifeste d'une manière évidente quand elle est similaire, pour certains troubles vésaniques (délires de persécution), ou les psychoses affectives (états mélancoliques) ; mais elle existe même dans les cas les plus exogènes, si l'on peut dire, dans les psychoses toxi-infectieuses, au moins à titre d'élément accessoire. Quelle que soit l'intensité de l'infection pneumonique ou typhique, ne délire pas qui veut.

Aussi, dans la prophylaxie des accidents cérébraux, une part importante revient-elle à la recherche soigneuse des tares héréditaires. Il est souvent difficile d'en obtenir l'aveu, et, quand on le peut, il est bon d'employer le moyen préconisé par Grasset, et qui consiste à interroger le père et la mère de la femme sur la famille du mari, et réciproquement.

L'hérédité n'est pas toujours directe ; souvent elle est atavique ancestrale. On peut être mis sur la piste de cette hérédité atavique par la comparaison du malade avec ses collatéraux, avec lesquels il a nécessairement un ancêtre commun.

La consanguinité représente un cas spécial de la question de l'hérédité ; nous le retrouverons plus loin.

Exceptionnellement, l'hérédité est similaire jusque dans les détails du trouble mental ; mais presque toujours elle est partiellement similaire, c'est-à-dire que l'on peut retrouver chez le sujet au moins des tendances et certains traits de caractère de ses ascendants. Très souvent, l'hérédité nerveuse est plus vague, non similaire, et consiste seulement dans l'existence, pour deux générations successives, d'anomalies mentales qui peuvent être extrêmement dissemblables. Ainsi se présentent les rapports héréditaires entre le génie et la névrose, entre la supériorité intellectuelle et les tendances maladives ou criminelles. L'on peut être l'opposé de l'autre ; il s'agit tout de même d'hérédité.

De nos jours, l'attention commence à être éveillée sur ces faits, assez pour que les familles prudentes en tiennent compte. Mais on connaît moins la valeur de l'hérédité dissemblable, c'est-à-dire de l'importance, au point de vue du système nerveux, d'antécédents tuberculeux, arthritiques, diabétiques, goutteux, artérioscléreux. A peine fait-on une place suffisante à l'hérédité alcoolique et à l'hérédité syphilitique.

Enfin, parmi les influences héréditaires, il faut tenir compte de l'état moral des parents au moment de la conception, de la santé physique et morale de la mère pendant la grossesse.

De l'ensemble de ces notions résultent les tendances modernes vers l'« eugénie », c'est-à-dire vers une amélioration de la race par la lutte contre les tares héréditaires. La question est complexe et délicate entre toutes. Le rêve serait assurément que l'usage s'établît d'entourer le mariage de sévères garanties médicales. Il est malheureusement chimérique d'espérer dans l'espèce une autre sécurité que la bonne foi des contractants. Tout certificat médical préalable risquerait d'être vexatoire et inopérant s'il se bornait à constater des tares apparentes. Le verrions-nous, contre toute prévision, entrer dans les mœurs, qu'on rencontrerait encore des jeunes femmes auxquelles le mariage a procuré la syphilis, des maris qui ont épousé des filles épileptiques, dont les parents se sont d'autant plus hâtés de se débarrasser qu'ils craignaient de ne pouvoir longtemps dissimuler la tare qui les atteignait.

Il faut toutefois que les médecins contribuent à répandre la crainte salutaire des hérédités morbides. Elle servira la cause de la prophylaxie. Ceux qui l'auront éprouvée apprécieront mieux l'utilité du médecin de famille, conseiller naturel en pareil cas. Comme Grasset le fait très justement remarquer, la meilleure solution, à l'heure actuelle, est « que les deux familles provoquent une conférence de leurs deux médecins, en les déliant du secret professionnel, l'un vis-à-vis de l'autre, et en s'engageant à accepter et à exécuter leur verdict, sans même leur demander les motifs de ce jugement » (1).

Là comme partout en thérapeutique mentale, il s'agit bien plus de cas particuliers, d'espèces, que de règles générales. Les tendances morbides sont surtout dangereuses quand elles s'additionnent, quand elles convergent, chez les conjoints. Un mariage doit-il être médicalement déconseillé, les deux candidats pourront sans inconvénients rechercher chacun une autre union : c'est entre eux qu'elle était impossible. C'est pour cette raison que les mariages consanguins comportent toujours certaines réserves, et que le devoir du médecin est de s'y opposer, surtout entre cousins germains, quand il existe une tare lourde dans la famille.

Il est rare que les circonstances permettent au médecin une prohibition absolue. Il devra l'exprimer en cas de syphilis récente ou insuffisamment traitée, de tuberculose grave, de maladie organique du système nerveux, d'épilepsie, de déséquilibre cérébral ou d'aliénation.

Plus souvent il devra déconseiller ou ajourner le mariage : c'est

<hr>

(1) Grasset, Thérapeutique des maladies du système nerveux.

en général ce qui se passe pour la tuberculose, pour des tares nerveuses touchant les ascendants seulement et semblant épargner les fiancés éventuels, et aussi pour l'hystérie. Nous reviendrons plus loin sur cette question.

3. — INFLUENCES DU MILIEU

Les facteurs héréditaires, les incidents de la vie intra-utérine ne modèlent pas à eux seuls la constitution mentale d'un sujet. Si marquée que soit leur empreinte, elle ne saurait être plus forte que celle des faits et des événements qui se déroulent pendant la période d'acquisition, de développement, c'est-à-dire pendant l'enfance et l'adolescence. A ce moment, le caractère peut encore se modifier dans une assez large mesure. La prophylaxie des troubles intellectuels se fait avant la vingt-cinquième année; après on peut presque dire qu'il est trop tard. C'est à cette époque de l'enfance et de la jeunesse que correspondent les influences du milieu.

§ I. — Éducation.

Le terme d'éducation, pris dans son sens le plus large, renferme à lui seul l'indication de ces influences. Pour qu'il ait sa pleine valeur, il faut toutefois entendre que la santé physique de l'enfant a été l'objet de soins minutieux. Combien de sujets nerveux doivent en grande partie leur état à ce que, durant leur petite enfance, ils ont été inconsidérément alimentés, à ce qu'ils ont souffert de dyspepsies gastro-intestinales, à ce que, plus tard, leur hygiène générale, leur diététique notamment, a été absurde.

Il s'agit donc, dans notre hypothèse, d'un enfant d'une santé moyenne, convenablement surveillé et soigné au cours des maladies inévitables. Son éducation débute à ses premiers jours, et doit être de tous les instants. Même dans les soins de la première enfance, la discipline et la régularité sont indispensables si l'on veut réagir avec quelque succès contre des tendances générales à l'instabilité. En apprenant à régulariser les tétées, le sommeil, et aussi tôt que possible les besoins naturels, les pédiatres ont donné à la médecine mentale un secours prophylactique réel, et en même temps un exemple.

Il n'est pas douteux que la régularité est un facteur d'équilibre et de calme, et une condition nécessaire de vie nerveuse normale. Aussi l'éducation, même dans sa partie la plus purement psychologique ou morale, doit-elle tenir grand compte de l'habitude, et s'appliquer à en créer de salutaires. On trouvera, eu de nombreux et excellents ouvrages modernes, les enseignements nécessaires pour cette œuvre toujours difficile, et particulièrement ardue quand il s'agit d'enfants nerveux, héréditairement fragiles, et dont il faut surveiller les moindres penchants, sous peine de les voir à la longue se transformer en vices ou en troubles mentaux.

Le rôle du médecin auprès des parents et des éducateurs sera de leur expliquer, dans la mesure du possible, le rapport qui existe nécessairement entre l'évolution physique et l'évolution intellectuelle de l'enfant, de leur indiquer ce qui, dans les incidents de la vie courante, tient à la santé du sujet, et d'y apporter le remède. Parfois, il pourra empêcher des rigueurs inutiles, qui auraient atteint un malade ou dépassé le but. Il se souviendra pourtant qu'une certaine sévérité est plus nécessaire chez les enfants nerveux, en raison de l'urgence qu'il y a à réformer leur caractère. Il attirera l'attention de la famille, s'il est besoin, sur les signes moteurs des anomalies psychiques (tics, spasmes) et s'appliquera à les traiter. Il réclamera pour l'éducation physique la part considérable qu'elle doit avoir dans l'éducation de ces sujets, d'une part en raison des bénéfices physiologiques qu'elle procure, de l'autre à titre d'école d'endurance, de volonté et d'énergie.

S'il a su imposer le respect de son autorité et de son caractère, il sera consulté sur le choix d'un établissement d'instruction ; chez des enfants particulièrement impressionnables, à tendance mystique ou mythomaniaque, son avis sera demandé pour parer aux réactions trop vives de l'instruction religieuse ; constamment il pourra être fait appel à son concours pour que, par lui, l'hygiène physique vienne en aide à l'hygiène morale.

Trop souvent, malheureusement, elles manquent l'une et l'autre, précisément dans les familles où les tares héréditaires les rendraient plus essentielles. Une fois de plus, en pratique, les causes morbides s'additionnent : c'est, par exemple, un père alcoolique (dont les enseignements moraux seraient frappés de stérilité s'il se donnait la peine d'en faire, mais auquel échappent, bien entendu, les conséquences de ses habitudes en ce qui concerne ses enfants.

C'est surtout chez les tarés que se présentent et qu'agissent les influences nocives du milieu.

§ 2. — Vie scolaire.

Il y a quelque vingt-cinq ans, le surmenage intellectuel d'origine scolaire eut son heure d'actualité : sous la forme absolue et simpliste des premières discussions, elle fut brève. L'accord ne fut pas long à s'établir sur le fait que le surmenage était infiniment moins à redouter que les défectuosités de l'hygiène scolaire (locaux, matériel), au point de vue de l'aération, de l'éclairage, de la position des élèves pendant le travail, etc. C'est là une question bien différente, et dont l'étude nous entraînerait trop loin.

En ce qui concerne le surmenage purement intellectuel, les parents d'enfants nerveux peuvent être rassurés, à condition que la somme de travail à fournir laisse pour le repos, pour l'exercice physique, pour le temps des repas, des loisirs suffisants.

Il y a cependant une exception. Quelles que soient les aptitudes d'un enfant, le médecin agira prudemment en mettant la famille en garde contre une variété de surmenage, celui qui accompagne la préparation aux concours d'entrée des grandes écoles. Il y a là un régime de tension permanente de l'esprit, réalisée le plus souvent dans des conditions d'hygiène générale médiocres, à un âge où le système nerveux aurait besoin de précautions particulières.

Cet effort se répète souvent plusieurs années ; les échecs précédents le rendent angoissant et pénible. Après succès, il est suivi d'un autre surmenage mental, dans certaines grandes écoles tout au moins. D'ordinaire, les nerveux ne franchissent pas sans incidents cette série d'épreuves, et l'on ne compte plus aujourd'hui les sujets que l'École Polytechnique a « brûlés », soit que leurs qualités intellectuelles soient devenues moins évidentes après le passage à l'École, ou simplement l'effort donné pour y parvenir, soit que leur cerveau en ait gardé une atteinte profonde et définitive. Ceux qui sont marqués par cette sorte de stérilisation de leur esprit sont presque toujours des fragiles, des héréditaires notamment.

D'une manière plus générale, il y a un surmenage scolaire à redouter : c'est celui qui atteint des jeunes gens que leur hérédité ne prédisposait point à l'effort cérébral. Celui-ci est de toute importance : on le rencontre fréquemment dans l'histoire de la démence précoce, ou de certains délires de persécution qui en sont très voisins, suivant la conception kraepelinienne assez légitime de la paranoïa.

Ce sont des fils de paysans, à la musculature puissante, dont l'esprit s'est détraqué au cours d'une préparation d'examen, dans le régime claustral, et, à bien des égards, nuisible, d'un internat. Ce sont de malheureuses filles du peuple dont la famille a été tentée par l'appât de quelque diplôme, destiné à leur donner droit de cité dans la bourgeoisie. Ce sont des filles d'une bourgeoisie peu portée à l'abstraction, qui ont cru sentir en elles la vocation de hautes études et de la spéculation scientifique.

La thèse que Paul Bourget a si brillamment défendue dans l'*Étape*
est d'une haute vérité. Lorsque les circonstances imposent à un
cerveau une sorte de révolution dans son mode de travail, par
rapport à celui de la génération précédente, la résistance générale
de l'organe s'en ressent. Et la fragilité de ce cerveau surmené est à
son maximum lorsque la vie sexuelle est intense. Il y a une sorte
de balancement en vertu duquel, chez ces sujets, de l'intelligence
ou de la sexualité, l'une des deux fait tort à l'autre. Il semble bien
que les seuls peuples où le féminisme intellectuel soit possible
autrement qu'à titre d'exception soient des peuples, comme les
Scandinaves, à sexualité faible ou tout au moins sévèrement disci-
plinée.

§ 3. — Vie sexuelle.

La vie sexuelle intervient dans la prédisposition cérébrale, d'une
part, parce que l'époque de son développement correspond à la vie
scolaire la plus active, de l'autre, en vertu des modifications physiologiques et psychologiques qu'elle entraîne dans l'organisme.

Chez les héréditaires, elle est souvent précoce, facilement désor-
donnée et pathologique. Elle devient donc à la fois une cause
d'excitation, de surmenage nerveux, une occasion de céder à des
instincts et d'être constamment vaincu dans la lutte pour la discipline de soi-même, et enfin un motif de dissimulation et de mensonge.
Parfois elle agit peut-être plus encore comme élément déterminant ;
l'histoire des « folies masturbatoires » des anciens auteurs, si
étroitement liées aujourd'hui à la démence précoce, en est la
preuve.

Son éveil devra être suivi avec une attentive prudence. Dès
l'enfance, on songera aux mauvaises habitudes ; si elles existent,
on prendra garde de les fixer par une répression exagérée qui
agirait chez ces sujets comme une véritable suggestion. Suivant les
natures, on choisira le moyen de les corriger. Plus tard, on conseillera aux parents de surveiller l'entourage des enfants, leurs lectures et leurs jeux. Chez les garçons, une fois la puberté réalisée, on
cherchera, d'une part à réduire au minimum les habitudes fâcheuses
qu'il n'est pas toujours facile de supprimer complètement, de l'autre à
retarder le plus possible l'usage normal de la fonction. Outre les
considérations morales, le médecin pourra faire valoir la crainte de
la syphilis, complication redoutable au point de vue de l'équilibre
cérébral. C'est pourtant une indication à donner d'une touche
légère, car, parmi les prédisposés, la syphilophobie peut prendre des
caractères inquiétants.

Ces névropathes apportent aux choses de l'amour une fièvre, une exagération dans les réactions, une hâte dans le désir et un égoïsme dans la satisfaction, qui sont bien propres à leur en faire connaître les tourments avant qu'ils en aient épuisé les joies. Leur vie de garçon est parfois entrecoupée d'incidents ou de drames, et leur vie conjugale fertile en dissentiments et en malentendus.

Aussi le médecin de famille fera-t-il sagement de ne conseiller le mariage qu'à ceux dont l'équilibre moyen lui paraîtra suffisant, dont la vie sexuelle lui semblera saine, dépourvue d'habitudes équivoques et de pratiques louches, et dont l'expérience et la moralité leur permettront d'offrir à une jeune femme des joies partagées, plutôt qu'un débordement d'appétits.

Le mariage est un cap dangereux. Certains, mal préparés, mal assortis aussi, y trouveront l'instabilité morale permanente, les oscillations incessantes de leur niveau mental parmi lesquelles un jour finira par sombrer leur raison. D'autres, qui avaient donné des craintes jusque-là, entreront, le passage franchi, dans des eaux tranquilles. La régularité dans la vie, l'habitude du calme dans le bonheur, la nécessité de préoccupations non égoïstes les auront sauvés.

Aussi ce n'est pas seulement au point de vue de la prophylaxie héréditaire que le mariage doit retenir l'attention du médecin. Il importe autant pour l'avenir des conjoints eux-mêmes. Est-il besoin de le dire? La question, délicate comme on vient de le voir en ce qui concerne l'homme, l'est plus encore à l'égard de la jeune fille. Pour celle-ci, le mariage n'est pas seulement le lien définitif, c'est l'ouverture de la vie sexuelle et de ses conséquences physiologiques. L'homme a fait l'expérience de cette vie; par ses confidences, on peut connaître ses réactions, apprécier dans quelle mesure l'union légitime est possible ou désirable pour lui. Mais cette jeune fille nerveuse, fille de nerveux, exubérante dans ses manifestations sentimentales, mythomane à l'occasion, peut-être sujette à des crises de nerfs, cette « hystérique », est-elle mariable?

Sans contredit, c'est une question d'espèce. Tout dépend des conditions dans lesquelles se présente l'avenir pour la jeune femme. Son désir de se marier ne doit même pas trop entrer en ligne de compte. Celles qui grillent d'un si grand désir que l'attente leur est insupportable ne sont pas toujours les plus sages dans leurs prétentions et les moins aptes aux déceptions. Ce qu'il ne faut pas, c'est un mari nerveux lui-même, inexpérimenté, impatient et faible, c'est une nouvelle famille rébarbative ou hostile, une résidence inhospitalière, une vie mondaine ou agitée.

Il est plus difficile de dire ce qu'il faut. Même les conditions les plus favorables n'ont pas empêché bon nombre de ces nerveuses de devenir, au retour du voyage de noces, des « neurasthéniques, des détraquées », parfois des maniaques à grande agitation. D'autres ont attendu leur première grossesse, et surtout leur premier accouchement. C'est parmi elles que se recrutent les folies puerpérales.

Il y a de jeunes prédisposées à qui le mariage doit être souhaité ; mais c'est surtout lorsqu'il doit avoir pour conséquence de les soustraire à un milieu troublé par des difficultés, des chagrins ou la maladie, et de leur procurer la tutelle affectueuse dont elles ont besoin. Pour que le mariage soit un expédient thérapeutique, il faut donc en général que les conditions qui l'indiquent soient extérieures au sujet. Il est exceptionnel qu'on puisse le conseiller à une jeune fille comme un remède à son état ; bien plus souvent faut-il au contraire temporiser, et en présence d'un projet faire comprendre tout l'aléa qu'il comporte.

4. — PRÉDISPOSITIONS ACQUISES

L'hérédité, l'éducation, le milieu dans lequel s'est passée la jeunesse sont les éléments par lesquels la prédisposition aux troubles mentaux se confirme ou au contraire s'atténue. Quand le développement physique est complet, quand la vie s'oriente, le cerveau est formé ; il possède alors, si l'on peut dire, un coefficient de prédisposition ou de fragilité qui ne varierait plus guère s'il ne survenait, chez certains, de nouveaux éléments perturbateurs, suffisants pour provoquer la psychose si l'instabilité préalable est grande, et dont l'effet principal est de créer, même chez les sujets bien équilibrés, de redoutables prédispositions.

Ces éléments peuvent être réunis en trois termes : infection, intoxication, surmenage.

1° **Infection**. — Le domaine de l'infection est trop vaste pour qu'il soit d'un grand intérêt de le parcourir ici. Il y a pourtant des infections à tendance neurotrope, pour employer la terminologie moderne. Parmi les maladies aiguës, il faut mentionner la *méningite cérébro-spinale*, malgré sa rareté actuelle en Europe, parce que la sérothérapie n'est pas encore arrivée à la détruire, et qu'elle demeure une menace permanente par la gravité de ses manifestations et les tendances générales qu'elle possède à se transformer, c'est-à-dire à avoir chance d'être méconnue.

La *fièvre typhoïde* est un ennemi moins brutal, mais plus répandu. Jadis le populaire disait : On en meurt ou l'esprit en reste malade.

La thérapeutique moderne, et surtout le traitement par les bains froids, a réduit les heures d'hyperthermie, et a largement favorisé la désintoxication dans le cours de la maladie. Le cerveau des patients en a certainement bénéficié, les séquelles cérébrales sont beaucoup plus rares aujourd'hui. Chez les prédisposés pourtant, la fièvre typhoïde demeure une cause déterminante qu'il ne faut pas négliger. Il n'est pas rare de la trouver à l'origine immédiate de la démence précoce.

La *tuberculose* pourrait être rangée parmi les infections aiguës. On ne doute plus qu'il y ait des encéphalites et des méningo-encéphalites curables liées à la tuberculose, dont l'atteinte soit, au minimum, une cause de prédisposition. Mais, presque toujours, c'est la tuberculose chronique qui est en cause. Le plus souvent, elle agit, à la fois en débilitant l'organisme, donc en troublant la cénesthésie, et en modifiant par ses toxines le chimisme des sécrétions internes et aussi celui des cellules cérébrales. Exceptionnellement, c'est une localisation — névrite par exemple — qui sera le point d'appel d'un trouble mental. Dans les tuberculoses avancées, on sait que l'ensemble de ces conditions aboutit parfois à un état mental un peu particulier.

La part de la *syphilis* dans la prédisposition nerveuse grandit chaque jour. Elle n'est pas seulement l'élément nécessaire dans la paralysie générale, elle est par essence une sensibilisatrice, préparant l'action éventuelle de l'alcoolisme, du traumatisme, l'éclosion d'une série variée de troubles mentaux. Mais c'est la prophylaxie de la paralysie générale qui demeure le grave problème.

Syphilis et paralysie générale. — La paralysie générale — on doit à Fournier cette notion classique — s'observe souvent chez des syphilitiques non traités ou insuffisamment traités ; on pourrait ajouter, et Fournier l'a dit lui-même, chez des syphilitiques mal traités. Un traitement continué pendant des années, sans interruption, qu'il soit mercuriel ou mixte, non seulement ne met pas à l'abri de la paralysie générale, mais vraisemblablement y prédispose. Nous avons notamment plusieurs observations de paralysies générales chez des médecins qui avaient, par l'abus de la thérapeutique, entretenu un état congestif permanent de leur cerveau. Il y a, dans l'évolution d'une syphilis, quelle qu'elle soit, des périodes dangereuses, vers la 5ᵉ année, la 10ᵉ surtout. A ce moment un traitement énergique, de sûreté, est indispensable ; mais, après une thérapeutique aussi abortive que possible au début, il est prudent, surtout chez des gens dont le cerveau travaille, de s'en tenir à ces termes tardifs.

Dans l'état actuel de la question, il est bien difficile de dire en quoi doit consister le traitement du début, et il faut que quelques années se passent avant que l'on apprécie la comparaison entre la proportion de paralytiques généraux parmi les malades convenablement traités par les méthodes anciennes, et celle que donneront alors les sujets traités par les arsénobenzols. Le choix de la méthode appartient au syphiligraphe ; le rôle du neurologiste est seulement de rappeler que, plus un sujet est déjà un prédisposé, et plus les circonstances de sa vie aggravent cette prédisposition, plus il convient d'être prudent et de donner au traitement médicamenteux de sa syphilis une forme discontinue.

2° **Intoxication**. — L'histoire de l'*alcoolisme* est également trop longue et trop connue pour qu'il soit utile d'y insister. On peut seulement rappeler que les troubles mentaux proprement alcooliques ne sont qu'une partie des résultats de l'intoxication chronique sur le cerveau. L'alcool agit beaucoup comme prédisposant : il s'associe à la tuberculose ; il prépare les dégénérescences artérioscléreuses ; il aggrave les conséquences des traumatismes.

À côté de lui, le rôle des autres toxiques exogènes est bien effacé. Le saturnisme semble n'apporter qu'un élément à une prédisposition déjà lourde par ailleurs ; l'oxyde de carbone produit certains empoisonnements lents de la cellule cérébrale qui la rendent plus apte à d'autres déchéances ; le tabac contribue à aggraver certains déficits de mémoire surtout, mais ce sont des responsabilités de second ordre ou des raretés. Les auto-intoxications, on le sait, sont infiniment plus redoutables.

3° **Surmenage**. — Enfin le surmenage représente à lui seul un élément de prédisposition qui est parmi les plus importants. Surmenage mental et surmenage physique ont ici valeur voisine, si leur résultat commun est de diminuer le sommeil. C'est, en effet, à la durée et à la qualité du sommeil qu'on apprécie véritablement le surmenage. Un homme peut supporter pendant de longues heures chaque jour une tension d'esprit extrême, faire un effort soutenu et quotidiennement répété, et n'en éprouver aucune atteinte profonde au point de vue mental, s'il dort suffisamment et d'un bon sommeil. C'est en grande partie par l'insomnie qu'elles entraînent que les émotions morales exercent une action si évidente et si profonde sur l'état intellectuel.

Les émotions, les soucis, les préoccupations longtemps prolongées et auxquelles on ne peut se soustraire, sont les véritables agents du surmenage mental. Exceptionnellement, il faut en rapprocher les professions qui demandent une grande attention, angoissante par la responsabilité qui s'y trouve attachée, et aussi celles qui nécessitent un travail de nuit ou un sommeil irrégulier. Mais ces conditions mêmes sont bien moins nocives que le surmenage moral. On s'habitue à des heures de travail anormales ou même irrégulières ; la responsabilité d'un mécanicien de chemin de fer devient vite coutumière et ne provoque plus d'anxiété ; on ne s'habitue pas — ou mal — à la douleur morale ou au souci permanent.

5. — HYGIÈNE GÉNÉRALE DU SYSTÈME NERVEUX

De tout ce qui précède devrait résulter l'impression qu'il y a, pour tout sujet, des précautions à prendre, d'autant plus sévères et d'autant plus minutieuses que l'apport héréditaire n'est pas absolument sain, qu'il y a une hygiène générale du système nerveux, et particulièrement du cerveau.

Cette hygiène est double : négativement, si l'on peut dire, elle comporte les précautions contre toutes les causes acquises de prédisposition dont nous venons de parler, et par conséquent une vie saine, sobre, bien réglée, et établie dans une « ataraxie » aussi complète que possible. Si la volonté du sujet, et aussi les circonstances, permettent une telle vie, les plus graves prédispositions héréditaires ont bien chance de demeurer lettre morte ; les accidents de l'existence seront traversés sans que le cerveau perde le commandement de lui-même.

Et, ce qui est aussi important au moins que la défense contre les causes extérieures de folie, le sujet sera ainsi protégé contre sa propre usure, contre le vieillissement de son cerveau.

Mais il est aussi une hygiène positive : pour être fort, et pour ne pas vieillir, il ne suffit pas d'allier l'abstinence totale de la vie stoïcienne avec le soin égoïste d'échapper à tous les chagrins. Dans un monde qui comporte une vie sociale, des charges et des devoirs nécessaires, la sagesse idéale n'est pas dans une retraite vide ; les plus grands cerveaux sont parmi les plus actifs. Il semble bien qu'anatomiquement, le cerveau se perfectionne avec l'âge chez ceux qui le soumettent à un exercice constant, qui entretiennent ses facultés, qui acquièrent des faits de mémoire, qui subissent des impressions, décident, et agissent, s'astreignent à créer. Il est cliniquement certain que, si l'on ne va pas jusqu'au surmenage, un travail cérébral constant est un facteur de santé. Les médecins qui, dans ces dernières années, ont le mieux précisé les conditions de cette hygiène cérébrale, Brissaud, Grasset, Maurice de Fleury entre autres, sont d'accord.

User de tout modérément, allier l'exercice physique au travail mental, mais ne pas plus craindre sa peine pour celui-ci que pour

celui-là, Bergson a dit : L'avenir est à ceux qui se surmènent. Formule inexacte, fait remarquer Grasset, parce que l'avenir ne peut
pas être aux malades, mais il est aux esprits sains qui ne reculent
pas devant l'effort.

Il faut agir pour durer ; il faut vivre pour ne pas vieillir.

II. — PROPHYLAXIE DES RECHUTES

La pire de toutes les prédispositions psychiques, c'est d'avoir eu
des troubles mentaux. Il y a donc, après traitement, une autre prophylaxie, celle des rechutes. Chronologiquement et logiquement,
elle doit être précédée d'indications sur la convalescence des psychoses.

1. — CONVALESCENCE

Qu'il s'agisse d'individus internés, ou simplement isolés, ou soignés
chez eux, ce n'est pas toujours la période active de la maladie, qui,
dans les psychoses curables, soulève les problèmes les plus délicats.
Souvent, la période difficile est celle de la convalescence, pendant
laquelle le sujet n'est pas encore en état de reprendre les occupations normales qui seront les plus sûrs garants de sa guérison.

Il est impossible de donner à ce sujet d'indication formelle, les
moyens variant avec les individus. Une seule règle générale : il faut
toujours procéder avec mesure et ménager les transitions. Le
confus, le mélancolique, le simple neurasthénique, guéris, ont
besoin d'être rassurés sur leur propre état. Il faut les mettre en
mesure de constater eux-mêmes leurs progrès par l'accroissement
prudemment ménagé de leur activité. Pour les gens qui ont dans
la vie de lourdes préoccupations, d'affaires ou de famille, on n'au-
torisera la reprise de l'existence normale qu'une fois la solidité de
l'amélioration bien démontrée.

Pour presque tous les malades, l'activité musculaire est ici particulièrement utile. Elle vient en aide au fonctionnement organique,
elle entraîne et discipline indirectement la pensée. Qu'il s'agisse du
travail professionnel d'un manœuvrier, ou d'un exercice de gymnastique suédoise que l'on prescrit à un intellectuel, le jeu des muscles en vue d'un but déterminé s'accompagne d'un effort cérébral :
il retient l'attention, assez pour qu'elle ne s'égare point sur des
regrets au moins inutiles visant la maladie récente, assez peu cependant pour qu'aucune fatigue véritable ne s'ensuive.

D'où cette notion : pour les malades d'asile, il est indispensable
qu'un travail, isolé ou en atelier, plutôt par petits groupes, et autant

que possible rémunéré, afin qu'il rende à ceux qui s'y livrent la fierté d'eux-mêmes, soit mis à la disposition des convalescents. Il est bon, chez certains malades dont on n'est pas très sûr, anciens alcooliques par exemple, de n'autoriser la sortie définitive qu'après des expériences successives : permission d'une journée pour aller chercher du travail, sortie de quelques heures avec la famille, etc.

Pour les malades en cure libre, même entraînement progressif, soutenu, en quelque sorte, par un travail manuel ou un exercice physique. A l'étranger, on a même érigé en principe, à diverses reprises, que les convalescents, les alcooliques surtout, devaient être conservés longtemps dans des quartiers ou des établissements spéciaux, organisés en ateliers ou disposés pour les exercices physiques collectifs. Pour des races fortement disciplinées, les mouvements d'ensemble exécutés par un certain nombre de convalescents peuvent être une démonstration utile de la valeur calmante du rythme et de la mesure : ils seraient sans doute plus difficilement applicables à la population de nos asiles.

Nous avons déjà dit que les malades atteints de psychoses aiguës graves, quelle qu'en fût la nature, pouvaient être assimilés à des malades d'une affection organique, et que, comme ceux-ci, ils devraient être en quelque sorte reconstitués pendant la convalescence. Ceci ne veut pas dire, comme les familles l'entendent trop souvent, que cette tâche doive s'accomplir, au retour à la maison, à grand renfort de suralimentation, de toniques, et de vins généreux. Mais un séjour à la campagne, dans le calme et le silence, dans un paysage où la teinte verte domine, à l'altitude surtout, est l'un des plus sûrs moyens d'obtenir de la convalescence tout ce qu'on peut en espérer.

Parfois, mais pas très souvent, c'est ici que les voyages trouveront leur place. Jadis, on y avait recours de la manière la plus imprudente et la plus nuisible. Chez des mélancoliques au début, chez des délirants, on les envisageait comme des distractions et des dérivatifs. Moyen intempestif s'il en fut, dont le résultat le plus ordinaire était la fatigue du sujet, et que trop souvent des incidents graves venaient traverser.

Certains voyages surtout sont utiles, certains séjours au loin plutôt, car le voyage continu par étapes n'est jamais bon. Tels ceux qui, dans une ville d'art, livreront le convalescent épris de sensations esthétiques au charme rédempteur de la beauté. Tels ceux qui, dans le cours d'un hiver long et sombre, conduiront l'homme du Nord dans la clarté triomphale d'un ciel méditerranéen, où la lumière, les lignes adoucies du paysage, la tiédeur légère et parfumée de l'atmosphère concourront à réveiller l'impression organique et morale si puissante du renouveau.

Quand les forces seront revenues, quand la crise mentale semblera terminée, ce sera le fonctionnement organique qu'il faudra surveiller comme au plus fort de la maladie.

2. — RECHUTES ET RÉCIDIVES

Il n'est pas toujours facile, en présence d'une deuxième atteinte mentale, de savoir s'il s'agit de rechute ou de récidive, c'est-à-dire si la maladie primitive était, ou non, complètement guérie. Beaucoup d'états mentaux pathologiques sont susceptibles de se reproduire ; mais les plus fréquents sont la manie et la mélancolie, dont le caractère récidivant a, comme l'on sait, donné naissance à la doctrine de la psychose maniaque dépressive et de la cyclothymie, sa condition essentielle.

Nous avons rappelé plus haut que cette théorie était contestable et que tout faisait penser que des atteintes bien soignées, et suivies d'une hygiène convenable, n'étaient nullement vouées à répétition.

Cliniquement, d'où proviennent les rechutes et les récidives ? Assez souvent, et ce sont là les vraies rechutes, elles suivent de près la guérison apparente, et sont dues à quelque imprudence ou quelque incident au cours de la convalescence. Parfois elles sont, au contraire, éloignées de plusieurs années, durant lesquelles la santé de l'esprit a paru normale. Si ce dernier renseignement est exact, il s'agit alors d'une maladie nouvelle, dont les causes possibles sont infiniment variées. Mais l'atteinte précédente, même si elle avait eu une forme différente, a exercé un indéniable pouvoir d'appel.

Souvent aussi, un examen un peu attentif eût permis, au cours de la longue période séparant deux accès, de découvrir des signes attestant le déséquilibre permanent, l'instabilité, ou l'oscillation du niveau mental sous des influences fixes, par exemple chez la femme au moment des règles. Ici la prophylaxie consiste tout entière dans un traitement sévère de ces manifestations minimes. En ce qui concerne les modifications cataméniales du caractère, elle peut éviter qu'au moment de la ménopause n'éclatent des troubles plus sérieux.

Assez souvent, des influences organiques certaines marquent le retour de psychoses récidivantes. L'arthritisme, les insuffisances chroniques de la nutrition sont parmi les plus décisives. Ainsi la conduite du médecin de famille se trouve tracée. A lui de veiller à la désintoxication constante et d'éviter que les décharges toxiques ne se fassent spontanément, avec la participation fatale de l'organe faible, en l'espèce le cerveau.

3. — HYGIÈNE GÉNÉRALE DES PSYCHOPATHES GUÉRIS

Puisque toute psychose grève le cerveau d'une prédisposition pathologique notable, peut-on parler de guérison? Certes, car la vie courante offre des exemples de gens occupant une situation où il faut, comme l'on dit, de la tête, ou menant une existence normale, et qui ont cependant été de vrais malades. Le mot de guérison s'applique, du reste, surtout à des sujets à faible prédisposition héréditaire, qu'un concours de circonstances organiques et morales a atteints.

A ceux-là surtout, les précautions hygiéniques générales seront nécessaires: leur médecin aura parfois un rôle difficile, puisque, sans les inquiéter inutilement, il devra savoir leur rappeler, à l'occasion, que leur résistance est moindre qu'il ne paraît, qu'il y a des surmenages qui leur sont interdits.

Plus que les prédisposés héréditaires, ils devront se défier du travail irrégulier, par coups de feu, des affaires spéculatives, de la sédentarité, des excès de table, de l'alcool, du tabac et de l'amour.

Ainsi, ce que beaucoup d'hommes considèrent comme les seules joies de la vie, leur sera refusé, du moins ne leur sera permis que sous réserve, et comme dosé. Que me reste-t-il? dira plus d'un, qui s'empressera d'affirmer qu'un tel régime le voue à la mélancolie et que tout cela finira mal. Que son médecin ne se laisse pas intimider, le jour où cette discussion s'élèvera entre son client et lui; qu'il ne craigne pas de rechute ou de suicide, parce qu'il aura été sévère dans ses instructions. Les malades n'ont que trop de tendance à les transgresser, et ceux qui succomberaient à de telles influences eussent cédé à bien d'autres.

Ici, la psychothérapie, la vraie, celle qui tient compte de tout, des influences biologiques, physiologiques, humaines, sociales, a une belle œuvre. Le médecin n'a pas à usurper le rôle du moraliste; mais il a le droit et le devoir de faire comprendre au malade que la science et la morale sont une fois de plus solidaires. L'avenir des psychopathes dépend des réserves morales qui sont en eux. Ceux qui saisiront la vertu de l'effort, du travail, de la résignation, pourront oublier pour eux et pour leur descendance l'accident qui a temporairement troublé l'équilibre de leur esprit.

Ceux qui demeureront le jouet de leurs passions resteront exposés à toutes les oscillations de leur instabilité mentale. Leur guérison sera surtout apparente, et toujours précaire. A ceux-là, s'il leur arrive de vouloir se marier, on doit un conseil formel d'abstention.

A ceux, au contraire, qui ont su entretenir et fortifier leur guérison, dont l'énergie et la volonté se sont affirmées dans une série d'épreuves, on peut avec réserves, et si les hérédités ne semblent pas convergentes, donner une autorisation de mariage, tellement — et c'est la conclusion naturelle de cette étude — contre l'enfer des prédispositions et des causes déterminantes, l'humanité montre encore d'énergie de défense et de salut.

MÉDICATIONS SYMPTOMATIQUES
DE L'APOPLEXIE ET DU COMA

par

le D' Jean LÉPINE.
Professeur de clinique des maladies mentales à la Faculté de médecine de Lyon,
Médecin en chef de l'asile de Bron.

D'ordinaire l'apoplexie et le coma ne sont point considérés comme des troubles intellectuels, bien qu'il soit possible de soutenir que leur caractéristique essentielle est précisément une absence totale des fonctions les plus hautes du cerveau. Il est donc légitime de leur faire une place à part dans la sémiologie nerveuse entre les divers troubles sensitivo-moteurs de l'encéphale et les troubles intellectuels proprement dits.

En ce qui concerne leurs médications symptomatiques, il est rationnel également de les rapprocher l'un de l'autre ; en effet, ces deux syndromes ont plus d'un point commun.

L'*apoplexie*, d'après les définitions anciennes que les classiques contemporains ont reprises à juste titre, consiste dans la suppression soudaine de la conscience, du mouvement volontaire, de la sensibilité, avec conservation relative de la circulation, de la respiration et des fonctions de nutrition. L'usage avait dénaturé le sens du mot ; l'hémorragie cérébrale donnant lieu le plus souvent au syndrome apoplexie et celui-ci paraissant rare en dehors d'elle, les deux termes étaient devenus comme synonymes. Ainsi parle-t-on couramment d'apoplexie pulmonaire, rénale, splénique.

Revenons à la définition de l'apoplexie ; c'est un phénomène global, entravant dans leur ensemble les fonctions des hémisphères, quel que soit le siège de la lésion. C'est, en outre, un phénomène brusque, apparaissant sous forme d'attaque, d'ictus. Grasset, qui insiste sur ces deux caractères, en ajoute un troisième : il faut que les accidents soient dus à une altération cérébrale, ce qui exclut la syncope ou l'asphyxie subite.

Le *coma* présente avec l'état apoplectique les plus grandes analogies ; on peut même dire que cet état n'est qu'une variété de coma. On les distingue cependant, et il est entendu que, lorsque l'on dit

coma, il ne s'agit pas de début brusque : on entre dans le coma, on
est frappé d'apoplexie.

Le coma serait-il donc un sommeil? L'étymologie semblerait
l'indiquer, mais ici elle ne rappelle qu'une analogie apparente. Le
coma est un état de privation de la conscience autrement grave que
le sommeil, non seulement parce qu'il est plus tenace, et qu'on ne
réveille pas un comateux en le secouant, mais surtout parce qu'il
entraîne une incapacité cérébrale bien plus marquée. Dans le
sommeil, l'inconscient demeure, les opérations cérébrales supérieures
sont possibles, le centre O de Grasset est intact ; dans le coma,
toute activité intellectuelle a disparu, le malade peut sembler
dormir, mais il ne dort pas, car il est incapable de rêver.

Enfin la clinique nous apprend que les comas qui ne sont point
apoplectiques sont d'origine infectieuse ou toxique.

Ainsi les médications symptomatiques de l'apoplexie et du coma
auront-elles un élément commun, le traitement particulier du coma
visant plus spécialement la toxi-infection initiale.

Apoplexie. — Le véritable traitement du syndrome apoplexie
est un traitement prophylactique; mais il ne peut être le même
pour tous les cas. La menace de l'apoplexie peut venir de l'urémie,
latente ou avérée, de l'état artérioscléreux, de l'existence d'anciennes infections à localisations vasculaires, comme la syphilis. Elle
peut tenir surtout à des fautes habituelles d'hygiène, à de la pléthore
entretenue par une alimentation excessive, à une profession exposant
l'encéphale à une congestion chronique.

Elle peut aussi coexister avec la sobriété la plus grande et dépendre
simplement d'un surmenage cérébral longtemps prolongé. C'est au
médecin de famille à le prévoir et à indiquer les précautions à
prendre. Il se souviendra de l'hérédité similaire et accentuera ses
prescriptions chez les descendants d'apoplectiques.

Quand l'apoplexie s'est produite, les premiers soins doivent encore
être bien moins pour remédier aux troubles produits que prophy-
lactiques de nouveaux accidents. On se trouve en présence d'un
phénomène circulatoire; le mal réalisé peut s'aggraver encore :
ainsi, lorsqu'une canalisation d'eau éclate, s'occupe-t-on d'interrompre le débit avant de réparer les dégâts. Ici il ne peut s'agir
d'interrompre la circulation, même dans le cas d'hémorragie
cérébrale, mais il faut toujours songer à la régulariser, à combattre
la stase encéphalique, à diminuer l'éréthisme de la circulation
générale.

A cette double indication correspond l'usage empirique et ancien
des *émissions sanguines*. Elles sont tombées dans un discrédit injuste,

le jour où, les lésions de l'apoplexie ordinaire étant connues, l'évidence a indiqué qu'une saignée ne pouvait rien sur un foyer hémorragique ou un point de ramollissement. Mais on a méconnu ici les enseignements de la clinique, qui nous montre assez souvent des apoplexies successives, dues précisément à des hémorragies en plusieurs temps, qu'une prompte intervention eût arrêtées.

En réalité, il faut décongestionner le cerveau, et l'un des plus sûrs moyens consiste dans l'emploi des émissions sanguines locales : sangsues derrière les oreilles par exemple. Si le pouls est fort et vibrant, si la tension générale demeure élevée, on peut recourir à la saignée générale, que nous retrouverons plus à sa place à propos des comas.

Cette même décongestion peut être réalisée par des *purgatifs*, donnés surtout sous forme de lavements, car l'apoplectique n'avale pas ou avale mal, et par des *révulsifs* cutanés. Avant l'arrivée du médecin, l'entourage intelligent aura déjà entouré les jambes du malade de sinapismes ou de cataplasmes sinapisés, et aura appliqué sur la tête des compresses froides ou une vessie de glace, suspendue pour ne point peser.

Faut-il se servir de *vésicatoire*? Oui, si le rein est sain, si l'application est limitée à quelques centimètres carrés, et d'une durée juste suffisante pour une action modérée. Le vésicatoire à la nuque a eu son heure de vogue, qui peut revenir.

Le résultat de l'apoplexie peut être une sorte de shock, avec dépression vasculaire, ou bien celle-ci peut apparaître à la suite de l'emploi des moyens décongestionnants. En ce cas, il sera indiqué d'avoir recours aux *injections d'éther, d'huile camphrée*, à la rigueur de *sérum artificiel*, en allant très prudemment.

L'équilibre hydrostatique du cerveau ne dépend pas exclusivement de l'état circulatoire intra ou extra-cranien. L'encéphale, appendu à ses arborisations vasculaires, plonge dans le liquide céphalo-rachidien; la pression de ce dernier est l'un des facteurs de l'irrigation sanguine du cerveau. Aussi, dans certains cas, chez des sujets pléthoriques notamment, pourra-t-il être indiqué de faire une *ponction rachidienne*, et de laisser écouler une faible quantité de liquide. On se souviendra que l'état apoplectique augmente encore les dangers d'une décompression trop brusque.

Les apoplectiques qui auront survécu aux premières heures seront justiciables de ce que l'on pourrait appeler le traitement consécutif de l'attaque. Il faut réunir pour eux le maximum de conditions d'hygiène, surveiller l'aération, l'équilibre thermique de l'appartement, veiller d'une manière minutieuse à la propreté et à l'intégrité de la peau, parer aux troubles des sphincters, aider dans sa défense contre l'infection l'organisme en sommeil, l'alimenter à temps pour éviter l'inanition.

Coma. — Nous avons dit que la double caractéristique du coma par rapport à l'apoplexie était, d'une part, que le début n'y était point forcément brusque, et ordinairement n'était point tel, et, de l'autre, que la cause prochaine des accidents était une infection ou surtout une intoxication.

Aussi l'indication primordiale ne sera-t-elle point de modifier les conditions circulatoires, mais de rétablir ou d'augmenter l'élimination toxique. Accessoirement et éventuellement, il pourra être question de neutraliser dans l'organisme le toxique responsable.

Dans tous les cas d'intoxication massive, un moyen héroïque est la *saignée*. C'est une méthode d'urgence, qui n'a guère comme contre-indication que les états d'hypotension, avec tendance au collapsus, comme dans les grandes infections. L'importance de la saignée sera en rapport avec l'état de la pression artérielle et l'urgence plus ou moins grande de la déplétion. On pourra la combiner avec les injections de sérum artificiel, intraveineuses et sous-cutanées, qui réalisent un véritable lavage de l'organisme.

L'hydrothérapie, et surtout le *bain*, sera un agent puissant de désintoxication. Les *purgations* et *lavements purgatifs* trouveront aussi fréquemment leur emploi. Plus encore que dans les états apoplectiques, les *ponctions rachidiennes* seront indiquées, notamment dans le coma urémique.

Les médications spécifiques des divers comas n'entrent pas dans le cadre de cette étude ; pourtant on ne peut passer sous silence l'indication particulière que donne le coma diabétique et qui consiste dans l'injection intraveineuse de solution de bicarbonate de soude à 20 grammes par litre. Cette méthode est surtout prophylactique, elle a donné des résultats merveilleux chez des malades en imminence de coma confirmé.

Dans les autres comas, c'est aussi le traitement prophylactique qui est le plus sûr.

MÉDICATIONS SYMPTOMATIQUES CUTANÉES

PAR

le Dr L. JACQUET
Médecin de l'hôpital
Saint-Antoine.

et

le Dr MARCEL FERRAND
Chef de clinique adjoint à la Faculté,
Chargé de la consultation de dermatologie
à la Policlinique des Enfants-Malades

I. — APERÇU GÉNÉRAL

L'art de guérir les affections de la peau ne compte qu'un petit nombre de *médications pathogéniques* en soi nécessaires et suffisantes.

C'est d'abord que l'origine de la plupart des dermatoses est inconnue. C'est ensuite que, même dans les dermatoses d'origine externe où cette cause apparaît, il est assez rare que l'on puisse agir directement sur elle. Et très souvent, les médications dites *spécifiques* doivent être précédées d'autres médications purement *symptomatiques*, préparatrices ou adjuvantes.

Nous n'en donnerons qu'un exemple d'observation courante. Il serait imprudent de traiter d'emblée par la médication antiparasitaire, cependant spécifique, une gale étendue, irritée, pustuleuse. Cette médication serait d'application trop douloureuse et peut-être dangereuse; elle sera donc précédée d'une médication calmante, désinfectante, cicatrisante. Ce n'est pas tout : après la destruction de l'acare, on peut observer un prurit long à disparaître, une eczématisation tenace (*eczématisation, prurit post-scabieux*), dont les lésions de grattage ont été le point de départ, et l'emploi de médications symptomatiques est ici encore indispensable.

En dermo-pathologie comme en pathologie générale, on peut donc dire qu'il n'est pas d'affection qui ne bénéficie d'une thérapeu-

(1) Parmi les ouvrages qui nous ont servi pour la rédaction de cet article, nous devons citer : La Pratique dermatologique, Besnier, Brocq, Jacquet; le Traité élémentaire de dermatologie, L. Brocq, la Thérapeutique des maladies de la peau, Lesnikow, préface et notes de J. Darier, et surtout le Précis de dermatologie de J. Darier. Nous avons largement utilisé le Mémento thérapeutique, d'une simplicité et d'une clarté si remarquables, qui lui est annexé.

tique symptomatique intelligemment conduite. Dans la pratique
journalière, il arrive souvent que la médication pathogénique fasse
défaut et que cette thérapeutique reste la seule ressource.

Si modeste en apparence que soit leur objet, ces médications sont
en réalité le plus souvent complexes et d'un maniement difficile.
La peau est un organisme délicat qui ne s'accommode d'aucune excitation excessive, médicamenteuse ou autre, et le premier soin du
médecin doit être de respecter ses multiples fonctions. Il serait témé-
raire de vouloir indiquer en quelques lignes l'*esprit* de ces médications : il est possible au moins de dire en peu de mots *ce qu'elles ne
doivent pas être.*

Elles n'apporteront aucun obstacle à la vie des tissus, réserve
faite des cas où la guérison ne peut être obtenue qu'après cicatrice ;
elles n'empêcheront donc ni l'absorption, ni la respiration, ni la
sécrétion cutanées ; leur action ne sera renforcée que peu à peu et
prudemment ; elles ne seront vigoureuses qu'à bon escient, la susceptibilité particulière du patient ayant été déjà éprouvée ; elles ne
seront pas abandonnées aux malades eux-mêmes, plus ou moins
soigneux, industrieux ou obéissants, mais exactement surveillées par
le médecin : une propreté parfaite, quelques précautions d'application, quelques légères modifications de préparation feront souvent
tolérer la médication nécessaire ; elles ne seront ni brutales, ni pré-
maturées, et surtout elles ne seront ni impatientes, ni systéma-
tiques.

A. — MÉDICATIONS SYMPTOMATIQUES GÉNÉRALES.

Sous ce nom, on doit entendre l'ensemble des prescriptions hygiéniques, diététiques et médicamenteuses, destinées à remédier aux
troubles de la santé, aux viciations organiques qu'un examen
méthodique du malade aura permis de découvrir. Une enquête
rapide et superficielle serait ici le plus souvent inutile ; fréquemment
ce sont des défauts plutôt que des tares, des fonctionnements
défectueux plutôt que des maladies qu'il importe de noter.

Mis à part les reconstituants et les sédatifs, on n'emploie guère en
dermatologie qu'un nombre restreint d'*agents médicamenteux
internes*. Citons seulement, parmi les toniques et les reconstituants
généraux, le fer (protoxalate, peptonate), l'arsenic (arséniate de
soude, cacodylate, cures hydro-minérales, arrhénal de la Bourboule),
l'huile de foie de morue, les phosphates. Contre les douleurs vives,
les prurits intenses, on emploie les opiacés, les antinervins (valé-

riané, jusquiame). On fait usage aussi parfois de vaso-dilatateurs ou de vaso-constricteurs (ergotine, bromhydrate de quinine).

Nous avons été très brefs sur ces médications générales, médications toniques, analgésiques, vaso-constrictives, etc., que l'on a développées en leur lieu dans cet ouvrage même. Mais il nous faut rappeler, en y insistant, les *principes généraux d'hygiène et de diététique* que l'on ne doit pas se lasser de répéter aux malades et dont l'oubli se solde en temps perdu et en insuccès. Sur eux, en effet, repose la plus importante de toutes les médications symptomatiques cutanées, la médication des excitations *centrifuges* d'origine psychique, nerveuse, viscérale, — excitations qui viennent souvent créer, entretenir et renforcer toujours, la plupart des dermatoses.

Pour la recherche de ces excitations, on tiendra compte de l'âge, du sexe, de la profession, des habitudes sociales du malade; on se souviendra qu'il y faut un interrogatoire rigoureux, insistant, et qu'on ne doit pas se limiter aux fautes d'hygiène ou de diététique les plus usuelles. On combattra autant que possible la sédentarité, le surmenage intellectuel et physique, les veilles exagérées, les préoccupations obsédantes. Les divers appareils seront examinés, les diverses fonctions analysées. Il serait totalement insuffisant de se borner à régulariser les évacuations intestinales et à prescrire un régime alimentaire plus ou moins sévère.

La quantité des aliments, autant que leur qualité, doit être réglée. Bien plus, la manière de manger est aussi importante que ce qu'on mange.

Depuis longtemps déjà, on a rangé parmi les causes des dermatoses, les troubles digestifs, la dyspepsie et l'auto-intoxication consécutives. En ne considérant que ces résultantes, on a été trop exclusif. A lui seul, le traumatisme mécanique par l'aliment est directement et puissamment pathogène (1). Or, la *tachyphagie* (manger vite et avidement, manger) est, pour la plupart de nos contemporains, une habitude d'enfance. Contre cette habitude, la recommandation banale de « bien mastiquer », n'est pas suffisante. Il faut expliquer, répéter et surtout il faut vérifier l'exécution de ce précepte capital. Tachyphagie, polyphagie, polydipsie, pierophagie, etc., telles sont donc les causes les plus fréquentes de la surirritation de l'estomac.

(1) L. Jacquet et Duval, La surdistension et le surtravail gastrique (*Lect. à l'Acad. de méd.*, 2 juillet 1908, et *Presse méd.*, juillet 1908); — Influence expérimentale et comparée de la tachyphagie et de la bradyphagie sur la digestion gastrique (*Soc. méd. des hôp.*, 12 nov. 1909).

Mais l'excitation digestive, la plus banale parmi les excitations viscérales, n'est pas ou n'est pas seule en cause; c'est alors un trouble fonctionnel ou lésionnel thyroïdien, hépatique, rénal, urinaire, utéro-annexiel, un trouble des fonctions génitales, qu'il faut découvrir et combattre.

En veut-on un second exemple parmi tant d'autres; on rencontre fréquemment des enfants, des adolescents et même des adultes, des femmes surtout, dont la respiration courte et superficielle ne livre qu'une surface rétrécie à l'hématose pulmonaire. Il faut développer ces thorax paresseux, activer ces combustions incomplètes et, après s'être efforcé tout à l'heure de *réduire* la surirritation gastrique, il faut ici *exciter* une fonction diminuée.

Apprendre à manger, à respirer, à travailler méthodiquement sans surmenage, tel doit être pour le médecin le premier souci. Réveiller par la marche, la pratique prudente des différents sports, par l'hydrothérapie, des énergies en défaillance; faire vivre et mieux vivre; s'attaquer ensuite aux téguments, eux-mêmes quelquefois en état de déchéance, par des excitations chimiques ou mécaniques appropriées; telle est la seconde ressource de cette grande médication générale que l'un de nous a nommée *médication bio-kinétique* (1).

En étudiant les médications symptomatiques *locales* dont nous allons maintenant essayer un aperçu général, nous reviendrons sur ces moyens mécaniques. Nous voulions seulement, à titre d'introduction nécessaire, exposer sommairement l'ensemble de cette méthode. Elle donne à qui sait l'employer des résultats constants. Et ses succès mêmes affirment les liens étroits qui unissent les médications symptomatiques générales et locales, médications qu'on ne peut séparer qu'artificiellement.

B. — MÉDICATIONS SYMPTOMATIQUES LOCALES

Elles peuvent être classées, d'après le but qu'elles se proposent, en trois catégories. Elles sont destinées:

a. A parer à l'insuffisance du fonctionnement normal de la peau. Il faut, par exemple, l'assouplir, exciter sa vitalité (*médication excitante*); lui rendre sa protection naturelle en lui refaisant ou en lui complétant son revêtement épidermique (*médication kérato-plastique*);

b. A restreindre un surfonctionnement, à modérer l'une de ses

---

(1) Cf. à ce sujet un court article substantiel de L. Jacquet, in *Revue moderne de thérapeutique et de biologie*, juin 1942, qui résume bien les grandes lignes de *la méthode bio-kinétique de L. Jacquet en dermatologie*.

fonctions exubérante ou vicieuse. C'est, entre autres indications, s'efforcer de diminuer la prolifération cornée, devenue excessive (*médication kératolytique*), la congestion, la séborrhée, l'hyperidrose, l'hyperpigmentation, l'hypertrichose;

c. A combattre une manifestation morbide, qu'il s'agisse de troubles subjectifs, douleur, prurit; qu'il s'agisse de symptômes objectifs, inflammation, exsudation (*médication calmante locale*); suppuration (*médication antiseptique*); production épithéliale de nature bénigne ou maligne (*médication caustique*).

A la vérité, c'est là une division bien schématique. Il n'existe, en effet, qu'un bien petit nombre d'agents médicamenteux véritablement actifs. Tels d'entre eux sont en même temps antiseptiques et excitants. D'autres, les médicaments dits *réducteurs* par exemple, soufre, goudron, ichtyol, sont à la fois décongestionnants, antiseptiques et kératoplastiques. Quelques-uns enfin (résorcine) sont, à doses faibles, des kératoplastiques et, à doses fortes, des kératolytiques, de sorte que ces diverses médications empiètent les unes sur les autres, se suppléent et se complètent.

1. — Médication calmante locale.

Elle s'adresse aux *inflammations cutanées* en général, aux dermites, aux eczématisations, aux eczémas aigus, à toutes les affections dont le syndrome dominant est caractérisé par la rougeur, la tuméfaction, l'œdème, le suintement.

Banale en apparence, elle demande du soin et de la prudence. Une intervention maladroite (pommade, emplâtre) peut amener dans nombre de cas une aggravation immédiate des symptômes. Il faut avoir à la pensée que la peau est un organisme vivant, qu'elle a besoin de respirer, de se débarrasser de ses déchets, et, à l'état pathologique surtout, d'éliminer ses diverses sécrétions.

Certaines de ces inflammations aiguës, poussées d'eczéma, dermites irritables consécutives à des applications de teinture, d'antiseptiques, etc., ne supportent au début aucun pansement permanent. On atténue les phénomènes douloureux par des **lotions** fréquentes: infusions de guimauve, de camomille, boricine (bi-borate de soude neutre) et surtout par des **pulvérisations** répétées toutes les deux ou trois heures. Lotions et pulvérisations apaisent les cuissons insupportables, donnent aux malades une sensation de fraîcheur reposante, décongestionnent et nettoient.

Des **pansements humides** légers, sans taffetas imperméable, de petits cataplasmes d'amidon ou de fécule employés froids, laissés peu de temps, alterneront ensuite avec des applications de **poudres** minérales.

Puis, avec précaution et pendant quelques heures seulement, alors que le reste du jour on continuera les applications humides, des onctions avec des **crèmes** seront employées. Très peu denses, laissant passage aux exhalaisons et aux suintements séreux, les crèmes seront en général vite tolérées.

Plus tard enfin, on en viendra aux **pâtes**. Les **pommades** seront réservées ; elles ne seront employées que lorsqu'on supposera dépassée la période des phénomènes aigus et que, dans un but bien défini, on se proposera d'agir en profondeur.

La différence de leurs formules explique suffisamment l'action particulière de ces trois derniers topiques.

Les **crèmes** sont composées de corps gras (1) et d'eau en proportion variable. On peut en obtenir qui contiennent jusqu'à 300 p. 100 d'eau. On se contente, en général, d'une proportion bien moindre : une crème contenant 50 p. 100 d'eau est facile à préparer, non irritante, rafraîchissante et bien supportée. Le LINIMENT OLÉO-CALCAIRE du *Codex*, par exemple, est composé d'eau de chaux et d'huile d'amandes douces en parties égales. Voici une formule de crème :

<pre>
Vaseline... 10 grammes.
Lanoline..   5   —
Eau de chaux ....
Eau de roses......................... } āā 5   —
Eau de fleurs d'oranger ....
                                                      (DARIER.)
</pre>

Les **glycérolés** (glycérine *neutre* 14 grammes, amidon 1 gramme) occupent une place intermédiaire entre les crèmes et les pâtes.

Les **pâtes** renferment, en général, des graisses et des poudres en parties égales. Cette composition leur donne une assez grande porosité qui les empêche de former à la surface de la peau un revête-

---

(1) Il est d'usage courant de désigner sous cette appellation : 1° Les *graisses* proprement dites, animales ou végétales, qui sont des éthers de la glycérine. Suivant la proportion de trioléine, de tripalmitine et de tristéarine qui entre dans leur composition, leur consistance varie. Quand la trioléine domine, le mélange est liquide à la température ordinaire et constitue une *huile*. Quand la proportion est inverse, que la tristéarine domine, le mélange est solide et constitue une *graisse*. Le type des graisses animales est l'*axonge*, tirée de la panne ou épiploon du porc, très usitée en dermatologie, peu coûteuse, et qui n'a que l'inconvénient de rancir vite ;

2° Les *hydro-carbures*, vaseline, paraffine, provenant du résidu de distillation des pétroles d'Amérique. Les *vasogènes*, produits allemands récemment importés en France, ne sont que des vaselines oxygénées ;

3° Les *graisses de laine*, lanine, lanoline, sont des éthers de la cholestérine. Elles ont la précieuse propriété de se conserver fraîches très longtemps, d'être très miscibles à l'eau. Ce sont des excipients remarquables. A cause de leur viscosité un peu trop forte, on ne les emploie pas seules en général, mais additionnées d'un peu de vaseline.

Médications symptomatiques. II.   13

ment imperméable. Elles ne sont donc pas irritantes comme les pommades; elles sont en même temps légèrement absorbantes, assouplissantes et décongestionnantes. La pâte de Lassar en est une formule commode et d'un emploi répandu :

> Vaseline...................................... }
> Lanoline...................................... } āā 10 grammes.
> Oxyde de zinc................................. }
> Amidon....................................... }

On peut faire, suivant le besoin, des pâtes plus molles, s'étalant mieux :

> Glycérolé d'amidon à la glycérine neutre.   25 grammes.
> Kaolin....................................... } āā 5   —
> Carbonate de magnésie........................ }
>
> (Darier.)

> Oxyde de zinc................................ }
> Craie préparée............................... } āā 10 grammes.
> Huile de lin................................. }
> Eau de chaux................................. }
>
> (Unna.)

Les **pommades** sont des corps gras auxquels on incorpore des agents médicamenteux en quantité quelquefois fort importante. Presque imperméables à la perspiration cutanée, elles assurent une grande pénétration aux médicaments qu'on y ajoute et, dans les cas aigus, elles ne doivent être maniées qu'avec ménagement :

> Vaseline..................................... 35 grammes.
> Oxyde de zinc................................ 15   —
>
> Axonge benzoïnée............................. 40 grammes.
> Oxyde de zinc................................ 10   —
>
> (Wilson.)

Enfin, à côté des pommades, on peut ranger les **cérats**, topiques à base de cire et d'huile. Ex : cérat simple du *Codex* ou cérat sans eau :

> Huile d'amandes douces....................... 30 grammes.
> Cire blanche................................. 10   —

Telles sont les formes les plus usuelles des *topiques* employés en dermatologie, les crèmes, les glycérolés, les pâtes, les pommades, les cérats. On conçoit qu'en y incorporant divers médicaments, à doses variables, on obtienne toute une gamme riche et nuancée, susceptible

de répondre à tous les besoins de la pratique. En étudiant les autres
médications symptomatiques locales, nous aurons l'occasion de
revenir maintes fois sur les raisons qui font donner la préférence,
dans un cas déterminé, à tel ou tel d'entre eux.

2. — Médication réductrice, kératoplastique.

L'action des médicaments dits *réducteurs*, c'est-à-dire avides
d'oxygène, a été expliquée par Unna (1), à l'aide d'une hypothèse
dont nous devons d'abord dire quelques mots. Il a distingué ces
agents en réducteurs faibles et forts, et a étudié comparativement
leur action sur une peau intacte et sur une peau excoriée.

Les réducteurs *faibles*, appliqués sur la peau *intacte*, absorbent
l'oxygène des couches superficielles, font se rétracter les premières
assises épidermiques, accélèrent leur ascension et hâtent ainsi leur
transformation en lamelles cornées : ils *kératinisent* l'épiderme. Ils
agissent également sur les couches plus profondes, le corps papil-
laire et le derme. En privant ces régions de l'oxygène dont le sang
les pourvoit, c'est toujours l'hypothèse de Unna, ils provoquent le
rétrécissement des vaisseaux et, partant, amènent la diminution
de l'état de tension douloureuse et de gonflement des téguments, la
sédation des symptômes inflammatoires.

Les réducteurs *forts*, sur la peau *intacte*, ont une action kératini-
sante intense, par cela même *exfoliante, décapante*. Dans les couches
plus profondes de l'épiderme et du derme, ils provoquent l'inflammation, la vésiculation et l'œdème.

Les réducteurs faibles ont sur une peau *dénudée* la même action
que les réducteurs forts sur une peau intacte. Si l'on veut obtenir
avec eux une action réductrice douce, il faut employer des doses
minimes et des temps d'application très courts.

De plus, par la raréfaction de l'oxygène et par l'exfoliation des
couches profondes qu'ils provoquent, ces médicaments favorisent
en même temps la destruction et l'élimination des germes microbiens.

Les réducteurs sont donc, appliqués de façon et à doses convenables, des antiparasitaires, des anticongestifs, des *kératinisants*. A

(1) Nous avons cru nécessaire d'indiquer au moins sommairement ces notions théoriques.
On rencontre si souvent en dermatologie ce mot de médicament réducteur, leur groupe rend
des services si importants, qu'il nous a semblé bon d'y insister quelque peu. On trouvera sur
cette question des renseignements plus complets dans le livre de Lassueur, Thérapeutique
des maladies de la peau, traduction et notes de J. Darier, 1900, p. 96, ouvrage auquel nous
avons fait de fréquents emprunts.

doses fortes, ce sont des excitants, des exfoliants, des *kératolytiques*.

Médication réductrice faible. — Elle s'adresse aux acnés, aux séborrhées, aux eczémas subaigus, à d'autres affections encore, psoriasis, lichens légèrement irrités et qu'on ne veut pas traiter d'emblée par des réducteurs forts. On la met en œuvre partout où il faut décongestionner, antiseptiser, calmer le prurit et aider à la formation d'une couche cornée normale, ni trop fragile, ni trop exubérante.

On emploie de préférence le soufre, les goudrons et leurs dérivés, thiol, tuménol, ichtyol surtout, coaltar, huile de cade ; les sels mercuriels, calomel, précipité jaune, turbith minéral ; la résorcine à doses faibles.

Les procédés d'application varient naturellement suivant le but qu'on se propose. Et depuis la lotion soufrée par exemple, qui agit uniquement en surface par le dépôt pulvérulent qu'elle abandonne après évaporation du liquide qui lui sert de véhicule, jusqu'aux pommades et aux vernis, l'effort thérapeutique peut se graduer assez facilement.

Médication réductrice forte. — Les réducteurs forts provoquent en profondeur une véritable dermo-épidermite et amènent une exfoliation rapide, inflammatoire, des couches superficielles de l'épiderme. Ils ont ainsi une action énergique sur les eczémas chroniques lichénifiés ou psoriasiformes, sur les psoriasis, etc., depuis longtemps inertes ou ne réagissant plus aux réducteurs faibles. On ne doit donc les employer qu'à bon escient, avec une surveillance rigoureuse, en dosant avec précaution le médicament et le temps d'application.

Les pommades trouvent ici leur emploi d'élection. On y incorpore, *à doses fortes*, le soufre, l'ichtyol, la résorcine, l'huile de cade, le goudron. Dind (de Lausanne), puis Brocq et à leur suite de nombreux dermatologistes ont même employé avec succès le GOUDRON DE HOUILLE PUR dans certains eczémas, certaines dermatoses suintantes. Les pommades composées, les BAUMES (Duret, Baissade, etc.), renfermant en proportions variables plusieurs réducteurs, des essences, ont assez souvent une influence heureuse sur des lésions torpides ; ils provoquent généralement des *poussées* inflammatoires dont on peut surveiller et graduer l'effet et qui hâtent la cicatrisation.

Comme réducteurs plus énergiques encore, on emploie également l'acide pyrogallique, la chrysarobine, en pommades, en CRAYONS. Ceux-ci ne sont d'ailleurs que des pommades solidifiées par l'addition de cire ou de paraffine.

Substance active	3 à 15 grammes.
Beurre de cacao	70 —
Paraffine	10 —
Huile d'olives	10 —

(ADOR.)

On a recours aussi à des *badigeonnages* de substances actives en dissolution dans l'alcool, le chloroforme, l'acétone, et dont on renforce l'action en appliquant sur les lésions ainsi traitées un vrayis insoluble, imperméable, collodion, traumaticine. On peut se servir enfin d'emplâtres, emplâtres mercuriaux, cadiques, etc., qui assurent un contact intime entre les médicaments qu'ils renferment et les tissus.

3. — Médication kératolytique.

Elle se propose, soit de débarrasser la surface cutanée d'une production cornée anormale, soit de dissoudre le revêtement corné d'une lésion plus profonde, afin de permettre aux médicaments d'agir sur le corps muqueux dénudé.

On peut avoir besoin aussi de nettoyer la peau des exsudats coagulés et adhérents, des croûtes qui l'encombrent et forment, dans les régions pilaires en particulier, mêlés aux cheveux ou aux poils, aux squames, aux poussières, des amas impénétrables.

Les alcalins sont excellents, mais irritants. Les savons, le plus commun de tous, le savon de Marseille, le savon noir, les savons surgras, en laissant la mousse formée ramollir longuement ces enduits, sont de bons détersifs. L'huile d'olives, l'huile d'amandes douces, la vaseline, les détachent souvent en une nuit.

L'acide salicylique, incorporé à de la vaseline ou à une pâte, compte parmi les kératolytiques les plus efficaces pouvant s'adresser aux squames et aux productions cornées épaisses. Les onctions répétées à la vaseline salicylée à 2 p. 100, alternant avec des bains savonneux, décapent les psoriasis ou les eczémas chroniques hyperkératosiques.

Les savonnages, les onctions, le pansement de nuit au glycérolé d'amidon suffisent de même à entretenir en état satisfaisant la peau des malades atteints de kératose pilaire ou de troubles ichtyosiformes.

Enfin, les réducteurs forts, qui sont aussi des kératolytiques, mais trop irritants pour qu'on puisse commodément en user comme dissolvants de la kératine, deviennent, grâce au décapage énergique qu'ils provoquent, d'excellents agents de la *médication exfoliante* proprement dite. Deux ou trois badigeonnages d'une solution composée de soufre, de savon noir et de résorcine suffisent à amener l'exfoliation d'une région déterminée. Nous y reviendrons à propos du traitement des troubles pigmentaires.

4. — Médication antiseptique.

Nous ne nous occuperons ici que de la *médication antiseptique* proprement dite, un chapitre étant réservé, parmi les médications pathogéniques, aux *médications antiparasitaires externes*.

Elle est constamment employée en dermatologie, soit que l'on veuille désinfecter et tenir ensuite en état de propreté de vastes surfaces cutanées, soit que l'on se propose de nettoyer des ulcérations ou des plaies. La peau, on le sait, s'infecte facilement. Les saprophytes qu'elle renferme toujours en grand nombre à l'état normal, deviennent aisément virulents, et l'on conçoit qu'il soit peu commode de maintenir indemnes de cette pullulation microbienne les larges surfaces crevassées et suintantes d'un eczéma ou les fissures d'un intertrigo. Il faut savoir aussi que certains pansements mal conduits, même lorsqu'ils sont chargés de substances antiseptiques, de sublimé entre autres, favorisent plutôt qu'ils n'empêchent la dissémination de l'infection cutanée.

a. En règle générale, quand il s'agit d'une *infection de surface*, pustulettes peu profondes, vésicules à contenu louche ou purulent, il faut ouvrir ces petits éléments avec une épingle flambée, les toucher avec une goutte de teinture d'iode étendue ou d'EAU D'ALIBOUR pure :

Sulfate de cuivre	2 grammes
Sulfate de zinc	7 —
Safran	0gr,40
Eau saturée de camphre	400 grammes.

appliquer des compresses de tarlatane souple imbibées de boricine, d'une infusion de camomille ou d'aunée, les recouvrir d'un imperméable qui ne dépasse pas les compresses et compléter un pansement modérément mais exactement serré, qui ne *glisse* pas. On changera ce pansement trois ou quatre fois par vingt-quatre heures et très rapidement on le remplacera par des applications de poudres minérales stériles : talc, sous-nitrate de bismuth, peroxyde de zinc, qui sont un acheminement vers le pansement sec. Ces poudrages sont même préférables au pansement sec, quand il s'agit d'une infection très superficielle et de peu d'étendue. La gaze sèche, en effet, a l'inconvénient de s'imprégner rapidement des sécrétions séreuses; elle adhère aux tissus et on ne peut la détacher qu'en risquant d'entraîner des éléments épidermiques en voie de régénération.

Donc, au début, pansements humides fréquents ; attouchements à l'eau d'Alibour étendue qui nettoie bien et est légèrement astringente; pulvérisations dans les régions d'accès difficile. Puis poudrages ou pansements secs dès qu'on le peut. Enfin, application de pâtes légèrement réductrices, à l'ichtyol, au soufre, au précipité jaune, au calomel. Ces susbtances sont cicatrisantes en même temps qu'antiseptiques, et cicatriser les lésions est le meilleur moyen de supprimer l'infection.

L'important pour réussir et réussir vite est de ne rien négliger. De larges poussées pustuleuses, rapidement écloses sur tout un membre, sur le tronc tout entier, à la suite d'une application irritante par exemple, s'apaiseront en quelques jours sous un pansement bien dirigé. Au contraire, on verra de simples folliculites, d'abord sans gravité, se rompre, s'ulcérer, s'indurer, se compliquer de lymphangite et d'adénite, ou donner naissance à un phlegmon chez des sujets mal tenus, tarés ou seulement imprudents.

L'occlusion absolue, le repos, même au lit quand cela paraîtra nécessaire, la surveillance constante quand il s'agira de petits enfants, seront de bons moyens d'éviter la dissémination des germes.

Dans les régions pilaires, le traitement, basé sur les mêmes principes, est beaucoup plus délicat. L'envahissement des follicules provoque des infections rebelles, récidivantes, nécessitant à la barbe et à la moustache l'épilation.

b. On traite aussi par les *antiseptiques forts*, en badigeonnages, en attouchements, et non plus en pansements, les ulcérations infectées ou torpides, les plaies anfractueuses et souillées, ou celles dont le bourgeonnement est retardé.

Les désinfectants les plus employés pour cet usage sont l'eau oxygénée pure, la teinture d'iode, l'acétone iodé, le naphtol camphré.

On peut employer également, après nettoyage des plaies, des poudres antiseptiques qu'on laisse à demeure : l'iodoforme et ses succédanés, l'iodol (iodo-pyrol), l'aristol (iodo-thymol) ; le dermatol (sous-gallate de bismuth), l'ektogan, le bleu de méthylène.

Enfin, dans certaines régions où il serait difficile de maintenir un pansement; à la commissure des lèvres, à la face, ou encore pour réaliser commodément l'occlusion de petites surfaces fissurées ou ulcérées, quand elles ont été d'abord mises en état, on peut se servir de **vernis**. On les étend en mince couche et ils forment en séchant une fine pellicule adhérente qui protège assez efficacement. Voici la formule d'un de ces vernis, le STÉRÉSOL :

Gomme laque.	27 grammes.
Benjoin purifié.	1 gramme.
Baume de tolu	1 —
Acide phénique cristallisé	1 —
Essence de cannelle de Chine.	0gr,60
Saccharine.	0gr,15
Alcool à 90°.	Q. S. p. 100 cent. cubes.

(BÉRILLOZ.)

5. — Médication excitante, rubéfiante, révulsive.

Elle trouve ses indications dans le traitement des érythèmes passifs, des stases cutanées, de la cyanose des extrémités, des engelures, du lupus érythémateux, et aussi dans le traitement de la pelade, des alopécies diffuses, etc. Elle tonifie les tissus de vitalité diminuée et en stimule l'énergie.

Les procédés en sont divers : lotions, bains, applications de pâtes, frictions surtout. D'autres moyens, purement mécaniques, la gymnastique appropriée, le massage, en rendant à la circulation sanguine son activité, sont aussi des excitants de premier ordre.

a. **Agents médicamenteux**. — Nous citerons d'abord les liniments à base d'alcool, d'alcoolats (lavande, romarin, Fioravanti), d'éther, de chloroforme. On y ajoute des essences (essence de térébenthine), des teintures (teintures de capsicum, de jaborandi, de cantharides), de l'ammoniaque.

Lorsqu'on veut pratiquer une révulsion énergique sur une petite surface, on emploie le savon noir, assez irritant, et dont on doit faire d'abord des applications courtes et espacées, l'acide acétique, l'acide phénique, le chloral. Nous signalerons les précautions qu'exige le maniement de ces médicaments actifs, quand nous nous occuperons de la médication des alopécies.

Les réducteurs sont ici encore d'un grand secours à cause de leur action excitante en profondeur. L'ichtyol, la résorcine, le sublimé, le naphtol, employés en pâtes, en lotions, sont de bons rubéfiants.

b. **Moyens mécaniques**. — Ce sont les **applications d'eau chaude, les douches d'air chaud** et la **cautérisation par le froid**.

L'eau chaude, en compresses fréquemment renouvelées, en bains locaux ou généraux, simples ou sinapisés, a une action rubéfiante et révulsive certaine. On lui associe fréquemment des frictions et des massages. Son action générale sur l'organisme apporte souvent d'ailleurs un appui important à son topique (1).

Le traitement des dermatoses par l'air chaud est déjà ancien ; mais les moyens insuffisants dont on disposait en avaient fait réduire les indications et on ne s'en servait guère que comme agent de destruction. Depuis ces dernières années, on tend à remettre cette thérapeutique en honneur. L'industrie a réalisé, en effet, des appareils commodes et précis qui donnent au traitement une grande sûreté. Ces appareils produisent de l'air chaud dont la température varie de 60 à 800 degrés.

Entre 60° et 80° seulement, l'air chauffé provoque dans les tissus une hypérémie active qui favorise leur nutrition. Il détermine en même temps, sur les surfaces ulcérées, une légère cautérisation. Ses effets sont excellents dans les plaies atones, torpides, dont le bourgeonnement et la réparation sont ainsi avancés.

On l'a employé aussi avec succès dans le traitement des acnés, des stases cutanées, des asphyxies des extrémités (2).

Il est deux autres moyens d'activer une circulation paresseuse : la **gymnastique** et le **massage**. Les tissus mieux vascularisés, mieux nourris, dans l'intimité desquels les échanges se font mieux, reprennent rapidement leur aptitude à la vie. Cette *médication kinétique* nous paraît une des plus importantes de la thérapeutique dermatologique et mérite d'être exposée avec détails. Pour plus de clarté et pour sortir des termes généraux, nous prendrons un exemple : le TRAITEMENT BIO-KINÉTIQUE DES ENGELURES, dont l'un de nous s'est occupé récemment avec M. Jourdanet (3).

Rappelons d'abord quelques vues théoriques indispensables. Nous considérons les engelures comme la *résultante d'irritations multiples* entrant en conflit aux extrémités : d'une part, le froid, ou plutôt les alternatives brusques et répétées de froid et de chaud ; d'autre part, une série d'irritations organiques variées et variables, émanant du rhino-pharynx, de l'appareil gingivo-dentaire, des voies respiratoires, digestives, etc.

Par les conflits répétés de ces deux catégories d'agents cosmiques

(1) Voy. le volume *Hydrothérapie, Aérothérapie*.

(2) Voir, sur l'air chaud en thérapeutique dermatologique, un article de M. P. Rayer (*Annales de dermatologie et de syphiligraphie*, mars 1910, p. 145) et, sur les applications du froid en dermatologie, un article de M. Besnier (*Presse médicale*, 9 avril 1913). Nous ne pouvons que signaler ces divers procédés.

(3) L. Jacquet et P. Jonnesseat, Traitement bio-kinétique des engelures (*Acad. des sciences de Paris*, 4 janvier 1919). Les lignes ci-dessus reproduisent les conclusions de ce travail.

et organiques, la peau se trouve assaillie, pour ainsi dire, d'irritations multiples et convergentes : d'où le trouble, puis le déséquilibre du jeu vasculaire, et, après des alternatives diverses, la *stase*, l'*érythème*, l'*engorgement*, et souvent l'*ulcération*.

Laissant de côté la recherche patiente et la guérison, ou au moins l'atténuation des diverses irritations organiques (voy. *Médications symptomatiques générales*), nous ne mentionnerons ici que la deuxième partie de la méthode, celle qui vise la réparation des lésions locales et le renforcement des tissus.

On les réalise au plus vite et au mieux par l'**élévation gymnastiqué** des extrémités.

Très fréquemment, chaque heure si possible, le patient, commodément accoudé sur le rebord d'un lit, par exemple, tient les bras en élévation complète pendant plusieurs minutes, en même temps qu'il imprime aux mains, et surtout aux doigts, des mouvements alternatifs complets et rapides de flexion et d'extension.

Pour les pieds, le patient, couché ou assis, les placera en élévation forcée, et, quant au reste, procédera de même.

Dans l'intervalle des séances, on évitera, s'il se peut, de laisser les mains ballantes, et, au cas d'engelure des orteils, on conservera le plus possible l'horizontalité avec élévation des pieds.

Il va sans dire qu'on protégera de son mieux les extrémités contre le froid.

En très peu de jours, l'acro-asphyxie diminue, l'empâtement se dissipe, les doigts boudinés et gourds retrouvent aisance et forme.

Et dès que, ce qui est rapide, on a transformé l'engelure ouverte en engelure fermée, et seulement alors, on joint efficacement à la mobilisation des mains le massage. Nous allons étudier maintenant ce dernier procédé.

Depuis longtemps, le **massage** a été employé dans le traitement des maladies de la peau. O. Rosenthal, Pospelow, Beauchef, Zabludowski, Brocq, ont exposé leur technique particulière et leurs résultats. Nous donnerons ici la méthode que l'un de nous a proposée sous le nom de massage *plastique* (πλασσω, former). Nous prendrons comme exemple le *massage de la face* (1).

Les mains de l'opérateur sont lavées devant le malade, les ongles sont courts. Le patient est bien assis, la tête soutenue ; l'opérateur

---

(1) L. Jacquet, Traitement simple de certaines dermatoses et déformations de la face (lecture à l'Académie de médecine, 4 juin 1907 ; publiée in extenso dans la *Presse médicale*, n° 46, 8 juin 1907, p. 361). — Consulter également une thèse importante faite sous l'inspiration et la direction de M. L. Jacquet, par R. Lerot, Le massage plastique dans les dermatoses de la face (Thèse de Paris, 1908).

peut évoluer facilement autour de lui. Le visage est simplement essuyé, puis abondamment poudré, afin que les tissus offrent une prise nette et sûre. On peut se servir de poudre de riz ou de la poudre suivante :

Amidon de riz............................	100 grammes.
Kaolin............................	
Talc............................	
Magnésie calcinée............................	} ãã 50 —
Oxyde de zinc............................	
Parfum : *ad libitum.*	

« A coups serrés, on presse en tous sens, entre la pulpe des doigts, les tissus de la face entière, *en toute son épaisseur*; cela pendant quelques minutes.

Puis, on reprend le pétrissage de la *peau seule*, à coups menus et pressés, en procédant méthodiquement du centre vers la périphérie.

Pas d'« effleurages », de « tapotages », de « tourbillons », de manœuvres destinées à faire croire au *pseudo-magnétisme* et au *fluide* de l'opérateur. Pas de technique compliquée, une excitation mécanique *graduelle*. Tout est là : commencer faiblement, augmenter progressivement l'énergie et la durée des pressions, et aller, en huit à quinze jours suivant les cas, *au bout de sa force*, c'est-à-dire faire subir aux tissus un véritable *entraînement* ».

Les séances seront d'un quart d'heure en général, peu éloignées, autant que possible quotidiennes.

Les téguments ne doivent pas être tirés ou tiraillés, ce qui les distendrait ; ils seront pincés et pétris sur place. Il y faut à la fois de la rapidité, de la souplesse et de la force.

Ces manœuvres auront pour autre avantage d'*exprimer* pour ainsi dire de la peau, les comédons, les filaments séborrhéiques, de vider les folliculites, les papulo-pustules de toute nature qu'elle présente.

Immédiatement après la séance, en effet, on observe une congestion vive et une élévation de la température locale avec sensation de chaleur et quelquefois de cuisson. Les éléments pathologiques deviennent plus saillants, parfois légèrement ortiés. Par contre, une ou deux heures après, les téguments sont décongestionnés, plus souples, le teint est plus clair, et le sujet accuse une sorte de *bien-être facial* assez particulier.

Si à ce massage plastique purement passif on ajoute, au bout de quelques séances, la gymnastique des muscles de la face, on réalise un *massage à double action* (1) plus efficace encore.

(1) L. Jacquet, Le massage plastique à double action dans le traitement des dermatoses. *Paris médical*, (1914).

On invite le sujet à mobiliser, de façon rythmique, les diverses régions de la face, au fur et à mesure qu'elles sont soumises au massage :

1° Le *front* que le sujet doit contracter alternativement et rapidement en haut et en bas, grâce à l'action des frontaux ;

2° Le *nez* : ses téguments doivent être d'abord élevés, puis abaissés par la contraction alternative des éleveurs communs d'une part, du myrtiforme et de l'orbiculaire labial supérieur de l'autre. Les ailes du nez doivent être aussi alternativement contractées et dilatées par l'action successive des transverses et des myrtiformes et du dilatateur propre ensuite ;

3° Les *lèvres* qui sont mobilisées par la projection labiale en avant, puis rétractées en arrière, ce qui a pour effet de mobiliser les joues ;

4° Le *menton* enfin, mobilisé en haut par l'action de l'orbiculaire, du transverse et du muscle de la houppe ; attiré en bas par le peaucier du cou.

Il faut s'attacher à suivre avec les doigts qui massent et qui pétrissent les contractions musculaires qu'on fait exécuter au sujet, et cela n'est point si aisé qu'on pourrait croire. On y parvient cependant avec de la souplesse et un peu d'habitude.

Combinée à la médication générale qui s'efforce de réduire les excitations nerveuses et viscérales, cette méthode kinétique si simple, qui ne demande aucun appareil, aucun outillage, « réussit à tonifier les tissus, à chasser d'où l'on veut la graisse, à aviver, à affiner ; et, au cas d'empâtement, à faire émerger peu à peu de la gangue myxœdémateuse, un visage gracieux » et plus jeune. L'obésité du visage, les rides, la flétrissure prématurée des traits due à la flaccidité, à la mollesse des téguments, l'érythrose nasale, la couperose, l'hypertrophie labiale de certains scrofuleux, la séborrhée, les acnés, même les acnés nécrotiques, certains troubles pigmentaires seront ainsi guéris ou très favorablement influencés.

En dehors du visage, sur tous les points où l'on veut combattre l'empâtement, la stase et l'œdème passifs, certaines affections chroniques avec infiltration et épaississement des tissus, le pétrissage graduel est également indiqué.

6. — Médication caustique ; médication sclérogène.

La cautérisation des ulcérations, la destruction des végétations et des tumeurs cutanées de toute nature, bénignes ou malignes, peuvent être tentées par des procédés *chimiques* ou *physiques*. Ces procédés sont destinés à agir, non plus en superficie, mais dans l'intimité des tissus. Ils ne guérissent qu'à condition d'amener une *cicatrice*, le plus souvent indélébile, qui prend la place des tissus malades.

Il en résulte qu'on ne peut guère séparer ces deux médications, caustique et sclérogène. Lorsqu'on a détruit les tissus malades, on compte sur la sclérose consécutive à l'inflammation provoquée pour cicatriser définitivement les lésions. C'est sur cette double action qu'est fondée, par exemple, la méthode de Besnier pour le traitement du lupus : au lieu d'extirper ou de détruire la lésion dans toute son étendue, on se borne à cautériser chaque tubercule lupique et, à condition que les cautérisations soient suffisamment rapprochées, on réussit à obtenir, dans les cas heureux, une cicatrice plane définitive.

Caustiques chimiques. — Ce sont, en première ligne, les acides et les bases fortes, acide acétique, chromique, nitrates d'argent ou de mercure, potasse, chaux vive, chlorure de zinc, l'acide arsénieux et le chlorure d'antimoine.

Leur inconvénient est d'avoir, au moins en profondeur, une action aveugle qu'on ne limite pas aisément. Aussi leur emploi est-il de plus en plus remplacé pour les cautérisations et destructions importantes, par les agents physiques. Certains d'entre eux cependant, l'acide arsénieux en particulier, peuvent rendre les plus grands services. Nous mentionnerons les plus fréquemment utilisés.

Le nitrate d'argent en crayons, ou mieux en solutions aqueuses à 5, 20, 40 p. 100 est, à vrai dire, un cautérisant très superficiel. Son application peut ainsi être confiée sans grands dangers aux malades. Cependant ceux-ci ont souvent tendance à en exagérer l'emploi, et ils retardent plutôt qu'ils ne favorisent la cicatrisation des petites plaies, herpès, folliculites, plaques muqueuses, pour lesquelles il est d'un usage général.

On l'emploie encore et avec plus de succès pour diminuer le bourgeonnement excessif de certaines plaies. On peut renforcer son action en usant d'un procédé indiqué par Besnier et dit « des deux crayons » : sur la surface qu'on vient de cautériser au nitrate, on passe un *crayon de zinc* métallique décapé. Il se dégagerait ainsi de l'acide nitrique à l'état naissant qui augmente l'action destructive. Nous avons vu ce procédé réussir dans des lupus superficiellemen ulcérés, dans l'ablation des tatouages après l'avivement des surface pigmentées.

Le nitrate acide de mercure, l'acide trichloracétique, l'acide lactique que l'usage tend à faire réserver pour les ulcérations tuberculeuses, l'acide chromique, sont plus actifs. Ce dernier s'emploie, soit en solutions aqueuses à 1 pour 5, 1 pour 10, soit en cristaux que l'on prend avec précaution à l'aide d'un fil métallique chauffé. La chaleur fait fondre le cristal et permet une cautérisation assez puissante. Celle-ci doit être faite avec une extrême prudence pour éviter les coulées médicamenteuses en dehors des ulcérations ou des petites tumeurs ou végétations que l'on veut détruire.

En règle générale, d'ailleurs, l'application de ces caustiques forts doit être pratiquée avec des pinceaux très fins, parfaitement exprimés. L'excès de substance sera enlevé. On aura pris soin auparavant de déterger et de sécher la surface à toucher, et on ne commencera le pansement occlusif que lorsque les dernières traces du médicament auront été absorbées.

L'ACIDE ARSÉNIEUX est le caustique de choix pour les épithéliomas de la peau, toutes les fois que l'exérèse chirurgicale ou la radiothérapie ne peuvent pas être employées. Il a une action élective sur le tissu néoplasique, respecte jusqu'à un certain point le tissu sain et dessine, pour ainsi dire sous les yeux, les extrêmes limites du mal. Nous avons vu cette méthode donner entre les mains de Darier de très beaux résultats. Elle demande beaucoup de patience et de soins. On se sert, soit d'un véhicule liquide portant en suspension l'acide arsénieux, soit d'une poudre que l'on délaie au moment de l'emploi dans un peu d'eau gommée :

<pre>
Acide arsénieux......................   1 gramme,
Eau................................. }
Alcool à 90°........................ } āā 20 grammes.
                        (Liquide de Czerny-Trunecek.)

Acide arsénieux......................   1 gramme,
Poudre de charbon....................   2 grammes,
Cinabre..............................   5   —
                            (Poudre arsenicale.)
</pre>

On agite le liquide de façon à répartir également la poudre ; on en verse une partie dans un verre de montre ; on recueille avec les barbes d'un pinceau d'aquarelle le dépôt pulvérulent qui se forme ; on égoutte et on effile le pinceau et on dépose l'acide par de petits attouchements, sur toute la surface à détruire. On peut ajouter au liquide, pour rendre l'application moins douloureuse, un peu de cocaïne (1 p. 100) ou d'orthoforme (10 p. 100) ; mais elle est toujours assez pénible pour le malade pendant les heures et quelquefois les jours qui suivent. On poudre, on recouvre d'un pansement sec et, quatre à cinq jours après, on fait tomber facilement la petite croûte qui s'est formée. Au-dessous, on doit trouver une surface lisse, blanchâtre ; si elle n'est pas uniforme, si elle est striée de gris ou de rouge, c'est que la cautérisation a été insuffisante et il faut traiter à nouveau ces points encore malades.

Il est évident qu'il ne faut appliquer le liquide ou la pâte qu'après avoir enlevé à la curette, au thermocautère ou au bistouri les bourgeons saignants et exubérants, détaché les croûtes et surtout détruit les productions cornées qui encombrent la surface néoplasique.

Dans certaines ulcérations de lupus, dans les chancres mous anfractueux et creusants, on peut se servir d'une pâte à la potasse ou à l'acide sulfurique :

>   Potasse caustique..................................... 5 grammes.
>   Chaux vive.. 6   —

On en fait une pâte au moment de s'en servir, en ajoutant un peu d'alcool à 95°. La PATE CARBO-SULFURIQUE DE RICORD est employée de la même façon ; on en introduit, dans l'ulcération, une quantité juste suffisante et l'on recouvre d'un pansement sec ou d'un emplâtre de zinc exactement adhérent :

>   Acide sulfurique..................................... 5 grammes.
>   Charbon de bois pulvérisé............................ Q. S.
> Pour faire une pâte épaisse.

Il faut encore mentionner la PATE DE CANQUOIN qui est un des meilleurs caustiques lents. On l'emploie surtout dans le traitement des nodules tuberculeux profonds, ulcérés ou non. On ouvre ces nodules au galvanocautère, ou bien on agrandit à la sonde les trajets fistuleux qu'ils présentent. On taille dans la pâte solide des fléchettes de la dimension du nodule ou du trajet principal, on les fait pénétrer et on les laisse en place. En quelques jours, le tissu malade est détruit, la plaie est à ciel ouvert, la cicatrisation se fait bien et la cicatrice est plane et peu rétractile :

>   Chlorure de zinc..................................... 8 grammes.
>   Oxyde de zinc.. 2   —
>   Farine de froment desséchée.......................... 6   —
>   Eau distillée.. 4 gramme.

Cette pâte doit être conservée à l'abri de l'air. Malgré cela, elle se ramollit assez vite et devient inutilisable. Le chlorure de zinc s'emploie également en solutions aqueuses à 1 pour 3, à 1 pour 10.

Unna se sert pour le traitement du lupus, de pâtes caustiques au trichlorure d'antimoine et à la chaux vive qui n'occasionnent qu'une douleur relativement modérée et en tout cas d'assez courte durée,

Le procédé est toujours le même. Il faut seulement ne laisser le premier pansement que quelques heures, au bout desquelles on enlève l'emplâtre, on nettoie et on fait un pansement humide. La destruction du tissu malade demande quelquefois plusieurs semaines à raison de deux applications par semaine en général :

Pâte verte.

Trichlorure d'antimoine.................................	ȧȧ 2 grammes.
Acide salicylique....................................	
Créosote de hêtre...................................	ȧȧ 4 —
Extrait de chanvre indien............................	
Lanoléine..	8 —

Pâte caustique blanche.

Potasse caustique...................................	
Chaux vive..	ȧȧ 5 grammes.
Savon vert...	
Eau distillée.......................................	

Procédés physiques. — Ce sont :

a. Les procédés d'*exérèse chirurgicale*, de choix pour un grand nombre de tumeurs, pour les lupus limités, etc. Ils ont fait l'objet d'une étude spéciale par M. Durand (1).

b. La *cautérisation ignée*, les *scarifications*, le *raclage*, employés seuls ou suivis d'applications caustiques.

La *cautérisation ignée* se réalise à l'aide du thermo ou du galvanocautère. La thermocautérisation agit, non seulement en provoquant la destruction de la région qu'elle atteint directement, mais par rayonnement à distance. Combinée aux scarifications, aux applications de caustiques chimiques, elle constitue un traitement toujours long et délicat des tuberculoses cutanées, mais le seul qu'on puisse leur opposer quand les autres éléments de la méthode destructive et sclérogène font défaut.

c. Pour ce qui concerne l'*électrolyse*, la *cautérisation par l'air chaud*, *par l'étincelle de haute fréquence*, la *photothérapie*, la *radiothérapie*, enfin la *radiumthérapie*, nous ne pouvons que renvoyer aux volumes de cette Bibliothèque qui traitent ces questions (2). Ces méthodes nécessitent un matériel compliqué, des aides exercés, une expérience longue.

Donner ici, en quelques lignes, leurs indications et leurs résultats généraux, serait faire une besogne inutile. Nous entendons nous

---

(1) Voir le volume : Audry, Durand, Nicolas, Traitement des maladies cutanées et vénériennes.

(2) Voir les volumes suivants : Nogier, Électrothérapie ; — Dubois et Zimmern, Radiothérapie, Radiumthérapie, Photothérapie.

borner aux médications symptomatiques, dont on peut se rendre maître avec un peu de sens clinique et d'habitude, à celles tout au moins que tout praticien doit connaître.

II. — LES MÉDICATIONS PROPRES AUX PRINCIPAUX SYMPTÔMES CUTANÉS

Nous avons exposé dans leurs grandes lignes les principales médications symptomatiques cutanées, leur but, leurs procédés. Chemin faisant, nous avons vu que leurs limites ne sont qu'apparentes et qu'elles se complètent l'une l'autre.

Le traitement de l'acné du visage, pour prendre un exemple banal en dermatologie, demande quelquefois l'emploi de la médication calmante, antiseptique, kératolytique, réductrice, — de la médication excitante et rubéfiante (kinésithérapie), pour modifier le terrain acnéique, — de la médication générale (biothérapie) enfin, quand, remontant à leur source, on veut atténuer, dans la mesure du possible, les irritations diverses qui en ont préparé l'apparition.

Il nous faut essayer maintenant de montrer ces médications à l'œuvre, de les appliquer au traitement des *symptômes* d'observation courante, l'inflammation, l'alopécie, les troubles pigmentaires, le prurit, etc. Et sans préoccupation nosologique, sans ordre même puisqu'en cette matière on ne peut que sérier des faits et non les classer, nous étudierons la médication qu'on peut opposer à chacun de ces symptômes après en avoir rappelé sommairement la séméiologie.

1. — Médication de l'inflammation cutanée aiguë.

L'*inflammation* est le symptôme capital des dermo-épidermites aiguës, quelle que soit leur nature. Ce qui les caractérise en effet, c'est la congestion, l'œdème, l'induration même, accompagnées d'une sensation de chaleur, de démangeaison, de cuisson vive. Souvent aussi apparaît une vésiculation dont les éléments se rompent plus ou moins vite, donnant issue à un suintement séreux abondant. La vésiculation est parfois très éphémère; ce qu'on observe alors, c'est une surface rouge, tuméfiée, suintante, comme vernissée, perforée de petits pertuis sombres, rapprochés.

Dans leurs premiers stades, ces poussées inflammatoires au cours d'un eczéma, d'une eczématisation, après une application toxique ou caustique, revêtent parfois un caractère alarmant. Le visage est bouffi, les paupières sont œdématiées, les membres déformés. Le malade est agité, sans appétit, sans sommeil.

Dans d'autres cas, particulièrement dans les éruptions localisées, les phénomènes sont moins inquiétants ; la période aiguë se passe, des croûtelles se forment, l'œdème et la congestion diminuent, puis disparaissent. Une fine desquamation et une sorte d'épaississement des téguments en demeurent pendant quelques jours encore les derniers témoins.

Enfin, tout peut se borner à une éruption congestive ou ortiée, plus ou moins prurigineuse, comme on l'observe dans certaines intoxications médicamenteuses ou alimentaires.

Ces dermo-épidermites peuvent s'infecter. Le contenu des vésicules qui persistent encore devient louche et purulent. Çà et là apparaissent des pustulettes d'impétigo, et, dans les régions pilaires, des folliculites plus ou moins serrées et profondes. Cette infection disparaît à son tour rapidement ou, au contraire, se dissémine sur place et à distance, portée par les vêtements, les mains du patient, et quelquefois donne lieu à des troubles graves.

En face d'un tel syndrome (plutôt que symptôme), une médication d'urgence, en quelque sorte, s'impose.

Après avoir traité la cause, suppression du médicament, de l'aliment, etc., quand on a pu la découvrir, il faut instituer un traitement général et local.

Le repos, une diététique sévère, des lavages intestinaux, des purgatifs salins ou des laxatifs doux (cascarine, rhubarbe, phtaléine du phénol), des calmants (*bromidia*, valériane) sont à recommander. Dans les éruptions généralisées, violemment congestives, très prurigineuses, on se trouvera bien de conseiller la pratique suivante, médication de repos par excellence pour le tube digestif : on prescrira l'alimentation exclusivement liquide, lait pur ou coupé quand il est toléré, bouillies légères, potages passés, crèmes, le tout pris en petite quantité, à doses fractionnées, une tasse de lait, par exemple, bue à petites gorgées toutes les demi-heures ou toutes les heures. A titre exceptionnel et dans des cas particulièrement aigus, on a pu pratiquer avec succès la saignée générale.

La médication locale s'inspirera des principes que nous avons énoncés déjà (voir *Médication calmante locale*). Dans les dermites aiguës, œdémateuses, tendues, prurigineuses, les *pulvérisations* sont un moyen précieux. On se servira d'un appareil suffisamment puissant pour que la pulvérisation soit large et, en quelque façon, pénétrante. On essuiera doucement, sans frotter, l'eau qui ruisselle, et l'on profitera de la sensation de bien-être, d'apaisement, qui ne manque pas de se produire, pour appliquer un pansement humide. Ces pulvérisations prolongées et répétées réalisent une sorte de bain local et rendent tolérables les poussées les plus douloureuses. On emploie peu, en France tout au moins, le bain général prolongé. Il semble cependant qu'on aurait intérêt à l'utiliser, comme on le fait en Allemagne, dans le traitement des brûlures étendues ou de certaines dermites généralisées.

En général, les choses se passent plus simplement et, après des pansements humides fréquemment renouvelés pendant un ou deux jours, l'inflammation tend à devenir *subaiguë* et la peau supporte des poudrages, des crèmes, quelquefois des pâtes.

Il reste nécessaire cependant de surveiller les surfaces érodées et de les *protéger* jusqu'à parfaite cicatrisation. Un bon moyen de prévenir la macération des téguments et l'*impétiginisation secondaire* que favorisent les pansements humides prolongés, est de recouvrir toutes les parties qui avoisinent le foyer inflammatoire, et sur lesquelles le pansement n'a pas besoin d'agir, par une pâte simple, la *pâte de Lassar* par exemple.

Aux aisselles, aux aines, dans les régions rétro-auriculaire, sous-mammaire, interdigitale, etc., dans tous les *plis* cutanés, les dermatoses inflammatoires provoquent souvent des *fissures* récidivantes, très douloureuses. On les traitera par des badigeonnages superficiels au nitrate d'argent à 5 ou 10 p. 100, au coaltar saponiné au dixième, à l'eau d'Alibour. On *isolera* les surfaces en contact par des compresses de gaze pénétrant jusqu'au fond des plis et l'on protégera toute la région par des applications de pâte ou de poudre.

Chez les jeunes enfants, tous ces soins sont souvent rendus inutiles par les mouvements incessants, par les grattages répétés qui ravivent en quelques minutes parfois l'inflammation, la congestion, le suintement. Les pansements épais et parfaitement fixés peuvent seuls s'y opposer.

Mais, au cuir chevelu, à la face, les pansements tiennent mal. Aussi ne faut-il pas hésiter à les maintenir par une sorte de *masque* en toile souple qui entoure la tête, recouvre la figure où il est seulement perforé de quatre orifices pour les yeux, le nez et la bouche et qui peut s'attacher autour du cou à l'aide d'une coulisse. Il maintient en place les compresses et les bandes et supprime dans une certaine mesure les contacts divers qui éveillent le prurit.

Pendant le court moment où l'on renouvelle le pansement, la surveillance doit être très active. Nous avons vu souvent, pendant la durée d'un examen, l'enfant mettre son visage en sang par des grattages presque convulsifs, se frotter à tout ce qu'il peut atteindre, à son épaule, à ses vêtements, au bras de sa mère quand ses petites mains sont prisonnières.

C'est par cet ensemble de précautions minutieuses, que le médecin informé doit imposer à l'entourage du malade et auxquelles il doit s'astreindre lui-même, qu'on réussit à enrayer, à guérir des dermites aiguës, généralisées et longtemps récidivantes.

2. — Médication de l'alopécie.

Pour ne pas sortir du cadre qui nous est tracé, nous étudierons seulement l'alopécie *considérée comme un symptôme* cutané.

Nous écarterons les alopécies *congénitales* et les alopécies *consécutives à une cicatrice*. Ce sont là des états définitifs contre lesquels toute tentative thérapeutique est inefficace. Nous éliminerons également les alopécies d'origine *parasitaire*, favique, tricophytique, etc. : le traitement causal, ici seul valable, ayant été étudié parmi les *médications antiparasitaires externes*.

On désigne sous le nom d'*alopécie* à la fois la chute du cheveu ou du poil et sa conséquence, l'aire dénudée. L'alopécie est diffuse ou circonscrite. L'une et l'autre forme peuvent relever d'une cause générale ou locale.

Nous ne pouvons considérer dans les limites de cet article que les plus fréquentes de ces dépilations et, obligés d'écarter ici encore toute préoccupation doctrinale, nous étudierons seulement les alopécies diffuses d'origine générale, — les alopécies diffuses *coexistent* avec un état local à réformer, pityriasis ou séborrhée, — et le résultat de quelques-unes de ces alopécies rebelles ou négligées, la calvitie.

Nous avons cru devoir donner quelque développement au *traitement médicamenteux* de ces dépilations. L'éducation du public est, en effet, trop rudimentaire pour que le médecin puisse en négliger l'emploi et donner tout son effort au *traitement kinétique local* et à la *biothérapie générale*, c'est-à-dire au redressement des viciations organiques ou fonctionnelles, cause foncière de toute cette pathologie du système chevelu.

Et cependant, ainsi que Bulliard (1) vient de le démontrer dans un travail très important inspiré et dirigé par l'un de nous, « il existe chez les malades atteints de dépilation diffuse un ensemble de viciations biologiques (polyphagie, tachyphagie, polydipsie, picro-

---

(1) R. BULLIARD, La dépilation diffuse et son traitement bio-kinétique (*Préface* de L. Jacquet. Félix, Paris 1912). — Cette thèse très personnelle, très fouillée, mérite d'être lue par quiconque s'intéresse à ces questions. Les documents qu'elle apporte donneront une bonne idée de la patience intelligente et ingénieuse qu'exige la simple observation des faits.

phagie, alcoolisme; surmenage de l'appareil nerveux, génital, etc.)
et de troubles d'organes, les viciations étant à peu près constantes,
les troubles d'organes simplement fréquents.

« La correction convenable de ces viciations agit de manière
rapide et saisissante sur les troubles viscéraux, sur l'ensemble des
réactions du cuir chevelu et sur la dépilation elle-même, *sans nulle
intervention locale médicamenteuse*. Cette action est évidente, même
en des cas de dépilation grave et ancienne, où une chimiothérapie
méthodique et prolongée s'est montrée inefficace. »

L'application au cuir chevelu de la *méthode bio-kinétique* générale
est donc la méthode de choix. Elle agit non seulement sur la
dépilation, mais sur l'ensemble des troubles locaux qui l'accompagnent dans la majorité des cas et qui sont « par ordre approxi-
matifs de fréquence décroissante : le prurit, le pityriasis, l'hyperesthésie objective, l'hyperesthésie subjective ou dermalgie, la séborrhée,
l'hyperhidrose, les crises thermiques, l'érythrose active et provoquée ».

Alopécies diffuses d'origine générale. — Certaines maladies chroniques, les anémies graves, la tuberculose, les affections
du tube digestif, les intoxications de longue durée, arsenicale,
mercurielle, plombique, peuvent s'accompagner d'une alopécie à
marche progressive, contre laquelle il est impossible d'agir efficacement tant que l'affection primitive persiste. De même, après la
grippe, les fièvres éruptives, la fièvre typhoïde, l'érysipèle, etc.,
après les grandes interventions chirurgicales, l'accouchement, on
observe fréquemment une alopécie diffuse et plus ou moins importante. Il en est de même dans la période secondaire de la syphilis.

Nous n'avons pas à insister sur le traitement causal, essentiel, on
le comprend. Mais il est rationnel d'adjoindre à ce traitement et
aux prescriptions hygiéniques générales, une thérapeutique locale
purement symptomatique : c'est une des applications fréquentes de
la médication excitante que nous avons exposée plus haut.

On commencera par réformer, s'il y a lieu, *l'hygiène de la
chevelure*. Il faut entretenir le cuir chevelu en état de propreté,
sans toutefois exagérer les savonnages, demander aux femmes de
faire disparaître les peignes, les coiffures trop lourdes, de laisser,
autant que les exigences sociales le permettront, les cheveux flot-
tants sur les épaules, etc. ; enfin, combattre la séborrhée, le pityriasis.

Pour aider à la repousse, on conseillera ensuite des LOTIONS EXCI-
TANTES. On emploie surtout l'alcool, des teintures, des acides dilués.
Brocq conseille :

Acide acétique cristallisé.................... 1 gramme.
Teinture de cantharides..................... 1   —
    —   de romarin.....................⎫
    —   de jaborandi...................⎬ ãã 10 grammes.
    —   de quinine.....................⎭
Rhum....................................... 68   —

(L. Brocq.)

Étendre cette lotion de deux ou trois fois son volume d'eau ; frictionner le cuir chevelu tous les jours ou tous les deux jours ; cesser momentanément ou définitivement, si la peau devient rouge et sensible. Pour les chevelures blondes, remplacer le rhum, qui brunit les cheveux, par de l'alcool.

Ou bien :

Essence de térébenthine.................... 15 grammes.
Ammoniaque............................... 5   —
Alcool camphré............................ 100   —

(*Lotion de l'hôpital Saint-Louis.*)

Ou bien :

Alcool à 89°............................... 80 grammes.
Alcool camphré............................⎫
Rhum.....................................⎪
Teinture de cantharides...................⎬ ãã 5   —
Glycérine.................................⎭
Essence de Wintergreen.................... X gouttes.
Chlorhydrate de pilocarpine............... 0gr,50

Après l'application de ces lotions alcooliques qui laissent les cheveux un peu secs, il est nécessaire de faire une onction légère avec un corps gras ou un peu de glycérine :

Glycérine................................. 5 grammes.
Alcool à 80°.............................. 95   —

Si les cheveux sont habituellement secs et cassants, on peut remplacer les lotions par les POMMADES, d'un emploi plus délicat et plus laborieux :

Teinture de cantharides................... 1gr,50
Chlorhydrate de quinine.................. 2 grammes.
Baume du Pérou.......................... 5   —
Lanoline.................................⎫
Huile d'amandes douces..................⎬ ãã 15   —

On peut aussi combiner les deux moyens : faire le soir une application de pommade sur le cuir chevelu, et une lotion le matin.

Il est très important de détailler aux malades l'emploi de ces lotions et onctions. Faites maladroitement, elles dessèchent ou encrassent le cuir chevelu et les cheveux, et les femmes, en particulier, les délaissent, car leurs cheveux deviennent visqueux et collants, disent-elles, et « elles ne peuvent plus se coiffer ». On fera partager la chevelure par des raies successives qui permettront d'atteindre le cuir chevelu lui-même. On se servira, pour les liquides, de brosses courtes et un peu dures, dites « brosses à lotion »; pour les pommades, de très menus bourdonnets d'ouate montés sur des baguettes de bois ou sur des allumettes; on ne déposera sur chaque raie qu'une très minime quantité de pommade; au besoin, on l'enlèvera le lendemain avec de petits tampons imbibés d'une émulsion d'huile d'amandes douces ou de glycérine dans de l'alcool ou de l'éther. Le cuir chevelu sera ensuite séché. Les cheveux, non pas sur toute leur longueur, ce qui serait inutile, mais sur la partie voisine de la peau, seront très légèrement lavés à l'alcool, à l'éther de pétrole ou avec la liqueur d'Hoffmann (alcool, éther, parties égales), si la graisse a diffusé.

On se souviendra que ces mélanges éthérés, que l'éther de pétrole sont très *inflammables*, même par une flamme placée à grande distance. Ces soins ne seront donnés qu'en plein jour et dans une pièce où il n'y aura ni foyer incandescent, ni flamme d'aucune sorte. De plus, on n'imbibera pas d'un coup tout le cuir chevelu, mais on nettoiera les cheveux de proche en proche en les étalant sur une main, pendant que, de l'autre, on les frotte avec un chiffon de flanelle imprégné du liquide choisi.

Alopécies diffuses coexistant avec un état local à réformer. Alopécie pityriasique, alopécie séborrhéique. — Alopécie pityriasique. — Le cuir chevelu est sec, recouvert de squames cornées abondantes, furfuracées, poussiéreuses, grisâtres, les « pellicules »; les cheveux sont, en général, ternes et secs. Cette alopécie s'accompagne fréquemment, chez les sujets à système nerveux irritable, de démangeaisons remarquablement tenaces. Le traitement local, s'il était employé seul, serait tout à fait insuffisant à amener la sédation nécessaire à la guérison de cette alopécie. Mais, le traitement causal étant déjà mis en œuvre, les pratiques suivantes en accéléreront l'effet.

On conseillera des savonnages fréquents à l'eau tiède avec des savons simples ou médicamenteux, en mettant en garde contre l'abus qu'on en peut faire, et en les faisant suivre d'onctions légères avec des corps gras, comme nous l'avons précédemment indiqué.

On trouve dans le commerce des savons médicamenteux de tous

genres, soufré, naphtolé, goudronné, salicylé, etc., et même des savons liquides d'un emploi assez commode. La décoction de bois de Panama, la teinture de Quillaya à 20 p. 100, le coaltar saponiné sont d'un emploi très répandu.

Ces simples nettoyages sont quelquefois suffisants dans les cas bénins. En général, on est amené à leur adjoindre des RÉDUCTEURS FAIBLES, en particulier le soufre, les mercuriaux, la résorcine, soit en lotions, soit en pommades.

On emploiera d'abord les *lotions* :

Polysulfure de potassium	4 grammes.
Eau	100 —

Couper pour l'usage de 2/3 ou de 1/2 d'eau chaude.

Mais il faut avertir les malades de la coloration jaune et de l'odeur assez forte que cette lotion laisse après elle. Cette coloration disparaît, d'ailleurs, facilement par un savonnage à l'eau chaude.

La LOTION SOUFRÉE :

Soufre précipité	10 à 20 grammes.	
Glycérine	10 —	
Alcool camphré	50 —	
Eau	Q. S. p.	150 —

n'a pas cet inconvénient ; mais le précipité pulvérulent qui se dépose sur les cheveux résiste au brossage et ne disparaît également qu'après un savonnage.

On peut d'ailleurs la remplacer par des LOTIONS SUBLIMÉE, RÉSORCINÉE, etc.

Naphtol β	0gr,10
Sublimé	0gr,20
Résorcine	
Chlorure d'ammonium	ãã 0gr,50
Hydrate de chloral	
Alcoolat de lavande	100 grammes.

(DARIER.)

Dans les cas rebelles, les POMMADES, employées avec les précautions indiquées, seront plus actives. Il y a avantage à combiner le soufre à d'autres réducteurs, acide salicylique, ichthyol, goudron, huile de cade, acide pyrogallique. Ce dernier, toutefois, qui noircit les cheveux, ne sera pas employé pour les chevelures blondes.

Soufre précipité	5 grammes.
Résorcine	0gr,50
Acide salicylique	
Baume du Pérou	ãã 1 gramme.
Vaseline	
Lanoline	ãã 20 grammes.

Goudron purifié....................... }
Acide pyrogallique .... } āā 1 gramme.
Oxyde jaune d'hydrargyre. .... }
Résorcine .... } āā 0ᵍʳ,50
Vaseline jaune....................... 45 grammes.

Malgré les services qu'elles rendent, les pommades soufrées doivent être quelquefois écartées, car elles ne sont pas également bien tolérées par tous les malades. Au-dessous des squames, on peut voir, en effet, s'établir la rougeur, l'irritation, l'inflammation du cuir chevelu. Aussi est-il bon de recommander l'emploi alternatif des pommades et des lotions. Voici, à titre documentaire, un exemple de prescription dû à Brocq :

« 1° Les lundis et jeudis, passer sur le cuir chevelu, en écartant les cheveux suivant des raies, un peu de pommade à l'oxyde jaune :

Oxyde jaune d'hydrargyre........ 0ᵍʳ,50 à 1 gramme.
Vaseline pure.................... 20 grammes.

En enlever tout de suite l'excès avec de petits tampons d'ouate hydrophile sèche, de manière à nettoyer en quelque sorte le cuir chevelu ;

2° Les mardis, jeudis, samedis, y passer du pétrole ;

3° Les autres matins, y passer, soit du coaltar saponiné coupé de 8 fois son volume d'eau chaude, soit une solution alcoolique de formol au 50ᵉ.

Formol du commerce.............. 2 à 5 grammes.
Chlorhydrate de pilocarpine...... 1 gramme.
Essence d'amandes amères ..... Q. S. pour aromatiser.
Alcool à 90°..................... 200 grammes.

4° Nettoyer de temps en temps, *mais seulement quand c'est vraiment utile*, le cuir chevelu avec de l'eau chaude et du savon au goudron et au Panama. »

Certains cuirs chevelus délicats ne s'accommoderont pas de tel ou tel des médicaments que nous avons indiqués : on en diminuera les doses ou mieux on les supprimera. La vaseline même peut être irritante ; on formulera alors des pommades où l'excipient sera :

Beurre de cacao.................... 5 grammes.
Huile de ricin ou huile d'amandes douces. 15   —

ou bien :

Moelle de bœuf.................... 20 grammes.
Huile de ricin..................... 10   —

Mais, quel que soit le traitement employé, il faut savoir que les récidives sont fréquentes et qu'un malade ne doit pas se considérer comme guéri, quand une amélioration passagère a été obtenue. Il faut alors rendre les soins locaux de moins en moins fréquents, et les continuer au moins une fois par semaine, presque indéfiniment, après la guérison apparente.

Alopécie dite séborrhéique. Calvitie. — Fréquemment, au cours de troubles généraux ou viscéraux, gastriques, génitaux, ou en rapport avec l'évolution sexuelle, etc., on observe un état particulier du cuir chevelu caractérisé par l'*exagération de la sécrétion sébacée*. On distingue une séborrhée *grasse* et une séborrhée *huileuse* ou fluente, avec, d'ailleurs, tous les intermédiaires.

« La séborrhée grasse est caractérisée par la dilatation du pore et du collet des follicules, et surtout de ceux auxquels sont annexées les plus grosses glandes sébacées, avec accumulation, dans le canal ostéo-folliculaire, d'une matière composée de cellules cornées, de graisse et de microbes, qui est le *sébum*.

« Tantôt les cellules cornées dominent et se disposent concentriquement ; c'est l'*utricule séborrhéique* ou le *cocon séborrhéique* de Sabouraud.

« Tantôt la graisse forme avec les cellules cornées une substance pâteuse, blanchâtre, à odeur butyrique, qu'on peut extraire, par expression entre deux ongles, sous l'aspect d'un ver : c'est le *filament séborrhéique*.

« La séborrhée fluente ou huileuse se traduit, à son degré léger, par l'état gras et luisant de la peau ; à son degré majeur, on voit de véritables gouttes d'huile perler sur le tégument. Elle coexiste presque toujours avec la séborrhée grasse. Il est très difficile de reconnaître si la graisse fluente provient bien des glandes sébacées, et non des glandes sudoripares, c'est-à-dire s'il ne s'agit pas d'*hyperidrose huileuse*....

« Dans le *pityriasis gras*, qui est souvent consécutif au pityriasis sec, les squames sont onctueuses, graisseuses, jaunâtres, boueuses. On pourrait penser que le caractère gras de ce pityriasis tient à son association avec de la séborrhée (*pityriasis sur-séborrhéique* de Sabouraud). Cette combinaison est fréquente, mais non constante. Il y a des pityriasis gras sans séborrhée *in eodem loco* ; leur graisse provient de la kératinisation elle-même » (Darier).

L'accord est loin d'être fait sur l'origine des alopécies qui accompagnent ces états.

Il est certain qu'elles se rencontrent souvent dans une même famille ; que « l'arthritisme », la précocité intellectuelle ou sexuelle le surmenage cérébral, une alimentation trop riche, une vie sédentaire sont presque constamment notés dans l'histoire pathologique des séborrhéiques.

Il est certain aussi que les *calvities* précoces succèdent habituellement à ces alopécies diffuses s'accompagnant de séborrhée. Mais en inférer que la séborrhée est la cause de la calvitie serait se tromper gravement.

L'un de nous (1) a donné de la calvitie une théorie qui se rattache à sa conception générale de la pathologie du cuir chevelu. Nous voulons en citer ici les idées maîtresses pour rappeler de nouveau l'attention du lecteur sur l'importance primordiale en dermo-pathogie du rôle de l'*excitation* physiologique et pathologique, de l'*excès fonctionnel*, de la *sur-fonction* :

« Les dépilations forment collectivement un groupe naturel, qui s'explique logiquement par l'excitation fonctionnelle des graisses épithéliales, excitation qui est avant tout et surtout *formative* de bourgeons pilaires *nouveaux*, si paradoxal que cela paraisse.

« En effet, qu'est-ce que la *mue pilaire*? Dans l'hypothèse classique, le poil ancien tombe, *puis* le poil nouveau pousse.

« Renversons les choses : le poil nouveau pousse, *puis* le poil ancien tombe....

« Mais, si la mue pilaire est, en ce qu'elle a de plus général, une *néoformation de poils*, on doit comprendre que le phénomène puisse, en certains cas, rester ébauché et puisse avorter : la poussée nouvelle ébranle les poils adultes, d'où la chute, qui frappe l'attention. Et l'organisme excité, mais épuisé, peut rester court : les poils nouveaux resteront à l'état de duvet indiscernable ou même ne sortiront pas du follicule....

« C'est l'*excitation fonctionnelle*, émanée des *centres supérieurs* en conflit avec le milieu extérieur, qui crée d'abord la luxuriance du cuir chevelu, et qui, après une période plus ou moins longue, dans l'évolution de la race et de l'individu, aboutit à l'*épuisement fonctionnel*, après une série parfois nombreuse de mues successives et progressivement décroissantes : la calvitie serait ainsi le prolongement naturel de la *surfonction* pilaire.

« Et l'on peut, dans ces conditions, comprendre les phénomènes associés aux grandes dépilations comme à la calvitie : l'hyperesthésie, le prurit, ou surfonction de la sensibilité ; la séborrhée et l'hyperhidrose, ou surfonction de la graisse et de la sueur ; le pityriasis, ou suractivité de la fonction épidermique : toutes consé-

---

(1) L. Jacquet, L'hygiène de la peau et de la chevelure (*loc. cit.*)

quences inévitables d'une excitation fonctionnelle du cuir chevelu.

« Au total, nous trouvons là l'application d'une loi biologique foncière : *l'excitation crée d'abord la tendance à la fonction, puis la fonction et son organe ; parallèlement, l'excès d'excitation crée le trouble fonctionnel, puis la lésion d'organe.* »

En conséquence, avant toute médication locale, les prescriptions d'ordre général s'imposent. Nous les avons suffisamment détaillées. Voici maintenant les grandes lignes de la thérapeutique locale. Et il n'est pas douteux que l'ensemble de ces soins ne puisse dans une assez large mesure retarder l'apparition de la calvitie.

Dans les alopécies progressives avec pityriasis, on conseillera le nettoyage méthodique du cuir chevelu, l'emploi des savons, de la décoction de bois de Panama ou de la teinture de Quillaya ; s'il est nécessaire, l'application de lotions réductrices ou mieux, dans les cas sérieux, de pommades au soufre, à la résorcine, au goudron, à l'huile de cade, etc.

Dans les séborrhées avec filaments abondants, on se trouvera bien des *massages* modérés, de la *mobilisation active* du cuir chevelu qui agissent par leur action excitante et tonique sur la papille pilaire, et par leur action mécanique sur les glandes sébacées qu'ils vident de leur contenu.

Il peut être utile aussi de combiner des médicaments dits excitants aux décapants et aux réducteurs ; il est facile de varier les formules :

Teinture de cantharides.		2 grammes.
— de capsicum		
— de benjoin	āā	5 —
Onguent populeum		30 —
Huile de cacao		
— de cade	āā	15 —
Turbith minéral		3 —

(SABOURAUD.)

Enfin, et toujours comme auxiliaire de la biothérapie, la médication kinétique et médicamenteuse doit être instituée, même dans les cas où, le cuir chevelu paraissant sain, on constate une alopécie diffuse (*alopécie prématurée idiopathique* de Brocq), symptôme précurseur de la calvitie. Voici de nouveau quelques formules dont la variété peut être utile au cours d'un traitement longuement continué

Formol à 40 p. 100 ou acide acétique		2 grammes.
Teinture de cantharides		5 —
Huile de ricin		0gr,50
Alcoolat de lavande		125 grammes.

(BESNIER.)

ou bien :

  Macération de feuilles de jaborandi pul-
   vérisées..   10 grammes.
  Extrait fluide de quinquina................... } āā 20   —
  Teinture d'arnica.............................

ou bien :

  Chlorhydrate de quinine....................... } āā 0^{gr},35
    —   de pilocarpine ....
  Soufre précipité ....   5 grammes.
  Vaseline pure.................................   20   —
  Teinture de benjoin,................   Q. S. pour aromatiser.

Supprimer le soufre dans cette pommade, si elle irrite le cuir chevelu.

                (L. Brocq.)

Alopécie peladique. — La pelade, ainsi que l'un de nous l'a démontré (1), est un trouble trophique réflexe sous la dépendance d'une altération de la nutrition générale et d'une irritation locale proche ou distante.

Le rôle *déterminant* des viciations d'origine otique, pharyngée, broncho-pulmonaire, gastro-intestinale et surtout gingivo-dentaire, dans la formation des plaques peladiques, est admis désormais par la grande majorité des dermatologistes.

L'examen minutieux du peladique, le rétablissement de l'équilibre de ses fonctions ; en particulier, l'examen gingivo-dentaire complet et pratiqué par un spécialiste, la mise en état des dents cariées, la réfection d'un dentier défectueux, le désenchatonnement d'une dent de sagesse, la cautérisation des gencives malades devront donc précéder tout traitement local.

Nous avons déjà trop longuement insisté sur la nécessité absolue de la suppression de ces surirritations psychiques, nerveuses ou viscérales, pour y revenir ici.

Voici comment on peut conduire la médication locale. Ce traitement convient également aux pelades en plaques *circonscrites* du cuir chevelu et de la barbe et aux pelades *decalvantes* totales. Il faut seulement se souvenir que, dans ces dernières, on doit réduire la quantité des agents médicamenteux employés, à cause de la vaste surface qu'ils doivent recouvrir. On diluera notablement les acides forts et

(1) Voir pour toute cette question que nous ne voulons pas aborder ici : L. Jacquet, Nature et traitement de la pelade (*Annales de dermat. et de syphil.*, mai-juin, août-sept. 1900, février-mars 1902) ; Pathogénie de la pelade (*Soc. de dermat. et de syphil.*, 6 février et 5 juin 1902) ; Des sensations peladogènes (*Soc. méd. des hôp.*, 7 mars 1902), etc. Voir aussi, sur la question en son ensemble, l'excellent article de Brocq : *Pratique Dermatologique*, tome III.

l'on s'abstiendra de certains médicaments tels que l'acide pyrogallique ou la chrysarobine, susceptibles de provoquer une irritation trop violente.

Il n'est pas utile de faire couper ras les cheveux des hommes ; à plus forte raison, doit-on respecter la chevelure des femmes. Mais il est bon de tenir les cheveux très courts chez les enfants : la surveillance et le traitement en sont rendus plus faciles.

On entretiendra la propreté absolue du cuir chevelu par un lavage à l'eau de Panama ou au savon de goudron, renouvelé tous les huit jours.

On fera matin et soir et, si l'on peut, dans la journée, à plusieurs reprises, le *massage* du cuir chevelu, en s'attachant surtout à malaxer énergiquement les régions dépilées.

Après les massages du matin et du soir, on fera une friction prolongée à la *brosse rude* avec le liniment :

> Eau-de-vie camphrée........................ 100 grammes.
> Huile de ricin ....
> Teinture de cantharides................... } āā 5   —

en dosant l'irritation ainsi provoquée.

Les piqûres répétées produites par les soies de la brosse provoquent une hyperémie passagère, mais renouvelable à volonté, de sorte que le *brossage* seul, sans liniment, constitue une médication simple, sans danger et applicable par le malade lui-même.

Les mixtures et les liniments excitants, qui ont été préconisés dans le traitement de la pelade, sont très nombreux. L'une quelconque des formules que nous avons données précédemment peut-être employée. Sur les plaques de peu d'étendue, on a souvent recours à des mixtures plus actives :

> Acide acétique........................... 1 à 4 grammes.
> Hydrate de chloral....................... 10   —
> Éther.................................... 35   —

(BESNIER.)

mixture (*inflammable*) dont on fera des frictions légères avec un bourdonnet d'ouate, tous les jours ou tous les deux jours :

On bien :

> Acide phénique neigeux...................
> Teinture d'iode.......................... } āā 5 grammes.
> Hydrate de chloral.......................

(BROCQ.)

en applications au pinceau faites tous les deux jours.

On recommande encore la chrysarobine que l'on prescrit sous la forme de *crayon*. On évite ainsi les coulées irritantes, dangereuses en particulier pour les yeux du malade :

Chrysarobine		3gr,50
Paraffine		
Beurre de cacao	āā	2gr,50
Soufre précipité		6gr,50
Vaseline		1gr,50

pour un crayon entouré de papier d'argent ; frictionner la plaque péladique tous les matins.

Il faut changer souvent le traitement local et approprier les doses médicamenteuses aux réactions individuelles de chaque malade. Après chaque application forte, on appliquera une pâte neutre ou un glycérolé pour calmer l'inflammation produite et l'on ne poussera jamais l'irritation jusqu'à la brûlure même superficielle. D'ailleurs, quand on associe à ces révulsifs les moyens mécaniques, brossage, massage, dont nous avons parlé, il faut être plus prudent encore.

Au total, on peut présenter la médication locale de la pelade de la façon schématique suivante (Déhu) :

1° Les plaques alopéciques doivent être tenues en état d'irritation constante, mais légère ; il faut éviter de provoquer une dermite exsudative ou suppurée ;

2° Même dans les pelades localisées, on doit traiter aussi, mais d'une façon moins active, toute la surface du cuir chevelu et de la barbe ;

3° Le traitement choisi doit être continué même lorsque la repousse commence à se manifester ; on ne doit le cesser que graduellement, et quand les poils normaux ont repris leur adhérence, leur calibre et leur couleur, si possible.

3. — Médication de l'hyperidrose et de la bromidrose.

L'*hyperidrose* est l'exagération de la sécrétion normale des glandes sudoripares. Elle peut être généralisée ou localisée, et dans ce dernier cas on la nomme *éphidrose*.

Nous laisserons de côté l'hyperidrose *physiologique* qui se produit sous l'influence de la chaleur, du mouvement, du travail et l'hyperidrose *symptomatique* qui accompagne les pyrexies, la tuberculose, etc., pour ne parler que du trouble sécrétoire *idiopathique* ou *essentiel* qui survient chez certains prédisposés, obèses, arthritiques, dyspeptiques, nerveux, déprimés, sans cause appréciable, ou sous l'influence de l'effort le plus minime, d'une émotion, d'une contrariété.

Rarement l'hyperidrose est continue; le plus souvent, elle est passagère, paroxystique et localisée à certaines régions:

Au cuir chevelu, elle accompagne fréquemment la séborrhée et fait partie du syndrome que nous avons décrit à propos de certaines alopécies: prurit, pityriasis, séborrhée, hyperidrose, dépilation.

A la face, elle est d'ordinaire unilatérale et fait souvent partie également d'un ensemble plus complexe : rougeur, élévation de la température locale, hyperesthésie cutanée et musculaire, névralgies, hémi-sialorrhée, qui ressortit à une excitation de voisinage, nasale, gingivo-dentaire, sensations gustatives violentes (vinaigre, mets glacés), — à une excitation à distance, gastrique, pleuro-pulmonaire, etc., transmise par le sympathique.

Aux aisselles, elle est très commune. Chez quelques individus, la moindre émotion la fait apparaître (hyperidrose des sujets qui se présentent nus devant le médecin, devant le public d'une consultation).

Aux régions palmaires et *plantaires* enfin, elle est abondante, quelquefois au point de constituer une affection des plus gênantes et des plus pénibles. C'est surtout en ces régions que la sueur, produite en grande quantité et d'une façon presque continue, s'accompagne d'une odeur spéciale fort désagréable et parfois insupportable (*bromidrose*).

L'examen et la mise en état des diverses fonctions constituent le premier effort thérapeutique, le plus important. L'hydrothérapie journalière, la vie au grand air, l'entraînement musculaire méthodique et progressif, les frictions sèches ou alcoolisées, le massage général, le *massage local*, sont parmi les principaux régulateurs de la vie cutanée.

On a proposé aussi, avec assez peu de succès d'ailleurs, divers médicaments: le sulfate neutre d'atropine (en granules de 1/4 de milligramme, 2 à 4 par jour), la poudre d'agaric blanc (0gr,50 à 2 grammes par jour, en cachets ou en pilules), le phosphate de chaux, le tanin, l'ergotine, la strychnine.

Les **soins locaux** ont plus d'importance. Aux aisselles, aux aines, on recommandera les lavages fréquents à l'eau chaude et au savon, à la décoction d'écorce de chêne à 40 p. 1000, la solution de permanganate de potasse à 1 p. 100, ou encore la solution suivante:

Tanin		1 gramme.
Alcool	}	aa 125 —
Eau		

On poudrera ensuite avec :

Sous-nitrate de bismuth	20 grammes.
Talc	30 —

Ces soins sont le meilleur moyen d'éviter les complications, fréquentes surtout chez les sujets gras : intertrigo, éruptions impétigineuses et eczématiformes.

L'hyperidrose palmaire et plantaire, et surtout la bromidrose plantaire donnent lieu à des traitements toujours longs et quelquefois décevants. Nous aurons surtout en vue cette dernière affection qui est particulièrement tenace et qui affecte profondément les malades.

On conseillera, outre une propreté minutieuse des téguments et du linge, le port de chaussures légères, non vernies, en toile ou en molleton, destinées à permettre l'évaporation. Deux ou trois fois par jour, on fera prendre des bains locaux très chauds. On les fera suivre d'un *massage*, si les extrémités sont habituellement froides ou asphyxiques. On peut employer aussi les astringents et désodorisants suivants, en bains, ou mieux en badigeonnages quand on se sert de solutions fortes : le permanganate de potasse de 1 à 10 p. 1000, le formol du commerce en solution aqueuse ou alcoolique à 10 p. 100 (médication irritante à surveiller), l'acide picrique en solution alcoolique à 10 p. 100, le nitrate d'argent à 5 ou 10 p. 100, le naphtol :

Naphtol.	10 grammes.
Alcool.	175 —
Eau de Cologne	25 —

(KAPOSI.)

On poudre ensuite avec :

Acide tartrique	} ãã 1 gramme.
— salicylique	
Oxyde de zinc	10 grammes.
Sous-nitrate de bismuth	} ãã 20 —
Talc	

et on sépare les orteils avec de la gaze souple.

Dans les cas rebelles, on peut augmenter les doses de substances actives, prescrire par exemple, tous les trois jours, un badigeonnage avec du permanganate plus concentré, avec une solution bichromatée :

Bichromate de potasse	30 grammes.
Eau	200 —
Essence de lavande	2 —

avec le perchlorure de fer :

Perchlorure de fer	30 grammes.
Glycérine	10 —

Médications symptomatiques.   15

On peut adjoindre à ces badigeonnages, deux ou trois fois par semaine, des pommades réductrices et rubéfiantes appliquées la nuit :

> Ichtyol..................................... } āā 5 grammes.
> Essence de térébenthine................ }
> Oxyde de zinc............................   10   —
> Axonge....................................   50   —
>
> (UNNA.)

La *médication de la chromidrose*, ou production de sueurs colorées, affection d'ailleurs rare, se rattache à celle que nous venons d'exposer.

4. — Médication de l'hypertrichose.

Le développement exagéré des poils dans les régions qui sont habituellement glabres ou recouvertes d'un fin duvet peut s'observer à tous les âges. Il est congénital ou acquis, localisé ou presque généralisé.

Nous ne nous occuperons que de l'*hypertrichose acquise localisée*, et localisée en particulier aux *régions découvertes*. Les autres modalités sont exceptionnelles (hypertrichose généralisée), ou ne doivent pas être traitées, en dehors de cas spéciaux, quand elles portent sur des points que les vêtements recouvrent habituellement.

Par contre, c'est un devoir pour le médecin de s'occuper de certaines variétés atteignant la face, la poitrine, les bras, qui constituent une difformité désagréable ou même repoussante et peuvent, chez certaines femmes, être l'origine d'une « trichophobie » capable d'amener une dépression nerveuse sérieuse, la neurasthénie, la mélancolie.

Hypertrichose de la face. — Chez la femme, elle occupe de préférence la lèvre supérieure, le menton, les joues. Les poils, d'abord fins, deviennent, à la suite d'épilations et de rasures, plus volumineux, plus durs, plus résistants et surtout plus nombreux.

Elle apparaît, soit de quatorze à seize ans, soit de trente à quarante ans. C'est vers cette époque surtout, ou encore à la ménopause, que le duvet plus ou moins abondant, qui revêt la lèvre supérieure de beaucoup de brunes, peut se transformer en une difformité digne d'attention et de soins spéciaux.

Il faut distinguer les cas. Dans les hypertrichoses légères, peu visibles, on se contentera de conseiller l'emploi des décolorants, applications d'eau oxygénée pure ou étendue, de crème oxygénée :

Eau oxygénée à 12 volumes.................... 20 grammes.
Vaseline.................................. 10   —
Lanoline..................................   5   —

renouvelées deux ou trois fois par semaine.

Il faut surtout faire savoir aux patientes que tous les moyens qui se proposent la destruction du poil, et non du bulbe pileux lui-même : épilation, flambage, section au ciseau ou au rasoir, épilatoires répandus en si grand nombre dans le commerce, non seulement ne s'opposeront pas à la reproduction des poils, mais encore les rendront plus gros et plus nombreux. De plus, les épilatoires incorrectement employés donnent souvent naissance à des dermites intenses qui peuvent s'accompagner de cicatrices vicieuses indélébiles.

Citons seulement, à titre documentaire, parmi les préparations épilatoires indiquées par Brocq (1), la PATE ÉPILATOIRE de Boutet à la chaux vive :

Chaux vive.............................. 10 grammes.
Sulfhydrate de soude....................   2   —
Amidon.................................. 10   —

délayer cette poudre dans une petite quantité d'eau, étaler pendant cinq à dix minutes jusqu'à sensation de cuisson, puis enlever par une lotion à l'eau et poudrer ensuite à l'amidon ;

M. Sabouraud recommande comme inoffensive et réellement efficace l'application longtemps continuée de la pâte suivante :

Acétate de thallium..................... 0gr,50
Oxyde de zinc...........................   2 grammes.
Vaseline................................ 20   —
Lanoline................................   5   —
Eau de roses............................   5   —

Elle aurait pour effet de diminuer la grosseur et la longueur du duvet et d'en atténuer la coloration.

Contre les hypertrichoses manifestes, gênantes, réellement disgracieuses, il faut agir. Nous ne citerons qu'avec réserve le **traitement radiothérapique** qui n'a pas parfaitement rempli jusqu'ici l'espoir qu'il avait fait naître. Il risque, en effet, d'amener, en même temps que la disparition du poil, une atrophie cutanée spéciale, plus ou moins pigmentée, plus fâcheuse que l'hypertrichose.

(1) Voir pour ces préparations, et surtout pour le traitement électrolytique de l'hypertrichose : L. Brocq, *Traitement des dermatoses par la petite chirurgie et les agents physiques* (Paris, 1898).

Le traitement par l'électrolyse est le seul moyen actuellement à conseiller. Il est fort long, assez douloureux, demande pour réussir une technique précise et doit être réservé aux spécialistes. Nous ne ferons qu'en indiquer le principe.

On se propose de détruire, à l'aide du courant électrolytique, le bulbe et sa papille sans amener de cicatrice cutanée. On doit cathétériser le follicule pileux avec une aiguille fine, s'arrêter au contact du bulbe et faire passer le courant pendant un temps qui varie avec la profondeur et avec le volume du poil. On peut détruire, avec beaucoup d'habitude, de 50 à 80 poils par séance (Brocq), et, pour un bon nombre d'entre eux, une seconde séance est nécessaire. Le traitement, une fois entrepris, doit être mené jusqu'au bout, sous peine de ne donner qu'un résultat dérisoire.

Il est facile de comprendre qu'un tel traitement, le seul rationnel et radical, ne doive être appliqué que dans les cas où il est formellement indiqué.

5. — Médication de la canitie.

La *canitie* ou décoloration des cheveux et des poils est due à la diminution et à la disparition du pigment qui leur donne leur coloration normale.

Elle est rarement congénitale ou généralisée. Acquise, elle est *physiologique* aux approches de la sénilité, ou *pathologique*. Dans ce dernier cas, elle peut succéder aux maladies graves, aux affections locales, ou survenir sans cause apparente (*canitie prématurée essentielle*) et évoluer ensuite lentement et progressivement, débutant aux tempes, à la barbe, s'étendant au cuir chevelu et à tous les poils du corps. La décoloration est plus ou moins poussée; on observe toutes les transitions depuis la nuance grise à peine visible, jusqu'à la teinte parfaitement blanche.

Presque tous les sujets qui en sont atteints, mus par des considérations esthétiques ou sociales, exigent un traitement. On saura tout d'abord que les canities *localisées*, consécutives à certaines affections du cuir chevelu ou de la barbe, à la pelade par exemple, ou à des applications de substances décolorantes, ne sont pas définitives. Aussi le plus simple est-il de hâter la repousse de poils normalement colorés qui se produira après deux ou trois générations (voir *Médication excitante*).

Dans la canitie prématurée idiopathique, on n'aura qu'une ressource : masquer la décoloration par des TEINTURES.

Un grand nombre de préparations commerciales contenant des sels de plomb, de mercure, de cyanure de potassium, de paraphénylène-diamine, doivent être rejetées. Elles provoquent fréquemment des altérations pilaires sérieuses et des dermites graves qui se terminent parfois par une alopécie définitive.

Même employées médicalement, la plupart d'entre elles, sauf le henné et l'eau oxygénée (qui n'est pas une teinture, mais sert à blondir ou à rougir uniformément la chevelure), risquent d'être dangereuses. De plus, on n'est jamais assuré de leur innocuité : après une ou plusieurs applications sans incidents, on voit quelque-fois sans raison appréciable, ou pour mieux dire, sans qu'on se rende compte des causes additionnelles, une teinture bien supportée jusque-là faire éclater une éruption violente.

Teintures blondes. — En dehors de l'eau oxygénée, une des plus employées est le HENNÉ. C'est une poudre végétale qui permet de donner aux cheveux de jolies teintes variant du clair au foncé. On délaie cette poudre dans un peu d'eau, de façon à en faire une pâte épaisse que l'on applique sur les cheveux ; au bout d'une heure environ, ils deviennent rouges. On poudre alors avec de l'indigo, ou bien on fait avec cette poudre une seconde pâte que l'on étend de la même manière, et l'on soumet ensuite les cheveux à l'action de la vapeur d'eau pendant une demi-heure. Les deux pâtes se combinent et donnent, suivant les proportions observées, une colo-ration blonde, châtain clair ou même brune.

Teintures brunes. — Brocq conseille d'employer le BROU DE NOIX ainsi qu'il suit : on lave soigneusement la chevelure avec une solution de carbonate de potasse à 1 p. 10, puis on frictionne avec un mélange ainsi composé :

        Jus exprimé d'écorce de noix verte............ 10 parties.
        Alcool à 60°.. 90   —
Laisser en contact dix jours, puis filtrer.

Ce procédé est inoffensif. Il donne, ainsi que l'infusion de feuilles de noyer, la nuance châtain.

Pour obtenir les nuances plus foncées et la teinte noire, on se sert assez communément des SELS D'ARGENT. On peut les employer directe-ment, et la réduction de ces sels sous l'influence de la lumière amène, au bout de quelques heures, la coloration cherchée. On dégraisse par un savonnage et un rinçage avec la solution de carbonate de potasse ; on sèche et on applique avec une petite brosse sur les cheveux bien étalés, la solution suivante :

        Azotate d'argent.......................... 10 à 20 grammes.
        Eau de roses.............................. 100   —

Ajouter, s'il est nécessaire, de l'ammoniaque pour dissoudre le précipité.

On peut aussi faire précéder l'application argentique par un *mordant*. Après dégraissage, on imbibe les cheveux avec :

> Sulfure de potassium.......................   30 grammes.
> Eau distillée...............................   170   —

on laisse sécher presque complètement, puis on utilise la solution de nitrate comme précédemment. La réduction de l'azotate d'argent est alors immédiate.

Quelques précautions sont indispensables. On peut d'abord *chercher* la teinte voulue sur l'extrémité d'une mèche de cheveux que l'on sacrifie si le but a été dépassé. Après l'application de la solution argentique, il faut laver *immédiatement* les taches qu'elle a pu laisser sur la peau avec une solution de chlorure de sodium pour éviter la formation de macules brunes, longues à disparaître. Enfin, il faut toujours laver et dégraisser également *tous* les cheveux, dans *toute* leur longueur, car la partie profonde de la chevelure, plus grasse, resterait incolore ou trop faiblement colorée, pendant que la partie superficielle, au contraire, aurait fixé intensément la coloration. Il vaut mieux d'ailleurs, quand on veut obtenir une teinte foncée, faire plusieurs applications de solutions de plus en plus concentrées que d'essayer de réussir du premier coup la nuance désirée.

Les mêmes procédés peuvent être employés quand il s'agit, non plus de teindre toute une chevelure, mais de masquer la décoloration des poils dans une région limitée. Dans ce cas, on peut se servir aussi de pommades ou de lotions aux sels de fer ou à l'acide pyrogallique

> Acide pyrogallique........................   1 gramme.
> Eau de roses..............................   50 grammes.
> Eau de Cologne...........................   2   —

qui, appliquées soigneusement et sur de petites surfaces, offrent peu d'inconvénients.

6. — Médication de l'hyperkératose.

Nous désignerons ainsi les états pathologiques de la peau caractérisés *surtout* par une très forte *hyperplasie cornée*.

Dans un grand nombre de dermatoses, la prolifération cornée est également excessive : tuberculoses verruqueuses, verrues séniles, végétations cornées, etc. ; mais elle est alors *secondaire* à d'autres lésions. De sorte que nous n'aurons en vue dans ce chapitre que l'ichtyose et l'hyperkératose congénitales, les hyperkératoses palmaire et plantaire essentielles ; nous y rattacherons aussi la kératose pilaire.

Ichtyose vulgaire. — C'est une malformation congénitale ; mais on ne la remarque habituellement que lorsque l'enfant a déjà atteint cinq ou six mois, ou même deux ou trois ans. La peau est sèche, rugueuse, produit incessamment des squames minces ou épaisses, blanchâtres ou grisâtres. Le plissement normal de la peau est exagéré ; les cheveux sont rares et secs ; le cuir chevelu, pityriasique ; les poils sont atrophiés ; les sécrétions sudorales et sébacées notablement diminuées. Mais il est à noter que les plis articulaires sont toujours respectés.

On en connait de nombreuses variétés, depuis l'ichtyose légère où les faces externes des membres sont seules atteintes, jusqu'à l'ichtyose *hystrix* où le corps est couvert d'excroissances cornées rappelant la peau du porc-épic.

Ajoutons qu'à cause de leur apparence, on rapproche de ces ichtyoses vraies les *états ichtyosiformes*, l'ichtyose *sénile* par exemple, qui s'observe chez les vieillards affaiblis et chez les gens âgés alités depuis longtemps.

A côté de l'ichtyose commune, on observe beaucoup plus rarement l'*ichtyose fœtale*, mieux nommée *hyperkératose congénitale*. On en décrit une forme grave, incompatible avec la vie, et une forme bénigne, qui présente avec l'ichtyose vulgaire des différences assez nombreuses. Elle existe dès la naissance, ne respecte ni la face, ni les plis articulaires. La peau est rouge, couverte de squames larges et adhérentes.

Kératodermie familiale (hyperkératoses palmaire et plantaire circonscrites). — Ce ne serait qu'une variété régionale de cette malformation. La paume et la plante, dans toute leur étendue, sont considérablement et symétriquement épaissies par une énorme couche de substance cornée. Au-dessous et au pourtour, la peau est rouge, scléreuse. Les mouvements sont difficiles, la marche gênée et douloureuse.

Dans l'affection décrite sous le nom de **kératose pilaire**, l'hyperkératose n'occupe plus toute la surface cutanée ; ce sont seulement les orifices des follicules pileux qui sont comblés par un *cône corné* très adhérent, dans lequel le poil s'enroule, s'atrophie et se casse. Elle est caractérisée par la sécheresse et la rugosité de la peau, appréciables surtout à la face externe des membres et dues à l'existence de très nombreuses petites saillies dures. Dans les cas intenses, ces saillies papuleuses kératosiques deviennent rouges ou violacées ; la peau, dans son ensemble, est terne, sèche, pityriasique, érythémateuse. Enfin, quand les lésions sont plus accentuées encore et plus anciennes, on constate la destruction du follicule qui se traduit par une petite dépression cicatricielle. Les téguments sont alors d'un aspect et d'un toucher fort désagréables.

Nous avons groupé tous ces états parce que l'*hyperkératose*, à tous ses degrés, y est le *symptôme* saillant, principal, sinon exclusif, et qu'ils relèvent tous d'une même médication locale.

Les ARSENICAUX, le CORPS THYROÏDE ont donné bien rarement quelques améliorations. L'huile de foie de morue semble plus utile. On doit d'ailleurs essayer ces médicaments. Mais c'est au traitement externe que l'on doit s'adresser pour obtenir, non pas la guérison, mais l'atténuation de semblables états dont les malades souffrent parfois à l'égal d'une infirmité.

Dans les cas de gravité modérée, les bains savonneux au savon mou de potasse, au savon de goudron, les bains alcalins répétés et prolongés, suivis d'onctions avec des corps gras, glycérolé d'amidon, huile d'amandes douces, axonge benzoïnée, amènent une desquamation rapide et rendent à la peau une suffisante souplesse. Ces pratiques seront ensuite espacées, mais continuées avec régularité pendant des années, souvent pendant toute la vie du malade.

Dans les cas intenses, on insistera sur les moyens précédents ; on adjoindra aux corps gras des kératolytiques, l'acide salicylique, le soufre (3 à 5 p. 100), l'ichtyol (5 p. 100) :

<pre>
Acide salicylique.....................)
—   tartrique.......................) āā 1 gramme,
Axonge benzoïnée......................   40 grammes.
</pre>

Quand les productions cornées sont épaisses, il faut parfois les ramollir avec des EMPLÂTRES au savon noir, à l'huile de foie de morue, à l'oxyde de zinc salicylé, puis enlever les parties ainsi traitées avec une spatule ou un racloir et ne faire usage qu'en second lieu des bains et des onctions.

Dans la kératodermie symétrique des extrémités, ce traitement préliminaire devra être suivi d'applications médicamenteuses fortes sous forme d'emplâtres, qui assureront l'occlusion et l'adhérence du pansement et la pénétration profonde de l'agent. On emploiera l'acide salicylique, la résorcine, l'huile de cade.

On devra préférer aux emplâtres du Codex, les SPARADRAPS, « composés d'un tissu très fin de toile de coton ou de toile de lin, recouvert sur une de ses faces de matière emplastique à base de vaseline ou de lanoline caoutchoutée, et de cire en faibles proportions » (Pautrier). Les plus classiques sont le sparadrap ou emplâtre rouge de Vidal :

Cinabre..	1gr,50
Minium..	2gr,50
Excipient...	26 grammes.

et le sparadrap à l'huile de foie de morue :

Emplâtre simple à l'huile de foie de morue.	60 grammes.
Cire jaune..	20 —
Huile de foie de morue..........................	35 —

On prépare dans le commerce des emplâtres légers, souples et s'appliquant bien, contenant tous les médicaments que nous avons indiqués et dans les proportions désignées, ordinairement 5 à 20 parties pour 100 d'excipient.

Dans la kératose pilaire, ce ne sera qu'exceptionnellement qu'on aura recours aux moyens de force : les bains et les onctions doivent suffire.

Si l'on était obligé de se servir de médicaments actifs, on se souviendrait que les peaux kératosiques sont facilement irritables, et on en atténuerait l'effet par des applications calmantes intercalaires.

7. — Médication des troubles pigmentaires.

La fonction pigmentaire cutanée peut être rendue anormale, soit par l'absence du pigment, *achromie*; soit par sa distribution irrégulière, *dyschromie* ; soit par son hyperproduction, *hyperchromie* ou hypertrophie pigmentaire.

Nous n'insisterons ni sur les variétés, ni sur les causes de ces anomalies de la pigmentation. Une fois constituées, ou bien elles disparaissent spontanément d'une façon lente et progressive quand la cause qui les avait provoquées a été écartée ; il en est ainsi des pigmentations consécutives aux affections prurigineuses, à la phtiriase, à l'application de substances irritantes (vésicatoire, sinapisme, teinture d'iode, huile de cade, acide pyrogallique, acide chrysophanique, nitrate d'argent), à des compressions prolongées (ceinture, corset, bandage), à l'absorption de certains médicaments (mélanodermie arsenicale) ; ou bien elles sont permanentes et ne peuvent être que très passagèrement et incomplètement effacées.

Remarquons encore que, sur quelques individus particulièrement sensibles, toute tentative thérapeutique peut être suivie d'une accentuation de la pigmentation.

Nous nous contenterons d'indiquer à titre d'exemple les méthodes en usage contre les plus fréquentes et les moins rebelles de ces hyperchromies, les **éphélides** ou taches de rousseur, le **chloasma**. On peut en essayer l'emploi contre toutes les taches pigmentées puisqu'elles ont pour but l'*exfoliation* des couches épidermiques superficielles ou la résorption plus ou moins complète du pigment anormalement produit ou disposé.

Lorsqu'on veut provoquer l'EXFOLIATION de toute une surface pigmentée, masque de la grossesse, éphélides très nombreuses, on se sert de lotions ou de pâtes à la résorcine, au savon noir, ou de mixtures composées :

Résorcine..............................		
Savon noir............................	āā 20 grammes.	
Soufre................................		
Alcoolat de lavande...................	40 —	

(DARIER.)

Ou bien :

Résorcine.............................	40 grammes
Zinc..................................	10 —
Ceyssatite............................	2 —
Oxyde de zinc.........................	28 —

(UNNA.)

On étend au pinceau ou avec un tampon d'ouate la mixture ou la pâte, le soir au coucher, pendant deux ou trois jours de suite. Le lendemain matin, on l'enlève avec de l'huile d'amandes douces, on nettoie avec une infusion de camomille ou de sureau et l'on calme l'inflammation produite avec du glycérolé d'amidon et de la poudre de talc, ou avec une crème rafraîchissante.

Il est nécessaire qu'une irritation assez vive se produise. Mais, si elle était trop violente, insupportable, il faudrait naturellement enlever l'agent exfoliant et conseiller l'emploi de compresses humides ou de cataplasmes de fécule, puis de crèmes ou de pâtes, et le lendemain on réappliquerait une mixture moins active. Il faut annoncer aux patients cette irritation, et il est préférable qu'ils ne s'exposent pas au grand air et au vent pendant les premiers jours du traitement.

Il est extrêmement important de faire des applications uniformes et régulières, sans bavure sur les bords. Au visage, par exemple, on devra autant que possible réaliser un masque bien exact, suivant la ligne du cuir chevelu, les sourcils, le pourtour des orifices naturels, s'arrêtant à une certaine distance des paupières, cernant bien le contour du maxillaire inférieur. Il faut que la peau nouvelle, qui apparaît au bout de sept à huit jours, plus rosée, plus nette sous les couches exfoliées, ne tranche pas par sa coloration sur la peau pigmentée environnante. C'est là un procédé assez fidèle, mais qu'il est nécessaire de répéter deux ou trois fois par an, quand la pigmentation a eu le temps de se reformer.

Dans les dyschromies peu marquées, ou bien si l'on ne veut pas recourir d'emblée à la médication précédente, on peut ordonner des lotions au jus de citron, à l'acide chlorhydrique faible (1 à 3 p. 100), au sublimé :

    Sublimé.. 1 gramme.
    Alcool .... Q. S.
    Acétate de plomb.................................. ⎰
    Sulfate de zinc...................................⎱ āā 2 grammes.
    Eau distillée..................................... 250 —
                                  (*Lotion antéphélique de* HARDY.)

ou bien encore la CRÈME OXYGÉNÉE SUBLIMÉE de Unna :

    Eau oxygénée à 12 volumes....................... 20 grammes.
    Vaseline.. 10 —
    Lanoline..   5 —
    Oxychlorure de bismuth.......................... 0gr,50
    Sublimé 0gr,05

Pendant la nuit, on fait appliquer également (avec précaution d'abord) la pâte :

    Calomel.. ⎰
    Acide salicylique................................⎱ āā 1gr,50
    Vaseline... ⎰
    Lanoline... |
    Oxyde de zinc....................................⎱ āā 10 grammes.
    Amidon...

ou des emplâtres, emplâtre rouge au cinabre et au minium de Vidal, emplâtre mercuriel ou salicylé.

En terminant, insistons encore sur les bons effets qu'on peut attendre, dans certaines de ces pigmentations, de l'hygiène alimentaire, de la BRADYPHAGIE et du MASSAGE PLASTIQUE.

Le massage, en avivant les tissus, en activant la circulation, en amenant une congestion profonde, et par conséquent en stimulant la phagocytose, est capable d'amener la résorption du pigment en excès. R. Leroy, dans le service de l'un de nous à l'hôpital Saint-Antoine, a pu améliorer ainsi trois chloasmas, une mélanodermie cervicale, guérir sans récidives trois cas de cholémie faciale.

8. — Médication du prurit.

Nous entendrons sous le nom de *prurit*, selon la définition de l'un de nous (1), « l'ensemble des sensations qui éveillent le besoin et le désir du grattage ».

On doit, au contraire, réserver le terme de *prurigo*, qui a été longtemps synonyme de prurit, à un ensemble de dermatoses papuleuses.

Le prurit peut exister seul, ou accompagner une dermatose.

De plus, il suffit souvent à déterminer cette dermatose (2), ou du moins à créer une lésion cutanée, impétiginisation, eczématisation, lichénification, qui, à son tour, le fixe et l'entretient.

Il peut être *général* ou *régional*, ou encore *systématisé* à de grands segments cutanés (hémi-prurit). Régional, il a son foyer unique ou plus souvent *maximum* en un point quelconque des muqueuses ou de la peau : prurit buccal et lingual, narinaire, palpébral, prurit des régions pilaires, prurit des organes génito-urinaires, prurit ano-périnéal, vulvo-vaginal, etc.

Nous rappellerons les caractères généraux de la sensation pruriteuse.

« D'ordinaire, la maladie est précédée par une période plus ou moins longue de prurit *minimum*, d'abord inconscient, puis perçu, mais toléré, et enfin insupportable.

« Dès ce moment, le *prurit* est constitué avec ses principaux caractères : la *mobilité* et la *dissémination* des foyers ; l'*agacement*, la *titillation* psychiques, le *besoin* et le *désir* instinctifs du grattage, le mélange d'*hyperprurit* et de *bien-être*, voluptueux parfois, qui accompagnent cet acte, la *détente* nerveuse qui la suit et les *réactions cutanées* locales qu'il provoque. »

A l'occasion d'une *provocation* variable, psychique, physiologique, physique, l'émotion, la préoccupation, une course, un repas, une impression de froid ou de chaud, la *crise* survient.

« La plus régulière et la plus forte a lieu d'ordinaire le soir. La *mise à nu*, le *déshabillage vespéral* est le provocateur par excellence : le prurit débute çà et là, sur le tronc, aux fesses, particulièrement aux points de compression vestimentaire : corset, ceinture, jarretières, bretelles. La sensation d'abord est douce : le patient cherche à l'ignorer, ou à la maîtriser ; bientôt il commence à se frotter, à se gratter, doucement.

<hr>

(1) Tout ce chapitre est inspiré des articles de L. Jacquet : Troubles de la sensibilité et Prurigo, in *Pratique dermatologique*, t. IV, p. 34 et 59. Les passages entre guillemets en sont tirés directement.

(2) Cette assertion a été prouvée pour l'urticaire, le prurigo, etc. Voir : L. Jacquet, Sur la pathogénie de la lésion cutanée dans quelques dermatoses vaso-motrices (*Soc. de dermat. et de syphil.*, 1896, p. 487).

du bout des doigts; mais la sensation l'entraîne : il gratte plus fortement, il gratte avec les ongles. Aussitôt le prurit augmente sur place,
s'éveille à distance, ici, là, partout. Et le malheureux, angoissé, entraîné par l'onanisme pruritique, n'a plus assez de mains ni de doigts pour
gratter toutes les places qui le sollicitent violemment. Alors, tout en
se frottant aux meubles, aux murs, il enfonce profondément ses
ongles, ou s'arme de corps rudes, faisant sur sa peau de longues
traînées sanglantes. Enfin l'hypoesthésie pruri-traumatique survient,
la tension pruritique s'apaise : c'est l'épuisement sensitif ; c'est la fin
de la crise. La peau, par places, est ardente, mais cette cuisson
semble douce, eu égard à la torture d'agacement qu'elle remplace.

« Le malade se couche et s'endort; mais souvent son repos est court :
la chaleur du lit réveille le prurit et le prurit réveille le malade :
chez certains patients, c'est seulement alors que se produit la crise
première et principale. Elle peut être longue : les malades, excités,
s'agitent et se grattent sans trêve; souvent incapables de se maîtriser, ils s'élancent hors du lit, se mettent à nu, se grattent frénéti-
quement, s'interrompant parfois pour rafraîchir leur peau brûlante
par le contact d'un mur, d'un carrelage ou l'aspersion d'eau froide.

« L'éréthisme sensitif enfin calmé, ils se recouchent et peuvent goûter quelque repos. Mais le prurit souvent les éveille ou bien trouble
leur sommeil, qui d'ailleurs *ne suspend pas les grattages* : c'est à l'aube
seulement que l'orage s'apaise et qu'un sommeil tranquille permet
à l'infortuné de réparer ses forces. »

A ce degré, le prurit constitue une des affections les plus pénibles,
les plus atroces qui soient. La répétition des crises, l'état d'irritation,
d'exaspération qui les accompagne, l'insomnie presque complète qui
en résulte, la longue durée de l'affection occasionnent peu à peu des
désordres graves. Les malades maigrissent, s'anémient, deviennent
mélancoliques, misanthropes : on en voit de désespérés.

La médication du prurit est générale et locale. Celle-ci vise, soit
le prurit lui-même, soit la suppression des causes qui l'occasionnent.

Nous ne traiterons ici que de la *médication antipruritique
proprement dite*. Il est évident, en effet, que le premier soin du
médecin, dans les *prurits d'origine externe* par exemple, consécutifs
à la malpropreté, à la gale, à la phtiriase, à la pédiculose, sera de
chercher à les guérir par des savonnages, par la destruction de l'acare
ou des poux. Ce simple traitement, d'ailleurs, sera parfois efficace.

De même, les phénomènes de tension, de cuisson pruritiques, qui
accompagnent les dermatoses aiguës, suintantes, inflammatoires,

disparaîtront à la suite de la médication calmante locale : pulvérisations, pansements humides, poudrages. La lésion éteinte, le prurit s'apaisera avant même que la cicatrisation ne soit achevée.

Mais, s'il en est ainsi pour un assez grand nombre de prurits légers, récents, survenant chez des sujets sains, habituellement non prurigineux, il arrive souvent que la suppression de la cause prurigène n'entraîne pas la cessation du prurit.

C'est dans ces cas rebelles qu'il faut instituer dans son ensemble la médication antipruritique à la fois générale et locale, usant dans son application d'autant de rigueur qu'on le jugera nécessaire et se souvenant qu'il y a intérêt à agir de manière prompte et forte, avant que le patient ne soit devenu, dans toute l'étendue du terme, un **pruritique.**

Médication antipruritique générale. — C'est, en somme, la médication calmante générale, que nous avons déjà exposée. L'examen complet du malade permettra de découvrir les altérations viscérales et fonctionnelles susceptibles de créer ou d'entretenir le prurit et d'y remédier.

L'alimentation sera tout particulièrement surveillée ; il sera bon de soumettre les malades, au moins pendant quelques jours, à l'alimentation liquide fractionnée, puis au régime ovo-lacto-végétarien. Ces prescriptions diététiques seront surtout importantes chez les nourrissons et les enfants. Souvent, quand l'alimentation n'est pas défectueuse, elle est *excessive* : le petit pruritique vorace, précocement obèse, est un type commun.

Les excitations cérébrales diverses seront réduites au minimum. C'est leur atténuation qui fait en grande partie le succès des cures de repos à la mer ou à la campagne. Le calme, l'alimentation convenable, la tranquillité d'esprit, la suppression momentanée des soucis matériels expliquent de la même façon l'amélioration brusque des malades pauvres après leur admission à l'hôpital, et aussi les rechutes qui suivent presque immédiatement leur sortie.

Bien plus, cette médication permet seule d'éviter ou de diminuer les récidives si fréquentes chez certains individus surmenés de toute façon, agités, tarés. Chez eux, une véritable **prophylaxie du prurit** s'impose.

« Toute personne chez qui, dès le jeune âge, le prurit a dépassé le taux physiologique, peut se croire prédisposée à la pruritose et doit orienter si possible sa vie prophylactiquement.

« Les carrières exigeant une vie active, ou mieux les carrières de *plein air*, seront préférées aux professions libérales ; en tout cas, on évitera le surmenage par excès de travail, le travail par à-coups ;

on fuira les concours, toutes les compétitions futiles, *de luxe*, on s'interdira l'ambition sous toutes ses formes ; *cultiver son jardin*, au figuré comme au propre, si c'est possible, doit être l'idéal social du futur pruritique ; et, ce faisant, d'autres immunités lui viendront par surcroît.

« Les surmenages spinaux, les excès vénériens ne sont pas moins nuisibles.

« La sobriété est d'absolue rigueur ; l'alimentation sera saine, à dominante végétale ; les poissons de mer, les coquillages, le veau, le gibier, les mets de haut goût seront d'un usage restreint, les condiments réduits au *minimum*.

« La boisson usuelle sera de l'eau pure ; si l'on y répugne, on adoptera l'eau rougie, ou mieux encore de simples tisanes ; la bière légère, le cidre mouillé d'eau pourront être utilisés en petite quantité.

« Dans la vêture, on évitera toute constriction ; la toile seule sera admise au contact de la peau. Tout vêtement de dessous, en flanelle, en laine ou en coton, sera donc doublé de toile fine, ou de linon de fil.

« On s'astreindra quotidiennement à l'exercice musculaire sous la forme préférée : marche, équitation, escrime, etc.

« Les pratiques hydrothérapiques, douches froides ou *tubs* très courts, suivis de grandes frictions à la lanière ou au gant de crin aspergés d'un liquide aromatique tel que l'eau-de-vie camphrée, l'eau de Cologne, l'alcoolat de lavande ou autre, aideront à une bonne répartition du taux sensitif périphérique. »

Dans les périodes pruritiques elles-mêmes, l'hydrothérapie rend de grands services. Les douches tièdes, à 36°-38°, *à la température agréable*, en pluie ou en jet brisé, d'une durée d'une à trois minutes, ont une influence heureuse à la fois générale et locale (Jacquet). A défaut de douches, on recommandera les lotions sur tout le corps avec une grosse éponge mouillée à plusieurs reprises, ou, enfin, l'enveloppement avec le drap humide. Ces lotions et ces enveloppements seront faits deux fois par jour (1).

Médicaments internes. — Parmi les médicaments internes qui, employés seuls, sont presque toujours insuffisants, mais dont on doit user à titre d'adjuvants, nous citerons d'abord la valériane, l'acide phénique et les arsenicaux.

(1) Ajoutons que l'évacuation par la rachicentèse de quelques centimètres cubes de liquide céphalo-rachidien amène assez souvent, ainsi que l'ont montré MM. Tanassa et Ravaut (ces effets favorables de la ponction lombaire dans quelques dermatoses prurigineuses, *Soc. méd. des hôp.*, 1er déc. 1905), une sédation remarquable de certains prurits. Nous avons eu l'occasion de le vérifier nous-mêmes chez plusieurs malades.

E. Besnier met au premier rang la VALÉRIANE. Il la prescrit ainsi :

Extrait de valériane en bols de 0^{gr},30, deux à huit en vingt-quatre heures, pris au moment des repas ;

Pilules de valérianate d'ammoniaque de 0^{gr},50, une à dix par vingt-quatre heures, en tout ou en partie *avant les repas* ;

Solution de valérianate d'ammoniaque à 1 p. 100 : une cuillerée à café représente 0^{gr},05 de valérianate, 2 à 10 par vingt-quatre heures ;

Suppositoires et lavements de valérianate d'ammoniaque, quand l'estomac est intolérant.

Il recommande également l'ACIDE PHÉNIQUE :

Acide phénique...............		0^{gr},05 à 0^{gr},15
Magnésie décarbonatée.......	}	ā̄ā Q. S. p. une pilule,
Extrait de valériane.........		

2 à 5 par jour, à prendre de préférence à la fin des repas.

On peut employer aussi l'ARSENIC, liqueur de Fowler ou arséniate de soude, l'a-sa *fœtida*, le musc, le *guaco* :

Guaco concassé...	0^{gr},10
Bicarbonate de soude.......................................	0^{gr},05

M. S. A. pour une pilule ; en prendre 2 ou 3 avant chaque repas.

(BUTTE.)

Médication antipruritique locale. — Elle dispose de moyens nombreux qu'il est utile de connaître dans les cas rebelles contre lesquels d'ailleurs ils échouent parfois l'un après l'autre.

Ce sont les lotions et les onctions médicamenteuses ; l'occlusion par les pansements ou par les colles ; les scarifications et les cautérisations ignées ; l'action des agents physiques proprement dits, électricité, rayons X.

Il faut avant tout tenir compte de l'état des téguments.

Dans les **prurits purs,** on sera libre en général du choix des moyens. Encore faudra t-il appliquer les médicaments actifs avec précaution, car les pruritiques ont souvent une susceptibilité cutanée assez grande.

Dans les **prurits accompagnés de lésions cutanées,** prurigo de de Hébra, prurigo diathésique, dermatite polymorphe douloureuse, prurigo régional infecté ou eczématisé, etc., — dans toutes dermatoses prurigineuses ou pruritiques avec téguments infiltrés, suintants, profondément enflammés et irrités, on rejettera naturellement l'emploi des pommades, et à plus forte raison des occlusifs. Ce ne sera que progressivement, lentement, quand les phénomènes d'irritation se seront calmés qu'on se risquera à les essayer.

Enfin, les **lésions consécutives** à certains prurits violents et anciens, lésions de grattage, pyodermites, eczématisation, seront l'objet d'une surveillance attentive.

Leur traitement par les médications antiseptique et réductrice, puis par la simple protection, sera continué longtemps, afin qu'une lésion persistante, bien que minime, ne devienne pas à nouveau une occasion de prurit.

Agents médicamenteux. — Deux procédés sont couramment employés : les lotions et les onctions suivies de poudrage. Par contre, les bains sont assez souvent mal tolérés : seuls, les bains tièdes et courts, bains de son, d'amidon, bains gélatineux (250 à 500 grammes de gélatine pour un bain), peuvent être essayés.

Les **lotions** seront faites avec un gros tampon d'ouate hydrophile imbibée d'eau très chaude ou additionnée de : vinaigre, une à trois cuillerées à soupe pour un verre ; chloral, bromure de potassium, 2 à 4 grammes pour 100 ; acide phénique, acide acétique, 1 à 2 grammes pour 100 ; infusé de feuilles de coca, 10 à 20 grammes pour 1000 ; coaltar saponiné, 10 à 30 grammes pour 100.

On tamponnera fortement les téguments sans frotter, satisfaisant ainsi dans une certaine mesure à la sensation prurifique et contribuant par là même à la calmer, et on poudrera, sans essuyer, à la poudre de talc et d'oxyde de zinc.

Sur des surfaces restreintes, on peut se servir de solutions ou de mixtures plus actives, en badigeonnages ou en attouchements. On emploie :

L'alcool mentholé ou résorciné, à 1 ou 2 p. 100 ;

La solution aqueuse ou alcoolique de nitrate d'argent, de 3 à 10 p. 100 ;

L'ichtyol, le thiol, le tuménol, en solutions aqueuses, ou alcooliques, de 5 à 10 p. 100 ;

La macération de guaco :

Guaco concassé............................	30 grammes.
Bicarbonate de soude......................	5 —
Eau distillée.............................	1 000 —

(BETTE.)

Faire bouillir pendant un quart d'heure ; laisser macérer pendant une heure, décanter et employer le liquide *tiède*, soit en lotions, soit pour imbiber des compresses ;

Ou la mixture suivante :

Médications symptomatiques, II.   16

Chlorhydrate de cocaïne............
Hydrate de chloral................. } āā 1 gramme.
Résorcine..........................
Glycérine.......................... 3 grammes.
Alcool............................. 20   —
Eau de laurier-cerise.............. 30   —
Eau................................ 44   —

(BOUCHARD.)

Les **onctions** avec des corps gras, axonge fraîche, cérat :

Huile de foie de morue............. 100 grammes.
Cire jaune......................... 50   —

vaseline, surtout glycérine ou encore naphtalan, sapotan, soulagent très souvent les malades. On les fait suivre d'un poudrage et d'un enveloppement de gaze simple.

On emploie aussi avec succès les glycérolés, les pâtes et les pommades, auxquels on incorpore des antiprurigineux ou des réducteurs faibles, tuménol, ichtyol, goudron :

Glycérolé d'amidon à la glycérine
  neutre........................... 60 grammes.
Acide tartrique.................... 3 à 5   —

(VIDAL.)

Menthol............................ $0^{gr},50$
Phénol............................. 1 gramme.
Acide salicylique.................. 2 grammes.
Tuménol............................ 5   —
Pâte de zinc de Lassar............. 90   —

(DARIER.)

Brocq recommande de faire des onctions matin et soir, puis de poudrer avec une des poudres usuelles ; en cas de crise prurigique, enlever la pommade à l'ouate hydrophile, lotion chaude simple ou médicamenteuse, et renouveler l'application de pâte et de poudre.

Dans les prurits localisés qui ne paraîtront pas susceptibles de réaction inflammatoire, on sera autorisé à renforcer l'action des diverses substances antiprurigiques en faisant suivre leur application d'un vernis occlusif, ou en usant d'emplâtres médicamenteux.

Procédés physiques. — L'enveloppement ouaté donne expérimentalement dans certaines dermatoses (urticaire, prurigo), ainsi que l'un de nous l'a montré (1), des résultats remarquables. Il

(1) L. Jacquet, loc. cit.

fait tomber brusquement et absolument le prurit et les élevures papuleuses.

Ce ne serait qu'à titre exceptionnel et dans des prurits limités, qu'on pourrait en essayer l'emploi dans la pratique. L'occlusion ouatée, trop chaude, mal supportée, d'application difficile, sera remplacée par des badigeonnages de COLLES ou de VERNIS SOLUBLES (1), onguents à la caséine de Unna, laccoderme, vernisol. Voici la formule de la colle de zinc de Unna et la modification à lui apporter en été pour la rendre plus dure (Darier) :

Gélatine	15 ou 30 grammes.
Oxyde de zinc	15 ou 10 —
Glycérine	25 ou 30 —
Eau	15 ou 30 —

Liquéfier la masse au bain-marie. Saisir le moment où elle est encore fluide, mais suffisamment refroidie ; l'appliquer avec un pinceau et la recouvrir d'une couche très mince d'ouate ou d'une poudre avant qu'elle ne soit sèche. On l'enlève aisément par un nettoyage à l'eau chaude. L'emploi de cette colle est naturellement réservé au traitement des prurits sans lésions cutanées et aux dermatoses prurigineuses torpides ou parfaitement éteintes.

Les **scarifications** linéaires ou quadrillées, en réseau serré, améliorent et guérissent les prurits régionaux rebelles, prurit ano-périnéal, prurit des bourses, prurit vulvaire. La cautérisation ignée, médication d'exception, qui agit par destruction des extrémités nerveuses et cutanées, est réservée aux prurits très localisés contre lesquels toutes les tentatives thérapeutiques ont échoué.

La **physicothérapie** proprement dite, douches d'air chaud, bains statiques et surtout, dans ces dernières années, effluves de haute fréquence et radiothérapie, a réussi à amener des guérisons durables.

Il est indiqué d'y avoir recours quand les moyens usuels sont

(1) Ces vernis ne doivent pas être confondus avec les *vernis insolubles*, collodion, traumaticine, vernis à l'alcool, adhésol, stérésol, dont nous avons déjà parlé. La formule de l'*onguent à la caséine de Unna* est la suivante :

Caséine	14 grammes.
Alcalis (potasse, 0gr,75 — soude, 0gr,08)	0gr,43
Glycérine	7 grammes.
Vaseline	24 —
Phénol	} āā 0gr,50
Oxyde de zinc	
Eau	Q. S. p. 100 grammes.

Ces vernis sont souples et adhérents ; ils s'enlèvent facilement par nettoyage à l'eau tiède.

restés insuffisants. Il est fréquent de voir des prurits localisés intenses, dont on connaît assez la ténacité, céder définitivement après quelques séances de radiothérapie.

En terminant cette rapide revue des moyens propres à combattre le prurit, nous voulons de nouveau insister sur quelques notions d'importance capitale.

Tout d'abord, aucun prurit ne doit être négligé. C'est lui donner le temps de s'accroître en étendue et en intensité ; c'est laisser le patient devenir irritable, nerveux, en état de moindre résistance générale et cutanée.

Il faut s'informer aussi minutieusement que possible des habitudes de vie de chaque sujet, de façon à régler en détail la médication générale et locale à laquelle on s'est déterminé. Il ne faut rien laisser au hasard et s'assurer qu'on a été compris.

Enfin, dans les grands prurits généraux ou régionaux, dont la durée, l'intensité amènent les désordres graves que nous avons signalés, dont les récidives après chaque tentative thérapeutique nouvelle font perdre aux malades toute confiance, il ne faut pas hésiter à imposer un changement complet de vie. Toute demi-mesure serait illusoire. On prescrira, suivant les cas, le séjour à la campagne, les distractions de toutes sortes, les voyages ou, au contraire, l'isolement dans une maison de santé, si on le juge nécessaire ; tous les moyens seront bons qui « déracineront » le malade, l'enlèveront à ses habitudes, à ses préoccupations et à ses angoisses.

MÉDICATIONS SYMPTOMATIQUES
DES MALADIES
DE L'APPAREIL RESPIRATOIRE

PAR

P. MENETRIER,
Professeur agrégé à la Faculté de
médecine de Paris,
Médecin de l'hôpital Tenon.

et

H. STÉVENIN,
Ancien interne des hôpitaux de Paris,
Chef de clinique adjoint de la Faculté
de médecine de Paris.

Les maladies de l'appareil respiratoire présentent un certain nombre de symptômes communs, résultant du trouble apporté par l'état morbide au fonctionnement physiologique des organes, et dont la thérapeutique peut et doit être envisagée séparément, et indépendamment de la lutte à entreprendre contre la cause pathogène elle-même.

Ces symptômes communs sont tout d'abord les *troubles de la fonction respiratoire*, qui, dans leur plus commune manifestation, constituent la *dyspnée*, à leur degré extrême aboutissent à l'*asphyxie*, mais existent aussi dans un très grand nombre d'états morbides sous une forme plus atténuée que nous désignerons sous l'appellation générale d'*insuffisance respiratoire*.

Ce sont encore la *toux*, l'*expectoration*, la *fétidité des crachats et de l'haleine*, l'*hémoptysie*, la *douleur*.

Pour chacun d'eux, nous établirons les indications thérapeutiques sur la connaissance de la physiologie pathologique, et des conditions pathogéniques de leur développement, et nous passerons ensuite en revue les principales méthodes de traitement utilisées pour remédier à ces troubles morbides.

CHAPITRE PREMIER

L'INSUFFISANCE RESPIRATOIRE. — LA DYSPNÉE
L'ASPHYXIE

I. — DE LA FONCTION RESPIRATOIRE ET DES INDICATIONS THÉRAPEUTIQUES FOURNIES PAR LA PHYSIOLOGIE PATHOLOGIQUE DES TROUBLES DE CETTE FONCTION.

Il n'est pas inutile tout d'abord de résumer les éléments essentiels de la fonction respiratoire, cette connaissance permettant de mieux préciser les indications thérapeutiques destinées à remédier aux troubles divers qui peuvent l'atteindre.

La respiration produit l'aération du sang. L'oxygène de l'air se combine au niveau des capillaires pulmonaires avec l'hémoglobine des globules rouges et se dissout en partie dans le plasma. L'acide carbonique, qui est un des résidus de la combustion des tissus, et les produits volatils en circulation dans le sang, sont rejetés au niveau des poumons. Alors que l'air inspiré contient 20, 95 pour 100 d'oxygène, l'air expiré n'en renferme plus que 16 ou 17. Ainsi 4 à 5 p. 100 ont été absorbés.

Les échanges gazeux sont considérables. En vingt-quatre heures, 15 à 20.000 litres de sang ont traversé les poumons, mis en contact avec 10.000 litres d'air. Plus de 500 litres d'oxygène au repos, plus de 700 si le sujet effectue un travail (Voit et Pettenkofer), ont été retenus par l'organisme. Ces chiffres nous expliquent l'importance de l'absorption d'oxygène, et la nécessité, si fréquente au cours des *dyspnées*, de *fournir directement ce gaz* au malade pour suppléer la fonction défaillante.

La pénétration de l'air dans le poumon se fait grâce à l'élasticité de cet organe qui peut suivre la distension du thorax, en raison du vide pleural.

Un certain nombre de muscles inspirateurs dilatent le thorax en redressant les côtes. Les uns agissent dans l'inspiration calme : sur-costaux, scalènes, qui prennent leur point fixe sur la colonne verfébrale, et intercostaux externes ; les autres entrent en jeu dans l'inspiration forcée : sterno-cléido-mastoïdien, grand dentelé, petit dentelé postérieur et supérieur, pectoraux, grand dorsal, rhomboïde, trapèze, qui prennent leur point fixe sur la tête et sur la racine des membres supérieurs. La cage thoracique augmente, en outre, verticalement par suite de l'abaissement du diaphragme.

Les muscles que nous venons d'énumérer sont soumis, en partie, à l'influence de la volonté ; aussi est-il possible d'éduquer la respiration, de renforcer l'action de ces muscles par une *gymnastique* appropriée.

A l'inverse de l'inspiration, l'expiration est surtout un phénomène passif : elle est déterminée par le retour sur lui-même du poumon qui entraîne la cage thoracique également élastique. Il en est ainsi, du moins, dans l'expiration ordinaire ; mais, dans l'expiration forcée, les muscles de l'abdomen, le triangulaire du sternum, le petit dentelé inférieur, les intercostaux internes abaissent les côtes et élèvent le diaphragme par l'intermédiaire des viscères abdominaux.

Lorsque la gêne de l'expiration dépend d'un manque d'élasticité du poumon, on pourra déterminer une évacuation plus complète de *l'air résiduel* par l'expiration dans l'air raréfié. Si le trouble provient d'une rigidité de la paroi thoracique, une *opération chirurgicale* peut même, dans quelques cas, être indiquée.

Le mode d'expansion du thorax n'est pas uniforme, et l'on doit distinguer plusieurs types respiratoires : costal supérieur chez la femme, costal inférieur chez l'homme, abdominal ou diaphragmatique chez l'enfant.

Les mouvements respiratoires sont commandés par le système nerveux ; les médicaments qui agissent sur celui-ci pourront donc modifier la respiration.

Le bulbe contient un centre respiratoire dont l'excitation serait produite directement par le sang (Brown-Séquard, Rosenthal), soit par l'acide carbonique (Brown-Séquard, Traube, Thiry), soit par le défaut d'oxygène (Wilhelm Müller, Regnault et Reiset, Paul Bert, A. Flint, Ch. Richet). Geppert et Zuntz ont admis également l'action de substances non isolées, provenant du travail musculaire. Suivant la théorie réflexe (Legallois, Schiff, P. Bert, Langendorff, L. Frédéricq) qui s'oppose ou s'ajoute à la théorie chimique, les excitations venues du poumon ou de la périphérie sont transmises au bulbe surtout par la voie des pneumogastriques et mettent en jeu le réflexe : c'est ainsi que, dans la *dyspnée d'origine sensitive*, il pourra suffire de *calmer la douleur* pour voir disparaître le trouble de la respiration.

De nombreux facteurs entrent donc en jeu pour assurer le rythme normal de la respiration; lorsque l'un d'eux est modifié, le trouble retentit sur l'ensemble du système.

À l'état normal, on note des différences assez grandes chez les divers sujets.

Le nombre des respirations est en moyenne de 16 par minute chez l'homme adulte, de 18 chez la femme. Il varie suivant l'âge; de 44 par minute à la naissance, il n'est plus que de 26 à cinq ans, de 20 à quinze ans (Quételet, sur 300 individus).

L'émotion, les irritations cutanées, la digestion, l'augmentation de la pression atmosphérique (Vierordt), et surtout l'exercice musculaire, suffisent à accélérer la respiration.

Le nombre des mouvements respiratoires varie surtout dans les conditions pathologiques; l'accélération de ces mouvements constitue un des caractères habituels de la plupart des *dyspnées*; l'organisme, qui ne reçoit pas assez d'oxygène, lutte contre cette insuffisance par l'augmentation de fréquence des apports.

II. — INDICATIONS THÉRAPEUTIQUES TIRÉES DES CONDITIONS ÉTIOLOGIQUES DES TROUBLES DE LA RESPIRATION.

Les *causes pathogènes* peuvent porter sur les divers éléments de la fonction respiratoire: l'air lui-même, l'appareil de pénétration de l'air, les organes destinés à assurer cette pénétration, l'appareil d'apport du sang et le régulateur de cet appareil, le système nerveux.

Nous avons à notre disposition une thérapeutique particulière à chacun de ces troubles.

A. **Modifications de composition de l'air**. — L'air peut contenir une quantité insuffisante d'oxygène, ou renfermer des gaz toxiques. On connaît de nombreux exemples d'asphyxie par séjour dans l'air confiné. Tant que l'oxygène de l'air atteint 15 p. 100, la respiration n'est pas troublée; lorsqu'il s'abaisse à 7,5 p. 100, la dyspnée apparaît; à 4,5 p. 100, elle est très intense; l'asphyxie débute à 3 p. 100.

La tension de l'oxygène de l'air diminue par l'altitude, parallèlement à l'abaissement de pression, jusqu'à devenir insuffisante pour assurer l'hématose. Il se produit de l'*anoxhémie*. Cette insuffisance d'oxygène ou, pour Mosso, la pauvreté du sang en acide carbonique (*acapnée*) produit la dyspnée qui s'observe dans le *mal des montagnes* (à partir de 3 à 4.000 mètres) et le *mal des ballons* (6.000 mètres seulement à cause de l'absence de fatigue musculaire).

Ces troubles sont surtout la conséquence de modifications rapides de pression; l'accoutumance se produit facilement et les habitants des régions élevées s'adaptent très bien à la respiration d'une quantité moindre d'oxygène.

Le séjour dans un gaz inerte (hydrogène) trouble la respiration par anoxhémie.

Un gaz toxique comme l'oxyde de carbone agit sur le sang en se fixant sur l'hémoglobine des hématies et empêche l'absorption d'oxygène.

Dans tous ces cas, c'est le remplacement des gaz nuisibles par un air plus pur, et particulièrement les *inhalations d'oxygène*, qui constituent un traitement à la fois symptomatique et pathogénique.

B. **Altérations des voies de la circulation aérienne (troubles canaliculaires)**. — Les *lésions nasales*, qui produisent une petite insuffisance respiratoire, sont : les coryzas aigus ou chroniques, les polypes, la déviation de la cloison, l'hypertrophie des cornets, etc.

Les lésions du *pharynx nasal* déterminent les mêmes effets. Ce sont : les végétations adénoïdes observées souvent chez l'enfant, les polypes naso-pharyngiens, beaucoup plus rares.

Un *traitement chirurgical* est, en général, nécessaire pour rétablir la perméabilité des conduits. Il n'est pas toujours suffisant, et il peut être utile de le compléter par une véritable *rééducation respiratoire*.

Au-dessous du pharynx, la plupart des lésions sont susceptibles d'être cause de dyspnée et d'asphyxie.

Toutes les *laryngites aiguës* déterminent, éventuellement chez l'enfant, dont la glotte est étroite, de la dyspnée et des accès de suffocation. Ces accidents, en apparence menaçants, cèdent assez rapidement, dans les laryngites aiguës, à des moyens thérapeutiques simples tels que la révulsion.

D'autre part, un obstacle à la pénétration de l'air peut se trouver dans le *larynx*, la *trachée*, ou les *bronches* de bifurcation, résultant de corps étrangers, de fausses membranes, d'œdème du larynx, d'une infiltration inflammatoire ou néoplasique. Le traitement sera, cette fois, chirurgical, mais variera suivant la cause : extirpation pour les corps étrangers, lorsqu'il y aura possibilité de la faire ; *tubage* ou *trachéotomie* dans les autres cas.

Les voies respiratoires peuvent également être comprimées : par des ganglions tuberculeux, néoplasiques, ou simplement inflammatoires, soit au niveau du cou, soit dans le thorax ; ou bien par un anévrysme de l'aorte.

Les tumeurs : goitre plongeant dans le thorax et prenant par suite un point d'appui osseux, tumeurs thymiques ou thymus persistant chez l'enfant, cancers de l'œsophage, représentent également des causes de compression.

Dans la poitrine, ces sténoses trachéales ne sont guère accessibles à l'intervention chirurgicale, et le traitement est bien uniquement palliatif.

A l'obstacle mécanique qui représente l'élément causal, dans tous les cas que nous venons d'énumérer, s'ajoute, d'ordinaire, un certain degré de *spasme*, ce qui nous autorise à utiliser les médicaments qui agissent sur le système nerveux.

Il existe, d'ailleurs, des spasmes de la glotte sans lésions laryngées, surtout chez l'enfant.

Au niveau du *poumon* lui-même, les causes de dyspnée sont multiples, par rétrécissement du champ de l'hématose. On l'observe dans toutes les maladies aiguës du poumon : pneumonie, bronchopneumonie, congestions pulmonaires infectieuses, hétéro ou autotoxiques, bronchite capillaire, catarrhe suffocant, œdèmes pulmonaires des affections cardiaques et rénales.

Dans les affections pulmonaires aiguës, les diverses méthodes de révulsion jouent un rôle capital pour calmer la dyspnée.

Dans les affections chroniques : la tuberculose pulmonaire chronique, l'emphysème, les scléroses pulmonaires, la dyspnée est généralement peu marquée au repos. Il s'agit de petites insuffisances respiratoires dont les effets, en s'additionnant, arrivent à créer un véritable état dyspnéique. Chez les phtisiques avancés, dans la dilatation des bronches, la sclérose pulmonaire, la période ultime se manifeste par une oppression marquée qu'augmentent les moindres mouvements du malade et à laquelle n'est plus guère applicable qu'une médication palliative.

C. **Altérations des plèvres et de la paroi.** — Lorsque le vide pleural est supprimé par un épanchement liquide ou gazeux, le poumon est, non seulement comprimé, mais incapable de se distendre à l'inspiration. Il en est ainsi dans la pleurésie, dans l'hydrothorax, et il peut être nécessaire de remédier aux troubles respiratoires par l'évacuation du liquide.

La ponction gazeuse peut être indiquée dans le pneumothorax, surtout le pneumothorax à soupape, qui est caractérisé par une forte pression intrapleurale.

Le rôle de la douleur, du point de côté immobilisant le thorax et troublant la respiration, est considérable et souvent prédominant dans la pleurésie, le pneumothorax ; il se retrouve dans la pneumonie, les névralgies intercostale, diaphragmatique, les douleurs de la péritonite, de la colique hépatique, etc. C'est l'élément douleur qu'il faudra faire disparaître dans ces cas pour calmer la dyspnée.

La contracture des muscles (dans le tétanos), leur paralysie, la paralysie du diaphragme en particulier, sont une cause d'oppression. Il en est de même des lésions de la cage thoracique, des fractures de côtes étendues, de l'altération des cartilages costaux décrite par Freund, qui donne lieu au thorax dilaté et rigide et à l'emphysème pulmonaire. Ces diverses lésions relèvent éventuellement du traitement chirurgical.

La rigidité des tissus superficiels que l'on observe dans la sclérodermie gêne également la respiration. Les déformations de la cage thoracique des bossus, du mal de Pott, produisent de petites insuffisances respiratoires, et l'on sait quelle gravité comportent chez ces sujets les affections pulmonaires aiguës.

D. **Troubles et altérations du sang et de la circulation sanguine**. — Les altérations du sang peuvent provoquer des troubles de la fonction respiratoire, alors même que l'appareil aérien est intact. Les différents *états anémiques*, soit par diminution de l'hémoglobines, soit par diminution des hématies : chlorose, chloro-anémies, anémies, anémie pernicieuse, s'accompagnent d'insuffisance respiratoire. Ici, la cause de la dyspnée résidant au foyer même de l'oxygénation, le globule rouge, et portant sur la substance spécifique de la fonction, l'hémoglobine, il faudra appliquer des médications destinées à régénérer leur activité fonctionnelle : *opothérapie médullaire* dans les anémies graves, *opothérapie sanguine* dans un certain nombre de cas. Plus communément l'administration de *ferrugineux* viendra fournir l'élément nécessaire à la reconstitution du globule rouge. — Dans certains cas, les *arsenicaux* pourront aussi présenter une action adjuvante utile à employer.

On observe également, dans les intoxications qui lèsent le sang, soit la petite insuffisance respiratoire, lorsque l'action est lente et continue, par le mécanisme de l'anémie ; soit la dyspnée et l'asphyxie lorsque l'intoxication est massive, par l'oxyde de carbone, par exemple.

Les *troubles de la circulation cardiaque* créent mécaniquement un obstacle au bon fonctionnement de la respiration, par stase dans les veines pulmonaires et dans les réseaux capillaires du poumon. C'est une des causes principales de la dyspnée des cardiaques, surtout marquée et précoce chez les mitraux. Elle est accrue par l'effort, apparaît parfois spontanément sous forme de pseudo-asthme nocturne. A cette période présystolique, le traitement diététique et hygiénique convient surtout, la digitale pourra déjà être indiquée. C'est surtout contre la dyspnée des asystoliques, produite par la congestion passive du poumon, l'hydrothorax, qu'il faudra lutter par les émissions sanguines, locales ou générales, l'évacuation des épanchements, la digitale, la théobromine.

L'artérioscléreux avec hypertension présente une respiration calme au repos, mais que le moindre effort accélère. Chez ces malades, l'ascension d'un escalier, l'influence du vent, parfois seulement la marche produisent la dyspnée.

Cette dyspnée est complexe dans ses causes et dépend d'éléments toxiques, nerveux et vasculaires, souvent aussi de troubles digestifs relevant donc de médications s'adressant à ces divers facteurs.

E. **Troubles du système nerveux**. — La respiration peut être troublée sous l'influence du système nerveux de diverses manières : par paralysie des muscles respiratoires, et particulièrement du diaphragme ; par douleur ou action réflexe ; des excitations sensitives déterminent l'accélération ou le ralentissement des mouvements respiratoires. Chez les hystériques, on peut observer tous les troubles respiratoires et notamment de la polypnée d'intensité excessive.

Les toxines microbiennes, particulièrement celles de la diphtérie, du tétanos, peuvent agir sur le centre respiratoire du bulbe ; il en est de même des poisons d'auto-intoxication, et tout particulièrement de ceux de l'urémie, de ceux qui se forment chez les diabétiques à la période d'acidose.

Une excitabilité anormale du réflexe respiratoire paraît être en cause dans les crises d'asthme ; c'est également par voie nerveuse que paraissent agir les poisons anaphylactiques, ceux qui produisent la dyspnée de la fièvre. Celle-ci peut être due, d'autre part, à l'augmentation des combustions organiques qui produit une accélération marquée des mouvements respiratoires.

Les lésions du bulbe : par action traumatique, tumeur, paralysie labio-glosso-laryngée, myélite ascendante, altèrent profondément le rythme respiratoire. Dans tous ces cas, l'action thérapeutique, pour être efficace, doit viser plus haut que le symptôme et s'adresser, soit au système nerveux lui-même, soit aux organes dont l'altération causale a été le point de départ des accidents toxiques ou infectieux.

III. — SÉMÉIOLOGIE.

Les différentes causes que nous venons d'énumérer troublent plus ou moins profondément la respiration. Et, selon l'intensité de ce trouble, nous pouvons distinguer trois degrés de gravité progressive : la *petite insuffisance respiratoire*, la *dyspnée*, l'*asphyxie*.

A. *La petite insuffisance respiratoire*. — Dans la petite insuffisance respiratoire, nous rangerons les troubles fonctionnels encore légers, souvent non apparents au repos, ne se révélant qu'au moment de l'effort, et qui néanmoins entraînent, surtout par leur continuité, non seulement des modifications de l'appareil respiratoire lui-même, mais aussi de tout l'organisme.

Ces troubles sont la conséquence d'altérations diverses et multiples, telles qu'une obstruction incomplète des voies respiratoires, d'affections cardiaques ou sanguines, de déformations de la cage thoracique, de lésions pulmonaires chroniques, etc. Ils constituent les premiers degrés d'une altération fonctionnelle, diminution de la respiration, dont l'asphyxie représente le degré le plus accentué, et qui se présente avec les modalités multiples dont nous avons étudié précédemment les composantes, en passant en revue les troubles de la fonction respiratoire, altérations fonctionnelles, mécaniques, chimiques, etc.

Parmi les *conséquences mécaniques* de la petite insuffisance respiratoire, nous signalerons tout particulièrement celles qui s'observent chez l'enfant dont la cage thoracique encore flexible subit des déformations importantes dans les cas d'obstruction incomplète des voies respiratoires supérieures restreignant l'apport de l'air. Il en résulte des vices de conformation multiples et variés : par exemple, le thorax en carène aplati latéralement avec projection du sternum en avant; dans d'autres cas, les côtes sont creusées en gouttières latérales.

Il faudra tout d'abord faire disparaître la cause pathogène, puis en atténuer les effets par la *gymnastique respiratoire*.

Chez l'adulte, des conditions pathogéniques comparables entraînent des conséquences différentes. La paroi définitivement fixée ne se modifie pas, et c'est le poumon qui subit à la longue des altérations d'emphysème, qui apparaissent ainsi comme la conséquence ultime de l'insuffisance d'apport de l'air. Cette pathogénie a d'ailleurs été reproduite expérimentalement chez l'animal : Cervello, chez le chien, par le rétrécissement opératoire des narines; Birtz, par diminution du calibre de la trachée chez le lapin, ont l'un et l'autre produit l'emphysème des poumons.

Dans d'autres cas, c'est le cœur dont le fonctionnement troublé aboutit finalement à une asystolie d'origine respiratoire.

Les insuffisances respiratoires de l'adulte peuvent, en ces cas, être améliorées, soit en agissant sur le poumon par la pneumothérapie, soit en agissant sur le cœur, quand c'est ce dernier qui subit les conséquences mécaniques de l'entrave à l'apport de l'air.

Inversement, le cœur retentissant sur l'appareil pulmonaire, de petites insuffisances respiratoires peuvent être la conséquence de lésions cardiaques.

D'autres mécanismes sont à envisager dans la production de la petite insuffisance respiratoire. Il peut s'agir, par exemple, de la vicia-tion chronique de l'air respiré qui, entravant la fonction, amène égale-ment un retentissement sur l'ensemble de l'organisme. Le trouble de l'hématose qui est la conséquence de l'altération de la fonction peut être, en effet, générateur de maladies importantes. Le séjour dans l'air confiné, dans les logements insalubres, doit être considéré à bon droit comme une cause efficace du développement de la tuber-culose pulmonaire.

B. *La dyspnée*. — La *dyspnée* représente un trouble plus accen-tué de la fonction respiratoire, immédiatement appréciable à l'exa-men du malade, et qui consiste, soit en une accélération simple des mouvements respiratoires, soit en une altération de leur rythme.

L'accélération des mouvements respiratoires, la *polypnée*, s'observe le plus souvent.

La fréquence des respirations augmente : elle peut atteindre 40, 50, 60 par minute, le malade ne se rendant pas compte lui-même le plus souvent de cette accélération.

Elle peut être consécutive à la petite insuffisance respiratoire que nous avons étudiée précédemment, apparaissant tout d'abord à l'occasion d'une fatigue, de la marche par exemple, sous forme de dyspnée d'effort, puis devenant continue.

Dans d'autres cas, la dyspnée se montre d'emblée sans que la respiration ait été troublée antérieurement.

Au point de vue des symptômes présentés par le malade, il importe d'établir une distinction entre les accidents causés par une diminution brusque ou très rapide du fonctionnement pulmonaire et les phénomènes qui résultent de la disparition lente et progressive de portions plus ou moins étendues du parenchyme pulmonaire. Dans le premier cas, représenté par le pneumothorax généralisé, l'embolie pulmonaire, la dyspnée est intense et va jusqu'à l'asphyxie ; elle est très vive également dans la pneumonie, la bronchopneumonie, les bronchites généralisées.

Il est fréquent, au contraire, d'observer des modifications gra-duelles du parenchyme pulmonaire qu'aucun trouble respiratoire apparent ne vient révéler. C'est ainsi que certaines pleurésies à épanchement très abondant ne sont reconnues que par les signes physiques, que certains tuberculeux respirent avec une fraction très minime de parenchyme sans dyspnée marquée. Pour expliquer ces faits, il faut invoquer l'adaptation de l'organisme, la diminution progressive des activités fonctionnelles, et tout particulièrement aussi la diminution de la masse sanguine. C'est ce qu'on observe notamment chez les phtisiques immobilisés depuis un temps plus ou moins long.

La respiration peut être gênée, sans être forcément très accélérée. Elle est le plus souvent bruyante dans ces cas. Les deux temps se font difficilement ; mais, d'ordinaire, il y a prédominance de la gêne de l'un d'eux.

La dyspnée, qui provient d'une lésion amenant la diminution du calibre des canaux aériens, est surtout inspiratrice. Elle s'accompagne, particulièrement chez les sujets jeunes, de dépression au dessus du sternum (tirage sus-sternal), tandis qu'à chaque inspiration l'épigastre et parfois les côtes se dépriment (tirage sous-sternal ou épigastrique). C'est ce qu'on observe dans le croup et toutes les sténoses laryngées.

Ces dyspnées sont souvent justiciables d'un traitement chirurgical destiné à rétablir la circulation aérienne.

La gêne de l'expiration se voit moins souvent que celle de l'inspiration. Elle est surtout le fait de l'asthme et de l'emphysème. Dans l'accès d'asthme, on observe une contracture spasmodique des muscles inspirateurs. Il faudra donc agir sur l'élément nerveux pour diminuer la dyspnée, mais aussi sur le trouble sécrétoire qui accompagne la contracture et augmente la gêne respiratoire. C'est pourquoi l'on prescrira de l'iodure pour faciliter la sécrétion bronchique.

Lorsque l'emphysème est assez prononcé, l'expiration est difficile, même au repos. Cette gêne augmente dès que l'emphysémateux fait un effort. Les méthodes destinées à faciliter mécaniquement l'expiration trouvent ici leur application. Éventuellement il a pu être utile, dans certains cas, d'avoir recours à la résection des cartilages costaux (opération de Freund).

On décrit encore avec les dyspnées des modifications du rythme respiratoire qui dépendent de troubles du centre respiratoire bulbaire.

Le *rythme de Cheyne-Stokes* est caractérisé par une accélération des mouvements respiratoires, suivie de leur ralentissement progressif, terminé par une période d'apnée. Il peut s'observer dans diverses affections organiques du système nerveux : méningites, hémorragies méningées. Merklen et Rabé ont signalé sa présence au cours d'affections cardiaques. Il est surtout symptomatique d'une imprégnation bulbaire d'origine toxique. C'est ainsi que les poisons qui produisent le coma diabétique peuvent le déterminer, mais surtout les poisons urémiques. La dyspnée chez les urémiques relève d'ailleurs de causes multiples : dyspnée toxique nerveuse, dyspnée *sine materia* ou liée à des accidents localisés au niveau de l'appareil respiratoire, infiltration chronique œdémateuse, œdème aigu du poumon.

La respiration de Küssmaul peut exister dans l'urémie, mais elle appartient surtout au coma diabétique. Elle se caractérise par la succession d'une inspiration forcée, profonde, suivie d'une pause, puis d'une expiration se faisant brusquement et terminée par un nouvel arrêt respiratoire.

On peut également observer dans le coma diabétique une accélération simple des mouvements respiratoires, de la polypnée.

Le traitement de ces diverses dyspnées d'origine bulbaire ne s'adresse pas au poumon qui n'est pas lésé, mais au système nerveux et surtout à la cause toxique qui les détermine dans la majorité des cas.

Nous citerons encore un dernier type de dyspnée par modification du rythme respiratoire normal qui s'observe chez les petits bronchopneumoniques. Elle porte le nom de respiration expiratrice de Bouchut et se caractérise par l'inversion du rythme ; le repos est placé après l'inspiration et est suivi d'une expiration brusque. Ce signe est, d'ailleurs, plus important au point de vue du pronostic qu'à celui des indications thérapeutiques.

C. *L'asphyxie*. — Le mot *asphyxie*, qui étymologiquement signifie « suppression du pouls », a été détourné de ce sens et s'entend de la suppression de la fonction respiratoire.

L'asphyxie peut être l'aboutissant d'une dyspnée arrivée à son paroxysme, ou bien sa production est brusque sous l'influence d'une cause empêchant plus ou moins complètement l'arrivée de l'oxygène dans le poumon.

Dans le premier cas, l'asphyxie terminera donc éventuellement toutes les dyspnées. C'est ainsi qu'on peut l'observer lorsque le larynx est obstrué, et qu'elle constitue par exemple la dernière période du croup ; qu'au cours de l'asystolie, des néphrites, lorsque les poumons sont complètement envahis par la congestion pulmonaire et l'œdème, l'asphyxie apparaît.

Les mouvements inspiratoires se font encore, mais sont très superficiels, et il ne rentre dans le poumon qu'une quantité insuffisante d'air à chaque inspiration.

Dans d'autres cas, les inspirations sont rares et profondes, mais le champ de l'hématose est trop restreint pour permettre l'oxygénation du sang. Aussi le malade qui asphyxie présente-t-il de la cyanose des extrémités, des lèvres, du nez, des oreilles, parfois de toute la face.

On pourra encore, dans certains cas, agir efficacement et l'état en apparence désespéré du malade ne doit pas inciter à l'abstention. On a vu, en effet, des enfants atteints de croup et en état d'asphyxie revenir pour ainsi dire à la vie après le tubage ou la trachéotomie.

De même la saignée, pratiquée dans les congestions pulmonaires aiguës, et surtout dans l'œdème aigu du poumon, donne en général d'excellents résultats. Il ne faut pourtant pas trop y compter, et lorsque, au cours des dyspnées, on constate ces signes d'asphyxie, une issue fatale est à redouter. Bien souvent, l'asphyxie qui termine les dyspnées représente un phénomène ultime pour lequel on ne pourra guère plus qu'apporter quelque soulagement aux derniers moments du malade par l'emploi des sédatifs.

L'asphyxie complète, qui succède à l'interruption brusque de la circulation aérienne, détermine un état dans lequel l'asphyxié ne se différencie guère du cadavre. Il est cyanosé, livide, sans connaissance; la poitrine n'est plus soulevée par les mouvements respiratoires, le pouls est imperceptible. La suffocation, la submersion, ou le remplacement de l'oxygène par un gaz toxique tel que l'oxyde de carbone, produisent cette suppression brusque de la fonction respiratoire. Dans ces derniers cas, à l'interruption de la circulation aérienne peuvent s'ajouter encore des altérations qui rendent plus difficile le rétablissement du fonctionnement normal de la respiration. C'est ainsi que l'oxyde de carbone se combine à l'hémoglobine du globule rouge et empêche ainsi la formation de l'oxyhémoglobine lorsqu'on fait pénétrer de nouveau de l'oxygène dans les alvéoles pulmonaires.

Chez le nouveau-né, l'*asphyxie bleue* est déterminée par la compression du cordon pendant l'accouchement. Ce que l'on appelle *asphyxie blanche* n'est pas en rapport avec des troubles respiratoires, mais avec l'état syncopal.

Malgré la gravité certaine que présentent les asphyxies, lorsque le médecin n'est pas appelé trop tardivement et qu'il a pu ainsi utiliser les différents modes de traitement que nous exposerons plus loin, le rappel à la vie peut être parfois obtenu.

IV. — MÉDICATIONS DES TROUBLES DE LA RESPIRATION, DE L'INSUFFISANCE RESPIRATOIRE, DE LA DYSPNÉE, DE L'ASPHYXIE.

Différentes des médications pathogéniques qui combattent directement la cause morbide, c'est en s'adressant aux composantes du symptôme que les médications symptomatiques y remédient, et pour guérir les troubles de la fonction respiratoire, nous devons successivement passer en revue : les méthodes agissant sur la partie mécanique de l'acte respiratoire; sur la composition de l'air et sur sa pression; les méthodes destinées à rétablir la perméabilité des voies aériennes; celles agissant sur la circulation sanguine et la composition du sang; les médications nerveuses et palliatives de la douleur. Enfin nous grouperons en dernier les divers procédés employés pour remédier à l'asphyxie.

A. **Méthodes agissant sur la partie mécanique de l'acte respiratoire (gymnastique respiratoire).** — L'état d'insuffisance des muscles respirateurs, les respirations anormales, peuvent être modifiés favorablement par une éducation particulière ayant pour but d'apprendre au sujet à respirer normalement et par une gymnastique destinée à faire fonctionner et par suite à renforcer les muscles insuffisants.

La *gymnastique respiratoire*, préconisée par de nombreux auteurs parmi lesquels nous citerons Jaccoud, Maurel, Osler, etc., ayant été étudiée par Mme Nageotte-Wilbouchewitch dans un autre volume de ce traité (1), nous ne donnerons ici que quelques indications générales au sujet de cette méthode de traitement.

Plusieurs procédés peuvent être utilisés : les uns constituent une véritable gymnastique pour laquelle on fait exécuter au malade des mouvements appropriés; d'autres agissent par introduction spontanée d'une plus grande quantité d'air à l'inspiration, suivie d'une expiration plus complète qu'à l'état normal. On combine souvent ces différentes méthodes.

Par exemple, on habitue tout d'abord le sujet à respirer uniquement par le nez, on fait régulariser le rythme respiratoire. On conseille la respiration dans le décubitus dorsal, en faisant exécuter des mouvements des bras qui sont portés derrière la tête et des mouvements de flexion des jambes. On y ajoute un certain nombre de mouvements qui ont tous pour but de mettre en jeu la mobilité de la cage thoracique. Il est utile enfin d'avoir recours à toute une série d'exercices qui rentrent dans le cadre de la gymnastique suédoise.

L'ampliation du thorax est déterminée également par des respirations profondes.

En respirant dans un spiromètre, on se rend compte des modifications que produit l'entraînement.

Pour exercer les muscles respiratoires, on peut aussi employer une méthode préconisée récemment par Pescher sous le nom de « *procédé de la bouteille* », qui consiste à insuffler l'air dans un tube

---

(1) Nageotte Wilbouchewitch, in volume *Kinésithérapie* (Bibl. de thérapeutique Gilbert et Carnot).

introduit dans le goulot d'une bouteille remplie d'eau et renversée dans un récipient plein d'eau. On peut régler cette gymnastique en employant des récipients de plus ou moins grand volume.

On s'est également servi de divers appareils pour favoriser la respiration : l'appareil de Zander produisant une ampliation forcée de la poitrine, grâce à une machine qui redresse la colonne vertébrale en soulevant rythmiquement les épaules du sujet assis ; le respirateur élastique de Bazile Féris destiné à diminuer la dyspnée des emphysémateux en favorisant l'expiration.

L'emploi de la gymnastique respiratoire a été préconisé pour le traitement de la plupart des petites insuffisances respiratoires.

C'est ainsi que Pescher recommande d'avoir recours au procédé de la bouteille chez les enfants débiles, à poitrine rétrécie, qui respirent mal, chez les chlorotiques, anémiques, adénopathiques, névropathes, convalescents de toutes les affections aiguës des voies respiratoires, prétuberculeux, tuberculeux, coquelucheux, emphysémateux, bronchiques, et dans certaines formes d'arythmie cardiaque.

La gymnastique respiratoire nous semble particulièrement indiquée chez les adénoïdiens, après ablation des végétations. Il est, en effet utile, chez ces sujets, de faire une véritable rééducation de la respiration nasale.

Chez les sujets à thorax étroit, débiles, elle donne également d'excellents résultats.

Jaccoud, Maurel ont recommandé cette méthode chez les tuberculeux. Elle préviendrait l'atrophie musculaire de la paroi thoracique. Son emploi serait réservé aux prédisposés à cette affection et chez les tuberculeux au début. Appliquée sans discernement, elle pourrait parfois, en effet, accélérer l'évolution de la maladie. Lewandowski pense cependant que l'on peut y soumettre les tuberculeux confirmés, pourvu que l'on agisse avec prudence, pendant les séances de chaise longue.

Pour notre part, nous en bornons les indications à la prétuberculose, mais non à la tuberculose en évolution.

Rosenthal a insisté sur l'utilité de la gymnastique respiratoire dans le traitement de la pleurésie. D'après lui, elle préviendrait la sclérose pulmonaire, les rétractions thoraciques et la scoliose consécutives à cette affection.

Enfin, la gymnastique respiratoire a paru, à un certain nombre d'auteurs, améliorer les accès d'asthme. Sænger apprend aux malades qui présentent cette affection à faire des inspirations rares et superficielles, puis à chasser pendant l'expiration la plus grande quantité d'air possible.

B. Méthodes agissant sur la composition de l'air et sur sa pression. — Si la méthode que nous venons d'étudier convient uniquement au traitement de la petite insuffisance respiratoire, il n'en est pas de même de celles qui vont suivre, qui comportent bien des modes de traitement qui s'appliquent à la petite insuffisance respiratoire (aération continue, air comprimé, raréfié), mais également un des moyens les plus énergiques pour combattre d'une manière générale la dyspnée et l'asphyxie. Nous voulons parler des inhalations d'oxygène.

Même pour un sujet sain, l'air respiré doit être aussi pur que possible. Il faut éviter le séjour prolongé dans un air non renouvelé où s'accumulent les déchets de la respiration. Ceci est du ressort de l'hygiène.

Lorsque la fonction respiratoire est troublée, la pureté de l'air est encore plus importante, et l'*aération continue* constitue une véritable méthode thérapeutique. En présence d'une grande insuffisance respiratoire, de dyspnée, d'asphyxie, il faut alors suppléer à la difficulté d'absorption du gaz respirable, en faisant des *inhalations d'oxygène*.

a. *Aération continue*. — Tandis qu'autrefois on craignait l'influence nocive de l'air pour les sujets atteints d'affections de l'appareil respiratoire, on admet aujourd'hui sans opposition l'effet favorable de l'aération, aussi bien dans les maladies chroniques que dans les maladies aiguës du poumon.

L'aération continue, employée chez les tuberculeux en cure libre et dans les sanatoria, a des effets remarquables, pourvu qu'elle soit pratiquée avec des précautions minutieuses pour éviter le refroidissement.

L'aération doit être continuée pendant la nuit, et cette condition est importante, car, pendant la nuit, le quotient respiratoire est augmenté (Pettenkofer et Voit), la quantité d'oxygène absorbé l'emporte de beaucoup sur l'acide carbonique exhalé.

Sous l'influence de l'aération continue, on voit généralement s'améliorer l'état des fonctions respiratoires; la dyspnée diminue en même temps que l'état général devient plus satisfaisant.

La sensation de bien-être que procure la respiration d'un air pur est également un adoucissement pour les derniers jours des tuberculeux cavitaires.

Les Américains, très partisans de l'aération et qui la pratiquent sur une large échelle dans les conditions normales, préconisent l'aération sous forme de camps. D'après Towsend, l'installation de camps de

plein air pour tuberculeux permettrait d'éviter l'infection des maisons,
de soigner des malades ne pouvant aller au sanatorium, et serait utile
pour compléter la cure du sanatorium.

L'insuffisance respiratoire des bronchitiques chroniques, des emphysémateux, est également améliorée par le séjour dans un air pur.

Les malades atteints d'affections aiguës et dyspnéisantes : bronchites aiguës, bronchopneumonies, pneumonies, que l'on renfermait
autrefois dans des chambres bien calfeutrées et dont l'air était peu
renouvelé, ressentent une certaine euphorie lorsqu'ils sont soumis
à l'aération. Il n'y a aucun danger à ouvrir les fenêtres de ces malades,
pourvu qu'ils soient bien couverts dans leur lit.

b. **Oxygène**. — **Inhalations**. — En présence d'une dyspnée intense,
et naturellement lorsque le malade asphyxie, l'aération est insuffisante ; il faut fournir le gaz respirable sous une forme plus facilement assimilable et recourir aux *inhalations d'oxygène*.

L'emploi de ce gaz a été tout d'abord préconisé par Fourcroy à la
fin du xviiiᵉ siècle, contre des affections très diverses : chlorose,
affections scrofuleuses, asthme, rachitisme. Il fut délaissé ensuite et
ce fut Demarquay qui, en 1860, l'utilisa de nouveau dans l'asthme
et la tuberculose.

Actuellement, l'oxygène fait partie de la médication habituelle des
dyspnées et des asphyxies. Il a été conseillé également dans le traitement des petites insuffisances respiratoires des chlorotiques, des
cardiaques, des emphysémateux, des tuberculeux.

Un certain nombre de thérapeutes soutenant cependant que son
emploi est injustifié et que l'oxygène est à rejeter complètement du
traitement des dyspnées, il faut examiner si leurs critiques sont
fondées.

Paul Bert avait cru remarquer que la respiration d'un air à 45 p. 100
d'oxygène à la pression barométrique normale, ou d'un air de composition ordinaire soumis à une pression de deux atmosphères, donnait
lieu à des échanges respiratoires accrus.

Quinquaud pensait également qu'il était possible de suroxygéner
faiblement le sang en faisant respirer de l'oxygène.

Il résulte au contraire, des expériences de Regnault et Reiset,
Lukjanow, Kempner, L. Fredericq, que la quantité d'oxygène absorbée
par les tissus est indépendante de la proportion de ce gaz contenue
dans le milieu respiré. Elle est limitée par l'affinité de l'hémoglobine pour l'oxygène et par le degré de solubilité de ce gaz dans
le sérum. Lorsque la pression est supérieure à une atmosphère,
l'hémoglobine est saturée d'oxygène et les quantités qui se dissolvent
dans le sérum, suivant la loi de Dalton, sont très minimes.

On a déduit des considérations physiologiques précédentes que les inhalations d'oxygène étaient absolument inutiles, et qu'on fournissait en vain au sang un excès de gaz qu'il était incapable d'absorber. Nous trouvons cette opinion exprimée dans plusieurs traités thérapeutiques récents. Or, elle nous paraît erronée.

Il semble, en effet, et c'est ce que montre l'expérience clinique, que les inhalations d'oxygène soient inefficaces dans le traitement des petites insuffisances respiratoires.

Tout le monde est d'accord, par contre, sur leur utilité pour lutter contre le mal des montagnes et celui des ballons; mais on fait remarquer que, dans ces cas, la tension de l'oxygène de l'air est abaissée.

Dans les dyspnées et l'asphyxie, les avantages des inhalations d'oxygène nous paraissent également indéniables et prouvés par l'expérience clinique. Le malade qui étouffe et auquel on fait respirer de l'oxygène se sent soulagé, la cyanose diminue et les téguments reprennent une coloration rosée. C'est qu'il ne s'agit pas, en effet, de suroxygéner le sang, mais de permettre à un sang insuffisamment oxygéné d'absorber la quantité de gaz qui lui est nécessaire, alors que, dans ces cas, une ventilation trop faible, une diminution du champ respiratoire, l'empêchent d'en utiliser une quantité suffisante.

Les critiques adressées à cette médication ne nous paraissent donc pas justifiées. On doit continuer à l'appliquer au traitement des dyspnées et des asphyxies.

Il faut ajouter que l'action bienfaisante des inhalations d'oxygène ne se borne pas à fournir à l'organisme le gaz qui lui manque; il faut, avec Jaccoud, tenir compte de l'action désintoxicante que l'oxygène peut exercer dans les tissus. Son rôle secondaire de désintoxication des centres nerveux respiratoires doit le faire indiquer particulièrement dans les dyspnées toxiques, par exemple dans l'urémie.

Le mode d'emploi de l'oxygène sous forme d'inhalations est très simple. Le gaz est contenu dans un ballon de caoutchouc d'une trentaine de litres de capacité. Du ballon se détache un tube dont le malade porte l'extrémité à ses lèvres. Il respire le gaz pendant quelques minutes. Il faut surveiller cependant la manière dont se font les inhalations, car bien des malades se contentent de faire pénétrer le gaz dans leur bouche et le rejettent aussitôt, tandis que la respiration continue à se faire par le nez. Il faut leur montrer à l'inspirer profondément.

Les séances d'inhalation doivent être fréquemment renouvelées, plusieurs ballons pouvant être utilisés dans les vingt-quatre heures.

Injections sous-cutanées. — L'emploi de l'oxygène en inhalations constitue la méthode fondamentale. Cependant, dans certaines circonstances, on peut introduire le gaz par la voie sous-cutanée ; on a même recommandé les injections intraveineuses et les lavements d'oxygène.

Les injections sous-cutanées d'oxygène, pratiquées tout d'abord en 1900 par Domine (de Valence), ont été introduites en France par Ramond en 1910. Un certain nombre d'observations, publiées depuis permettent de penser que cette méthode pourra être appliquée avec fruit au traitement des dyspnées.

L'effet des injections d'oxygène est comparable à celui que produit l'inhalation : la cyanose disparaît, les mouvements respiratoires diminuent de nombre et augmentent d'ampleur, le malade accuse une sensation de bien-être. Cette méthode est particulièrement indiquée lorsque l'air pénètre difficilement dans les voies aériennes, par suite d'un obstacle mécanique. Les injections d'oxygène peuvent, dans ces cas, suppléer momentanément à l'insuffisance de l'hématose et jusqu'à ce qu'on ait pu rétablir le cours normal de l'air.

On les a d'ailleurs appliquées avec succès, semble-t-il, à toutes les variétés de dyspnée, celles des asystoliques, des tuberculeux, des asthmatiques, des pneumoniques et bronchopneumoniques, et plus spécialement aux dyspnées toxiques : dans les intoxications par l'oxyde de carbone, le chloroforme, l'éther, celles de l'urémie, du coma diabétique. Le rôle antitoxique de l'oxygène trouve ici les mêmes indications que nous lui avons attribuées plus haut en parlant des inhalations.

La technique est simple et consiste à adapter une aiguille de Pravaz au tube d'un ballon d'oxygène. L'injection se pratique en un point où le tissu cellulaire est assez lâche : on fait pénétrer pendant quelques instants une quantité de gaz qui varie d'un demi-litre à trois ou quatre litres. Ce procédé présente l'inconvénient, d'ailleurs minime, de laisser dans l'ignorance de la quantité d'oxygène injectée.

On peut y obvier en adaptant sur le trajet du gaz la pompe d'un appareil de Potain, la soufflerie d'un thermocautère (Ramond), ou en se servant de flacons gradués (Sœpelier).

À notre avis toutefois, cette voie d'introduction de l'oxygène présente certains inconvénients, notamment la lenteur avec laquelle se fait la résorption du gaz introduit dans le tissu cellulaire souscutané, et ses applications nous paraissent devoir en être beaucoup plus restreintes que celles de la méthode des inhalations.

Lavements d'oxygène. — Gutierrez et Ramond ont employé

également la voie rectale. La résorption de l'oxygène est plus lente.

Injections intraveineuses. — Quant à l'injection intraveineuse, préconisée par Gärtner pour certains cas pressants d'asphyxie, l'expérimentation sur l'animal a montré sa possibilité ; elle a même été pratiquée chez l'homme par Mariani et Neudörfer, mais jusqu'ici, les essais ne sont pas encore assez concluants pour que l'on puisse en conseiller l'emploi.

c. *Modifications de la pression de l'air respiré.* — Bien que l'air raréfié, l'air comprimé présentent d'autres indications thérapeutiques, ils sont surtout employés pour agir sur les troubles de la circulation aérienne, dus à l'altération de l'élasticité du parenchyme pulmonaire.

Air raréfié. Cure d'altitude. — La raréfaction de l'air peut s'obtenir, soit au moyen d'appareils spéciaux, par aspiration de l'air, soit par le séjour dans des stations d'altitude.

L'expiration dans un appareil où l'air est raréfié se faisant en général concurremment avec l'inspiration dans l'air comprimé, nous en reparlerons un peu plus loin.

La *cure d'altitude* fait partie du traitement des petites insuffisances respiratoires. Les modifications de l'organisme que détermine l'air raréfié que l'on respire dans les montagnes portent sur la circulation de l'air lui-même, sur la circulation sanguine et sur le sang.

Suivant Jaccoud, l'expansion inspiratoire des poumons et du thorax est accrue, les processus nutritifs et les échanges organiques sont augmentés, l'acide carbonique est en quantité plus considérable dans l'air expiré.

Küss n'a pas trouvé toutefois de modifications des combustions intra-organiques mesurées par les échanges respiratoires à la suite d'un séjour prolongé aux altitudes considérables (4.350 mètres) auxquelles les expériences ont été faites.

Cet auteur rejette également l'hypothèse d'un effet eupnéique, conséquence d'un fonctionnement plus énergique du poumon. Il aurait observé en plaine, à Angicourt, sous l'influence seule du repos, la même augmentation du périmètre thoracique.

Küss, mesurant avec le spiromètre de Tissot la capacité respiratoire, chez des sujets reposés et à jeun, n'a constaté que de très faibles variations sous l'influence de l'altitude.

La circulation pulmonaire serait activée d'après Jaccoud ; le sang, diminué dans les poumons, serait augmenté dans les vaisseaux périphériques. Cette anémie du poumon le protégerait contre les phénomènes de congestion et de stase. Kronecker pensait, au contraire, que l'abaissement de la pression provoque une stase sanguine dans

les vaisseaux du poumon et lui fait jouer un rôle dans la production
du mal des montagnes.

L'examen du sang avait semblé montrer aux premiers observateurs
des modifications assez profondes. L'organisme paraissait réagir
contre l'apport insuffisant d'oxygène par l'extension du champ de
l'hématose ; le nombre des globules rouges augmentait dans le sang.
Le résultat paraissait fort intéressant et donnait l'espoir d'une application possible de ce traitement aux insuffisances respiratoires. —
C'est ainsi que Paul Bert a montré que le sang des herbivores des
hauts plateaux contient plus d'oxygène (24 p. 100) que celui des mêmes
animaux vivant en plaine (12 à 15 p. 100) ; que Viault a décrit l'hyperglobulie des altitudes : il a constaté sur lui-même, dans un voyage
au Pérou, qu'à 4 392 mètres son chiffre globulaire était de 7 à 8 mil-
lions par millimètre cube, observation reproduite expérimentalement
par Jolyet et Sellier.

Müntz trouve le sang de lapins lâchés un an sur le Pic du Midi
plus riche en hémoglobine que celui de lapins vivant à de moindres
altitudes. Regnard fait vivre un cobaye pendant un mois dans
une cloche dont la pression correspond à 3 000 mètres d'altitude :
son sang absorbe 21 centimètres cubes d'oxygène, alors que celui
d'un cobaye vivant en liberté à côté du précédent n'absorbe que 14 à
17 centimètres cubes.

Des recherches récentes sont venues contester ces résultats.
Armand-Delille et Mayer ont examiné le sang d'animaux, lapins et
cobayes, apportés à des altitudes de 2 000 à 3 000 mètres.

Le transport rapide à cette hauteur provoquait de l'hyperglobulie,
mais seulement dans le sang périphérique, la composition du sang
du cœur restant constante. Souvent d'ailleurs, cette modification a
manqué. Après séjour de deux à sept semaines à 2 000 mètres, l'examen du sang capillaire et du sang du cœur, l'examen histologique
des organes hématopoïétiques n'ont pas permis de déceler des variations importantes.

Küss a confirmé ces observations. Avec Davesne il a examiné
le sang de 4 cobayes recueilli par ponction du cœur. Ces animaux
sont restés six à sept jours à l'altitude de 4 350 mètres. Il y eut un
peu d'hyperglobulie au début ; mais il attribue celle-ci à la concentration du sang, ces animaux ayant été soumis au régime sec à ce
moment. Le retour au régime ordinaire fit disparaître cette hyperglobulie apparente. Il relève la présence de quelques hématies
nucléées (5 à 6 par lame de sang) dont le passage dans le sang serait
dû au froid (3° à 5°). Il n'y avait pas de myélocytes.

Quel que soit le mode d'action de la cure d'altitude qui est discuté comme nous venons de le voir, il est certain que celle-ci donne des résultats satisfaisants, non seulement chez les prédisposés à la tuberculose, sujets à thorax étroit, dont le champ d'hématose est réduit, mais aussi chez les tuberculeux au début, apyrétiques.

L'altitude, excellente pour le traitement des petites insuffisances respiratoires, ne convient pas aux formes fébriles, hémoptoïques, à la forme pneumonique de la tuberculose, et de même, lorsque les lésions pulmonaires sont très étendues, que le malade est arrivé à la période de cachexie. Les lésions cardiaques, rénales, laryngées, la contre-indiquent absolument.

Air comprimé. — L'air et l'oxygène fortement comprimés peuvent donner lieu à de graves accidents : il en est ainsi pour les pressions de 15 à 20 atmosphères. Les pressions de 4 à 5 atmosphères peuvent déterminer également des troubles. Les pressions de 1/60 à 1/40 d'atmosphère sont les seules qui soient utilisées en thérapeutique.

Nous avons vu que, d'après les expériences des physiologistes, la respiration dans l'air comprimé n'augmente pas les échanges respiratoires; mais elle agit d'une manière très efficace sur le mécanisme pulmonaire.

Les bains d'air comprimé ont été utilisés à peu près en même temps par trois médecins français, Junod, Pravaz et Tabarié. Le malade était renfermé dans une chambre de tôle de forme cylindrique, de 6 à 8 mètres cubes de capacité, hermétiquement close, dans laquelle on comprimait l'air avec une pompe. La durée du bain était d'une heure à une heure et demie avec un excès de pression de 30 centimètres de mercure.

A la suite des bains d'air comprimé, la capacité maxima du poumon est augmentée, d'une manière temporaire tout d'abord, puis permanente (jusqu'à 1/5) (Jaccoud). Cette ampliation thoracique qui suit la pression dans ses variations ne lui est pas absolument proportionnelle. Elle est due, au moins en partie, à l'abaissement du diaphragme, conséquence de la réduction des gaz intestinaux. Le nombre et l'amplitude des mouvements respiratoires sont modifiés; le rythme en est ralenti, la profondeur des inspirations est augmentée (von Vivenot).

Cette augmentation de capacité pulmonaire permet un déplissement plus grand du poumon (Lazarus) et une augmentation de la ventilation pulmonaire.

Des modifications corrélatives se font dans la circulation pulmonaire dont l'activité serait augmentée, suivant Jaccoud, et dans la grande circulation. La pression artérielle monte (mesures manométriques directes chez le chien), en même temps que le nombre des pulsations serait diminué (von Vivenot, Pol et Watellet). Bucquoy et Pravaz ont trouvé, au contraire, ce nombre augmenté ; mais cela tient sans doute, comme le fait remarquer Dujardin-Beaumetz, à ce qu'ils observaient des ouvriers au travail (ouvriers du pont de Kehl). La nutrition serait activée. On constaterait une augmentation de la quantité d'urée (Pravaz), d'acide carbonique (von Vivenot), éliminés.

L'air comprimé trouve son application lorsque la ventilation pulmonaire se fait mal : dans l'asthme, dans la tuberculose pulmonaire à forme fibreuse, sans tendance aux hémoptysies (Jaccoud), mais surtout dans l'emphysème pulmonaire. Dans cette affection, la capacité pulmonaire est très diminuée et l'air résiduel est très augmenté. Il y a donc intérêt à accroître la ventilation pulmonaire.

Combinaison de l'air comprimé et de l'air raréfié. — Hanke faisait inspirer ses malades dans l'air comprimé et expirer dans l'air raréfié. En effet, un certain nombre d'échecs des bains d'air comprimé étaient dus à la gêne de l'expiration, déjà difficile chez l'emphysémateux. Les défectuosités de l'appareil de Hanke ont été corrigées par l'appareil de Biedert, et ceux à double action, de Waldenburg, de Schnitzler et de Maurice Dupont, plus employés actuellement.

L'inspiration dans l'air comprimé augmente l'étendue de l'excursion thoracique ; l'expiration dans l'air raréfié permet une ventilation complète du poumon. Celui-ci expulse l'air alvéolaire, grâce à la rétraction expiratoire considérable à laquelle il est soumis. On a fait cependant quelques reproches à la méthode : l'expiration dans l'ai raréfié congestionnerait la muqueuse bronchique et pourrait provoquer des hémoptysies. Aussi Lange et Pircher ont-ils préconisé le retour au bain d'air comprimé avec expiration à l'air libre.

C. Méthodes destinées à rétablir la perméabilité des voies aériennes. — L'obstacle qui s'oppose à la libre circulation de l'air peut siéger en un point quelconque des voies aériennes. Nous ne nous étendrons pas sur les diverses méthodes qui permettent de remédier à l'obstruction du nez et du rhino-pharynx. Elles appartiennent, en effet, à la spécialité des rhinologistes et consistent à enlever les polypes des fosses nasales, à réséquer les cornets hypertrophiés, à pratiquer l'ablation des végétations adénoïdes, etc.

Les moyens de rétablir le passage de l'air au niveau du larynx varient absolument suivant la cause de l'obstruction. Si le trouble de la circulation aérienne est la conséquence d'un spasme, il faut s'adresser aux médicaments qui agissent sur le système nerveux. Nous les étudierons plus loin. Si des lésions inflammatoires sont en cause, on agira par les *révulsifs locaux*. Par contre, il faudra avoir recours au traitement chirurgical, à la *trachéotomie*, pour combattre les obstructions laryngées dues aux pseudo-membranes, à l'œdème du larynx, à une laryngite tuberculeuse ou néoplasique.

Il faut cependant placer à part la diphtérie pour laquelle le *tubage* peut être suffisant le plus souvent.

Les obstructions organiques graves de l'adulte ne présentent pas toujours des indications d'intervention aussi urgentes que celles de l'enfant; cependant il est souvent avantageux de ne pas attendre trop longtemps, notamment chez les tuberculeux. La dyspnée permanente suffit pour que l'opération s'impose, sans que l'on attende la période de suffocation.

Au niveau des bronches, un corps étranger sera justiciable de l'extirpation sous le contrôle de la *bronchoscopie* et de la *radioscopie*.

En dehors des obstacles mécaniques occasionnés soit par des corps étrangers, soit par l'obstruction des conduits, l'entrave à la circulation aérienne peut être le fait de l'accumulation des produits de sécrétion dans les bronches. Pour débarrasser les bronches et les conduits aériens de ces sécrétions, d'autres méthodes sont à employer, qui relèvent, celles-là, de la thérapeutique médicamenteuse proprement dite.

La *médication expectorante* est destinée à remplir ce but.

Médication expectorante. — Parmi les médicaments expectorants, l'*ipéca* est un des plus importants.

L'ipéca paraît agir, d'une part, sur les centres respiratoires en ralentissant la respiration, mais surtout il augmente l'expectoration et la fluidifie. Les crachats sont ainsi rejetés plus facilement par le malade. A cette action s'ajoute, en outre, dans le cas où l'ipéca donné à dose plus considérable produit le vomissement, une véritable action mécanique favorisant l'expulsion directe des mucosités renfermées dans les poumons.

L'ipéca est donc tout à fait indiqué lorsqu'on se trouve en présence de sujets atteints de bronchite intense, avec des râles diffus dans la poitrine et dont l'expectoration est difficile. On l'emploie également avec avantage dans les bronchites diffuses des enfants. On prescrit l'ipéca, soit à petites doses réfractées (0gr,10 à 0gr,30), soit à dose vomitive, lorsqu'on désire agir énergiquement et obtenir un effet très rapide. Ce dernier mode d'administration est contre-indiqué, lorsqu'il existe de l'adynamie ou de l'asthénie cardiaque, à cause de l'action dépressive sur le cœur. On associe souvent l'ipéca à l'opium sous forme de **poudre de Dower**, qui donne d'excellents résultats dans le traitement des bronchites.

L'oxyde blanc d'antimoine facilite également l'expectoration à la dose de 1 à 2 grammes par jour ; son action est moins énergique que celle de l'ipéca, mais il est également moins nauséeux, ce qui fait souvent préférer son emploi chez l'enfant (0^{gr},20 par année d'âge). Le meilleur mode d'administration est la suspension dans un looch blanc.

On peut employer le **kermès** à doses moindres : 0^{gr},10 à 0^{gr},20 chez l'adulte dans une potion gommeuse ou en tablette de 0^{gr},01. L'administration doit s'en faire en dehors des repas, et il ne faut pas prescrire en même temps des acides qui le solubilisent et en rendent l'absorption trop rapide.

On n'emploie plus l'**émétique** d'une façon systématique dans le traitement de la pneumonie, comme le faisaient Laennec et Grisolle, et son usage est actuellement très restreint. On s'en abstient complètement chez les enfants. On craint, en effet, son action dépressive sur l'état général, et plus particulièrement sur le cœur.

Cependant, si l'on voulait obtenir un effet rapide comme expectorant, on en donnerait de 0^{gr},02 à 0^{gr},03 répartis dans les vingt-quatre heures. Comme vomitif, on l'associe parfois à l'ipéca, à la dose de 0^{gr},05 pour 1^{gr},50 d'ipéca.

Les **iodures** (iodure de potassium, iodure de sodium, ou composés organiques iodés, etc.) sont également des expectorants ; ils déterminent de l'hypersécrétion bronchique. Les exsudats, plus liquides, sont expulsés plus facilement. Ils favorisent la circulation pulmonaire en déterminant une vaso-dilatation des vaisseaux. Par suite, ils peuvent agir sur les stases sanguines des cardiaques. Mais cette action congestive doit les faire bannir de la thérapeutique des affections pulmonaires aiguës, ou des affections chroniques comme la tuberculose dans lesquelles la congestion est à redouter.

Par contre, les iodures calment efficacement un certain nombre de dyspnées.

Germain Sée a préconisé leur usage dans l'asthme, montrant leur utilité dans le traitement de la dyspnée asthmatique. Dans l'intervalle des accès, on continue à les administrer alternativement avec l'arsenic. Les iodures sont également indiqués contre la dyspnée des bronchites chroniques et surtout celle de l'emphysème.

En dehors de l'action des médicaments expectorants, l'expulsion des mucosités peut être favorisée indirectement en modifiant la circulation pulmonaire par la **révulsion**, la **balnéation**, etc., dont nous étudierons un peu plus loin les indications dans le traitement de la dyspnée.

D. **Méthodes agissant sur la circulation sanguine et la composition du sang**. — La dyspnée des affections cardiaques stasiques relève surtout de la thérapeutique par les toni-cardiaques dont le type est la **digitale**.

Nous n'insisterons pas sur les différents modes d'administration : macération, infusion, teinture, préférant de beaucoup pour notre part la **digitaline** qui représente un produit cristallisé d'action invariable.

Il faut employer la *digitaline*, soit à petites doses répétées, dans l'insuffisance cardiaque incomplète, soit à doses plus fortes dans l'asystolie proprement dite (un milligramme au plus dans les vingt-quatre heures). Elle peut être indiquée, en outre, dans un très grand nombre de dyspnées dans lesquelles l'élément fonctionnel cardiaque est secondaire : dans certaines affections aiguës, comme la pneumonie, lorsque le cœur fléchit, au cours d'affections chroniques comme les pneumopathies chroniques avec retentissement cardiaque.

L'emploi d'autres toni-cardiaques peut être également indiqué.

La **caféine** peut agir comme succédané de la digitale, ou bien comme tonique, à petites doses, associée souvent dans ce cas à d'autres agents eupnéiques, comme l'iodure de potassium.

La **spartéine** est utile lorsque l'on veut obtenir un effet rapide ou que le myocarde ne réagit plus à la digitale.

Il en est de même du **strophantus**, dont il faut surveiller l'emploi en raison de sa toxicité.

Pour les affections du type de l'œdème aigu du poumon, nous verrons que l'action médicamenteuse est de beaucoup effacée par l'action révulsive et de déplétion sanguine dont nous allons avoir à nous occuper à propos de la saignée et de la révulsion thoracique.

a. **Révulsion**. — Comme l'a montré François Franck, sous l'influence des excitations cutanées, les vaisseaux profonds se resserrent, les vaisseaux cutanés se dilatent. Cette action réflexe est fréquemment employée en thérapeutique pulmonaire pour lutter contre l'oppression.

Les **ventouses** et les **sinapismes** sont les modes de révulsion les plus usités, pour soulager les dyspnéiques.

En ce qui concerne les *ventouses sèches*, il est difficile de préciser ce qui appartient dans leurs effets à l'action réflexe, et à la dérivation mécanique d'une partie du sang. Leur emploi est courant pour calmer l'oppression de toute nature, et il est très justifié ; les ventouses sèches appliquées en nombre suffisant sur le thorax calment très bien la dyspnée; leur effet est passager, mais, comme elles n'irritent pas la peau, elles peuvent être renouvelées fréquemment.

Les *sinapismes* et surtout les papiers sinapisés d'un emploi plus commode, et les cataplasmes sinapisés sont d'un usage également très répandu.

L'irritation cutanée que détermine l'essence de moutarde, et qui varie beaucoup suivant les téguments et le temps d'application, empêche qu'on emploie les sinapismes aussi fréquemment que les ventouses sèches.

Nous pouvons en dire autant de la **teinture d'iode**.

Quant au **vésicatoire**, bien qu'il soit encore d'usage populaire d'en appliquer pour calmer la dyspnée, il est peu à recommander. Sans parler de ses dangers qui sont réels, son efficacité, qui est démontrée lorsqu'il s'agit de faire disparaître la douleur, est médiocre pour agir contre l'oppression.

La dyspnée des pyrexies, des maladies inflammatoires aiguës de l'appareil respiratoire est avantageusement modifiée par l'emploi de l'eau chaude : sous forme **d'enveloppements humides** ou de **bains**.

L'*enveloppement humide* du thorax peut être employé seul, dans les cas simples, ou, lorsqu'il n'est pas possible de baigner le malade, il est plus souvent combiné avec le traitement par la balnéation. On superpose six à huit compresses de tarlatane coupées de manière à envelopper complètement le thorax. Des serviettes peuvent servir au même usage. Elles sont trempées dans l'eau chaude, à 45° (les enveloppements froids sont plutôt antithermiques) et posées sur une pièce de taffetas gommé. L'ensemble, compresses et taffetas gommé, est étendu au-dessous du thorax du malade; on ramène les compresses en avant, de manière à envelopper la poitrine ; le taffetas gommé est ensuite replié. On laisse l'enveloppement une heure en place et on le renouvelle deux à trois fois au plus dans les vingt-quatre heures.

Il faut, après avoir enlevé l'enveloppement, assécher soigneusement la peau. Cette médication nécessite, en effet, l'intégrité du tégument et doit être surveillée. Pour éviter l'irritation de la peau et les infections cutanées, Weill (de Lyon) recommande de se servir de compresses et d'eau stériles chez le nourrisson. Hutinel conseille de saler légèrement l'eau, un milieu isotonique lésant moins la peau très fragile du petit enfant.

Les **bains** peuvent être utilisés à tout âge, mais surtout chez l'enfant. Leur action sur la circulation est très remarquable. Apès quelques bains, la température baisse, la respiration devient plus facile. Leur durée varie de cinq minutes à un quart d'heure. Il faut surtout employer les bains chauds à 40° qui possèdent une action marquée sur la circulation pulmonaire. L'action déprimante qu'ils exercent parfois sur l'individu normal, n'est pas à redouter chez les malades dont la température est en général élevée. On frictionne légèrement le malade pendant la durée du bain, on verse de l'eau fraîche sur la tête et la nuque. Pour faciliter la réaction qui suit le bain, il y a avantage à faire boire au malade quelques cuillerées d'un liquide alcoolique chaud. On peut se borner à donner deux à trois bains dans les vingt-quatre heures; mais, dans les cas graves, il faut les renouveler toutes les trois ou quatre heures : on les combine, en général, aux enveloppements humides.

Les bains sont suivis, d'habitude, d'une sédation des phénomènes généraux, la fièvre baisse, les mouvements respiratoires diminuent de fréquence, l'oppression s'atténue.

Nous n'insisterons pas sur les bains froids de 20° à 28° qui nous paraissent moins efficaces dans le traitement de la dyspnée proprement dite.

Les bons effets de la médication par les bains et les enveloppements consistent dans la révulsion et l'accroissement de la circulation périphérique qu'ils déterminent. L'intensité de cet effet peut être augmentée encore en employant l'action excitante de la farine de moutarde. Celle-ci offre, par contre, l'inconvénient d'irriter le tégument, ce qui empêche de répéter fréquemment son application; aussi croyons-nous devoir réserver son emploi à des cas exceptionnels.

On pourra employer les **bains sinapisés** qui sont des bains à la température de 30° à 35°, additionnés de farine de moutarde. On ne verse pas celle-ci directement dans le bain, mais on en délaie environ 200 grammes dans un peu d'eau froide que l'on immerge dans l'eau du bain.

C'est seulement dans les états très graves, lorsque la cyanose, l'asphyxie sont menaçantes, que l'on pourra avoir recours à l'enveloppement sinapisé d'Heubner qui produit une révulsion très énergique. Pour le préparer, on délaie 500 grammes de farine de moutarde dans une certaine quantité d'eau, on y plonge un drap que l'on exprime ensuite et que l'on étend sur une couverture de laine. Le malade est enveloppé tout entier, sauf la tête, dans ce drap, et enroulé ensuite dans la couverture de laine. On le laisse une demi-heure, dans l'enveloppement sinapisé, puis on le baigne pour enlever le révulsif, et on applique un enveloppement humide.

b. **Émissions sanguines.** — En présence d'une dyspnée intense qui paraît liée à des modifications de l'appareil circulatoire pulmonaire, il est souvent utile de déterminer une déplétion sanguine du poumon. Celle-ci sera obtenue par les *émissions sanguines locales* et par la *saignée générale.*

L'action des **ventouses scarifiées** est complexe. En dehors de la déplétion sanguine, elles produisent un effet révulsif, agissant également par excitation cutanée, et même comme modificatrices de la sensibilité.

La quantité de sang obtenue étant de 15 à 20 grammes par ventouse, on comprend que leur application sur le thorax en nombre suffisant, 6 à 12 et plus, puisse décongestionner assez fortement le poumon.

Toutes les dyspnées par congestion pulmonaire en sont justiciables: les congestions pulmonaires d'origine infectieuse ou toxique, la congestion passive des maladies de cœur. Dans les pneumonies et bronchopneumonies, l'application de ventouses scarifiées peut diminuer l'oppression, en partie par action sur la circulation pulmonaire, surtout par la sédation du point de côté qu'elles déterminent.

Les ventouses scarifiées peuvent se montrer efficaces contre l'œdème aigu du poumon; mais il est préférable, en ce cas, de pratiquer une saignée générale.

La **saignée** représente le moyen le plus énergique et le plus rapide de parer aux accidents d'encombrement respiratoire et à l'œdème aigu du poumon. Les anciens médecins en ont tellement abusé qu'une réaction vive en avait fait proscrire l'emploi; mais il est certain qu'elle doit être conservée comme une médication souvent héroïque, lorsqu'elle est imposée par la nécessité d'agir rapidement, que l'encombrement respiratoire est très intense.

Ces indications sont portées à leur maximum dans l'œdème aigu du poumon.

Dans cette affection, la saignée représente une médication d'urgence qui, faite à propos, peut empêcher une issue fatale.

Elle est utile également contre les stases d'origine cardiaque, les œdèmes des brightiques pour lesquels la nécessité d'intervenir est quelquefois assez pressante. Dans les inflammations de l'appareil pulmonaire, l'indication de saigner est moins fréquente. Cependant, il faut la pratiquer dans les pneumonies et bronchopneumonies, lorsqu'en même temps que le foyer inflammatoire principal, existent des troubles circulatoires cardiaques, de la cyanose, de la tendance à l'asphyxie.

Dans ces cas, nous l'avons vue se montrer efficace en présence d'asphyxie menaçante, parant ainsi à un accident qui pouvait compromettre l'existence, mais n'influençant pas sensiblement la marche de la maladie.

Une dernière indication de la saignée comme eupnéique se trouve dans des cas où la dyspnée est en majeure partie imputable à une action toxique portant plus spécialement sur le système nerveux. Et c'est ainsi que, chez les urémiques, la saignée peut améliorer les troubles respiratoires, agissant plutôt comme procédé de désintoxication que de déplétion sanguine.

E. Médications nerveuses et médications palliatives de la douleur. — Les troubles respiratoires d'origine nerveuse nécessitent une médication s'adressant aux centres respiratoires.

Suivant les cas, on emploiera des médicaments agissant sur les centres bulbaires pour diminuer leur excitabilité, ou bien des modificateurs de la pression sanguine encéphalique.

a) *Médicaments à action vaso-motrice*. — Les vaso-dilatateurs, **nitrite d'amyle**, **nitrite de soude**, **trinitrine**, etc., trouvent leur application dans la dyspnée des artérioscléreux avec hypertension. Le **nitrite d'amyle** est employé à la dose de V à VI gouttes sur une compresse comme eupnéique.

L'**ioduro d'éthyle** est d'un usage moins fréquent. On en donne de X à XXX gouttes en inhalations dans l'asthme (G. Sée), la dyspnée des artérioscléreux, des cardiaques.

L'action du **nitrite de soude** est analogue à celle du nitrite d'amyle, mais elle est plus tardive et plus prolongée.

La **trinitrine**, comme le nitrite de soude, est un médicament dont l'usage doit être surveillé. On emploie III à IV gouttes de la solution alcoolique au 1/100.

b) *Sédatifs du système nerveux*. — Un certain nombre d'agents représentent dans la dyspnée une médication palliative, destinée à en atténuer les effets pénibles pour le malade, qui même pour certaines dyspnées purement nerveuses pourra être réellement curatrice en diminuant l'excitabilité du système nerveux et en faisant disparaître les réflexes spasmodiques.

C'est ainsi que, chez les névropathes, les **bromures**, la **valériane** constituent des calmants de cet ordre.

De même, l'**oxycamphre** que le professeur Albert Robin prescrit en solution alcoolique à 50 p. 100. On donne XV à XX gouttes par dose que l'on peut renouveler jusqu'à dix fois dans la journée.

Le **validol**, à la dose de X gouttes 7, 8, 10 fois dans les vingt-quatre heures, peut être également employé.

L'**opium** et la **morphine** comportent des indications très étendues.

Pour Gubler, Huchard, la *morphine* constitue un eupnéique puissant.

Son emploi est parfois suivi, en effet, dans les dyspnées, d'une diminution très marquée de l'oppression. Une injection de morphine peut suffire à arrêter une crise d'asthme, ou, du moins, à en atténuer d'une manière considérable les sensations si pénibles. D'autre part, on emploie habituellement la morphine ou *l'opium injectable* comme agents de sédation dans la dyspnée de l'angine de poitrine, des aortiques, des tuberculeux. Le mode d'action du médicament chez cette dernière catégorie de malades consiste plus à atténuer les effets de la dyspnée, en faisant disparaître les sensations pénibles éprouvées par le malade, qu'à obvier à l'insuffisance respiratoire. Il faut en excepter naturellement les cas dans lesquels l'oppression est déterminée par des phénomènes que l'analgésique vient calmer.

L'emploi de la morphine constitue donc une médication très utile, mais plutôt palliative que réellement curative; en outre, nous ne saurions la recommander dans tous les cas dans lesquels on a à redouter une insuffisance d'élimination rénale. On peut voir, en effet, mourir très rapidement des brightiques auxquels on a fait une injection de morphine pour calmer leur dyspnée.

Dans la dyspnée infantile, la morphine a été longtemps proscrite. Lesage et ses élèves, Cléret, Lemariguier, et également Ausset, Triboulet et Boyé, etc., ont introduit son emploi dans le traitement de la dyspnée par spasme d'une manière générale, mais plus spécialement contre le croup. Comme l'ont montré Marfan, Ruault, ce n'est pas tant l'obstruction laryngée par les fausses membranes qui détermine l'intensité de la dyspnée que le spasme, contrairement à ce que pensait Bretonneau. Marfan avait vu cesser la dyspnée immédiatement sous l'action du chloroforme, et Ruault avait constaté directement par le laryngoscope l'action du spasme.

La morphine calme bien le spasme, facilite le tubage et permet parfois de s'en passer en attendant l'effet du sérum; on l'emploie à des doses variables suivant l'âge, mais naturellement très faibles.

En dehors de la morphine, il existe toute une série de médicaments qui agissent sur le système nerveux comme sédatifs, et auxquels on a recours avec plus ou moins de succès dans la dyspnée asthmatique surtout, mais également dans les autres variétés de dyspnée, chez les emphysémateux, les bronchitiques par exemple.

Nous citerons, parmi ces sédatifs du système nerveux : la **belladone**, qui possède en outre une action hyposécrétoire; la **pyridine** qui diminue l'excitabilité du bulbe; le **datura**, la **jusquiame**, la

Grindelia robusta, la **lobélie**. Toutes ces substances doivent être employées avec prudence, car elles sont fort toxiques.

Les **anesthésiques**, en calmant la sensation d'oppression, agissent sur la dyspnée.

C'est ainsi que l'on emploie parfois le **chloroforme**, mais surtout l'**éther**.

L'*éther sulfurique*, soit en inhalations, soit en injections sous-cutanées dans les cas pressants, soit sous forme de sirop d'éther dont on répète souvent l'administration, possède une action favorable sur la dyspnée. Les cardiaques, les urémiques qui étouffent, ressentent, après avoir absorbé de l'éther, une sensation de bien-être, une diminution marquée de l'oppression. Nous avons vu que l'élément douleur jouait un rôle important dans la pathogénie des dyspnées. Aussi tous ces médicaments et en particulier la morphine en injections sous-cutanées influencent-ils favorablement ce facteur. De même, il suffit souvent, pour diminuer l'oppression, de calmer la douleur par la révulsion locale, la teinture d'iode, le gaïacol, les ventouses scarifiées. Le vésicatoire même peut trouver alors son emploi.

F. **Médication de l'asphyxie**. — Nous avons vu, en exposant la séméiologie de l'asphyxie, que celle-ci peut être simplement menaçante sans que la respiration soit complètement arrêtée.

Un certain nombre de méthodes thérapeutiques applicables au traitement des dyspnées trouvent dans ce cas leurs indications : la saignée, les inhalations d'oxygène, les injections sous-cutanées même. Les asphyxies d'origine laryngée voient leur traitement se confondre avec les dyspnées menaçantes de même cause, et sont justiciables, plus impérieusement encore, du tubage et de la trachéotomie.

Mais, dans l'asphyxie proprement dite, la respiration est arrêtée. Il ne suffit pas de rendre le cours de l'air plus facile, il faut déterminer le retour des mouvements respiratoires ; on y parvient grâce à la **respiration artificielle** qui rétablit par divers moyens le fonctionnement réflexe respiratoire.

On peut agir directement sur le thorax par le procédé de Sylvester, en déterminant l'ampliation de la poitrine au moyen des tractions des bras en haut et en arrière, exécutées régulièrement, environ 15 fois par minute. On comprime le thorax pour expulser mécaniquement l'air chaque fois que les bras sont ramenés contre la poitrine.

Les **tractions rythmées de la langue**, imaginées par Laborde, consistent à attirer la langue hors de la bouche et à la rentrer ensuite de manière à exciter par l'intermédiaire des glosso-pharyngiens le centre respiratoire.

Les mouvements des bras, la compression du thorax et les tractions rythmées de la langue doivent être continués très longtemps. Il est possible d'obtenir le retour des mouvements respiratoires après un arrêt prolongé.

On a employé également l'action du **courant électrique** : en électrisant les phréniques au niveau des scalènes antérieurs (Duchenne de Boulogne), ou en enfonçant des aiguilles à électro-puncture entre le VIII⁰ et le XI⁰ espaces.

Aux procédés que nous venons d'examiner il convient d'ajouter : les excitations du tégument par des frictions, de la pituitaire avec une plume, du vinaigre, de l'ammoniaque .

Il faut également agir sur le cœur dont le retour des contractions pourra rétablir indirectement la respiration : on applique sur la région précordiale le marteau de Mayor, on pratique des injections d'éther, de caféine.

Dans l'asphyxie du nouveau-né, il faut tout d'abord rétablir la perméabilité des voies aériennes, puis déterminer la mise en action du réflexe respiratoire.

Le premier point s'obtient en enlevant les mucosités qui encombrent les premières voies respiratoires, soit avec le doigt dans le pharynx, soit avec une petite sonde en caoutchouc introduite dans la trachée, ou avec l'insufflateur de Ribemont-Dessaignes. On peut encore pratiquer l'aspiration de bouche à bouche, en interposant un linge fin. Il faut procéder rapidement à cette manœuvre qui précède la respiration artificielle.

Celle-ci peut consister dans les tractions rythmées de la langue combinées avec les mouvements des bras et l'expression du thorax.

On peut avoir également recours, soit à l'insufflation de bouche à bouche, soit plutôt avec le tube de Chaussier ou de Ribemont. Lorsque, après un quart d'heure d'insufflation, il ne se produit aucun mouvement respiratoire spontané, le retour de la respiration est bien douteux. Cependant, il est préférable de continuer encore, car, après deux, trois heures parfois, on a vu celle-ci se rétablir dans des cas exceptionnels.

Il est nécessaire de pratiquer l'insufflation avec précautions, car les expériences de Magendie et Duméril ont montré qu'il était possible de déterminer par cette méthode des déchirures du poumon, de l'emphysème pulmonaire et sous-cutané, mais ces accidents ne se produisent en réalité qu'avec des efforts très énergiques.

L'insufflation de bouche à bouche demande également quelques précautions, car on a transmis ainsi la syphilis, et une sage-femme tuberculeuse a pu contaminer un certain nombre de nouveau-nés. Laborde a montré que l'insufflation agit surtout par voie réflexe. L'air insufflé est de l'air expiré, et l'acide carbonique qu'il contient se comporte surtout comme un excitant respiratoire. A la respiration artificielle et aux tractions rythmées de la langue, il est utile de joindre des excitations cutanées par des frictions, soit sèches, soit alcoolisées, ou par les bains. On plonge le nouveau-né dans un bain à 40°; on peut encore alterner les immersions dans l'eau froide et dans l'eau chaude.

CHAPITRE II

LA TOUX

I. — PHYSIOLOGIE PATHOLOGIQUE DE LA TOUX, ET INDICATIONS THÉRAPEUTIQUES QUI EN DÉCOULENT.

La *toux* est caractérisée par une contraction brusque des muscles expirateurs suivant une inspiration profonde. La glotte est tout d'abord fermée ; puis elle s'ouvre sous l'influence de la pression des gaz intra-pulmonaires : l'air et les mucosités, les corps étrangers contenus dans la trachée et le larynx sont expulsés bruyamment.

La toux peut être volontaire, mais le plus souvent elle représente un acte réflexe. Le passage d'une petite quantité de substances alimentaires dans le larynx détermine aussitôt de violents accès de toux.

Un certain nombre de régions, les *zones tussigènes*, sont le point de départ du réflexe.

Les excitations sont transmises par le pneumogastrique au bulbe où se trouve le centre de la toux. Du bulbe elles sont réfléchies par les nerfs des muscles expirateurs.

L'étude des points de départ du réflexe et de son mode d'action nous expliquera comment nous pouvons arrêter ou combattre la toux, soit en supprimant l'excitation, soit en agissant sur les autres éléments du réflexe.

Les zones tussigènes occupent le territoire du pneumogastrique, et plus spécialement celui du nerf laryngé supérieur. Elles comprennent donc : la muqueuse laryngée, surtout au niveau des cordes vocales inférieures, et la région qui s'étend des cordes vocales au cartilage cricoïde (Nothnagel), la région interaryténoïdienne, la muqueuse trachéale et particulièrement ses deux extrémités, c'est-à-dire la zone sous-cricoïdienne et la bifurcation des bronches (Schiff, Nothnagel). La muqueuse des bronches serait la plus sensible.

L'excitation du poumon (Rosenthal), celle de la plèvre (Nothnagel) ne détermineraient pas la toux. Mais il s'agit là de l'état normal, et rien n'empêche que, lorsqu'ils sont lésés, ces organes ne puissent être le point de départ du réflexe tussigène ; de même que le poumon et la plèvre, non sensibles à l'état normal, le sont néanmoins à l'état pathologique. D'ailleurs, Eichorst a pu déterminer de la toux, en cas d'empyème, en excitant la plèvre costale avec une sonde.

En dehors même de l'appareil respiratoire, il existe un certain nombre de régions dont l'excitation peut provoquer la toux, moins fréquemment, il est vrai. Les unes sont innervées par le pneumogastrique : le conduit auditif externe (rameau auriculaire du vague), (Romberg, Toynbee), le pharynx (toux amygdalienne), l'œsophage (Kohts), l'estomac (toux gastrique), mais seulement s'il existe en même temps une lésion pulmonaire, surtout tuberculeuse (Marfan), l'intestin (toux vermineuse), le foie (toux hépatique), la rate (toux splénique).

Les autres sont en dehors du territoire du pneumogastrique : c'est ainsi qu'on a décrit une toux nasale, dentaire (éruption de dents), utérine (?). Enfin la toux peut être d'origine cérébrale (toux hystérique). Kohts, excitant le bulbe chez le chien, a déterminé de la toux.

La toux est un acte défensif, utile ; elle permet l'expulsion des mucosités accumulées dans les bronches, des corps étrangers qui ont pénétré dans les voies respiratoires. Lorsqu'elle cesse de se produire dans la bronchopneumonie, chez les tuberculeux cavitaires, sans que les autres signes s'améliorent, on peut craindre l'imminence d'une terminaison fatale.

Aussi est-ce une erreur thérapeutique, souvent funeste au malade, que de vouloir absolument faire cesser la toux, alors qu'il est nécessaire que l'expectoration soit rejetée.

Il faut, en effet, distinguer, et cela doit nous guider pour le traitement, entre les toux utiles et nuisibles.

La première, qui doit être respectée, est celle que suit l'expectoration. Il faut agir, non sur la toux, mais sur les sécrétions pour essayer de les tarir.

La toux nuisible, qu'il faut calmer, est la toux sèche, d'origine nerveuse, ou qui a pour cause l'inflammation aiguë des voies respiratoires, et par suite, une irritation permanente venant des zones tussigènes.

En effet, la toux, par sa répétition, est une cause de fatigue, d'insomnie. Elle entretient l'irritation des muqueuses du larynx, de la trachée et des bronches. La contraction forcée des muscles expirateurs en amène la fatigue ; elle provoque, par sa répétition, l'apparition des points de côté dont se plaignent les malades.

D'autre part, la contraction des muscles expirateurs, avec occlusion de la glotte, augmente d'une manière considérable la tension de l'air contenu dans les alvéoles pulmonaires, dont les parois distendues se rompent, et ainsi se produisent des lésions d'emphysème. En même temps la pression négative de la cavité thoracique est transformée en pression positive, ce qui met obstacle au cours régulier du sang veineux. Aussi les toux répétées peuvent-elles avoir pour conséquence la dilatation cardiaque, le cœur forcé.

Enfin, les pressions brusques et violentes qui s'exercent sur l'abdomen peuvent provoquer l'apparition de hernies chez les prédisposés.

Dans tous ces cas, la sédation de la toux est une indication à remplir pour essayer de prévenir ces accidents.

II. — SÉMÉIOLOGIE DE LA TOUX.

La toux est un symptôme de la plupart des affections de l'appareil respiratoire, mais son importance est très variable. Dans certains cas, le malade vient consulter uniquement parce qu'il tousse et pour obtenir la disparition de ce symptôme. Dans d'autres, la toux est si peu importante qu'il n'est pas nécessaire d'instituer un traitement pour la calmer.

La laryngite aiguë s'accompagne d'une sensation de chatouillement de la gorge, et d'une toux quinteuse et pénible, répétée fréquemment. On agit sur l'irritation qui provoque la toux, et sur celle-ci, par la révulsion locale, l'emploi des balsamiques, des opiacés sous forme de sirop diacode, de codéine, par l'aconit, les tisanes et les inhalations chaudes. Il faut y ajouter le conseil de parler peu et de s'abstenir des irritants (tabac, alcool).

Dans la laryngite pseudo-membraneuse, la toux rauque et bruyante du début s'éteint progressivement, à mesure que les fausses membranes s'étendent : elle ne nécessite pas, en général, par son intensité, un traitement particulier.

Le malade, atteint de laryngite chronique, présente une toux peu bruyante suivie de l'expulsion de mucus adhérent et peu abondant.

Cette toux particulière, *hemming* des Anglais, est parfois uniquement matutinale ; mais elle passe assez facilement à l'état de tic ; c'est à la lésion qu'il faut s'adresser pour en amener la disparition, et aussi à la cause : suppression de l'alcool, du tabac. Les *eaux sulfureuses*, sous forme de gargarismes, de humages, de pulvérisations sont indiquées. On enverra ces malades à Eaux-Bonnes, Cauterets, La Bassère, Enghien. Il peut être utile d'avoir recours à des badigeonnages locaux au nitrate d'argent, à la glycérine iodée, au chlorure de zinc, en solutions étendues.

La toux de la laryngite syphilitique est, à l'inverse des manifestations dyspnéisantes, très marquées dans la syphilis laryngée, rare et sans importance.

La toux de la phtisie laryngée prend parfois un caractère particulier: elle est éteinte, éructante, suivant l'expression de Trousseau, la glotte altérée ne se referme plus au moment de la toux. Les injections intratrachéales d'huile mentholée donnent parfois de bons résultats.

Dans la bronchite aiguë, la grippe à forme bronchitique, la toux est tout d'abord fréquente, fatigante, suivie d'une expectoration difficile et peu abondante; c'est la période de crudité pendant laquelle les sédatifs sont indiqués; au bout de quelques jours, apparaît la période de coction, la toux est grasse, facile, suivie d'expectoration muco-purulente.

Il faut se contenter de faciliter celle-ci, et de la tarir ensuite par les balsamiques.

Dans la bronchopneumonie, la bronchite capillaire, les phénomènes de dyspnée prédominent, et la toux passe au second plan. Elle représente même plutôt un élément favorable lorsqu'elle est suivie d'expectoration.

Les congestions pulmonaires s'accompagnent d'une toux variable, souvent pénible, sans caractères spéciaux.

La toux de la pneumonie est, au début, quinteuse et très pénible; chaque secousse de toux réveille le point de côté; elle est d'abord sèche et n'est suivie de l'expectoration caractéristique que vers le deuxième ou troisième jour. Les préparations opiacées et les autres calmants de la toux seront utiles.

Chez les tuberculeux, la toux présente des caractères variables: Au début, c'est une petite toux sèche qui peut éveiller l'attention sur l'affection causale; plus tard, elle est plus humide et s'accompagne d'expectoration plus ou moins abondante. Chez les malades cavitaires, la toux peut être continuelle ou plus rare et suivie de l'expulsion d'une grande quantité de liquide, vidant ainsi les cavernes.

Le traitement consiste à calmer la toux si fatigante pour le tuberculeux: on use des préparations à base d'opium, plus ou moins largement; suivant le degré des lésions des sirops: diacode, thébaïque, de morphine, de codéine. On emploie également les autres sédatifs de la toux: l'eau distillée de laurier-cerise, la teinture de racines d'aconit, les préparations de belladone ou de jusquiame.

La toux des tuberculeux peut présenter le caractère de *toux éme-*

tisante, suivie de vomissements. Cette manifestation demande un traitement particulier. Peter recommandait de donner au moment du repas II à III gouttes de laudanum, ou une petite quantité de morphine. Marfan a préconisé, soit la mixture suivante :

    Alcool rectifié.......................
    Teinture d'iode....................... } ā
    Acide phénique par....................

dont on donne V à VI gouttes dans un peu d'eau au commencement de chaque repas. Soit en même quantité :

    Alcool rectifié.......................   10 grammes.
    Menthol...............................   5   —

On peut encore employer l'eau chloroformée, administrée immédiatement après l'ingestion des aliments.

Paillard a recommandé récemment l'emploi des inhalations d'oxygène combinées au décubitus latéral droit et à l'absorption d'une infusion très chaude, qui accélèrent l'évacuation gastrique.

Pour notre compte, nous employons souvent, avec avantage, la révulsion épigastrique sous forme de pointes de feu, de sinapismes, et même parfois le vésicatoire, trop condamné par les thérapeutes modernes.

Les quintes de toux de la bronchite chronique sont pénibles et prolongées ; elles s'observent surtout le matin et sont suivies d'une expectoration abondande.

Quand il existe de la dilatation des bronches, l'expectoration rendue après la quinte de toux peut prendre, par son abondance, les allures d'une vomique.

Dans ces cas, l'emploi des sédatifs de la toux doit être modéré et le traitement doit viser surtout à diminuer les sécrétions.

Chez l'emphysémateux asthmatique, la toux est souvent difficile, prolongée. Elle s'accompagne de phénomènes de stase veineuse, de cyanose du visage. L'expectoration très adhérente, peu abondante, est difficile à détacher, malgré des efforts violents. C'est dans ces cas que les médicaments qui fluidifient et augmentent les sécrétions, et en particulier les iodures, trouvent leurs indications.

La toux de la coqueluche représente l'élément qui prédomine dans la symptomatologie de cette affection. Ce n'est que peu à peu qu'elle acquiert ses caractères particuliers ; au début, elle ressemble à celle des bronchites. La quinte de coqueluche est formée d'une série d'expirations brèves et convulsives que suit une inspiration longue et sifflante, la reprise. Après la quinte, l'enfant rejette des mucosités filantes, difficiles à détacher. Les vomissements sont assez fréquents.

La toux coquelucheuse s'observe également dans l'adénopathie trachéo-bronchique.

Nous possédons un grand nombre d'agents contre la coqueluche; il n'en est pas de parfait. Le meilleur est la *belladone*, très employée par Trousseau. On peut l'associer à la *teinture de drosera* ou à la *teinture de Grindelia robusta*.

La pleurésie s'accompagne d'une toux sèche, surtout lorsqu'il coexiste de la congestion pulmonaire. Au cours de la thoracentèse, lorsqu'on extrait rapidement une grande quantité de liquide, le malade est parfois pris d'accès de toux violents. Il faut alors cesser temporairement ou complètement l'évacuation du liquide.

Lermoyez a décrit la toux nasale chez des sujets qui présentent, soit des zones tussigènes au niveau de la tête ou de la queue du cornet inférieur, soit des polypes muqueux des fosses nasales. Il s'agit d'ailleurs le plus souvent de névropathes. — C'est une toux sèche et convulsive que l'on peut arrêter par anesthésie de la zone tussigène. Elle est guérie facilement par le traitement local.

La toux hystérique présente différentes formes : soit une toux sèche ressemblant à celle du début de la tuberculose, soit une toux aboyante, sonore, survenant à la suite d'une émotion, pouvant durer plusieurs heures et cessant brusquement. Dans cette névrose, Abadie et Grenier de Cardenal ont décrit également des accès de toux spasmodique à caractère coquelucheux. Les médications que l'on emploie d'habitude contre la toux : l'opium, la belladone, les inhalations, les pulvérisations donnent, en général, un résultat négatif. Il faut avoir recours à la suggestion, à l'hydrothérapie et aux antispasmodiques : *bromures*, préparations de *valériane*.

Chez les tabétiques, on peut observer une toux nerveuse qu'il faut traiter également par les antispasmodiques. Il faut s'abstenir de médications agissant directement sur le larynx, dont l'action irritante pourrait provoquer des crises de spasme de la glotte.

Lorsque, chez un enfant, il existe une toux sèche et persistante, ou bien une toux coquelucheuse sans lésions de l'appareil respiratoire, sans adénopathie trachéo-bronchique, il faut chercher la présence de vers intestinaux, et, s'il s'en trouve dans les selles, administrer un antihelminthique.

III. — MÉDICATIONS DE LA TOUX.

Nous avons dit que la toux est un acte défensif destiné à expulser les corps étrangers et les sécrétions des voies respiratoires. Il peut être nécessaire de la respecter. Lorsqu'il existe une sécrétion abondante, il ne faut pas administrer des calmants trop énergiques, qui risqueraient, en supprimant la toux, de déterminer la stagnation des sécrétions dans les voies respiratoires. Nous verrons plus loin que la thérapeutique de la toux, indirecte dans ces cas, consiste à modifier les sécrétions.

Mais, souvent aussi, la toux est inutile, fatigante, dangereuse même par son intensité ; il faut donc la combattre par la **médication béchique**, qui comprend l'ensemble des médicaments employés contre la toux. — On agira sur elle, soit par modification des lésions qui lui donnent naissance, soit par l'intermédiaire du système nerveux. On peut même, dans une certaine mesure, faire appel à la volonté du malade qui lui permet de résister au besoin de tousser. Par exemple, on apprend aux tuberculeux à ne pas céder à toutes les sensations tussigènes, afin d'éviter une fatigue inutile, lorsqu'elles ne sont pas dues à la présence de sécrétions à expulser.

Cette éducation de la toux se fait couramment dans les sanatoria. « Il faut apprendre aux phtisiques qu'on peut résister au besoin de tousser comme on peut résister au besoin de se gratter » (Dettweiler).

Modificateurs locaux de la toux.

Les modificateurs locaux de la toux sont des agents qui s'adressent aux régions de l'appareil respiratoire qui sont le point de départ du réflexe tussigène. Les uns sont de véritables topiques, en ce sens qu'ils sont portés directement sur le point où ils doivent agir. Ils sont introduits par inhalation, fumigation, pulvérisation, injection, badigeonnages. Les autres, très utilisés dans le traitement de la toux, agissent également localement en raison de la propriété qu'ils possèdent de s'éliminer par la muqueuse respiratoire. Ce sont, en général, des antiseptiques.

On peut agir enfin sur l'appareil respiratoire et ainsi diminuer la toux d'une manière indirecte, en modifiant la circulation sanguine par les divers procédés de révulsion.

A. **Topiques respiratoires**. — Les agents modificateurs directs appartenant surtout, à part les badigeonnages, à la médication de l'expectoration, nous ne nous étendrons pas longuement sur eux dans ce chapitre.

Inhalations. — Les inhalations de gaz (acide carbonique, ozone, hydrogène sulfuré) ou de substances volatiles à la température ordinaire (chloroforme) sont peu employées, sauf l'hydrogène sulfuré, et ce gaz n'agit qu'indirectement sur la toux, en modifiant les lésions pulmonaires qui la déterminent.

L'**ozone**, préconisé par Bordier dans la coqueluche, aurait une action antiseptique sur la muqueuse respiratoire.

L'action anesthésique de l'**acide carbonique** a été employée contre les quintes de coqueluche. Suivant Campardon, les inhalations de ce gaz feraient disparaître la sensibilité de la glotte, et diminueraient le nombre de quintes de coqueluche. On les a pratiquées au moyen d'un siphon d'eau de Seltz dont on a enlevé le tube qui plonge dans le liquide, ou simplement renversé et que l'on a muni d'un embout de caoutchouc pour l'inhalation.

Le **chloroforme** aurait été employé avec succès comme antispasmodique par H. de Rothschild et Brunier.

Nauwelars n'aurait, au contraire, obtenu aucun résultat par ce mode de traitement qui nous paraît, en effet, plutôt irritant.

Fumigations. — Ce qui distingue la fumigation de l'inhalation, c'est, suivant Dujardin-Beaumetz, la nécessité de faire intervenir la chaleur pour dégager les vapeurs médicamenteuses. Les fumigations proprement dites, ou sèches, se font en brûlant la substance médicamenteuse. Dans les fumigations humides ou vaporisations, les principes médicamenteux sont entraînés par la vapeur d'eau.

Les fumigations sèches, si employées pour calmer la dyspnée des asthmatiques, n'ont guère d'usage contre la toux. Cependant la respiration de vapeurs produites par la combustion du soufre est conseillée dans la coqueluche par Mohn et Weisgerber. Elles nous paraissent trop irritantes pour être recommandées.

Vaporisations. — Les vaporisations sont d'un emploi très fréquent pour calmer la toux.

Il est utile de faire évaporer de l'eau dans la chambre du malade au voisinage du lit. La toux et l'oppression sont souvent diminuées par ce moyen simple.

Mais plus souvent on pratique des **inhalations**, c'est-à-dire que l'on fait respirer directement au malade les vapeurs médicamenteuses. On peut se servir pour cela d'un bol d'eau bouillante dans lequel on met la substance à évaporer. Le sujet, la tête recouverte d'une serviette, fait des respirations profondes. Ce procédé n'est pas toujours applicable, car bien des personnes sont incommodées par la chaleur de la tête qu'occasionne la vapeur d'eau; les yeux sont parfois irrités par les vapeurs médicamenteuses; il peut être préférable d'employer un carton replié, destiné à diriger la vapeur vers la bouche et les fosses nasales. On peut se servir également d'appareils spéciaux, ceux de Moura ou de Nicolaï par exemple, d'un emploi plus commode.

Les vaporisations agissent favorablement sur la toux par la chaleur et l'humidité. Les substances qu'on y ajoute habituellement (eucalyptus, benjoin, menthol, etc.) sont destinées à modifier les lésions laryngées ou bronchiques.

Pulvérisations. — Les pulvérisations qui consistent à projeter en très fines gouttelettes le liquide, chargé ou non de principes médicamenteux, n'agissent sur la toux que tout à fait indirectement.

Injections. — Il en est de même des injections intralaryngées et intratrachéales qui peuvent cependant diminuer l'irritation des zones tussigènes (phtisie laryngée), surtout dans les cas où l'on utilise des anesthésiques locaux comme la cocaïne, la stovaïne, qui insensibilisent la région irritée.

Badigeonnages. — Dans la coqueluche, Labric et Barbillion ont préconisé les attouchements de la gorge avec un pinceau imbibé d'une solution de chlorhydrate de cocaïne à 5 p. 100. La diminution de sensibilité de la muqueuse amènerait une sédation des quintes. Les auteurs recommandaient, dans les cas graves, de répéter les badigeonnages 4 à 5 fois par jour.

B. **Médicaments agissant sur les sécrétions**. — Nous ne ferons que citer ici les médicaments qui agissent sur les sécrétions. On les trouvera étudiés un peu plus loin à propos du traitement de l'expectoration. Leur action sur la toux est, en effet, tout à fait indirecte ; ils contribuent à la calmer en modifiant les lésions qui la déterminent.

Ce sont les **balsamiques**, dont le plus usité est le sirop de baume de Tolu ; les **térébenthines**, soit l'essence de térébenthine, soit plutôt ses dérivés, **terpine** ou terpinol. Ils contribuent surtout à diminuer les sécrétions.

Les **sulfureux** possèdent une action modificatrice de même ordre sur les lésions de l'appareil respiratoire.

Les **antimoniaux** sont employés, au contraire, en raison de leur action expectorante (kermès, oxyde blanc d'antimoine). Ils ne calment donc pas la toux, mais ils la rendent plus facile en augmentant et en fluidifiant les sécrétions.

C. **Médications agissant à distance par le mécanisme de la révulsion**. — Lorsque la toux est d'origine laryngée, on recourt avec avantage à la révulsion au niveau du cou. Les enveloppements humides chauds, la teinture d'iode, agissant sur l'élément circulatoire, peuvent diminuer ou supprimer la toux, par action dérivatrice.

A un moindre degré, les révulsifs appliqués sur la paroi thoracique peuvent être également utiles à ce point de vue dans les affections du poumon et de la plèvre.

D. **Tisanes**. — Nous devons étudier à part les tisanes, car leur action, qui n'est pas négligeable pour calmer les toux quinteuses, sèches et répétées, s'explique par un mécanisme complexe. — Au moment de la déglutition, le liquide chaud et chargé de substances mucilagineuses agit sur l'orifice supérieur du larynx. Il peut également atteindre les zones tussigènes de l'œsophage et de l'estomac. D'autre part ce liquide chaud modifie la circulation par son abondance, favorise la diurèse, la sudation. Enfin les substances que contient la tisane peuvent également posséder une certaine action sur la toux ou les sécrétions.

Les tisanes sont préparées par infusion ou par décoction (racines).

Un grand nombre de substances peuvent être administrées de cette manière. Les espèces pectorales comprennent : les fleurs de mauve, guimauve, violettes, pétales de coquelicots, fleurs de bouillon-blanc, pied-de-chat (Gnaphale), pas-d'âne (Tussilage).

Parmi les espèces béchiques, on range : le lierre terrestre, hysope, scolopendre, véronique, capillaire, capsules de pavot blanc privé de semences.

On peut employer également le lichen pulmonaire, la bourrache.

Les tisanes peuvent être simplement sucrées et édulcorées avec des sirops d'activité variable suivant les cas : sirops simples comme les sirops de tolu, de bourgeons de pin, de codéine, ou sirops composés.

Médicaments agissant sur le système nerveux.

Les substances qui portent leur action sur le système nerveux sont les médicaments par excellence de la toux, acte nerveux et réflexe. Ceux dont l'emploi est le plus fréquent et le plus utile sont l'opium et ses dérivés.

L'opium, par son action sédative sur le système nerveux, exerce une influence bienfaisante sur les toux répétées, quinteuses, pénibles ; il émousse la sensibilité de la muqueuse bronchique, il diminue également les sécrétions.

Un grand nombre de préparations officinales ou magistrales, destinées à calmer la toux, ont pour base l'emploi de cette substance.

L'*extrait thébaïque* se donne en pilules administrées le soir pour calmer la toux des tuberculeux. On peut prescrire de 0gr,03 à 0gr,05.

Les *gouttes noires anglaises* représentaient un bon calmant de la toux qu'a supprimé le Codex de 1908.

On utilise fréquemment des sirops : le *sirop thébaïque* qui contient 0gr,04 d'extrait thébaïque par cuillerée à soupe; le *sirop diacode*, moins actif, qui ne renferme que 0gr,01 d'extrait thébaïque par cuillerée à soupe. Le *sirop pectoral* est encore moins chargé en opium; cependant 100 grammes correspondent encore à 0gr,01 d'extrait d'opium. Il faut prendre garde à ce fait quand on le donne aux enfants.

Ces sirops opiacés entrent habituellement dans la composition de formules magistrales destinées à calmer la toux et à agir en même temps sur les sécrétions.

La potion calmante des hôpitaux comporte 15 grammes de sirop d'opium pour 150 grammes d'excipient.

Les *pilules de cynoglosse*, renfermant 0gr,02 d'extrait d'opium et la même quantité de jusquiame par pilule, peuvent être utilisées avec avantage contre la toux.

La *poudre de Dower*, qui contient 0gr,10 de poudre d'opium par gramme (correspondant à 0gr,05 d'extrait thébaïque), une quantité égale de poudre d'ipéca, plus du sulfate de potasse et du nitrate de potasse, est très employée comme agent décongestionnant, expectorant, sédatif, diurétique, dans la grippe, la congestion pulmonaire.

L'**opium**, ce médicament héroïque de la toux, doit être réservé aux toux nuisibles dont nous avons parlé au début de ce chapitre. Il est, au contraire, formellement contre-indiqué à doses massives, lorsqu'il existe une sécrétion abondante dont il empêcherait l'expulsion. Il est très utile néanmoins chez les tuberculeux; à petites doses répétées, il favorise le sommeil, sans amener, comme le feraient de fortes doses, la constipation, la diminution de l'appétit.

Les dérivés de l'opium sont d'un emploi aussi fréquent que cette substance elle-même. Nous ne ferons que citer l'*héroïne* (diacétylmorphine) qu'il faut réserver au traitement de la douleur, la *péronine* (chlorhydrate de benzyl-morphine), le *narcyl* (chlorhydrate d'éthyl-narcéine), peu usités. La *morphine*, la *codéine* et la *dionine* (chlorhydrate d'éthyl-morphine) font partie, au contraire, de la médication habituelle des toux intenses.

La **morphine** est, en effet, un excellent sédatif de la toux, soit sous forme de sirop de morphine (une cuillerée à soupe correspond à 0gr,04 de chlorhydrate de morphine), soit plutôt, en raison de l'altérabilité du sirop de morphine, en incorporant le chlorhydrate de morphine dans une préparation magistrale, sirop ou potion.

La **codéine**, un peu moins active mais aussi moins toxique que la morphine, peut souvent la suppléer avec avantage, soit sous forme de sirop simple ou composé, ou en potion, soit incorporée à des pilules.

Il en est de même de la **dionine**. La codéine et la dionine présentent sur la morphine l'avantage de ne pas produire l'euphorie qui est la cause de l'accoutumance.

On a préconisé récemment l'emploi d'une forme d'opium injectable, le *pantopon*, qui permet de varier encore le mode d'administration des opiacés.

Il est, en effet, utile d'alterner l'emploi de ces différentes substances lorsqu'il s'agit de toux prolongées sur lesquelles l'action des médicaments finit par s'épuiser, comme le sont celles des tuberculeux.

La **belladone** est d'un usage plus restreint, en raison de sa toxicité et de ses indications un peu particulières. Elle est surtout utile, en effet, pour combattre les toux spasmodiques, et spécialement celle de la coqueluche dans la période des quintes. Elle possède la propriété d'anesthésier les terminaisons sensitives des nerfs.

On peut se servir du sirop de belladone (très actif : 2 grammes de teinture correspondent à 20 grammes de sirop), de l'extrait, mais surtout de la teinture de feuilles, plus maniable.

Il faut débuter par des doses faibles de teinture, dont on prescrit II gouttes par année d'âge. On augmente progressivement la quantité du médicament, et l'on peut arriver à en donner jusqu'à X gouttes par année d'âge.

Dans la coqueluche, on peut associer avec avantage la teinture de drosera à la teinture de belladone.

L'emploi de la belladone doit être surveillé, car cette substance n'est pas toujours très bien supportée par l'organisme. Il faut rechercher l'apparition des premiers signes d'intolérance, dilatation de la pupille, sécheresse des muqueuses, érythème.

La **jusquiame** présente à peu près les mêmes indications que la belladone. On fait rentrer certaines préparations de jusquiame : l'extrait ou la teinture, dans des potions destinées à calmer la toux quinteuse.

L'opinion des auteurs diffère au sujet de l'utilité du **drosera rotundifolia** dans la toux de la coqueluche. Alors que Labric, Archambault, Jules Simon déclarent cette substance inactive, Barié, Hutinel en ont obtenu de bons effets.

On peut donner la teinture : 1 à 2 grammes (jusqu'à 10 et 15) chez l'adulte, et X gouttes par année d'âge chez l'enfant. Hutinel l'associe fréquemment à la teinture de belladone dans le traitement de la coqueluche.

La **grindelia robusta** présente les mêmes indications que le drosera. Il faut la prescrire en teinture, et non en potion aqueuse, car l'eau précipite l'oléo-résine qui représente la **substance active**.

Les propriétés de l'**aconit** sont discutées. Certains auteurs restreignent son action analgésiante à la sphère du trijumeau ; d'autres admettent qu'il agit également sur les autres nerfs de la sensibilité. Comme agent thérapeutique de la toux, il était préconisé par Dujardin-Beaumetz dans les congestions pulmonaires, particulièrement celle de la grippe. Il paraît avoir une action favorable sur la toux d'irritation des laryngites aiguës. La préparation la plus recommandable est la teinture de racines d'aconit, plus active que celle de feuilles.

Chez l'adulte, on pourra donner de V à XXX gouttes. Il ne faudrait administrer à l'enfant que II gouttes au plus par année d'âge.

L'**eau de laurier-cerise** exerce une action sédative, grâce à l'acide cyanhydrique qu'elle contient. Elle est surtout employée comme corrective et antifermentative dans les potions ; mais il ne faut pas la considérer comme quantité négligeable, surtout l'eau de laurier-cerise du Codex de 1908 dont l'activité est double de celle du Codex de 1884. Aussi, chez l'enfant, ne faut-il pas dépasser la dose de 0gr,25 par année d'âge et chez l'adulte 2 grammes par dose et 10 grammes par jour.

Le **bromure de potassium** diminue l'excitabilité des centres nerveux. Il représente un des médicaments les plus utiles dans les toux violentes, quinteuses, spasmodiques, et il est en effet très souvent prescrit avec avantage dans la coqueluche. Il est bien supporté par l'enfant auquel on peut donner de 0gr,30 à 0gr,50 par année d'âge. On va même jusqu'à 1 gramme dans les coqueluches graves dont les quintes sont très répétées.

Le **bromoforme** calme également la toux spasmodique, mais son emploi doit être attentivement surveillé en raison des accidents auxquels il a donné lieu. On pourrait en prescrire, chez l'adulte, de XX à XXX gouttes, et, chez l'enfant : avant six mois 1 goutte, de six mois à un an III gouttes, et plus tard II gouttes par année d'âge.

Au contraire, l'**æthone**, qui a été préconisée contre toutes les toux spasmodiques, et particulièrement contre celle de la coqueluche, est peu toxique. Il faut la prescrire à des doses assez considérables et, dans ces conditions, elle paraît diminuer le nombre des quintes.

Hypnotiques.

Un des effets les plus pénibles de la toux et pour lequel il est souvent nécessaire d'intervenir, est l'insomnie. Dans les cas où ce symptôme est plus particulièrement prononcé, et lorsque la nécessité d'éliminer une expectoration surabondante ne vient pas y mettre obstacle, il convient de joindre aux sédatifs de la toux que nous venons de passer en revue, les hypnotiques usuels, tels que le *chloral*, *l'hypnal*, le *véronal*, le *sulfonal*, etc., que l'on peut administrer, soit associés dans une potion calmante aux médicaments précédemment énumérés, soit et de préférence seuls, en cachets ou en potion, et seulement le soir pour provoquer le sommeil pendant la nuit.

CHAPITRE III

L'EXPECTORATION

**I. — DES FORMES DE L'EXPECTORATION ET DE LEUR IMPOR-
TANCE AU POINT DE VUE DES INDICATIONS THÉRAPEUTIQUES.**

L'expectoration est l'élimination par la bouche des sécrétions et
des divers produits pathologiques élaborés au niveau des voies
aériennes.

Le traitement de l'expectoration présente de nombreux points
communs avec celui de la toux. Comme nous l'avons dit précédemment, cette dernière n'a souvent d'autre cause que la nécessité
d'expulser les sécrétions, et c'est calmer la toux que de faire disparaître l'expectoration. Il n'en est cependant pas toujours ainsi, et,
lorsque les sécrétions sont très abondantes et rejetées d'un seul
coup, dans la vomique par exemple, la toux n'a qu'un rôle secondaire.

La muqueuse de la trachée et des bronches contient un grand
nombre de glandes dont la sécrétion, minime à l'état normal, augmente beaucoup sous l'influence des irritations. Il en résulte une
abondante production de mucus. A cette substance viennent se
mélanger en plus ou moins grande quantité des leucocytes diapédésés
et parfois du sang. Des exsudations ou transsudations alvéolaires,
par suite de troubles circulatoires ou de réactions inflammatoires,
peuvent également fournir matière à l'expectoration.

La nature des crachats est donc importante à considérer, car le
traitement s'adressera, suivant les cas, soit à la cause circulatoire
lorsque celle-ci est en jeu, soit à la cause irritative ou infectieuse.

Les crachats peuvent être *séreux, muqueux, muco-purulents, purulents, fétides, gangréneux, pseudo-membraneux, mycosiques.*

Nous laissons ici de côté l'étude des crachats *sanglants*, le chapitre suivant devant être consacré au traitement de l'hémoptysie.
Nous noterons seulement qu'un assez grand nombre de crachats
peuvent contenir un peu de sang sans être pour cela hémoptoïques.

Les crachats *séreux* peuvent être albumineux, survenant après la thoracentèse ou dans l'œdème aigu du poumon, gommeux dans la congestion pulmonaire aiguë type Woillez et les splénopneumonies. On trouve encore une expectoration séreuse, formée d'un liquide spumeux et aérée dans certaines bronchites asthmatiformes des arthritiques.

L'*expectoration muqueuse*, plus fréquente, est représentée par un liquide transparent, visqueux, aéré. Elle a simplement la signification d'une hypersécrétion bronchique. On l'observe au début des bronchites, dans l'asthme.

Dans la pneumonie, les crachats sont muqueux, d'où leur adhérence, mais leur teinte rouillée est due à la présence de globules rouges. On peut trouver aussi dans cette expectoration des moules fibrineux.

Certains crachats tuberculeux peuvent être également surtout muqueux.

L'afflux des globules blancs transforme cette expectoration muqueuse qui devient muco-purulente.

L'expectoration *muco-purulente* s'observe communément à la deuxième période de la bronchite aiguë, dans les bronchites chroniques, la dilatation des bronches, la tuberculose.

Les crachats nummulaires de la tuberculose, de la grippe, de la rougeole, sont formés d'amas purulents flottant dans un liquide.

Roger a montré que l'on pouvait distinguer les crachats provenant de lésions ulcéreuses telles que celles de la tuberculose de ceux des bronchites simples par la présence d'albumine dans le premier cas.

Les crachats prennent parfois une coloration spéciale, noire dans l'anthracose, rouge dans la sidérose, etc., coloration due aux poussières qu'ils renferment et qui proviennent de l'air inspiré. Ce qui s'observe surtout dans les catarrhes d'origine professionnelle.

Les *crachats purulents* forment une masse jaune-verdâtre ayant l'aspect et l'odeur du pus, parfois striée de sang. On les observe surtout dans la dilatation des bronches et dans la tuberculose pulmonaire chronique, mais aussi dans la pneumonie caséeuse, à la période ultime de la bronchite aiguë, dans la grippe. Cette expectoration purulente indique les antiseptiques bronchiques et pulmonaires.

La vomique qui, dans la majorité des cas, est le résultat de l'ouverture d'une poche purulente pleurale, indiquera la nécessité d'une intervention chirurgicale dont la ponction préalable et l'examen radioscopique permettront de préciser avec certitude le siège et l'étendue, dans les cas où les signes physiques seuls ne permettraient pas une appréciation exacte des lésions.

Les expectorations muco-purulentes ou purulentes peuvent s'accompagner de *fétidité* manifestant l'action de germes anaérobies.

Il est important, au point de vue du pronostic et du traitement, de distinguer les crachats simplement fétides des crachats *putrides* ou *gangréneux*.

Ces derniers, d'odeur épouvantable, d'aspect gris-verdâtre ou brunâtre, se répartissent en trois couches lorsqu'on les met dans un verre. Dans la couche inférieure, on trouve des débris de tissu pulmonaire sphacélé.

Alors que, dans l'expectoration fétide, les antiseptiques pulmonaires et surtout les désodorisants pourront suffire, dans l'expectoration gangréneuse il faudra avoir recours à l'action directe sur le foyer lorsque celui-ci, bien limité, a pu être localisé.

Des *fausses membranes* peuvent se trouver dans les crachats des diphtériques. C'est le sérum antidiphtérique qui agira et qui aura parfois déterminé l'expulsion des fausses membranes.

Des productions analogues se rencontrent également dans la bronchite pseudo-membraneuse à pneumocoques, pour laquelle, chez l'enfant, nous avons obtenu de bons résultats par l'emploi des iodures à petites doses.

La présence de fragments de membrane hydatique, de vésicules-filles, de crochets, dans le liquide clair expectoré, peut s'observer lorsqu'il existe un kyste hydatique du poumon.

Des particules de tissu cancéreux trouvées dans les crachats et identifiées par l'examen histologique impliquent malheureusement l'inutilité d'un traitement efficace.

Du pus contenant des grains jaunes fera penser à l'actinomycose pulmonaire. On sait l'action favorable de l'iodure de potassium à hautes doses dans cette affection.

Il faudra penser également à la recherche des autres mycoses (sporotrichoses, aspergilloses), qui pourront être justiciables du même mode de traitement.

II. — SÉMÉIOLOGIE DE L'EXPECTORATION.

L'examen de l'expectoration est insuffisant à lui seul pour fournir les indications du traitement. Hormis les cas assez rares que nous venons de signaler où il s'agit de kyste hydatique, de cancer, de mycose, il faut rechercher quelle région de l'appareil respiratoire est le siège de l'hypersécrétion et quelle est la cause pathogène.

Car toute lésion ou affection d'une partie quelconque de l'appareil respiratoire peut se manifester par la production de sécrétions anormales et par l'expectoration.

La laryngite aiguë catarrhale s'accompagne d'une expectoration peu abondante au début, plus tard épaisse et comparable à celle de la bronchite dont nous parlons un peu plus loin. Le traitement à appliquer est analogue.

L'expectoration des laryngites chroniques simples est généralement en petite quantité ; celle de la laryngite tuberculeuse, opaque, purulente, striée de sang, est modifiée par les agents portés directement sur la muqueuse laryngée.

C'est un traitement spécifique, le sérum antidiphtérique, qui permettra le décollement et l'expulsion des fausses membranes de la diphtérie laryngée et en empêchera la formation à nouveau.

La trachéite aiguë et les inflammations aiguës des grosses bronches s'accompagnent d'une expectoration qui varie selon la période à laquelle on l'observe. Au début, le malade ressent une sensation de cuisson, de chaleur rétrosternale. C'est la période de sécheresse, de congestion, sans sécrétion marquée. L'expectoration, insignifiante, est difficile à détacher.

A cette phase de sécheresse fait suite la période de crudité. Le malade rejette alors un liquide abondant, séreux, encore irritant.

La sédation n'apparaît que lorsque l'expectoration devient opaque, muco-purulente, purulente, à la période dite de coction, selon la comparaison qu'en faisait Hippocrate avec la cuisson de l'albumine de l'œuf.

Ces diverses périodes correspondent en réalité aux divers phases de l'infection et à la réaction des bronches. Les premiers phénomènes sont purement vasculaires, puis il se fait une transsudation de liquide séreux, enfin la diapédèse et la phagocytose antimicrobienne.

Au début, il n'est pas nécessaire d'agir sur l'expectoration ; ce sont les calmants de la toux, l'opium, les révulsifs, qui conviennent.

Plus tard, les tisanes, les sirops contenant des substances balsamiques facilitent l'élimination des crachats, s'il s'agit d'une forme légère.

Si la bronchite est étendue, la dyspnée assez marquée et le rejet des sécrétions difficile, il faudra avoir recours aux expectorants sur lesquels nous nous étendons un peu plus loin, qui fluidifient les crachats et en rendent plus facile le rejet. Parfois même, surtout chez l'enfant, un vomitif doit être administré.

Plus tard, lorsque les phénomènes aigus sont atténués, qu'il existe une expectoration franchement purulente, il convient de modifier l'expectoration ; les balsamiques sont alors indiqués, mais il est nécessaire d'agir avec prudence. Donnés à forte dose d'emblée, ils risquent de ramener une toux pénible et quinteuse.

Dans la bronchite capillaire, le catarrhe suffocant de Laennec, l'expectoration peut être très abondante, muqueuse, muco-purulente, purulente, quelquefois gommeuse ou sanguinolente. Il peut cependant arriver que l'expectoration soit minime ou absente; mais alors il s'agit de bronchite capillaire de l'enfant et, à cet âge, l'expectoration est le plus souvent nulle, ou encore l'affection se manifeste chez des vieillards trop affaiblis pour rejeter les sécrétions qui s'accumulent dans leur appareil respiratoire.

Dans tous les cas, l'indication pressante est de favoriser le rejet des mucosités qui encombrent les bronches, s'opposent à la pénétration de l'air dans les alvéoles et déterminent l'asphyxie. Les vomitifs, les expectorants comme l'ipéca doivent être prescrits. On a observé également que la balnéation était suivie d'un rejet de mucosités, probablement en raison de l'action réflexe qu'elle exerce sur les bronches.

Chez les brightiques, on peut observer des poussées de bronchite dont l'expectoration, liquide, aérée, parfois teintée de sang, se distingue des crachats muco-purulents et purulents des bronchites vulgaires. Les modificateurs des bronches ne sont pas indiqués dans ces cas : c'est le rein et l'intoxication qu'il faut viser.

Dans les symptômes de la coqueluche, il y a deux éléments à considérer : le catarrhe et le spasme.

Le catarrhe, surtout marqué au début de l'affection, donne lieu à la sécrétion filante et visqueuse qui suit la quinte.

Pendant cette période catarrhale, les vomitifs peuvent favoriser le rejet des mucosités et soulager l'enfant; les expectorants peuvent être aussi indiqués.

La crise d'asthme est suivie également de l'expulsion de mucosités adhérentes comparées à du vermicelle cuit. De même que dans la coqueluche, il existe deux éléments, catarrhal et spasmodique. En dehors de son action vasculaire, l'iodure de potassium, si efficace dans cette affection, agit comme expectorant.

L'expectoration de la bronchite chronique est très différente suivant les cas. Parfois les sécrétions sont rares, expulsées difficilement : c'est le catarrhe sec dans lequel les sulfureux sont efficaces.

On observe plus souvent une expectoration abondante, qui peut se produire pendant des années sans troubler beaucoup l'état du sujet.

Cette expectoration s'atténue beaucoup par le séjour dans un climat sec et chaud, et pendant l'été, pour reparaître et augmenter dans les pays et pendant les mois humides et froids. L'emploi des balsaniques diminue l'expectoration dans ces cas, sans l'annuler jamais complètement.

La dilatation des bronches se caractérise par l'abondance de l'expectoration qui est expulsée parfois en masse, comme une vomique.

On emploie également les balsamiques pour diminuer les sécrétions des cavités bronchiques.

Nous avons indiqué, en faisant la description des crachats, l'expectoration de la bronchite pseudo-membraneuse et l'influence heureuse que paraît exercer l'iode sur cette affection.

Dans la bronchopneumonie, l'expectoration muco-purulente ou purulente est assez souvent striée de sang. Il faut, de même que pour la bronchite capillaire, favoriser l'expulsion des sécrétions.

L'expectoration si caractéristique de la pneumonie n'est pas très abondante ; elle augmente au moment de la résolution, mais la plus grande partie de l'exsudat est résorbée par la circulation lymphatique.

Lorsque la pneumonie aboutit à l'hépatisation grise, les leucocytes diapédésés mélangés à du sang donnent lieu à une expectoration purulente, couleur jus de pruneaux.

Il n'est pas utile de favoriser l'expectoration dans la pneumonie franche. Le tartre stibié, le kermès, si prônés par les anciens, ne sont pas à recommander.

Nous avons parlé plus haut de l'expectoration de la gangrène pulmonaire ; son traitement est celui de la fétidité que nous exposerons un peu plus loin.

L'expectoration de la tuberculose pulmonaire chronique ressemble au début à celle d'une bronchite quelconque. Les crachats prennent assez souvent l'aspect nummulaire que peuvent présenter également ceux de la rougeole, de la grippe, de la dilatation des bronches. Plus tard l'expectoration devient muco-purulente et purulente, très abondante et souvent rendue avec les allures d'une vomique lorsqu'il existe de grandes cavernes.

On a employé de nombreux moyens pour diminuer les sécrétions dans cette affection. Il faut se méfier de l'abus des antiseptiques pulmonaires, créosote, gaïacol, balsamiques, en se souvenant qu'un des meilleurs moyens de résistance du tuberculeux consiste dans l'intégrité de son estomac. Il faut éviter de créer chez lui une dyspepsie médicamenteuse.

A côté des types d'expectoration que nous venons d'examiner et qui sont la conséquence, pour la plupart, d'une infection des voies respiratoires, on peut observer des crachats dont la production résulte d'un trouble circulatoire. Ce sont les expectorations séreuses, gommeuses, souvent rosées, des congestions pulmonaires, des œdèmes, d'origine cardiaque ou rénale.

L'expectoration est alors extrêmement abondante, spumeuse, saumonée ; c'est celle de l'œdème pulmonaire aigu.

Le traitement de l'expectoration, dans ces cas, est celui de la cause, circulatoire ou toxique. Nous avons détaillé, en étudiant la dyspnée, la thérapeutique qui doit intervenir dans ces cas.

III. — MÉDICATIONS DE L'EXPECTORATION.

Mode d'administration des médicaments.

On peut agir sur l'expectoration, soit par des médicaments introduits dans les voies digestives et qui s'éliminent en partie par la muqueuse respiratoire, soit par des topiques qui peuvent porter leur action directement sur la cause morbide et sur la région malade. Nous avons cité ces procédés en traitant de la médication de la toux ; nous y insistons davantage ici, car on doit les appliquer surtout au traitement de l'expectoration.

Inhalations. — L'inhalation représente une méthode générale de traitement qui consiste à introduire les substances médicamenteuses à l'état de gaz ou de vapeurs directement dans les voies aériennes.

Les gaz sont peu usités. L'*ozone*, préconisé dans la coqueluche par Bordier, aurait cependant une action antiseptique.

C'est également en raison des propriétés antiseptiques que posséderait l'*oxygène*, que les inhalations continues de ce gaz ont été préconisées par Weill de Lyon dans les bronchopneumonies. En réalité, dans la circonstance, l'oxygène agit surtout en facilitant les échanges respiratoires. Il paraît plus indiqué, au point de vue qui nous occupe actuellement, pour modifier les fermentations anaérobies. Il a été préconisé à ce titre dans la gangrène pulmonaire par Leyden.

Vaporisations. — Les vaporisations, qui consistent à faire évaporer dans la chambre du malade, ou bien à faire respirer plus directement la vapeur d'eau seule ou chargée de principes médicamenteux volatils, sont d'un emploi fréquent.

Très utilisées contre la toux qu'elles contribuent à calmer, les vaporisations agissent également sur l'expectoration. L'air chargé de vapeur d'eau humidifie les sécrétions, favorisant ainsi leur expulsion ultérieure. Les substances qu'on ajoute agissent comme antiseptiques des voies respiratoires. Ce sont l'*essence de térébenthine*, le *benjoin*, l'*eucalyptus*, le *menthol*. L'alcool sert de véhicule à ces médicaments qui sont additionnés à l'eau que l'on vaporise.

Dans les stations d'*eaux minérales sulfureuses*, on emploie les inhalations d'*hydrogène sulfuré*. Les malades respirent dans une salle où le gaz se dégage (Allevard, Marlioz, Challes, Saint-Honoré), ou bien les vapeurs sulfureuses (Allevard, Luchon).

On emploie également le *humage* dans lequel les malades, au lieu d'être placés dans la salle où se dégagent les vapeurs ou les gaz, respirent ceux-ci grâce à des conduits terminés en forme de porte-voix (Luchon, Cauterets).

La méthode est détaillée dans le volume de cet ouvrage consacré à la *Crénothérapie*.

Les inhalations sont d'un usage courant et nous paraissent constituer une méthode thérapeutique utile, malgré les objections qui leur ont été faites. Dujardin-Beaumetz leur déniait, en effet, toute utilité. Jaillet avait montré que les inhalations de vapeurs de belladone ne produisaient pas de modifications de la pupille, mais il s'agissait d'une substance autre que celle qu'on inhale généralement.

Quoi qu'il en soit, non seulement au cours des affections des premières voies respiratoires, dans les laryngites, mais aussi dans les bronchites, chez les tuberculeux, l'inhalation soulage le malade, diminue la toux, et à la suite les sécrétions sont expulsées plus facilement.

Pulvérisations. — C'est pour obvier à la prétendue inactivité des inhalations que Sales-Girons préconisa, en 1858, la pulvérisation des liquides médicamenteux.

Les pulvérisations emploient les mêmes agents médicamenteux que ceux que l'on utilise pour les vaporisations; mais, dans ce procédé, la vapeur d'eau est projetée en très fines gouttelettes. Elles sont employées dans les mêmes conditions que les inhalations et ont subi les mêmes objections.

On a prétendu que les substances pulvérisées n'arrivaient pas jusqu'au poumon. Cependant, chez des malades de Zdekauer, de Frerichs, chez lesquels on avait pratiqué des pulvérisations d'une solution de perchlorure de fer, le fer avait pu être retrouvé dans le poumon.

Par contre, une commission de l'Académie de médecine, comprenant Marey, Brouardel, Dujardin-Beaumetz, ne put, en 1887, reproduire cette expérience chez l'animal. Waldenburg admet que le quart d'une pulvérisation s'arrête à la bouche et au pharynx, et que les trois dixièmes traversent le larynx.

En tout cas, les poussières pénètrent facilement jusqu'au poumon par inhalation (anthracose), et nous avons pu constater la présence de grains d'iodoforme dans les alvéoles pulmonaires chez des trachéotomisés, il est vrai, dont on pansait la plaie avec l'iodoforme.

On utilise surtout avec avantage les *pulvérisations* dans les affections du larynx. Elles calment bien les douleurs de la laryngite aiguë et de la laryngite tuberculeuse, et agissant sur les ulcérations de cette dernière affection, elles peuvent diminuer les sécrétions. Cependant Barth recommande de se méfier des pulvérisations chez les sujets âgés ; elles provoqueraient facilement la congestion des bronches.

Injections intratrachéales. — Pour agir plus activement encore sur les lésions, Green (de New-York) a imaginé de porter directement les médicaments dans la trachée. Les injections intratrachéales furent utilisées par Bennett, Griesinger, Dor et Garel, Mendel. Les premiers opérateurs se servaient du miroir laryngoscopique pour déposer le liquide au niveau du larynx. Féré, Rosenthal et Weill, Carnot injectaient directement dans l'orifice supérieur du larynx, un doigt introduit jusqu'à l'arrière-bouche servait de guide. Mendel base sa méthode sur ce fait, vérifié par lui expérimentalement, que, lorsque le sujet a la bouche ouverte et la langue maintenue en dehors de la bouche, un liquide, versé dans le sillon glosso-épiglottique, descend naturellement et sous l'action de la pesanteur dans le conduit laryngo-trachéal, sans provoquer de réflexe expulsif, en contournant les bords de l'épiglotte.

On se sert d'une seringue spéciale (seringue de Behead), d'une capacité de 3 centimètres cubes, munie d'une canule.

Mendel utilise une solution d'essence d'eucalyptus à 5 ou 10 p. 100 dans l'huile d'olives, substance que le parenchyme pulmonaire supporte bien. L'huile de vaseline, au contraire, n'est pas absorbée. On peut employer d'autres essences : thym, lavande, menthol à 5 p. 100 ; ou bien l'iodoforme ou le bromoforme (0,05 p. 100).

Barbier et Bouvet ont objecté à la méthode de Mendel que la presque totalité du liquide passerait par l'œsophage. De plus, la petite quantité qui pénétrerait dans la trachée serait contaminée au contact de la muqueuse bucco-pharyngée.

Pour ces auteurs, le cathétérisme du larynx, aidé du miroir, serait préférable.

Les injections intratrachéales seraient très efficaces contre la dyspnée ; elles diminueraient la toux et l'expectoration et donneraient même souvent d'importantes modifications stéthoscopiques. Il semble peu probable cependant que les lésions parenchymateuses puissent être notablement influencées.

On a encore conseillé d'atteindre la trachée en piquant avec la seringue de Pravaz dans l'espace crico-trachéal (Pignol) pour injecter ainsi directement les médicaments dans les cavités.

Injections intrapulmonaires. — On a proposé, pour le traitement de la tuberculose pulmonaire, de porter directement au niveau de la lésion un antiseptique : naphtol camphré (Fernet), sublimé corrosif, acide phénique, thymol, chlorure de zinc (Lannelongue), eau oxygénée (Stern).

Le conseil que les promoteurs de la méthode donnent de ne pas dépasser de plus de 1 à 2 centimètres la surface du poumon pour éviter de léser des vaisseaux de calibre fait juger de son inefficacité et de son danger.

On a pratiqué également des injections modificatrices dans les cavités bronchiques dilatées (acide phénique à 2 p. 100, Seifert).

Médicaments modificateurs de l'expectoration.

Des agents thérapeutiques employés contre l'expectoration, les uns la facilitent en la fluidifiant ou en en déterminant mécaniquement l'expulsion, les autres la diminuent au contraire et agissent sur la lésion comme antiseptiques.

D'où la classification des modificateurs des sécrétions en *expectorants* et *anexpectorants*, classification artificielle d'ailleurs, car un certain nombre d'entre eux (essence de térébenthine, terpine) possèdent des propriétés inverses suivant la dose à laquelle on les administre.

Les **vomitifs** sont employés pour favoriser l'expulsion des crachats, surtout chez les enfants qui ne crachent pas spontanément et pour lesquels la présence de sécrétions dans les voies respiratoires est une cause de dyspnée.

On donne particulièrement l'**ipéca** : chez l'adulte, 1gr,50 de poudre associé à 30 grammes de sirop d'ipéca ; chez l'enfant, le sirop d'ipéca pourra suffire à déterminer le vomissement.

On emploie également l'ipéca comme expectorant à dose nauséeuse, réfractée. Chez l'enfant, on le prescrit surtout sous forme de *sirop de Desessartz* dont une cuillerée à soupe correspond à 0gr,10 de poudre d'ipéca. On en donne de 1 à 3 cuillerées à soupe chez l'adulte, 2 à 6 cuillerées à café chez l'enfant.

L'association de l'ipéca à l'opium sous forme de *poudre de Dower* est un médicament très utile.

L'emploi de l'ipéca est indiqué lorsque l'on craint la bronchite capillaire, ou simplement dans les bronchites avec expectoration difficile, les bronchites traînantes avec râles nombreux.

Les autres expectorants sont les **antimoniaux**, certains **ammoniacaux**, le **benzoate de soude**, l'**iodure de potassium**, certains végétaux comme le **polygala**, la **grindelia**, la **scille**.

L'**émétique**, qui trouve son emploi comme vomitif associé à l'ipéca, n'est plus utilisé comme expectorant, malgré l'augmentation sécrétoire qu'il détermine, car on craint son action dépressive.

Le **kermès** (oxysulfure d'antimoine hydraté) liquéfie les sécrétions en s'éliminant par les muqueuses respiratoires. On donne de 0gr,10 à 0gr,30 chez l'adulte dans une potion gommeuse, ou des tablettes de 0gr,01. Il faut tenir compte dans son administration de son incompatibilité pour les acides et les chlorures.

L'**oxyde blanc d'antimoine** (antimoniate acide de potassium) présente les mêmes incompatibilités et les mêmes propriétés, mais son action est moins marquée. On peut en donner de 1 à 6 grammes chez l'adulte. Il est surtout utile en médecine infantile, à la dose de 0gr,20 par année d'âge, en suspension dans un looch blanc.

Le **chlorhydrate d'ammoniaque** possède des propriétés stimulantes et sécrétoires aux doses de 1gr,50 à 2 grammes par jour. On l'administre en cachets de 0gr,50.

L'**acétate d'ammoniaque** est surtout un stimulant général, mais il possède néanmoins une certaine action expectorante.

La **gomme ammoniaque** est une gomme résine, purgative à dose forte (4 grammes), mais dont on utilise aux doses de 0gr,50 à 2 grammes les propriétés expectorantes, en l'associant en général aux balsamiques.

Le **benzoate de soude** fluidifie l'expectoration et la favorise à la dose de 2 à 3 grammes par jour, soit seul, soit associé à d'autres médicaments modificateurs des sécrétions, en cachets, pilules, sirops ou potions. C'est un médicament très employé et efficace. Il faut cependant noter qu'il n'est pas toujours bien toléré par les malades qui vomissent parfois au cours de son emploi, en raison de ses propriétés nauséeuses.

L'**iodure de potassium** est un hypersécréteur. Il a été appliqué par Germain Sée au traitement de la bronchite chronique, de l'asthme, de la tuberculose pulmonaire.

Son emploi doit être formellement rejeté dans cette dernière affection en raison de son action congestive.

Dans la bronchite chronique, il faut l'utiliser avec prudence. C'est dans l'emphysème, l'asthme, que l'on doit en préconiser l'emploi.

Le **polygala de Virginie** (*Polygala senega*) est un expectorant souvent associé aux autres médicaments de même ordre, l'ipéca en particulier. Il est contre-indiqué quand il y a hémoptysie, à cause de la saponine qu'il contient.

Le **grindelia robusta** renferme également une résine et une saponine, expectorante, stimulante et antispasmodique.

La **scille** est diurétique et expectorante. Elle a été préconisée dans les bronchites des vieillards pour fluidifier les sécrétions. On la donne dans la coqueluche sous forme d'*oxymel scillitique*.

A l'inverse des médicaments précédents, nous pouvons citer la **belladone** et son principe actif, l'**atropine**, comme types d'*anexpectorants*. Pour diminuer les sécrétions, on peut donner, soit le sirop (5 grammes au maximum en une fois, correspondant à 0gr,50 de teinture, 15 grammes par jour, correspondant à 1gr,50 de teinture), soit la teinture de feuilles préférable à celle de racines (1 gramme = LVI gouttes; on donne au maximum en une fois XXVIII gouttes, par jour 1gr,50).

Certains vaso-constricteurs, la **strychnine**, l'**ergot de seigle** peuvent être utilisés en association pour diminuer l'expectoration.

Le **sulfate de quinine** a été préconisé par Lancereaux dans le traitement des trachéites herpétiques.

Les **balsamiques**, les **térébenthinés** sont, à certains points de vue, des expectorants, à d'autres des anexpectorants. Ils représentent surtout des antiseptiques des voies respiratoires.

Les **balsamiques** comprennent un ensemble de substances résineuses renfermant de l'acide benzoïque, de l'acide cinnamique, des huiles essentielles.

Le **copahu** est assez actif; mais sa mauvaise réputation et l'odeur qu'il donne à l'haleine le font rejeter en général du traitement du catarrhe bronchique.

Le **baume de benjoin** est peu usité à l'intérieur.

Le **baume de tolu**, extrait du *Myroxylon toluifera* (légumineuses), l'est beaucoup plus. Il est employé en pilules (0gr,50 à 2 grammes) et surtout sous forme de sirop (30 à 100 grammes dans les potions ou les tisanes); on le donne surtout à la période terminale des bronchites aiguës et dans la bronchite chronique.

Des **térébenthinés**, l'**essence de térébenthine**, assez irritante, est moins usitée que ses dérivés, la **terpine**, le **terpinol**.

Elle posséderait, en outre de son action sur les sécrétions qui la fait prescrire dans les catarrhes chroniques des bronches avec expectoration abondante, une action antiseptique qui justifie son emploi dans la gangrène pulmonaire. Cette propriété est peut-être due à l'action ozonisante qu'elle exerce sur l'oxygène de l'air.

On en prescrit, soit en inhalations, soit à l'intérieur, de 1 à 4 grammes en capsules, ou mieux en potions (chez l'enfant 0gr,20 par année d'âge). Il est indiqué en tout cas de fractionner les doses.

La terpine (dihydrate de térébenthine), présente les mêmes indications que la térébenthine à laquelle on la préfère en raison de son action moins irritante sur le tube digestif.

Lépine, qui a préconisé son emploi, a montré qu'à la dose de 0gr,20 à 0gr,60 elle augmente et fluidifie les sécrétions bronchiques.

Une quantité plus forte, 0gr,80 à 1 gramme, aurait une action vaso-constrictive sur les vaisseaux bronchiques : elle diminue les sécrétions. Chez les enfants, on donne 0gr,10 par année d'âge.

On a employé la terpine à petites doses à la période de déclin de la bronchite aiguë, à doses plus fortes pour agir également sur l'expectoration des bronchites chroniques, de la dilatation des bronches, de la tuberculose pulmonaire.

On peut l'administrer en cachets ou en potion contenant de l'alcool, car elle n'est pas soluble dans l'eau.

Le **terpinol**, à la dose de 0gr,50 à 1 gramme en capsules de 0gr,10 fluidifie l'expectoration et en diminue la fétidité. On l'emploie comme la terpine dont il présente les propriétés avec une activité moindre, dans le catarrhe pulmonaire, la phtisie avec expectoration purulente.

Le **goudron**, liquide retiré de la distillation du bois de pin après l'extraction de la térébenthine, est un mélange de créosote, de phénol, toluol, xylol, etc.

Il agit sur les sécrétions bronchiques et on peut l'employer dans la bronchite chronique, associé par exemple en pilules au tolu et à la térébenthine. Il est inférieur aux médicaments précédents.

Des plantes à huiles essentielles, le **boldo**, le **buchu**, le **bourgeon de pins**, l'**eucalyptus** et son dérivé l'**eucalyptol** sont utilisés comme modificateurs des sécrétions.

La **créosote** et son principal dérivé le **gaïacol** constituent surtout des antiseptiques des bronches ; à la suite des travaux de Bouchard et Gimbert (1874), ce médicament a joui d'une grande vogue pour le traitement de la tuberculose pulmonaire. La créosote diminue, en effet, l'expectoration, mais son action irritante sur le tube digestif en annule tous les avantages.

Il est préférable de s'adresser à ses dérivés, quoique encore très irritants, le **carbonate de créosote** (créosotal), le **phosphite de créosote** (phosphotal), à la dose de 0gr,20, en capsules, le **gaïacol** (éther monométhylique de la pyrocatéchine). La créosote contient 25 p. 100 environ de gaïacol, et on peut l'en retirer par distillation, mais il est préférable d'employer le gaïacol cristallisé préparé par synthèse, pour éviter les phénols qui se trouvent toujours dans le gaïacol obtenu par distillation. On en administre de 0gr,10 à 0gr,30 répartis en pilules, dans la journée.

Le *gaïacol* nous paraît cependant encore trop irritant pour que son emploi puisse être longtemps continué.

Il faut préférer, soit le *phosphate de gaïacol* étudié par Gilbert et Génévrier, en cachets de 0gr,40 à 0gr,60, soit le *carbonate de gaïacol*, mieux supporté aux doses de 0gr,50 à 2 grammes par jour, et surtout le *thiocol* (sel potassique de l'acide gaïacol-sulfonique), très soluble dans l'eau, qui est inoffensif pour la muqueuse digestive. On peut en donner de 2 à 8 grammes par jour en cachets ou comprimés de 0gr,50 en potion, sirop ou solution.

Le **goménol**, essence de Niaouli, est une huile légère, de coloration jaune citrin, produit de distillation des feuilles et des fleurs de *Melaleuca viridiflora* (myrtacée de la Nouvelle-Calédonie). Il est composé surtout de cinéol ou eucalyptol et agit comme antiseptique anticatarrhal. Les doses de 1 à 3 grammes en capsules de 0gr,25 peuvent être employées. On peut également l'introduire dans l'organisme par les injections intratrachéales, hypodermiques ou les inhalations.

Il est, en effet, fréquemment mal toléré par l'estomac.

On emploie souvent les **sulfureux** dans le but de modifier les sécrétions, non dans les formes aiguës des bronchites où ils sont contre-indiqués, mais dans les bronchites chroniques avec expectoration abondante. Leur action paraît complexe : ils peuvent se comporter comme antiseptiques, et aussi comme substitutifs dans les inflammations chroniques.

Nous avons dit plus haut qu'ils pouvaient être administrés en inhalations ou pulvérisations ; on les donne également à l'intérieur, en boissons.

A la suite de tous ces agents modificateurs des sécrétions, il nous faut encore citer l'**opium** qui n'a pas ici le rôle prédominant que nous lui avons reconnu dans la médication de la toux, mais qui néanmoins exerce une certaine action sur l'expectoration qu'il diminue.

Pour faire disparaître la *fétidité des expectorations*, due soit aux fermentations anaérobies des sécrétions stagnant dans les voies respiratoires, soit à la gangrène atteignant le parenchyme, on a recours aux agents qui ont une action antiseptique et à ceux qui, s'éliminant par les bronches, masquent en partie, par leur odeur propre, celle de la fétidité si pénible pour le malade et son entourage.

De ces substances nous avons déjà énuméré un certain nombre.

C'est alors, en effet, que l'on peut employer l'**essence de térében-**

thine, malgré son action un peu irritante pour le tube digestif, à la dose de 1 à 4 grammes dans les vingt-quatre heures en capsules de 0gr,25 ou en potion, pilules ou sous forme de sirop de térébenthine du Codex (50 à 100 grammes). On peut, d'ailleurs, la donner en inhalations.

L'eucalyptus (Bucquoy) est également indiqué à la dose de 2 à 4 grammes en potion, ou 30 à 100 grammes de sirop, ou bien l'eucalyptol (0gr,50 à 2 grammes en perles) que l'on peut même introduire en injections sous-cutanées, dissous dans l'huile de vaseline.

Chauffard a recommandé la **teinture de benjoin** : 1 à 2 grammes par jour dans une potion gommeuse.

Le myrtol, huile essentielle retirée du *Myrtus communis*, a été préconisé par Eichorst. On le donne en capsules de 0gr,30 à 1 gramme. On administre, d'après Eichorst, toutes les deux heures, 2 à 3 capsules de 0gr,15 de myrtol.

Le terpène ozoné, ou tallianine, a été recommandé en raison de son action antiseptique sur le poumon. On l'a donné en injections intraveineuses.

L'hyposulfite de soude est le médicament classique de la gangrène pulmonaire (Lancereaux). C'est un antiseptique qui s'élimine en partie par les bronches. On en prescrit de 2 à 4 grammes en potion, souvent associé à la teinture d'eucalyptus.

On a également employé l'**acide phénique** à la dose de 0gr,25 à 0gr,30 en potion (Leyden), ou en inhalations (Constantin Paul).

Un certain nombre des substances que nous avons énumérées s'emploient en inhalations. On a encore préconisé les inhalations d'oxygène (Leyden), en raison de la nature anaérobie des fermentations.

On a également pratiqué, dans ces cas, des injections intrachéales d'eucalyptol, de gaïacol, de goménol en solution dans l'huile d'olives, et même des injections intrapulmonaires, lorsque le foyer peut être localisé avec suffisamment de précision. Mais, dans ces cas, un traitement chirurgical, l'ouverture et le drainage de ces cavités gangréneuses, est infiniment préférable.

Comme adjuvants des antiseptiques internes, les pulvérisations phéniquées ou thymolées combattent avantageusement l'odeur fétide de l'haleine et des crachats.

CHAPITRE IV

L'HÉMOPTYSIE

L'*hémoptysie* est, en réalité, une variété d'expectoration, le crachement de sang ; mais son importance, le traitement tout différent qu'on doit lui appliquer, justifient une étude particulière de sa thérapeutique.

L'expectoration sanglante se présente dans des conditions assez diverses. Tantôt il s'agit de quelques crachats teintés de sang, symptômes utiles au point de vue diagnostique, mais qui ne nécessitent pas de thérapeutique dirigée contre l'hémorragie, en raison du peu d'importance de celle-ci ; tantôt ce sont des hémorragies vraiment foudroyantes, commes celles qui suivent la rupture d'un anévrysme aortique. Dans ces cas, la thérapeutique est impuissante, même lorsqu'on a été averti de l'imminence de la rupture par de petites hémorragies prémonitoires, comme on le voit assez souvent.

Dans les formes moyennes, les plus habituellement observées, le malade rejette, au milieu d'efforts de toux, une quantité plus ou moins considérable de sang. Ces hémoptysies représentent un accident très impressionnant et que les malades considèrent toujours comme un signe de haute gravité.

Cependant, le pronostic immédiat en est communément beaucoup moins grave que ne le semblent indiquer les apparences premières. C'est ce qui explique, et les succès qu'on a pu rapporter aux nombreux médicaments employés dans le traitement de l'hémoptysie, et la difficulté que l'on éprouve à distinguer, entre ces médicaments, ceux qui sont vraiment efficaces et ceux qui sont dépourvus de toute utilité.

I. — PHYSIOLOGIE PATHOLOGIQUE.

Le mécanisme de production des hémoptysies est important à considérer, car sa connaissance doit guider la thérapeutique qui devra être appliquée.

On décrit habituellement deux grandes variétés d'hémoptysies, facilement reconnaissables par l'examen du sang rejeté ; dans les unes, le sang rouge, spumeux, serait d'origine bronchique ; dans les autres, il est noir et visqueux et proviendrait du parenchyme pulmonaire.

Cette ancienne distinction entre l'*hémoptysie bronchique* et l'*hémoptysie pulmonaire*, basée sur la coloration et les caractères de l'expectoration, nous paraît erronée. Rien n'autorise à considérer la première variété comme indiquant une hémorragie bronchique, et les caractères spéciaux que prend le sang dans la deuxième tiennent, non au siège de la lésion, mais à la manière dont l'hémorragie s'est produite.

Les hémoptysies de sang rouge peuvent être aussi bien d'origine bronchique que pulmonaire ; elles sont les plus fréquentes et, présentent, selon les cas des modalités très différentes.

Une artère pulmonaire assez volumineuse peut être ouverte, comme le fait se produit dans la *rupture des anévrysmes de Rasmussen*, dans certaines *hémoptysies de la gangrène pulmonaire*, du *cancer du poumon*. L'artère peut être extrapulmonaire, comme dans l'*anévrysme de l'aorte*, ayant ulcéré la paroi bronchique et se rompant dans les voies respiratoires.

Dans tous ces cas de rupture de vaisseaux plus ou moins volumineux, des hémorragies formidables se produisent et la thérapeutique en est malaisée, l'action directe sur le vaisseau qui saigne, qui représente le traitement rationnel de l'hémorragie, étant ici impossible.

Dans la majorité des hémoptysies, au contraire, il ne s'agit pas de rupture de vaisseaux de calibre, mais d'*hémorragies capillaires*.

Pour la forme la plus fréquente, l'*hémoptysie tuberculeuse congestive*, le sang ne provient pas de la zone tuberculisée mais de la périphérie. En effet, la région envahie par le tubercule est le siège d'un processus d'endovascularite oblitérante, et l'anévrysme de Rasmussen représente une exception à ce point de vue ; mais le parenchyme au voisinage des lésions tuberculeuses réagit à l'action des poisons tuberculeux par une congestion intense. La propriété vasodilatatrice des toxines du bacille de Koch a été démontrée expérimentalement, et les hémoptysies qui suivaient les injections de la première tuberculine de Koch l'ont prouvé également.

Ces hémorragies peuvent être très abondantes, mais leur mode de production, leur provenance capillaire, expliquent qu'elles puissent s'arrêter spontanément et être influencées par les médications qui agissent, soit sur les vaisseaux, soit sur le sang lui-même.

Ces hémoptysies congestives peuvent s'observer en dehors de la tuberculose, mais très rarement. On en a décrit dans les *congestions pulmonaires infectieuses*, telles que celles de la *grippe*, du *paludisme*, toxiques dans le *mal de Bright*, réflexes chez les *aortiques* ou sous forme d'*hémoptysies supplémentaires* des règles. A la vérité, hormis les stries sanguines qui peuvent se rencontrer dans les crachats, une véritable hémoptysie congestive sera toujours considérée comme probablement tuberculeuse.

Les hémorragies du *cancer du poumon* peuvent relever de mécanismes différents ; ulcération de vaisseaux assez volumineux par la tumeur, rupture de capillaires friables.

Dans la *dilatation des bronches*, Hanot et Gilbert ont signalé la disposition angiomateuse des vaisseaux au niveau de la lésion. Ils se rompent assez facilement, donnant lieu à des hémorragies abondantes.

La deuxième variété d'hémoptysie est celle de l'*apoplexie pulmonaire*. Elle est la conséquence de la formation d'un foyer hémorragique intraparenchymateux qui constitue l'infarctus du poumon. L'infarctus se produit dans le territoire d'une artère oblitérée par thrombose, que cette *thrombose* soit *primitive*, comme le cas est, à notre avis, beaucoup plus fréquent qu'on ne pense, ou consécutive à l'arrêt d'un *embolus* dans le vaisseau.

Le mécanisme de l'hémorragie dans l'infarctus est d'une explication assez difficile. Virchow l'attribuait à l'excès de pression du sang revenu par les collatérales dans le territoire ischémié après l'oblitération artérielle. Il est certain, en effet, que, bien que les artères du poumon soient terminales, l'arrêt de la circulation dans le territoire de l'artère oblitérée n'empêche pas le reflux, soit par les réseaux capillaires collatéraux, soit surtout par les voies veineuses efférentes.

Mais il est probable, ce sang ne venant que sous une pression vraisemblablement très faible, que l'hémorragie est due à l'altération des parois vasculaires produite par l'ischémie temporaire immédiate, altération des parois qui aboutit d'autant plus facilement à l'hémorragie que les vaisseaux des parois alvéolaires, en rapport direct avec des cavités aériennes, ne sont, en aucune manière, soutenus par le tissu avoisinant. Et c'est pourquoi les infarctus du poumon sont toujours hémorragiques, tandis que ceux d'autres organes, du cerveau par exemple, peuvent être ischémiques.

Ce mécanisme pathogénique nous montre que l'hémoptysie, au moment où elle se produit et qui représente l'élimination de l'exsudation sanguine intra-alvéolaire, est la conséquence d'une hémorragie déjà effectuée et contre laquelle il est à peu près inutile d'intervenir.

D'ailleurs, l'infarctus se complique fréquemment d'une réaction inflammatoire pneumonique à son pourtour qui, pour sa part, contribue à la formation des crachats hémoptoïques et en explique l'abondance et la persistance dans certains cas.

Quant aux *hémoptysies d'origine dyscrasique*, d'ailleurs exceptionnelles, elles se produisent, soit par le mécanisme de l'apoplexie pulmonaire, soit par altération toxique ou microbienne des capillaires, enfin par modification du sang, permettant vraisemblablement son passage à travers les parois des capillaires.

II. — SÉMÉIOLOGIE DE L'HÉMOPTYSIE.

Classées pathogéniquement, nous avons donc à examiner successivement trois grandes variétés d'hémoptysies : par *altération sanguine*, par *troubles circulatoires*, par *altération vasculaire*.

Il faut, toutefois, faire une place à part à l'hémoptysie des tuberculeux et à celle des cardiaques, plus particulièrement fréquentes et importantes.

Hémoptysies par altération du sang. — Nous n'insisterons pas longuement sur les *hémoptysies par altération du sang* : dans le *scorbut*, le *purpura*, l'*hémophilie*, l'*ictère grave*, les formes hémorragiques de la *variole* et de la *peste*. Aussi bien paraissent-elles absolument exceptionnelles, et, d'ailleurs, dans ces cas, on doit chercher surtout à lutter contre les phénomènes généraux, si graves, mettant en jeu toutes les ressources de la thérapeutique anti-infectieuse générale.

On observerait dans le *paludisme* des hémoptysies influencées favorablement par la quinine. Hirtz et Simon recommandent d'avoir recours aux injections sous-cutanées de formiate de quinine (une ou deux ampoules de 0gr,25). On peut également employer le sulfate ou le chlorhydrate de quinine.

Hémoptysies par troubles circulatoires. — Ce sont les manifestations d'une congestion active, de la stase pulmonaire ou d'un infarctus. Elles peuvent relever également de la tuberculose ou d'une cardiopathie ; nous étudierons ces dernières un peu plus loin.

L'infarctus peut être la conséquence d'une embolie partie d'une veine périphérique. Chez les *phlébitiques*, l'hémoptysie est rarement grave en tant qu'hémorragie, mais inquiétante surtout comme symptôme d'embolie, dangereuse par son étendue ou sa multiplicité. Ce sont les troubles respiratoires que l'on doit surtout combattre dans ces cas, et il faut immobiliser rigoureusement le membre atteint pour éviter le retour des accidents.

Dans la *grippe*, on observe parfois des congestions pulmonaires avec hémoptysie, dont le diagnostic avec la tuberculose est extrêmement difficile.

Les hémoptysies des *hystériques*, les hémoptysies supplémentaires des règles nous paraissent devoir être rattachées aux hémoptysies tuberculeuses. Il est certain, néanmoins, que les modifications circulatoires de la période cataméniale peuvent favoriser l'hémoptysie chez une prédisposée.

Hémoptysies par ruptures vasculaires. — La rupture des vaisseaux peut être l'élément prédominant, soit qu'il existe, comme dans la *dilatation des bronches*, un réseau vasculaire très abondant et friable, soit par ulcération du vaisseau. Telle est la cause de l'hémoptysie du *cancer du poumon*. Le sang est tantôt rouge, plus rarement avec les apparences de gelée de groseilles noires sur lesquelles, depuis Stokes, on a particulièrement insisté. Ces hémorragies sont répétées, sans être, en général, abondantes.

Les *gommes pulmonaires* ulcérées peuvent donner lieu à une expectoration sanglante. Le sang est mélangé aux produits d'hypersécrétion bronchique. Il faut naturellement instituer un traitement antisyphilitique intensif.

Les ulcérations vasculaires, auxquelles peuvent donner lieu l'évacuation d'une *pleurésie purulente* par vomique, un *kyste hydatique* rompu produisent des hémoptysies, plus ou moins considérables suivant les cas.

La *gangrène pulmonaire* peut être la source d'hémoptysies, soit à la période initiale, à sa phase pneumonique, où précisément cette apparence hémorragique de l'expectoration la différencie de celle de la pneumonie ordinaire, soit tardivement, au moment où se produit l'élimination des tissus sphacélés.

Les *hémoptysies tuberculeuses, ulcéreuses*, seront envisagées un peu plus loin.

Hémoptysies des cardiaques. — On décrit chez les cardiaques asystoliques des hémoptysies par stase et formation de foyers d'apoplexie pulmonaire dans le poumon.

En réalité, l'apoplexie pulmonaire d'origine cardiaque et l'hémoptysie qui la suit sont, dans la majorité des cas, la conséquence d'une embolie. Ce sont des hémoptysies en général peu abondantes, formées de sang noir et visqueux. Les crachats hémoptoïques sont rejetés pendant plusieurs jours.

Nous avons dit, en parlant du mécanisme de ces hémoptysies, que le rejet du sang étant postérieur et non contemporain de l'hémorragie, il n'y avait plus lieu de traiter celle-ci ; ce sont les accidents respiratoires auxquels donne lieu l'embolie qu'il faut soigner, ainsi que l'état du cœur.

D'ailleurs, les toni-cardiaques peuvent être la cause de l'embolie. En réveillant la contractilité d'un myocarde affaibli, ils peuvent déterminer un déplacement du caillot contenu dans ses cavités ; on s'explique ainsi la fréquence avec laquelle on voit apparaître l'hémoptysie après l'administration de la digitale. Il s'ensuit un cercle vicieux qui rend particulièrement difficile dans ces cas la conduite à tenir. En dépit du danger de l'embolie, la défaillance du myocarde impose cependant la nécessité d'une action tonique.

Aussi faut-il employer ces médicaments à très petites doses pour éviter un trop brusque réveil de l'énergie du myocarde.

Dans le *rétrécissement mitral*, les hémoptysies sont fréquentes et précoces ; elles peuvent également être en rapport avec l'embolie, elles paraissent parfois la conséquence de la tuberculose discrète qui accompagne si fréquemment cette lésion cardiaque.

Hémoptysies des tuberculeux. — Les hémoptysies sont des accidents si fréquents au cours de la tuberculose pulmonaire, qu'il est peu de malades qui n'en présentent, soit pendant l'évolution d'une tuberculose pulmonaire chronique, soit même comme premier signe de l'affection. Il faut en distinguer deux sortes : les *hémoptysies congestives* et les *hémoptysies par rupture*.

Les premières peuvent se manifester sous forme d'accident tout à fait initial, sans que le processus général qui les accompagne soit bien intense. Dans d'autres cas, il s'agit de lésions plus étendues mais stationnaires, qui donnent lieu de temps en temps à des hémoptysies, sans que cependant celles-ci soient en rapport manifeste avec une aggravation des lésions.

Mais souvent le processus est plus intense, correspondant à une poussée aiguë de tuberculose pulmonaire.

On observe de la fièvre, soit passagère et peu élevée, soit prolongée longtemps après la terminaison de l'hémoptysie ; en même temps le malade maigrit et l'examen de la poitrine montre, après cessation de l'hémorragie, l'augmentation des lésions.

On peut observer des variétés nombreuses.

En effet, la poussée tuberculeuse peut atteindre seulement un petit territoire du poumon, c'est le cas le plus fréquent ; mais il s'agit parfois de poussées bronchopneumoniques ou de pneumonie caséeuse, de granulie, intéressant une portion considérable du parenchyme pulmonaire, quelquefois sa presque totalité. Dans tous ces cas, le mécanisme est vraisemblablement le même et en rapport avec les toxines vaso-dilatatrices du bacille.

Ces *hémoptysies congestives* sont d'abondance variable, parfois inquiétantes par leur reproduction facile et par la quantité de sang rejeté, mais elles cèdent presque toujours aux différents moyens thérapeutiques mis en usage. Nous détaillons un peu plus loin les éléments du traitement.

Nous pouvons cependant dire, dès maintenant, que le repos absolu, l'opium destiné à l'assurer en calmant la toux, en constituent les facteurs principaux et généralement suffisants. Ce n'est que lorsqu'il s'agit d'hémoptysies menaçantes par leur abondance ou par leur durée qu'il peut être utile de recourir à une médication plus complexe.

Le traitement ne doit pas s'adresser uniquement à l'hémorragie. La gravité de l'hémoptysie congestive périphymique ne tient pas à la perte de sang, mais à la poussée tuberculeuse qui l'a produite. C'est donc, l'hémoptysie une fois cessée, le traitement de la tuberculose elle-même qu'il faudra appliquer, agissant par les différents moyens révulsifs sur la lésion locale, renforçant l'état général par l'emploi des arsenicaux et des glycérophosphates.

La deuxième forme, la seule immédiatement grave, est celle qui est la conséquence de la *rupture vasculaire* : elle consiste presque toujours dans la rupture d'un *anévrysme* des branches de l'artère pulmonaire. Nous avons également montré la possibilité du siège de l'anévrysme sur les artères bronchiques. Exceptionnellement, l'hémoptysie peut résulter de l'ulcération d'une veine pulmonaire.

Dans tous les cas d'hémoptysie mortelle que nous avons observés, nous avons pu trouver un anévrysme rompu, lorsque nous avons pratiqué un examen anatomique suffisant.

Nous insistons donc sur ce point qui ne nous semble pas concorder absolument avec l'opinion généralement admise. L'anévrysme de Rasmussen n'est pas une lésion exceptionnelle, mais au contraire relativement assez fréquente, et sa rareté apparente tient à ce que l'examen nécroscopique est pratiqué en général d'une manière insuffisante.

La rupture de l'anévrysme de Rasmussen s'accompagne d'hémoptysies très considérables, profuses même, qui entraînent rapidement la mort. Cette variété d'hémoptysie n'est guère accessible à la thérapeutique et a passé jusqu'à présent pour presque fatalement mortelle. Cependant, nous avons signalé autrefois la possibilité d'une oblitération spontanée par formation d'un caillot venant refermer la déchirure artérielle; plus récemment, nous avons obtenu dans cette forme d'hémoptysie des résultats assez encourageants par l'emploi du sérum sanguin utilisé comme activant de la coagulation.

III. — MÉDICATIONS DE L'HÉMOPTYSIE.

Le traitement de l'hémoptysie, en dehors des indications particulières à la cause et dont nous venons de parler, est celui de l'hémorragie en général ; il consiste à faciliter ou à provoquer la coagulation du sang au niveau du vaisseau qui saigne.

On emploie dans ce but diverses médications : la plus simple et peut-être la plus efficace consiste à laisser cette coagulation se produire spontanément, en faisant disparaître les causes (agitation, toux) qui peuvent s'y opposer. On introduit également dans l'organisme des substances dont certaines diminuent la tension artérielle et d'autres provoquent la vaso-constriction. Des médications externes, agissant directement sur le thorax ou à distance, concourent au même but.

On peut enfin tenter d'agir directement sur le sang pour en accélérer la coagulation.

Médications agissant sur les causes qui empêchent ou retardent la coagulation du sang.

D'une manière générale, le sujet qui crache du sang doit être mis au repos le plus absolu. On le fait coucher la tête un peu basse : il doit rester dans l'immobilité la plus complète, surtout s'il s'agit d'une hémoptysie un peu abondante. Il doit parler le moins possible et à voix basse. Le médecin évitera un examen trop approfondi des lésions pulmonaires qui risquerait de provoquer un nouveau rejet de sang. Cet examen sera réservé pour plus tard, les commémoratifs, l'aspect spumeux, la couleur rouge du sang rendu avec des efforts de toux suffisant à assurer le diagnostic. Il est cependant possible de pratiquer l'auscultation de la région antérieure de la poitrine.

La persistance de la toux est souvent la cause directe de la continuité de l'hémoptysie. Calmer la toux est donc une indication primordiale. L'*opium* et son principal alcaloïde, la *morphine*, y répondent à merveille.

On donne l'opium sous forme d'extrait thébaïque, en pilules de un centigramme qui seront absorbées toutes les deux heures ou toutes les heures : on peut administrer ainsi de 0^{gr},06 à 0^{gr},12 dans les vingt-quatre heures.

La *morphine* peut être également employée (1/2 à 1 centigramme) en injection sous-cutanée.

Chez l'enfant déjà grand, Comby recommande la morphine en injection sous-cutanée (1 milligramme par année d'âge).

L'opium donne d'excellents résultats dans le traitement des hémoptysies de moyenne intensité ; la toux est calmée et l'on observe la sédation des phénomènes d'agitation nerveuse que présente souvent le malade qui crache du sang.

Küss (d'Angicourt) déconseille la morphine qui produirait la rétention bronchique des sécrétions muco-purulentes et du sang, l'extension du processus tuberculeux.

Newmann Neide l'accuse également d'aider au développement de la maladie ; elle abaisserait la vitalité des phagocytes.

Ces craintes nous paraissent exagérées, ou plutôt il nous semble qu'il y a là une erreur d'interprétation. A la suite de l'hémoptysie, on constate souvent, il est vrai, une augmentation des lésions déjà existantes : c'est la conséquence de la poussée tuberculeuse, cause de l'hémoptysie, et non du traitement employé.

Nous pensons que le repos et l'opium peuvent suffire dans la majorité des cas.

Nous avons dit que les efforts de toute nature devaient être évités pendant la période d'activité de l'hémoptysie. Aussi serait-il bon de faciliter l'évacuation de l'intestin par les lavements.

L'alimentation sera très restreinte. On fait sucer au malade de petits morceaux de glace, on lui fait boire du lait glacé. On peut y ajouter des boissons gazeuses ou acidulées également glacées. Plus tard, des aliments légers seront permis (lait, œufs, bouillon, potages). Puis, quand le retour offensif de l'hémorragie ne sera plus à craindre, on reviendra progressivement à l'alimentation habituelle.

Modificateurs des vaisseaux.

Agents vaso-constricteurs. — Les médicaments vaso-constricteurs ayant été très utilisés pour le traitement de l'hémoptysie et l'étant encore communément, nous indiquerons leur mode d'emploi, bien qu'ils nous paraissent devoir être abandonnés.

Ergotine. — L'ergot de seigle s'emploie sous forme de poudre (1 à 5 grammes par jour) mais plutôt en extrait. L'ergotine Bonjean représente un extrait aqueux repris par l'alcool ; on en donne 1 gramme en potion. L'ergotine Yvon, extrait fluide d'ergot, peut se donner en potion, mais est aussi injectable aux doses de 1 à 3 grammes.

L'alcaloïde le plus important de l'ergot de seigle, *l'ergotinine*, peut s'administrer en potion, ou en injection hypodermique (1/4 de milligramme).

Hydrastis canadensis. — La racine d'*Hydrastis canadensis* donnerait de bons effets dans l'hémoptysie des tuberculeux (Huchard). Ce serait, suivant Schatz, un vaso-constricteur à faible dose, un paralysant à haute dose.

On l'emploie sous forme de teinture : 0gr,50 à 1 gramme, ou d'extrait fluide : 4 à 10 grammes, en une potion non alcoolisée.

Adrénaline. — L'*adrénaline* est un vaso-constricteur énergique dont l'action locale est bien connue et employée avantageusement dans les épistaxis, les métrorragies.

On a tenté son application dans le traitement des hémoptysies.

Souques et Morel. (1902), Martinet ont arrêté des hémoptysies graves avec cette substance; d'après Martinet, elle agirait même davantage sur les hémorragies cavitaires que sur celles du début.

On l'a administrée en injections sous-cutanées (Souques et Morel) d'un demi-milligramme (1/2 centimètre cube de la solution à 1 p. 1000) ou, en potion, V à XXX gouttes par jour.

Yvert a eu recours aux injections intratrachéales (1/4 de milligramme), Vaquez aux injections intrapulmonaires (1/4 de milligramme).

Albert Robin rejette l'emploi de l'adrénaline.

L'adrénaline n'aurait d'action, suivant Richand, qu'en injection intraveineuse, l'adrénaline étant détruite au contact du muscle, de la paroi intestinale, du foie (Langlois).

En injection intraveineuse, elle provoque une hypertension passagère suivie d'abaissement de la tension artérielle; mais rien ne prouve qu'il y ait également vaso-constriction pulmonaire.

Hypophyse. — Tout récemment, Rist a employé l'extrait du *lobe postérieur d'hypophyse* (pituitrine) qui est vaso-constricteur, se basant sur les expériences de Wiggers qui avait montré l'efficacité de cette substance dans les hémorragies.

Il utilise un demi-centimètre cube d'extrait injectable correspondant à 0gr,10 de glande fraîche.

Il aurait obtenu des résultats remarquables par cette médication.

Léon Bernard a administré également avec succès la pituitrine contre l'hémoptysie.

L'emploi des agents vaso-constricteurs dans la thérapeutique de l'hémoptysie ne nous paraît pas, malgré ces exemples, devoir être recommandé, et nous y avons à peu près complètement renoncé pour notre part.

Il n'est pas difficile d'obtenir des observations confirmatives de l'arrêt de l'hémoptysie sous l'influence des médicaments vaso-constricteurs tels que ceux que nous venons d'énumérer, car les hémoptysies qui ne sont pas dues à la rupture d'anévrysmes guérissent habituellement.

L'efficacité de l'ergotine dans les hémorragies utérines ne tient pas à son action vaso-constrictive, mais aux contractions du muscle utérin qu'elle détermine.

Quant à l'adrénaline, c'est un vaso-constricteur extrêmement puissant, mais lorsqu'il est appliqué localement.

Il est peu vraisemblable, en effet, que le médicament soit assez électif, on pourrait même dire assez intelligent pour agir justement sur les vaisseaux qui saignent sans faire en même temps contracter les autres vaisseaux de l'organisme, ce qui devrait produire une hypertension dangereuse. Il est, d'ailleurs, facile de vérifier une absence d'action vaso-constrictive aux doses employées, sur les hémorragies externes, sur les plaies qui saignent et qui jamais ne seront arrêtées par une injection sous-cutanée d'ergotine, ou d'un autre vaso-constricteur, ni par son administration en potion.

On ne peut faire la même critique aux agents qui modifient d'une manière générale la circulation, ou qui produisent une vaso-constriction pulmonaire comme l'ipéca, ou bien qui peuvent être supposés agir sur le processus congestif tels que les sels de quinine.

Ipéca. — L'ipéca a joui d'une grande faveur dans le traitement de l'hémoptysie. Baglivi, Stoll, Trousseau et Peter l'administraient à dose vomitive, associé ou non au tartre stibié :

Ipéca	1gr,50
Tartre stibié	0gr,05

Trousseau donnait 3 à 4 grammes de poudre en 4 paquets à dix minutes d'intervalle. S'il y avait récidive, il recommençait jusqu'à 2 ou 3 fois.

Hayem ne craint pas d'augmenter l'hémoptysie par les secousses du vomissement. Dujardin-Beaumetz, A. Robin n'en conseillent l'emploi qu'après l'échec de tous les autres moyens.

Il faut, en tout cas, n'utiliser cette méthode qu'à bon escient, car, si elle peut agir sur les hémorragies pulmonaires, elle peut être, au contraire, très dangereuse dans les cas où l'hémoptysie, contrairement aux apparences, serait due à une rupture vasculaire.

L'ipéca à doses nauséeuses est plus recommandable. Trousseau et Peter l'employaient pour abaisser la tension vasculaire en affaiblissant le cœur et la circulation.

On peut donner l'ipéca en paquets de 0gr,05 de poudre administrés toutes les demi-heures jusqu'à production de l'état nauséeux.

Lorsque celui-ci survient, il faut éloigner les prises et n'en faire prendre que toutes les heures, toutes les deux heures, suivant l'état du pouls, de la température, l'imminence du vomissement.

L'ipéca à doses nauséeuses est passible du même reproche que l'ipéca à dose massive. Utile dans la forme fluxionnaire fébrile, contre le processus congestif, il doit être évité dans l'hémoptysie grave par rupture vasculaire. On a également associé l'ipéca à l'opium en le donnant sous forme de poudre de Dower.

Récemment, Flandin et Joltrain ont employé avec succès un des principes actifs de l'ipéca, l'*émétine*, sous forme de *chlorydrate d'émétine* (0gr,04 en injections hypodermiques). Lesné, Rénon, Léon Bernard et Paraf, Josué et Belloir ont également administré l'émétine avec un résultat satisfaisant.

Nous avons dit que le *tartre stibié* avait été associé à l'ipéca; on l'a utilisé de même isolément. Peter et Bucquoy donnaient 0gr,20 à 0gr,30 dans une potion de 120 grammes par cuillerée à soupe toutes les deux heures.

Vaso-dilatateurs. — La trinitrine, le nitrite d'amyle sont des vaso-dilatateurs périphériques; ils abaisseraient la tension dans l'artère pulmonaire. Le nitrite d'amyle, dont l'action est très rapide, a surtout été employé.

Nitrite d'amyle. — Le nitrite d'amyle, préconisé pour combattre l'hémoptysie par Hare (de Brisbane), a été utilisé également par Rouget et Lemoine, Soulier, Pic et Petitjean, Claisse. Ces auteurs en ont obtenu de bons résultats, un arrêt rapide de l'hémorragie, en donnant de III à X gouttes de nitrite d'amyle (dose moyenne VI gouttes).

Ils signalent cependant un certain nombre d'inconvénients en rapport avec l'action du médicament sur la circulation encéphalique : des bourdonnements, des vertiges, de la céphalée. Mais il n'a pas été observé d'accident grave.

Claisse pense que ces inconvénients peuvent être évités par l'emploi de très petites doses espacées.

Les inhalations doivent se faire très prudemment, le malade aspirant deux ou trois fois de suite, puis attendant dix à vingt secondes avant de faire une nouvelle inspiration.

À l'inverse des auteurs précédents, Albert Robin condamne l'emploi du nitrite d'amyle dans le traitement de l'hémoptysie.

Trinitrine. — La trinitrine ou nitroglycérine doit être employée avec prudence en raison de sa toxicité. C'est un vaso-dilatateur, d'action plus prolongée que celle du nitrite d'amyle, mais moins rapide et moins fidèle (Huchard, Vaquez).

On emploie la solution alcoolique à 1 p. 100 (V à X gouttes).

> Solution alcoolique de trinitrine à 1 p. 100   XXX gouttes,
> Eau distillée.......................................   300 grammes.
>
> Une cuillerée à soupe le matin, à midi et le soir.   (Huchard.)

ou en solution hypodermique :

> Solution alcoolique de trinitrine à 1 p. 100.   XXX gouttes,
> Eau distillée de laurier-cerise.................   40 grammes.
>
> III gouttes par centimètre cube.   (Dujardin-Beaumetz.)
> On injecte de 1 à 3 centimètres cubes.

L'extrait aqueux de quia été récemment recommandé dans les hémoptysies par Gaultier et Chevalier, en raison de son action vaso-dilatatrice.

Modificateurs du sang.

On s'est adressé, parfois avec succès, pour arrêter les hémoptysies, à des agents qui facilitent la coagulation du sang.

Un certain nombre de substances ayant été employées, en raison du rôle qu'elles paraissent jouer dans la coagulation du sang qu'elles favorisent ou déterminent, il ne nous semble pas inutile de faire précéder leur étude d'un aperçu de ce phénomène tel qu'on le conçoit aujourd'hui.

Le sang retiré des vaisseaux reste liquide pendant quelques minutes, puis se transforme en une gelée. Il coagule. Au bout de quelque temps, cette masse se rétracte, expulsant un liquide jaune clair, le sérum, et forme le caillot composé de fibrine qui retient les globules. La formation de caillot au niveau d'un vaisseau qui saigne est le mode d'arrêt de l'hémorragie. Cette substance coagulable, la fibrine, n'existe pas dans le plasma sanguin circulant, comme l'a montré Denis.

La globuline liquide, qui donnera naissance à la fibrine et est contenue dans le plasma, est le fibrinogène sécrété par le foie (Doyon, Nolf). Le fibrinogène n'est pas spontanément coagulable. Il le devient par l'action du fibrin-ferment, la thrombine ou plasmase.

Ce ferment serait mis en liberté par les leucocytes d'après Buchanan, Denis, Brücke, Alex. Schmidt, Hammarsten, qui avaient observé qu'une émulsion de globules blancs fait coaguler une solution de fibrinogène ou du liquide d'hydrocèle. Les hématoblastes ont également cette action (Hayem, Le Sourd et Pagniez, Nolf).

Mais les globules lavés, débarrassés complètement du sérum, n'ont plus d'action sur la coagulation, et la question est en réalité beaucoup plus complexe.

Dans le sang circulant, il ne paraît pas exister de ferment actif sur le fibrinogène, de thrombine. Celle-ci se trouverait à l'état de ferment inactif, de prothrombine ou thrombogène. Le thrombogène paraît provenir d'un grand nombre de tissus, mais surtout et plus particulièrement du foie. La thrombine se forme dans le sérum exsudé des vaisseaux, et nous verrons l'utilisation du sérum frais qui, appliqué par P.-Em. Weil au traitement de l'hémophilie, a été étendu ultérieurement à la thérapeutique des autres hémorragies, et en particulier de l'hémoptysie.

Quel est le mécanisme et la transformation de la prothrombine en ferment actif ?

Le rôle des sels de calcium nous intéresse particulièrement en raison de l'application qui en a été faite au traitement de l'hémoptysie. Green avait montré, en 1887, que l'on pouvait faire coaguler un sang incoagulable en l'additionnant de sulfate de chaux. Mais ce sont surtout les travaux d'Arthus et Pagès qui ont établi l'importance des sels de chaux. Ils les considéraient comme nécessaires à la formation du caillot.

Pekelharing pense que les sels de calcium agissent en faisant passer le ferment inactif à l'état de thrombine. Ce n'est pas le facteur unique, et Hammarsten a montré que la coagulation peut se faire en l'absence de sels de calcium.

Le proferment ou thrombogène serait transformé par l'action de la thrombokinase fournie par les globules blancs et les hématoblastes.

Cette théorie, due à Fuld et Spiro, Morawitz, Nolf, rentre dans la théorie générale des ferments de l'organisme qui existent dans nos humeurs à l'état inactif et doivent être activés (proferment et kinase, sensibilisatrice et alexine).

Les sels de calcium interviendraient à titre de kinases comme celles des leucocytes.

Cependant, comme l'avait déjà montré Woolridge en 1886, tous les plasmas peuvent, en réalité, coaguler spontanément, et contiennent donc tous les éléments nécessaires à leur coagulation.

Aussi Nolf pense-t-il que, dans le plasma, le fibrinogène, le thrombogène et la thrombozyme (la thrombokinase), tous trois de nature colloïdale, sont dans un équilibre instable qu'un certain nombre d'agents peuvent rompre pour provoquer la coagulation. Il s'agirait là de phénomènes catalytiques.

Le rôle pour cette influence excitante d'une paroi irrégulière, d'une poudre de verre, est bien connu.

C'est à une influence de cet ordre nommée par Nolf thromboplastique que cet auteur attribue le rôle d'un certain nombre de substances que nous verrons employer dans le traitement de l'hémoptysie.

C'est ainsi qu'interviendrait surtout le sérum comme agent coagulant. Le sérum frais contient, il est vrai, une certaine quantité de ferment actif, de thrombine.

Mais celui-ci ne persiste pas longtemps dans le sérum. Il disparaît, en effet, du sérum de cheval après deux à trois jours. Les sérums de l'Institut Pasteur que l'on utilise pour favoriser la coagulation du sang, non seulement ne sont pas frais, mais encore ont subi un chauffage à 56°, température à laquelle la thrombine est détruite. Cependant, dit Nolf, *in vitro* le sérum chauffé à 56° accélère la coagulation du sang, comme le fait le sérum frais.

Le sérum intervient donc à titre d'agent thromboplastique.

Cette action ne s'exerce pas seulement sur le sang de l'hémophile pour lequel P.-Em. Weil l'a surtout étudiée; mais Nolf a montré qu'elle influençait également le plasma humain normal.

Cependant, d'après Nolf, ce ne serait pas surtout de cette manière qu'agirait le sérum, mais à titre d'albumine hétérogène influençant les leucocytes et leur faisant sécréter abondamment de la thrombozime et des agents thromboplastiques.

Nolf a recommandé, et son exemple a été suivi récemment par Nobécourt et Tixier, de substituer dans le traitement de l'hémophilie et des affections hémorragiques la peptone au sérum.

C'est comme agents thromboplastiques que paraissent agir également les extraits d'organes.

La complexité du phénomène, que nous avons beaucoup simplifié dans cet exposé, nous explique la variété des substances qu'à des titres divers on a employées pour arrêter l'hémoptysie.

Gélatine. — La gélatine exerce une action coagulante *in vitro* et *in vivo* (Dastre et Floresco). Elle agirait, soit par ses propriétés acides, d'après Camus et Gley, soit par la chaux qu'elle contient d'après Camus et Richaud. Ces derniers auteurs ont, en effet, montré que, lorsqu'on en débarrasse la gélatine par dialyse, celle-ci n'agit plus comme hémostatique.

Carnot a étudié l'action de cet agent et montré son utilité dans les hémorragies. Huchard a publié le premier cas d'emploi de la gélatine chez un tuberculeux atteint d'hémoptysies graves et irréductibles.

Carnot recommande la formule suivante de sérum gélatiné :

Gélatine blanche	50 grammes	
Chlorure de calcium	10	—
Eau	1 000	—

Les injections intraveineuses sont dangereuses, car elles peuvent provoquer des coagulations intravasculaires ; il faut employer la voie hypodermique. On injecte 150 à 250 grammes de sérum maintenu à 38° au bain-marie. L'injection doit être poussée très lentement, à cause de la douleur vive que provoquerait la distension de la peau.

La tuméfaction produite par l'injection s'affaisse après quelques heures, la région restant encore un peu douloureuse.

Les avantages du sérum gélatiné ont été discutés. Dumarest et Bayle l'ont employé avec succès au sanatorium d'Hauteville pour combattre les hémoptysies graves. Ils recommandent les injections massives que nous indiquions ci-dessus ; de petites doses leur paraissaient beaucoup moins efficaces.

Antérieurement Labbé et Froin, qui ont étudié la coagulabilité du sang sous l'influence de cet agent et l'action thérapeutique, n'avaient constaté aucune modification favorable et ils lui dénient toute valeur.

Il est une autre raison qui a fait abandonner à peu près complètement l'usage de la gélatine. C'est la difficulté de la stérilisation. On ne peut, sans la modifier profondément, la chauffer à 115° ; il faut la stériliser par tyndallisation, en faisant deux passages successifs à 100°. Or la gélatine du commerce contient souvent des spores tétaniques, et d'assez nombreux travaux sont venus montrer la possibilité de l'éclosion d'un tétanos consécutif aux injections de sérum gélatiné. Il nous suffira de citer les cas de Lévy et Bruns, le rapport de Chauffard à l'Académie de médecine, les observations d'Hayem, de Moreau, de Brachet, de Fabre, de Reboud, de Dieulafoy qui condamne absolument son emploi.

Pour nous, l'action de la gélatine, très utile comme topique appliqué directement au siège de l'hémorragie, nous paraît au contraire entièrement inefficace, administrée, soit à l'intérieur, soit en injections, pour agir à distance sur une hémorragie interne telle que l'hémoptysie.

Chlorure de calcium. — Nous avons vu le rôle qu'à la suite des travaux d'Arthus et Pagès on a fait jouer aux sels de chaux. Ils paraissent favoriser la coagulation du sang. Dans l'hémoptysie, Carnot, Milian ont préconisé le chlorure de calcium à la dose de 4 à 6 grammes par jour dans une potion. On a critiqué son emploi ; cependant il nous a paru utile et nous l'employons concurremment au sérum, en cas d'hémoptysie grave.

Sérum sanguin. — L'emploi du sang pour le traitement des hémorragies est antérieur aux recherches sur la coagulation que nous exposions plus haut. La transfusion était presque exclusivement réservée aux anémies post-hémorragiques. On pensait restituer ainsi à l'organisme un sang utilisable.

Hayem a montré que la transfusion pouvait agir comme hémostatique.

Les dangers de la transfusion, hémorragie, infection, en avaient fait abandonner l'emploi. Depuis quelques années, grâce au perfectionnement de la technique, on l'applique de nouveau. Mais elle ne nous paraît indiquée que pour lutter contre l'anémie post-hémorragique, en présence d'une hémoptysie profuse. Contre l'hémorragie elle-même, il est préférable de s'adresser au sérum.

C'est également contre l'anémie post-hémorragique que les solutions salines isotoniques ont été préconisées par Hayem à la dose de 1 500 à 1 700 grammes dans les cas extrêmes.

Il nous paraît dangereux d'introduire une si grande quantité de liquide dans la circulation au cours de l'hémoptysie. On élève ainsi la tension sanguine et on risque d'augmenter l'hémorragie.

Paul-Émile Weil, s'appuyant sur les recherches des physiologistes qui avaient montré *in vitro* l'influence qu'exerce le sérum frais sur la coagulation du sang, étudia son effet sur l'organisme humain et en obtint des résultats très remarquables dans les divers états hémorragiques, et surtout dans l'hémophilie.

Il recommandait les injections intraveineuses ou sous-cutanées de sérum frais dont il expliquait l'action par la présence de ferments coagulants et pensait également que le sérum aide l'organisme à produire ces ferments.

A défaut de sérum frais, il recommandait l'emploi des sérums thérapeutiques délivrés chaque mois par l'Institut Pasteur.

Il déconseillait l'usage du sérum de bœuf qui agit sur l'hémorragie, mais qui a donné lieu à des accidents, passagers il est vrai, mais assez inquiétants : une forte réaction thermique, des frissons, de la cyanose, des vomissements.

Les sérums d'homme, de lapin, de cheval, se sont montrés inoffensifs.

D'autres auteurs ont appliqué cette méthode à toutes les variétés d'hémorragies, qu'elles soient ou non la conséquence d'un trouble dans la constitution du sang.

Hort (de Turquay) affirme l'efficacité du sérum frais contre l'hémoptysie. Il administre par voie buccale 10 centimètres cubes de sérum de cheval dans du lait à doses répétées.

Des hémoptysies tuberculeuses, sur lesquelles n'avait prise aucun traitement, auraient été arrêtées par le sérum. Les travaux récents paraissent cependant montrer l'inefficacité de l'introduction des sérums par la voie digestive.

Launois et Cléret ont employé le sérum dans une vingtaine de cas d'hémoptysies de tuberculeux. Ils n'ont eu que deux insuccès. Le traitement ne s'est montré inefficace que dans la rupture d'anévrysmes de Rasmussen. Ces auteurs faisaient une ou deux injections de 20 centimètres cubes de sérum antidiphtérique. Ils injectaient, en outre, matin et soir, un demi-centimètre cube de morphine et donnaient au malade du chlorure de calcium.

Pour notre compte, dans un cas d'hémoptysie abondante et persistante, due à la rupture d'un anévrysme de Rasmussen, comme la démonstration en a été fournie ultérieurement, nous avons obtenu la cessation de l'hémorragie par l'emploi combiné du sérum et des opiacés. Le malade ayant, en effet, succombé aux progrès de sa tuberculose deux semaines environ après la cessation de toute hémorragie, nous avons trouvé un petit anévrysme complètement englobé dans une masse de caillots qui avaient consolidé sa paroi rompue et ainsi guéri la lésion locale hémorragipare.

On peut employer le sérum, comme le conseille Weil. Chez l'adulte, 15 centimètres cubes en injections intraveineuses, 30 centimètres cubes en injections sous-cutanées. On peut redonner sans inconvénient une nouvelle dose deux jours plus tard. Chez l'enfant, la dose doit être diminuée de moitié.

Si l'on peut employer avec fruit les sérums d'homme, de lapin, de cheval, il est d'ordinaire plus commode dans la pratique de se servir d'un des sérums thérapeutiques provenant de l'Institut Pasteur : sérum antidiphtérique ou antitétanique.

On pourrait également, comme l'a montré Carnot, utiliser le sérum d'animaux fréquemment saignés, qui paraît présenter des propriétés thromboplastiques plus marquées.

Il ne faut pas oublier, lorsque l'on emploie le sérum, la possibilité d'accidents anaphylactiques, d'une part, quand il s'agit de malades ayant été soumis antérieurement à la sérothérapie, et, d'autre part, en tenant compte de ce fait que les tuberculeux paraissent plus sensibles que d'autres à l'intoxication sérique (L. Martin).

Peptone. — La peptone n'a pas été employée à notre connaissance dans le traitement de l'hémoptysie.

Cette substance, qui, introduite brusquement dans l'organisme, en injection intraveineuse, produit l'incoagulabilité du sang par réaction hépatique (le foie sécrétant une substance anticoagulante, l'antithrombine) détermine, au contraire, par pénétration lente (par voie sous-cutanée) une réaction leucocytaire qui augmente la coagulabilité du sang.

Si l'on admet, avec Nolf et Herry, que le sérum agit surtout à titre d'albumine hétérogène et qu'il accélère la coagulation du sang en influençant les leucocytes qui sécrètent de la thrombozyme et des substances thromboplastiques, on peut espérer une action de la peptone sur l'hémorragie pulmonaire.

Nolf et Herry, Nobécourt et Tixier se sont servis, pour le traitement de l'hémophilie, de la solution suivante :

Peptone de Witte	5 grammes.
Chlorure de sodium	0gr,50
Eau distillée	100 grammes.

La solution est filtrée à chaud et stérilisée à 120°.

Nolf et Herry injectaient sous la peau de 10 à 20 centimètres cubes. Chez des enfants de neuf à dix ans, Nobécourt et Tixier employaient 3 à 4 centimètres cubes.

Extrait hépatique. — Gilbert et Carnot conseillent l'extrait hépatique qui posséderait des propriétés coagulantes et agirait probablement comme agent thromboplastique. Ils ont observé sous son influence un arrêt rapide de l'hémoptysie.

Le foie employé provient du veau ou du porc. On peut l'utiliser, soit à l'état frais et broyé (100 à 150 grammes par jour), soit sous forme d'extrait en cachets ou en pilules glutinisées (10 à 12 grammes).

En dehors des substances que nous venons d'étudier, un certain nombre d'agents coagulants, efficaces comme topiques, ont été également administrés à l'intérieur. On supposait par analogie qu'ils se montreraient utiles.

Le **perchlorure de fer**, qui a été employé d'ailleurs en pulvérisations dans l'hémoptysie, est donné aux doses de 0gr,50 à 4 grammes en solution ou en potion non gommeuse.

On l'a associé à l'eau de Rabel ou à la liqueur d'Hoffmann (teinture de Bestucheff).

Le **tanin** a été prescrit sous forme d'extrait ou de sirop de ratanhia.

Ainsi, on donne toutes les quatre heures une grande cuillerée de la potion suivante :

Eau distillée	120 grammes.
Sirop de ratanhia	40 —
Eau de Rabel	2 —
	(DIEULAFOY.)

L'utilité de ces médicaments nous paraît très restreinte.

Méthodes externes d'action sur la circulation pulmonaire.

En agissant sur le thorax, ou sur la circulation générale par des moyens physiques, on peut espérer modifier la circulation pulmonaire et contribuer ainsi à l'arrêt de l'hémorragie.

C'est ainsi que les ventouses sèches, les sinapismes, appliqués sur le thorax, déterminent une vaso-dilatation superficielle et sont le point de départ d'actions réflexes qui peuvent provoquer la vaso-constriction pulmonaire.

Certains auteurs emploient également la glace laissée en permanence sur la poitrine.

La glace produit, en effet, une vaso-contriction dans la région d'application, mais, elle peut provoquer, au contraire, une vaso-dilatation pulmonaire.

On a préconisé les pointes de feu, afin de déterminer sur le thorax une révulsion énergique et durable. D'autres les accusent, au contraire, de provoquer l'hémoptysie et en rejettent l'emploi.

On a également déterminé des réactions à distance : par des bains de pieds sinapisés ; par la ventouse de Junod (?) ; la ligature temporaire (un quart d'heure) des membres à la racine, le malade étant placé en situation déclive.

Gross (d'Alger) a recommandé l'application de glace sur les bourses ou sur les grandes lèvres. Il ne faudrait, en tout cas, pas la prolonger au delà de cinq minutes.

En résumé, de ces moyens divers, il faut surtout retenir en pratique, dans les hémoptysies communes, le repos joint à l'emploi des opiacés qui nous paraissent le plus souvent suffisants ; dans les cas graves, le chlorure de calcium et les injections de sérum, joints à l'action des révulsifs externes.

CHAPITRE V

DE LA DOULEUR DANS LES AFFECTIONS
DE L'APPAREIL RESPIRATOIRE

Au cours des affections de l'appareil respiratoire comme de celles de tous les organes, la douleur est d'ordinaire le symptôme qui préoccupe le plus les malades et dont ils demandent instamment la disparition.

En effet, si un certain nombre de ces affections ne s'accompagnent d'aucune manifestation douloureuse, ou présentent seulement une sensation de gêne plus ou moins vague, d'autres provoquent de très vives souffrances, parfois d'une ténacité telle que l'on n'a pas trop de tous les moyens que met à notre disposition la thérapeutique analgésique, d'ailleurs une des plus efficaces, pour arriver à les calmer.

I. — SÉMÉIOLOGIE DE LA DOULEUR.

Des phénomènes douloureux de formes et de causes diverses s'observent au cours des affections aiguës et des affections chroniques de l'appareil respiratoire.

Un certain nombre de douleurs sont manifestement en rapport avec la phlegmasie de l'organe atteint ; telles les souffrances que provoquent la laryngite, la trachéite, les inflammations de l'appareil pleuropulmonaire.

Dans les *laryngites aiguës*, le malade ressent tout d'abord une sensation de chatouillement, de gêne, au niveau du larynx, la phonation devient pénible.

Si la laryngite est plus intense, la déglutition peut être également troublée.

L'aconit, l'opium, les tisanes chaudes et émollientes, les enveloppements humides, sont prescrits avec avantage en même temps que la révulsion prélaryngée sous ses divers modes.

La *trachéo-bronchite* aiguë s'accompagne des mêmes sensations de chatouillement, de cuisson, de gêne, que provoquent les quintes de toux. Celle-ci est suivie d'une brûlure rétro-sternale et aussi, si elle est répétée, de douleurs au niveau des insertions du diaphragme et des muscles intercostaux.

Ces douleurs, parfois assez violentes pour faire craindre une affection pleurale ou pulmonaire, sont dues à la fatigue musculaire et sont prévenues et calmées par les agents thérapeutiques qui diminuent la toux.

Le *point de côté* s'observe au cours d'un certain nombre d'affections pleurales ou pulmonaires.

Plus ou moins violent suivant le cas, il est exagéré par les mouvements, la toux, la respiration profonde; gênant la respiration, il détermine de la dyspnée.

Dû à l'irritation des filets nerveux sous-pleuraux, il constitue, en général, un signe de *pleurite*; mais l'inflammation pleurale peut représenter l'élément prédominant ou n'être que la propagation d'une atteinte pulmonaire. Dans certains cas, la douleur est en rapport avec une réaction, soit des nerfs intercostaux, soit du nerf phrénique.

Dans la *pneumonie*, en même temps qu'apparaissent les symptômes généraux : frisson, fièvre, le malade accuse un point de côté violent. Celui-ci augmente par les mouvements respiratoires et siège, au mamelon, parfois aussi au niveau des dernières côtes, soit même dans l'abdomen. On sait que des pneumoniques, dont la douleur correspondait au point de Mac Burney, ont été considérés comme atteints d'appendicite et opérés comme tels.

On s'est demandé si cette douleur a une origine pulmonaire ou pleurale, ou si elle n'est pas la conséquence d'une névrite ou d'une névralgie intercostale. Il n'y a pas les points douloureux de la névralgie intercostale; mais la pneumonie s'accompagne constamment d'une certaine réaction pleurale.

Ce point de côté, si violent au début, diminue rapidement et le malade ne s'en plaint plus guère à partir du troisième ou quatrième jour. La révulsion le calme bien; s'il est très violent, il pourra être justiciable de quelques ventouses scarifiées.

Certaines *congestions pleuro-pulmonaires*, répondant au type de la *fluxion de poitrine* de Dieulafoy, s'accompagnent d'un point de côté violent et d'une hyperesthésie générale de la paroi thoracique.

Le point de côté de la *pleurésie aiguë séro-fibrineuse* apparaît dès le début de l'affection, en même temps que les frissons et la fièvre. C'est une douleur qui siège au mamelon, qui peut s'irradier le long des espaces intercostaux et se ressent également dans les hypocondres. La toux et la respiration elle-même l'augmentent. Elle provoque de la dyspnée.

Généralement intense, cette douleur est parfois légère; elle peut même complètement manquer. Elle diminue beaucoup en même temps qu'apparaît l'épanchement pleural.

Le point de côté violent peut être calmé par les antinévralgiques et par la révulsion. Il faut pratiquer celle-ci avec modération néanmoins et rejeter absolument le vésicatoire. En outre de son action nuisible sur les reins, celui-ci possède l'inconvénient de léser la peau et de gêner la ponction, si celle-ci devient nécessaire. En effet, l'inflammation cutanée, provoquée par la vésication et qui peut être suppurative, doit faire craindre d'infecter la plèvre, si l'on pratique une ponction à ce niveau.

La pleurésie guérie laisse souvent des *adhérences pleurales* qui se produisent également à la suite d'un grand nombre d'inflammations du poumon, et surtout dans le cours de la tuberculose pulmonaire. Ces adhérences pleurales déterminent des douleurs persistantes, parfois très vives.

Elles nécessitent des révulsifs répétés ; les antinévralgiques possèdent peu d'action dans ces cas.

Les *pleurésies purulentes* s'accompagnent d'un point de côté généralement plus intense que celui de la pleurésie séro-fibrineuse. Il est surtout marqué et présente une allure particulière dans certaines formes de pleurésie localisée.

Dans la *pleurésie diaphragmatique*, l'atteinte du nerf phrénique donne lieu, au niveau du diaphragme, à une très vive douleur qui s'irradie à l'épaule. Cette douleur est augmentée ou provoquée par la pression sur la dixième côte, à deux travers de doigt de la ligne blanche (bouton diaphragmatique de Guéneau de Mussy), et par pression du nerf phrénique au niveau des insertions inférieures du sterno-cléido-mastoïdien.

Dans le *pneumothorax généralisé*, la douleur est extrêmement violente dès le début. C'est une sensation de déchirure, de coup de poignard ; elle accompagne l'orthopnée.

Au contraire, le *pneumothorax partiel* des tuberculeux peut passer inaperçu, soit que le point de côté n'existe pas, soit qu'il soit pris pour une douleur due à la pleurite.

Dans la *gangrène pulmonaire*, la *pleurésie gangréneuse*, le point de côté est souvent très pénible et persistant. Pour calmer le malade, il est parfois nécessaire de lui faire une piqûre de morphine.

L'*apoplexie pulmonaire*, qui peut tout d'abord passer inaperçue et ne se révéler que par l'expectoration hémoptoïque, donne lieu à de la douleur, surtout lorsque le foyer, superficiel, intéresse la plèvre. On utilise avec avantage les émissions sanguines locales pour la faire disparaître.

Les *affections chroniques* de l'appareil respiratoire peuvent s'accompagner de point de côté survenant à titre épisodique. Certaines comportent la souffrance comme symptôme habituel, et celle-ci peut être violente et tenace (tuberculose, cancer).

Parmi les affections chroniques du larynx, ce sont les *laryngites tuberculeuses* et le *cancer de larynx* qui donnent lieu aux douleurs les plus vives.

Dans la *tuberculose laryngée*, au début, le malade se plaint d'une sensation de chatouillement, de corps étranger. Plus tard, en raison de l'extension des lésions à l'orifice supérieur du larynx, il existe une dysphagie très pénible. Il faut avoir recours d'une manière générale à l'emploi de la morphine, agir sur les ulcérations laryngées par des topiques, en particulier par des applications faites avec une solution d'acide lactique, et, pour faciliter l'alimentation, pratiquer des badigeonnages avec une solution de chlorhydrate de cocaïne à 1 p. 50 au moment des repas.

Les douleurs laryngées s'irradient vers l'oreille; ce fait est plus marqué pour le *cancer du larynx*, qui s'accompagne souvent de douleurs particulièrement vives et de dysphagie. Les calmants analgésiques sont alors indiqués.

La *laryngite syphilitique* ulcéreuse se manifeste parfois par des douleurs très vives et des troubles de la déglutition. Il faut avoir recours à une médication énergique par le mercure ou les arsenicaux organiques.

Les affections chroniques pleuro-pulmonaires, le plus habituellement accompagnées de points de côté, sont surtout la *tuberculose* et le *cancer*.

Le *point de côté des tuberculeux* est le résultat des altérations pleuro-pulmonaires en corrélation avec les poussées progressives de l'évolution morbide.

Ces douleurs siègent, soit sur le côté du thorax, soit au sommet ou sous l'omoplate. La percussion du creux sous-claviculaire ou de la fosse sus-épineuse réveille assez souvent une sensibilité marquée. Très rebelles à la thérapeutique, les douleurs nécessitent l'action des révulsifs répétés; les antinévralgiques ont souvent peu d'effet.

Ce point de côté des tuberculeux est parfois calmé par l'hydrothérapie locale, suivant la méthode de Priessnitz, ou par l'emploi de compresses échauffantes composées d'une serviette mouillée que l'on recouvre d'une lame de taffetas gommé, le tout étant maintenu par un bandage de corps. Il est encore justiciable d'une multitude de révulsifs locaux dont nous ferons ultérieurement l'énumération.

Enfin il peut être nécessaire d'avoir recours aux injections de morphine ou de pantopon.

C'est surtout de ces calmants répétés que sont justiciables les souffrances du *cancer du poumon et de la plèvre.* On observe dans ces cas des douleurs très aiguës persistantes, irradiant aux épaules et à tout le membre supérieur, s'étendant à la base de la poitrine.

De Brun (de Beyrouth) a décrit un point épigastrique chez les *emphysémateux.* Cette douleur s'irradie vers la région dorsale inférieure; elle est permanente et exagérée par la pression. Elle serait en rapport avec la dilatation du cœur droit et s'observerait également dans les affections mitrales au début de l'asystolie.

Dans ce cas, il faudrait prescrire la morphine et les iodures.

Le *kyste hydatique* du poumon ne s'accompagne pas, en général, d'une douleur très vive; celle-ci peut ressembler au point de côté de la pleurésie; elle est parfois persistante, s'irradiant à l'épaule, au cou, à la base du thorax.

II. — MÉDICATIONS DE LA DOULEUR.

La médication de la douleur dans les affections de l'appareil respiratoire ne diffère que par des particularités tenant à la disposition des organes et des appareils de la médication antidouloureuse générale. Elle se compose de méthodes locales, agissant principalement par le mécanisme de la révulsion, et de méthodes générales analgésiques ou hypnotiques.

Nous insisterons plus particulièrement sur les premières : les secondes, qui s'adressent en fait au système nerveux, ne présentant guère de modalités spéciales en rapport avec leur application au traitement des affections de l'appareil respiratoire.

Médications externes.

Les médications externes peuvent faire disparaître la douleur en déterminant une dérivation sanguine, mécaniquement et surtout par voie réflexe, en produisant une révulsion, ou bien par leurs propriétés sédatives.

Dérivatifs. — La médication dérivative, qui a pour but de modifier les organes profonds en produisant une congestion cutanée plus ou moins intense, ou une déplétion sanguine des réseaux vasculaires superficiels, comprend les *ventouses sèches,* les *ventouses scarifiées,* les *sangsues.*

Nous avons précédemment vu que ces procédés thérapeutiques

sont appliqués avec avantage pour combattre la dyspnée ; ils agissent également contre l'élément douleur.

L'application de **ventouses sèches** calme bien le point de côté. On détermine, au niveau des régions cutanées, un afflux de sang qui décongestionne les parties profondes. Ce transport de sang, même celui que peuvent produire un grand nombre de ventouses sèches, n'est toutefois pas suffisant pour expliquer leur heureux effet ; il est probable qu'il faut faire intervenir des actions réflexes qui rendent compte du soulagement très réel qui suit l'application de ventouses sèches au niveau du côté douloureux. On peut renouveler ce procédé inoffensif à plusieurs reprises, si la douleur n'a pas complètement disparu.

En cas de douleur vive, n'ayant pas cédé aux ventouses sèches, on peut recourir aux **ventouses scarifiées**.

Celles-ci donnent lieu à une dérivation plus énergique. La scarification se fait avec le bistouri ou le rasoir, ou à l'aide d'un instrument à plusieurs lames se déclanchant par pression sur un bouton, le scarificateur. On scarifie sur la zone cutanée où l'on vient d'appliquer une ventouse sèche, puis l'on ventouse de nouveau. Le sang vient remplir la ventouse. La quantité de sang, fournie par une ventouse scarifiée, est très variable ; une scarification bien faite peut remplir presque complètement la ventouse et atteindre jusqu'à 15 à 20 grammes de sang.

Les **sangsues**, dont l'usage était si répandu autrefois, sont aujourd'hui bien abandonnées, en raison surtout de la répugnance des malades, car elles constituent un bon moyen de soustraire du sang.

Une sangsue de taille moyenne enlève 5 grammes de sang environ ; mais, quand on la retire, la petite plaie qu'elle laisse continue encore à saigner, et il s'écoule encore une dizaine de grammes de sang, et, dans certains cas, il peut se faire un écoulement de sang encore plus considérable.

P.-Em. Weil et Boyé ont montré, en effet, que l'application de sangsues créait une véritable hémophilie locale par résorption de substances anticoagulantes ; elles peuvent donc être indiquées lorsque l'on désire produire une plus forte dérivation que celle qui pourrait suivre les ventouses scarifiées.

Révulsifs. — Il existe toute une gamme de révulsifs qui sont, d'après l'intensité d'action, la *teinture d'iode*, le *sinapisme*, le *thapsia*, l'*huile de croton*, les *pointes de feu*, le *vésicatoire*.

Nous ne citons le *thapsia* et l'*huile de croton* que pour mémoire, ces révulsifs n'étant plus guère utilisés par le médecin en raison des éruptions qui en sont la conséquence, souvent pénibles, hors de proportion avec l'effet désiré, et exposant en outre à des accidents infectieux.

La **teinture d'iode** est certainement le révulsif le plus employé. C'est un traitement banal que le malade applique souvent lui-même, lorsqu'il souffre du côté.

La teinture d'iode du Codex de 1908 est au 1/10e et préparée avec l'alcool à 95°, au lieu d'être au 1/13e avec l'alcool à 90°, comme le formulait l'ancien Codex.

La teinture d'iode qui est usitée actuellement est donc plus active que l'ancienne, c'est un point qu'il ne faut pas oublier, sans l'exagérer toutefois.

D'ailleurs, l'ancienne teinture d'iode n'était pas toujours absolument inoffensive. Jules Simon a signalé la production d'albuminurie chez l'enfant après son application. Il faut donc être réservé dans son emploi lorsque le malade est atteint de néphrite. D'autre part, chez certains individus, il existe une susceptibilité particulière, et l'application de teinture d'iode s'accompagne de vive cuisson, d'érythème et de desquamation intense.

Ces phénomènes peuvent tenir d'autre part à ce que, dans une teinture d'iode ancienne, il se forme peu à peu de l'acide iodhydrique fort irritant. Il faut donc employer la teinture d'iode fraîche.

Si l'application de cette préparation était suivie d'une cuisson trop vive, on pourrait neutraliser ces effets par l'application d'un cataplasme d'amidon, l'iode se transformant en iodure d'amidon inactif.

Le badigeonnage iodé de la peau produit un afflux de globules blancs dans l'épaisseur du derme, la peau est tuméfiée, l'épiderme desquame trois ou quatre jours après.

Malgré les réserves que nous formulions ci-dessus au sujet de l'innocuité absolue de la teinture d'iode, il est certain que c'est un excellent révulsif qui calme bien le point de côté et présente l'avantage de pouvoir être renouvelé plusieurs fois, ce qui est particulièrement utile chez les tuberculeux.

On peut renforcer son action, en lui adjoignant le gaïacol, suivant la formule suivante :

> Teinture d'iode............................ 30 grammes.
> Gaïacol synthétique.................... 3 à 6   —

La teinture d'iode en nature est d'un emploi plus commode que les papiers iodogènes.

Le **sinapisme** jouit, comme la teinture d'iode, d'une grande réputation dans la médecine populaire, sous forme de cataplasme sinapisé, ou plus simplement de papier sinapisé dont l'imbibition par l'eau suffit à développer les propriétés irritantes.

Les propriétés du sinapisme sont dues à la mise en liberté d'essence d'allyle par réaction d'un ferment, la myrosine, sur le myronate de potasse. Cette réaction se fait en présence de l'eau. On emploie de la farine de semences de moutarde qui contient la myrosine.

Le ferment étant précipité par l'alcool, les acides, une température supérieure à 40° le détruisant, il faut donc se servir uniquement d'eau froide pour humecter la farine de moutarde ou le sinapisme.

Pour préparer un cataplasme de farine de moutarde, on délaye environ 200 grammes de farine dans une très petite quantité d'eau froide. On étend cette bouillie sur une gaze ou un linge fin et on l'applique sur la peau pendant cinq à six minutes environ.

Le papier sinapisé s'emploie de même, simplement humecté par l'eau. Il produit les mêmes effets que le sinapisme, et son emploi plus commode le fait préférer au cataplasme de farine de moutarde dont l'usage est beaucoup plus restreint.

Dans les affections thoraciques, le sinapisme est surtout à employer contre les douleurs aiguës, intenses, mais temporaires, son application ne pouvant guère être répétée à brève échéance.

L'application du sinapisme s'accompagne de rougeur de la peau, d'une douleur vive et brûlante augmentant pendant une dizaine de minutes, puis diminuant. Après quinze minutes d'application, il peut se produire des bulles. Si l'on prolongeait la durée d'application du sinapisme, la peau pourrait se sphacéler.

Il faut donc surveiller son emploi, en particulier lorsqu'on le recommande chez des sujets prostrés.

Le **cataplasme sinapisé** est un cataplasme de farine de lin saupoudré de farine de moutarde. C'est un révulsif très employé dans le traitement des maladies de l'enfance. Cependant il ne faut pas trop en abuser, en raison de la facilité avec laquelle s'infecte la peau d'un petit enfant, lorsqu'elle est irritée. Le Pr Hutinel n'emploie plus de révulsifs : teinture d'iode, cataplasmes sinapisés, chez les petits enfants.

Les **pointes de feu** trouvent leur indication pour calmer un point de côté très rebelle tel que celui des tuberculeux qui aura résisté aux autres révulsifs. La trace cutanée que laisse une application de pointes de feu est un inconvénient qui, dans certains cas, en fait éviter l'usage, lorsque l'on peut employer un autre moyen. D'autre part, la facilité d'application, et surtout de répétition de ce procédé, justifie la fréquence de son emploi.

Le **vésicatoire** a joui autrefois, on le sait, d'une grande faveur. Il a maintenant une détestable réputation qui est certainement, en grande partie, méritée.

En dehors de son action fâcheuse sur le rein et sur la vessie qui paraît bien établie, malgré les essais récents de Lancereaux, qui a traité des néphrites par la cantharidine, il offre, en outre, l'inconvénient sérieux de produire une altération des téguments qui peut être le point de départ d'infection cutanée facile chez un sujet déjà débilité par la maladie. C'est pourquoi nous avons rejeté cet agent lorsque nous avons étudié le traitement de la dyspnée.

Mais nous croyons, cependant, que, dans certaines douleurs tenaces, comme le sont les points de côté des tuberculeux, on peut l'utiliser en prenant certaines précautions, en appliquant un vésicatoire de dimensions restreintes et en le saupoudrant de camphre s'il y a quelque crainte pour le rein, et surtout en pansant proprement les lésions cutanées produites par la vésication.

Dans ces conditions, le vésicatoire calme bien les points de côté rebelles des tuberculeux.

L'ammoniaque entre dans la composition du *baume opodeldoch*, que l'on emploie en frictions, en raison de son action rubéfiante.

L'essence de térébenthine peut être prescrite en frictions avec précautions, de crainte d'irritation de la peau, ou en applications sur le tégument. On la verse sur une compresse que l'on exprime ensuite. On la recouvre de taffetas gommé et on la laisse en place une dizaine de minutes. Après une période de chaleur et de cuisson, se manifeste la sédation des phénomènes douloureux.

L'eau chaude, sous forme de compresses humides chaudes, en application permanente, calme assez bien la douleur, soit en applications localisées sur le larynx, sur le devant de la poitrine, soit encore en enveloppement complet du thorax.

Analgésiques et sédatifs locaux. — Un certain nombre des agents que l'on emploie en applications ou en pulvérisations locales ont une action analgésique et révulsive à la fois.

C'est ainsi qu'agissent les pulvérisations d'**éther** ou de **chlorure d'éthyle**.

La compresse de **chloroforme**, appliquée sur la région douloureuse et recouverte de taffetas gommé, détermine une sensation de brûlure intense, temporaire, et bientôt suivie de la sédation de la douleur. On ne doit la laisser qu'un temps assez court.

Le **menthol**, outre son action analgésique locale, produit, au contraire, une sensation de fraîcheur agréable. On l'emploie, d'ordinaire, incorporé à une pommade.

Le **salicylate de méthyle** peut être utilisé pur en badigeonnages ou dans une pommade. Son odeur incommode assez souvent le malade. On peut le remplacer, dans ces cas, par l'**ulmarène**, qui offre l'avantage de ne pas avoir d'odeur.

On a accusé le **gaïacol**, appliqué en badigeonnages sur la peau, de provoquer des accidents. On observerait chez les tuberculeux une chute brusque de la température avec collapsus, une réascension thermique ultérieure avec frissons et sueurs profuses. Nous employons ce médicament d'une manière habituelle pour calmer le point de côté des tuberculeux, et nous n'avons jamais observé d'effet fâcheux.

La **jusquiame**, la **belladone**, le **laudanum** sont utilisés, soit en pommades, soit en liniments, appliqués en onctions sur la peau.

Le **baume tranquille** est de l'huile de jusquiame composée. Il est préparé avec un grand nombre de feuilles à propriétés sédatives, entre autres des feuilles de belladone, de pavot, etc.

On peut encore prescrire des liniments ayant pour véhicule l'huile d'amandes douces et contenant du laudanum, du chloroforme, des extraits de belladone, de jusquiame.

L'action de ces substances n'est pas très énergique; elle est cependant réelle et offre l'avantage de ménager la peau, ce qui doit entrer en ligne de compte lorsqu'il s'agit de points de côté rebelles pour lesquels une révulsion trop répétée serait irritante pour le tégument.

Médications internes.

On peut avoir recours, d'autre part, aux médicaments qui, administrés à l'intérieur, calment la douleur, soit aux sédatifs du système nerveux, soit aux antinévralgiques, soit aux hypnotiques.

L'**opium** doit être utilisé sous toutes ses formes, ainsi que ses alcaloïdes et dérivés : **morphine, codéine, dionine, héroïne.** Ces médicaments peuvent être administrés en potion ; mais, lorsqu'il est nécessaire d'obtenir une action rapide et intense, il est préférable d'utiliser la voie hypodermique. Les *injections* de *morphine*, de *pantopon*, de *dionine*, d'*héroïne*, peuvent être nécessaires pour calmer des points de côté tenaces, comme ceux des cancéreux et des tuberculeux. Le pantopon, moins euphorique et plus somnifère que la morphine, entraîne moins l'accoutumance.

La **belladone**, la **jusquiame**, les **bromures** sont également indiqués, mais avec une efficacité moindre.

Cette médication calmante de la douleur agit de manières diverses. Elle s'applique, dans certains cas, à la cause provocatrice : faire disparaître la toux par exemple. On agit indirectement en provoquant le sommeil.

On peut, d'autre part, s'attaquer à la douleur elle-même, en influençant les réactions nerveuses par le moyen des *analgésiques* ou des divers *antinévralgiques*. Ce sont des médicaments synthétiques dont le nombre s'accroît tous les jours.

Parmi les plus employés, il faut citer, tout d'abord, l'**antipyrine** ou **analgésine**, qui diminue l'excitabilité réflexe et la sensibilité douloureuse.

On peut en donner de 4 à 5 grammes dans les vingt-quatre heures à doses fractionnées. Il nous semble, en général, préférable de ne pas dépasser la dose de 1 à 2 grammes.

Elle présente l'inconvénient, qu'elle partage, du reste, avec la plupart des antinévralgiques, de provoquer des sueurs profuses, en même temps que la température s'abaisse. Il faut donc, chez les tuberculeux fébricitants, ne donner les antinévralgiques qu'à dose modérée.

Associée au chloral, l'antipyrine forme l'**hypnal,** excellent hypnotique pour l'insomnie douloureuse.

La **phénacétine** peut être donnée à la dose de 0gr,50.

L'**aspirine** et le **pyramidon** sont très employés. Du premier de ces médicaments, on prescrira de 1 à 4 grammes ; pour le deuxième, il convient de donner des doses plus faibles : de 0gr,30 à 0gr,50.

On donnera, dans certains cas, avec avantage, le *salicylate de soude*, le *salicylate de quinine*, le *salophène*, le *citrophène*. Il existe, d'ailleurs, d'autres produits équivalents que nous ne pourrions tous énumérer.

Parmi ces médicaments, les uns très efficaces pour certaines variétés de douleurs, ne le sont pas du tout pour d'autres, et cela est surtout en rapport avec les susceptibilités individuelles.

La plupart calment bien la céphalée, mais ont beaucoup moins d'influence sur les douleurs névralgiques ou inflammatoires, et en particulier sur la pleurodynie.

D'une manière générale, il convient de fractionner les doses de ces médicaments analgésiques ; il peut être nécessaire d'en essayer plusieurs avant d'obtenir un effet utile, les malades présentant une sensibilité très variable à cet égard. Un malade sera calmé par le pyramidon, auquel l'aspirine n'apportera aucun soulagement. D'autres réagissent, au contraire, mieux au salicylate ou au salophène.

On a souvent avantage à associer plusieurs antinévralgiques à petites doses, en les unissant au sulfate de quinine (0gr,25 à 0gr,50). Cet effet heureux de l'association de plusieurs antinévral-

giques fait le succès d'un grand nombre de spécialités pharmaceutiques.

De ces méthodes d'importance inégale, il nous faut retenir surtout,
pour calmer les douleurs des affections respiratoires, d'abord la
révulsion sous toutes ses formes, et dans les cas où elles se montrent
plus particulièrement intenses, l'emploi de l'opium et de ses alcaloïdes, spécialement des injections sous-cutanées d'opium injectable
ou de morphine ; enfin, éventuellement, l'administration des hypnotiques généraux qui apaisent la douleur en amenant le sommeil.

MÉDICATIONS SYMPTOMATIQUES
EN GYNÉCOLOGIE

PAR

le Dʳ A. SIREDEY,   et   le Dʳ H. LEMAIRE,
Médecin de l'hôpital Saint-Antoine.   Chef de laboratoire à l'hôpital Saint-Antoine.

I

La Gynécologie, pendant longtemps, fut réservée exclusivement aux médecins, car l'excessive vulnérabilité du péritoine en éloignait les chirurgiens. C'était le temps où l'on s'efforçait d'appliquer toutes les ressources de la pharmacologie au traitement des métrites, des dysménorrhées, des affections annexielles et même des corps fibreux ; les insuccès, à peu près continuels, de cette thérapeutique avaient déjà lassé les médecins, quand les merveilleuses découvertes de Pasteur amenèrent la gynécologie entre les mains des chirurgiens et des accoucheurs. On les vit, la curette ou le bistouri à la main, attaquer les métrites, les tumeurs, les suppurations pelviennes, au grand bénéfice des malades atteintes d'affections graves que, depuis trop longtemps, la médecine n'arrivait pas à guérir, et qu'elle soulageait à peine. Il s'en faut cependant que l'intervention chirurgicale résume toute la thérapeutique gynécologique.

Même au cours des affections chirurgicales les mieux caractérisées, dans l'évolution des infections génitales, comme dans celle des tumeurs, dans les suites opératoires et dans la convalescence de la plupart des maladies utéro-ovariennes, la thérapeutique médicale peut rendre de signalés services. De plus, les nombreux troubles fonctionnels ou dystrophiques, que l'on observe au moment de la ménopause, les complications qui surviennent dans l'appareil génital sous l'influence des maladies générales, enfin le retentissement des affections utéro-ovariennes sur les divers appareils de l'économie, relèvent exclusivement de la médecine.

Il ne saurait donc exister, dans la pratique gynécologique, un antagonisme entre le médecin et le chirurgien, car nulle part leur collaboration ne s'impose de façon plus étroite, et elle est souvent indispensable pour assurer la guérison des malades.

A des indications aussi étendues correspond une thérapeutique extrèmement complexe qui doit mettre en œuvre les médications les plus variées. Tantôt elle se réduit à des essais de traitement local, tantôt elle s'attaque à la cause même de la maladie ; dans nombre de cas elle ne vise que l'atténuation d'un symptôme dont l'exagération momentanée constitue une complication redoutable.

Tour à tour *pathogénique* ou *symptomatique*, elle échappe à toute classification précise. Envisagée même au point de vue purement symptomatique, elle ne comporte pas une formule exclusive, car des procédés très différents peuvent être employés pour calmer des douleurs ou pour arrêter des hémorragies.

Il arrivera même souvent qu'un traitement unique exercera une action décisive à la fois sur les souffrances et sur les pertes de sang. Des douleurs et des hémorragies, qui dépendent d'une altération des annexes, disparaîtront sous l'influence exclusive du *repos* ou de *l'opothérapie*. S'il existe des *rétentions placentaires*, on n'arrêtera le sang qu'en enlevant les débris de placenta et de membranes à l'aide du doigt ou de la curette, toute médication pharmaceutique ne pouvant être que dangereuse. Il en est de même lorsqu'on est en présence de certaines lésions de la muqueuse utérine, *polypes*, *villosités*, *adénomes* ; les hémorragies ne céderont que sous l'influence d'un curettage ou de cautérisations répétées. De plus l'opothérapie, qui, dans certaines conditions, *stimulera* une menstruation défaillante et augmentera les pertes de sang, constituera parfois un *agent hémostatique* de premier ordre.

Aussi serait-il malaisé de baser uniquement sur leur nature, ou sur leurs propriétés physiologiques, l'étude des médications utilisées en gynécologie, sans exposer d'abord les indications qui en fixent le choix.

II

Les symptômes auxquels donnent lieu les affections génitales de la femme ne sont ni nombreux, ni variés ; mais il n'en est pas de même de leurs causes, et c'est à elles qu'il faut remonter si l'on veut instituer une thérapeutique rationnelle.

Les douleurs, les pertes de sang, la leucorrhée constituent une triade symptomatique qui caractérise d'une façon banale l'état de souffrance de l'appareil génital : on la retrouve avec des nuances diverses dans la plupart des affections génitales, depuis la simple congestion utéro-ovarienne primitive ou consécutive à quelque maladie générale, jusqu'aux métrites, aux fibro-myomes et même au cancer. Or, les congestions de l'appareil génital sont dues à de simples troubles fonctionnels qui sont justiciables, avant tout, d'un *traitement général*, tandis que les métrites et les tumeurs réclameront un *traitement local*; et cependant, dans nombre de cas, les accidents des métrites et des fibromes seront manifestement atténués par des soins généraux qui agiront sur la circulation locale ou générale.

Nulle part l'action de la thérapeutique médicale ne s'exerce de façon plus complète et plus efficace que dans *les divers troubles qui accompagnent l'évolution physiologique ou pathologique de la puberté et de la ménopause.*

Même dans les conditions normales, il n'est pas rare que le médecin ait à intervenir dès la période prépubère, ou au début de la puberté, pour remédier à des accidents locaux d'intensité variable. Nombre de fillettes présentent à cet âge des déviations du squelette, des désordres de l'appareil circulatoire, des altérations du sang : chlorose, anémie, avec insuffisance globulaire, retard de la coagulation, tendance aux hémorragies ou même à l'hémophilie, des troubles digestifs avec atonie gastro-intestinale et constipation, une irritabilité plus ou moins marquée du système nerveux, le tout coïncidant quelquefois avec une instauration laborieuse, pénible ou même franchement douloureuse, de la menstruation. Rien ne montre mieux le lien qui unit les divers appareils de l'organisme, et si la sollicitude du médecin ne doit négliger aucun des organes qui sont en souffrance, il ne faut pas oublier que l'appareil génital tient souvent ici la première place et qu'il suffit parfois d'en faciliter le fonctionnement pour rétablir l'équilibre de l'organisme.

D'autre part, le développement régulier de l'appareil génital dépend dans une large mesure de la santé générale, et en particulier du fonctionnement normal des glandes vasculaires sanguines : *corps thyroïde, hypophyse, capsules surrénales* dont l'action régulatrice exerce une influence si marquée *sur l'évolution des glandes génitales.*

Aussi la préparation de la puberté consiste-t-elle dans une surveillance attentive des divers appareils de l'économie dont on s'efforcera de saisir et de prévenir les moindres défaillances.

Les mêmes réflexions s'appliquent à la ménopause : la suppression de l'ovulation, la régression progressive des ovaires et de l'utérus s'accompliront d'autant plus aisément que l'appareil régulateur et les divers émonctoires fonctionneront de façon régulière, et faciliteront l'élimination des toxines dues à l'*instabilité* ou à l'*insuffisance momentanée des glandes vasculaires sanguines.* Ici comme à l'époque de la puberté, on devra s'efforcer de faire de la médecine préventive, de maintenir l'économie en équilibre au moyen d'une bonne hygiène et d'une thérapeutique appropriée.

On comprend que, même au cours de la puberté et de la ménopause physiologiques, le médecin soit obligé, plus d'une fois, de recourir à divers médicaments : *préparations phosphatées, arsenicales, ferrugineuses*, sans compter la *kinésithérapie*, pour stimuler le développement des jeunes filles ; *préparations alcalines, diurétiques, toni-cardiaques* pour les femmes arrivées à la ménopause.

De plus, dès que l'on a saisi des signes indiquant la défaillance des glandes endocrines, il convient d'instituer un *traitement opothérapique*, le plus souvent *thyro-ovarien*, parfois exclusivement *thyroïdien*, ou mixte, avec adjonction de poudre d'*hypophyse* ou de *glande surrénale*, selon les circonstances.

Il serait impossible de formuler, de façon précise, les détails de ces divers traitements dont les doses et la durée sont subordonnées aux circonstances.

A l'état pathologique, la thérapeutique devient forcément plus active : les retards de la puberté, les irrégularités menstruelles et la dysménorrhée réclament à la fois une surveillance plus attentive et des soins plus efficaces, plus prolongés. L'opothérapie est plus formellement indiquée que lorsqu'elle est employée comme un simple moyen préventif. Elle réclame souvent l'adjonction d'éléments autres que ceux provenant des glandes endocrines : le *sérum sanguin* combattra de façon avantageuse certaines hémorragies, et on pourra en alterner l'emploi avec celui de *médications recalcifiantes*, ou de divers *toniques*. Chez les jeunes filles dont les digestions sont défectueuses, qui ont de la tendance à la cholémie, à la cholestérinémie, on sera conduit à modifier le *régime alimentaire* et à prescrire des *alcalins*, diverses *cures thermales*, la *vie au grand air*, etc.

A l'époque de la ménopause, l'*opothérapie thyroïdienne* ou *thyro-ovarienne* conviendra encore le plus souvent pour faire disparaître certaines poussées de congestion utéro-ovarienne, des hémorragies fréquentes à cet âge, et plus souvent encore pour calmer les bouffées de chaleur, les phénomènes d'éréthisme cardio-vasculaire qui accompagnent si souvent la ménopause. Mais ici encore, on ne saurait se désintéresser du traitement général : *diurétiques, cures thermales, médicaments hypotenseurs*, variant avec les circonstances.

Les congestions génitales liées à des affections cardiaques, hépatiques ou rénales, réclament le traitement de ces diverses maladies : le repos, quelques doses de *digitale* ou de *digitaline*, le *régime lacté ou lacto-végétarien* auront plus d'effet sur les métrorragies ou les poussées congestives des cardiaques et des cardio-rénales que les soins locaux les plus assidus.

De même, les lithiasiques, les malades atteintes de congestion hépatique ou de cirrhose au début, verront les congestions et les métrorragies, qui compliquent quelquefois ces états, s'améliorer sous l'influence d'une *cure alcaline* et d'un *traitement hygiénique très rigoureux*.

Chez beaucoup de névropathes, les désordres de l'appareil génital bénéficieront d'une *cure d'air et de repos*, ainsi que de toutes les médications qui ramèneront un peu de calme dans le système nerveux. Ces indications sont d'ailleurs confirmées par les excellents effets que produisent ces régimes et ces médications dans le traitement de la dysménorrhée, par exemple, et dans celui de la stérilité. La surveillance des fonctions intestinales, l'usage des *laxatifs*, des *alcalins* à faibles doses, qui facilitent les digestions, régularisent les processus d'assimilation et font disparaître les phénomènes d'auto-intoxication, exercent généralement une action favorable sur la menstruation et atténuent les douleurs. Sous leur influence, il n'est pas rare d'observer la conception chez les femmes qui sont restées longtemps stériles.

Les troubles fonctionnels ne sont pas seuls justiciables d'une thérapeutique médicale; celle-ci trouve son utilité, même en présence d'altérations réelles de certains organes.

L'eczéma de la vulve, l'herpès que l'on rencontre à tout âge, le prurit vulvaire, relèvent, le plus souvent, de perturbations de la santé générale : intoxications alimentaires, infections gastro-intestinales, diabète, troubles nerveux, etc. Ils réclament, avant tout, un *régime sévère* et des *médications appropriées*, qui ont parfois plus d'importance que le traitement local.

Les métrites sont dues exclusivement à des infections locales; le repos, des injections, divers pansements vaginaux résument habituellement leur thérapeutique. Quelquefois, cependant, il sera utile d'y joindre des *calmants* et, plus tard, des *cures thermales*.

Il en sera de même dans le traitement des annexites : le repos, la glace, des applications chaudes locales prolongées, accompagnées d'onctions calmantes, contribuent beaucoup à apaiser les douleurs.

Dans les formes chroniques, on observe maintes fois les bons effets des cures thermales, en même temps que la convalescence exige une surveillance médicale destinée à assurer le bon fonctionnement des divers appareils.

L'emploi des sérums, de divers toniques, sera parfois très utile pour soutenir les forces des malades, en attendant une opération.

Plus tard la convalescence des opérées, dont se désintéressent trop facilement les chirurgiens, ne saurait être trop recommandée à la sollicitude du médecin.

Lorsqu'une intervention chirurgicale a porté sur les ovaires, on ne doit pas oublier qu'elle est de nature à rompre, pendant un temps plus ou moins long, l'équilibre de l'organisme. Les bouffées de chaleur, les vertiges exigent un *traitement opothérapique* bien conduit, où les préparations thyroïdiennes devront presque toujours être ajoutées aux extraits ovariens. Il faudra, en outre, stimuler les divers émonctoires, faciliter l'élimination des substances toxiques qui, pendant quelque temps, ont une tendance à s'accumuler dans le sang après la suppression des fonctions ovariennes. Des *cures d'air, d'altitude*, seront le plus souvent favorables; on y joindra très avantageusement l'usage des eaux d'*Evian*, de *Vittel*, de *Martigny*, en dehors des repas, pour faciliter la diurèse.

A côté de ces diverses maladies relevant, avant tout, d'une infection locale, il ne faut pas oublier les déterminations encore mal connues de la syphilis sur les organes génitaux de la femme. On a vu des hémorragies assez rebelles, coïncidant avec de gros utérus d'apparence fibromateuse, ou des ovaires durs et scléreux, disparaître complètement sous l'influence d'un *traitement spécifique* motivé par l'apparition intercurrente de quelque lésion tertiaire de la peau ou des os. Aussi est-ce une médication qui devra être tentée dans certaines circonstances.

Il n'est pas jusqu'aux tumeurs qui ne soient appelées à bénéficier d'un traitement médical. S'il n'existe pas de médicament qui puisse dissoudre ces tumeurs, comme le désirent ingénument les malades, on peut atténuer par des soins attentifs les accidents auxquels donnent lieu ces tumeurs et quelquefois en ralentir le développement, en mettant les femmes à l'abri de tout ce qui est de nature à provoquer des poussées congestives. Le *régime alimentaire*, le *genre de vie*, l'emploi prolongé de certains médicaments tels que l'*hamamelis*, l'*hydrastis*, le *viburnum*, un usage plus discret du *seigle ergoté* et de ses dérivés, exercent réellement une action bienfaisante sur l'évolution des fibromes et diminuent les ménorragies qui en constituent la principale complication. Les *cures salines* agissent souvent dans le même sens, et, de plus, elles relèvent la santé générale, affaiblie par des pertes de sang prolongées.

D'ailleurs, de nouvelles méthodes thérapeutiques, en dehors des médications, méritent d'être signalées, car elles tendent à prendre une place de plus en plus importante dans le traitement des fibromes : ce sont la *radiothérapie* et la *radiumthérapie*. On les a utilisées séparément et conjointement : dans ce dernier cas, leur action est plus rapide. De récents travaux (A. Béclère, Lacassagne) ont montré que la radiothérapie n'exerce pas seulement, comme on l'a dit, son action sur les ovaires, qu'elle stérilise. Elle agit manifestement sur les myomes eux-mêmes dont elle atrophie peu à peu les éléments et sur la muqueuse utérine (Bouchacourt).

Ces moyens offrent de nouvelles ressources aux médecins et aux malades.

D'effet nul dans les kystes de l'ovaire, la thérapeutique médicale reprend ses droits dans les affections cancéreuses, quand la chirurgie a épuisé son action ou lorsqu'elle refuse d'intervenir. Si ingrate que soit cette tâche, le médecin ne saurait s'y dérober. Après des essais d'application de *radium*, de *mésothorium*, qu'autorisent des recherches récentes, même en présence de récidives, il est encore légitime de recourir à l'*électro-sélénium*, à la *cuprase*, en injections intramusculaires. Bien que ces médicaments n'aient à leur actif aucun cas de guérison réelle, incontestable, prolongée et dûment constatée, ils provoquent souvent une amélioration passagère, accompagnée de relèvement des forces, qui a les plus heureux effets sur le moral des malades.

Il faut, en outre, combattre les hémorragies, les écoulements fétides, protéger les téguments contre les excoriations, les irritations produites par les liquides sanieux qui s'écoulent des voies génitales, stimuler la diurèse et les fonctions intestinales que compromettent souvent des phénomènes de compression, et surtout apaiser les souffrances qui constituent pour ces pauvres malades une véritable torture permanente.

Cette thérapeutique souvent décourageante comporte la mise en œuvre de médications extrêmement variées : hémostatiques locaux, tels que *la gélatine, le perchlorure de fer, injections antiseptiques et désodorisantes à base de thymol, de térébenthine, d'eau oxygénée, de permanganate de potasse*, etc., *les opiacés* sous toutes les formes, *le chloral, les bromures, les diurétiques, les laxatifs*, etc., auxquels s'ajouteront des pansements locaux motivés par les circonstances : tamponnements gélatinés, onctions locales avec pâte de zinc suivies de poudrages destinés à protéger la peau.

1. — LES TROUBLES DE LA MENSTRUATION.

TRAITEMENT DES HÉMORRAGIES UTÉRINES.

Les hémorragies utérines constituent un symptôme extrêmement fréquent au cours des diverses affections de l'appareil génital ; c'est également un phénomène banal que l'on observe aussi en dehors de toute lésion appréciable de l'utérus ou de ses annexes, sous l'influence des troubles de la circulation pelvienne, de la circulation générale ou d'altérations sanguines.

Ces hémorragies peuvent être, quelle que soit leur cause, l'objet d'un traitement capable de les atténuer, sinon de les arrêter. Ce traitement purement symptomatique ne fera généralement pas disparaître les hémorragies utérines, mais il permettra toujours de parer au danger immédiat, lorsque cet accident menacera par sa violence la vie de la malade. Ce traitement d'*urgence* devra, par la suite, se compléter d'un traitement *étiologique* qui visera la cause même de la perte de sang ; aussi est-ce cette cause qu'il importe de déterminer.

La plupart des hémorragies utérines sont rebelles à tout traitement symptomatique et ne disparaissent qu'avec la lésion qui les produit.

Traitement symptomatique. — *Repos au lit*. — La première chose à faire en présence d'une hémorragie grave, *c'est d'immobiliser la malade*. On doit l'étendre dans la position horizontale, la tête et les épaules un peu plus basses que le bassin, les cuisses maintenues fléchies à l'aide d'un coussin placé sous les creux poplités. Il est indispensable que la patiente repose sur un plan résistant, qu'elle ne se lève sous aucun prétexte, qu'elle évite tout mouvement et s'abstienne même de causer. On devra la laisser dans le repos le plus absolu. La température de la chambre ne devra pas dépasser 15°. L'alimentation de la malade se réduira à des boissons acidulées et glacées, du lait froid, du bouillon froid, des gelées de viande, quelques fruits acides bien mûrs. Ce repos s'impose pendant toute la durée de l'hémorragie ; il est prudent de ne permettre à la malade de ne se lever que deux ou trois jours après la disparition complète de l'écoulement sanguin, et elle ne reprendra son activité que progressivement.

Le séjour au lit suffit quelquefois pour arrêter une perte de sang, même quand celle-ci débute avec des allures inquiétantes.

Le plus souvent, on sera obligé d'y joindre un traitement interne ou un traitement local. C'est ce dernier qui doit inspirer le plus de confiance.

Il consiste principalement en injections chaudes.

Injections chaudes ou froides. — Les *injections chaudes* déjà préconisées par Sédillot, Trousseau, Max Runge furent mises en vogue par Emmet. Cet auteur avait vu la muqueuse utérine blanchir et la lumière du canal cervical se rétrécir sous l'action de l'eau chaude à 48°, 50°, 52°.

Mise en contact avec les muqueuses, l'eau très chaude provoque une contraction spasmodique des vaisseaux sanguins ; mais celle-ci est de courte durée et elle est bientôt suivie d'une réaction inverse tendant à l'hyperémie. Pour maintenir la vaso-constriction, il faut que l'action de l'eau chaude soit très prolongée et fréquemment renouvelée. Il est nécessaire, pour obtenir de bons résultats et éviter les inconvénients de la méthode, de prescrire six injections par vingt-quatre heures, chacune de six litres d'eau bouillie à 50°-52°. On évitera la brûlure de la vulve, en faisant une onction de vaseline sur les lèvres avant chaque injection, ou mieux encore en employant une canule à double courant qui empêchera le liquide de couler au contact de la muqueuse vulvaire.

Ces injections seront faites sur le lit, non à l'aide d'un appareil à propulsion, mais avec un simple récipient suspendu à 50 ou 60 centimètres au-dessus du plan du décubitus; la pression de l'eau sera ainsi régulière et modérée.

Chez les vierges, on pourra remplacer les injections vaginales par des irrigations rectales prolongées d'eau bouillie à 50°-55°, faites suivant la méthode conseillée par Reclus. Ce lavement pénétrera lentement; on interrompra l'entrée du liquide chaque fois que le besoin d'expulsion se fera vivement sentir. La malade doit résister et garder ce lavement une demi-heure environ.

La pratique de ces irrigations chaudes ainsi comprise donnera généralement de bons résultats : rapidement l'hémorragie s'atténuera, mais il faut savoir que, pour en prévenir le retour, il est bon de prolonger l'emploi de l'eau chaude assez longtemps et de ne diminuer que peu à peu le nombre des injections et la quantité du liquide injecté.

Nous ferons remarquer que l'eau chaude n'a pas une efficacité absolument constante dans toutes les hémorragies utérines. Elle n'a aucune action sur les vaisseaux sclérosés de quelques utérus hypertrophiés et surtout sur l'appareil vasculaire plus ou moins dégénéré des vieilles femmes.

Les injections froides, préconisées autrefois, trouvent, suivant Dalché, leurs indications chaque fois que l'eau chaude ne réussit pas. L'eau que l'on emploie est bouillie et refroidie à 15° et même au-dessous. La technique est la même que pour les injections chaudes. On complétera l'action de l'injection froide par l'application sur le ventre de compresses humides froides ou de sacs remplis de glace et séparés de la peau par une flanelle.

Si l'hémorragie utérine persiste malgré le traitement institué, on ne devra pas hésiter à faire un tamponnement vaginal simple ou gélatiné.

Tamponnement vaginal simple ou gélatiné. — Le tamponnement vaginal simple consiste à bourrer la cavité vaginale de tampons stérilisés de gaze ou d'ouate aussi serrés que possible. Cette obturation purement mécanique arrête une hémorragie, même très abondante : elle ne constitue qu'une mesure provisoire mais très précieuse, surtout quand il s'agit de transporter, de faire voyager une malade qui perd du sang.

Le tamponnement gélatiné est particulièrement efficace ; il doit être employé lorsque le tamponnement simple est insuffisant.

Après avoir fait une injection vaginale à l'eau bouillie tiède (35°-36°), on place sur le col et dans le vagin quelques tampons aseptisés de gaze ou d'ouate hydrophile bien imbibés d'une solution de gélatine à 5 ou 10 p. 100 :

> Eau distillée................................ 100 cent. cubes
> Chlorure de sodium..................... 0ᵍʳ,70
> Gélatine blanche.......................... 5 à 10 grammes.

Stériliser par des passages successifs à l'autoclave à 100°.

On a soin de ne pas tasser les tampons comme on le fait dans le tamponnement simple, le mélange du sang avec la gélatine étant nécessaire à la formation du caillot. Le tamponnement terminé, on couche la malade à plat, le siège relevé par un coussin un peu résistant. Ces tampons ne doivent pas être laissés en place plus de huit à dix heures. Aussitôt après les avoir enlevés, on pratique une petite injection avec un liquide antiseptique (solution phéniquée au 1/50) à une température ne dépassant pas 37°, puis on renouvelle le tamponnement, s'il y a lieu.

Injection vaginale de sérum gélatiné. — L'action coagulante de la gélatine, démontrée par P. Carnot, sera encore utilisée d'une autre manière. On peut, pour combattre une métrorragie grave et menaçante, en l'absence de toute instrumentation, faire une injection vaginale de sérum gélatiné.

Le sérum employé est du sérum physiologique contenant 10 p. 100 de gélatine. Il est rendu stérile, soit par un séjour à 110° à l'autoclave pendant dix minutes, soit, de préférence, par des passages successifs à l'étuve maintenue à 100°.

La quantité employée pour l'injection sera d'un demi-litre environ. On fait précéder l'injection de sérum gélatiné par une injection d'eau bouillie à 36°-37° pour enlever les caillots qui encombrent le vagin, et on a soin d'assurer l'écoulement complet du liquide en abaissant avec l'index la commissure vulvaire postérieure. L'injection de gélatine doit être faite dans le décubitus horizontal, le siège étant un peu surélevé par un coussin dur. On retire la canule avec précaution et on place à l'orifice vulvaire un épais tampon de ouate ordinaire bien serré que l'on maintient au moyen d'un bandage en T.

La gélatine provoque la formation d'un caillot vaginal que l'on ne devra pas laisser en place plus de huit à dix heures. On l'enlèvera à l'aide d'une injection chaude. Si l'hémorragie se reproduit, il sera nécessaire de recommencer l'injection vaginale de sérum gélatiné.

Ce traitement symptomatique, qui consiste simplement en repos absolu au lit, en injections chaudes prolongées et répétées, en tamponnement vaginal simple ou mieux gélatiné, en injections vaginales de sérum gélatiné, suffit, dans la plupart des cas, à enrayer une hémorragie utérine même grave. Il n'a de plus aucune contre-indication sérieuse. On pourra donc toujours l'appliquer avant de connaître la vraie cause de l'hémorragie.

Il n'en est pas de même du traitement interne à l'aide de divers médicaments vaso-constricteurs ou réputés hémostatiques; ceux-ci ont des indications et des contre-indications précises, suivant les causes des hémorragies utérines.

Traitement interne par les médicaments hémostatiques. — Nous donnerons ici quelques renseignements sur les médicaments dont nous conseillons l'emploi; sans parler de leurs indications, dont nous réserverons l'étude pour le chapitre du traitement étiologique.

Au premier rang de ces médicaments se placent le **seigle ergoté** et ses dérivés l'**ergotine**, l'**ergotinine**. Ils ont une action hémostatique efficace, mais ils présentent de sérieux inconvénients. En raison même de leur action sur la fibre musculaire de l'utérus, ils provoquent des contractions énergiques de cet organe qui se referme quelquefois, bien que sa cavité contienne des caillots, des débris placentaires ou déciduaux. Il en peut résulter de l'infection ou une persistance de l'hémorragie dont la tétanisation du col rend le traitement plus difficile. Il est donc absolument contre-indiqué d'y recourir quand on soupçonne une fausse-couche, suivie de rétention placentaire. Administrés par la voie gastrique, ces médicaments irritent rapidement l'estomac et l'intestin. Enfin leur usage prolongé peut amener l'oblitération des capillaires et provoquer des foyers de gangrène cutanée, surtout chez les sujets âgés ou prédisposés à la sclérose.

Nous prescrivons la **poudre d'ergot de seigle** à la dose de 5 ou de 10 centigrammes, associée ou non au sulfate de quinine, de 25 à 40 centigrammes, en donnant deux ou trois cachets dans les vingt-quatre heures.

        Ergot de seigle....................................... 0gr,10
        Sulfate de quinine............................ 0gr,25 à 0gr,50
Pour un cachet n° 12.

Bouilly avait coutume d'associer à l'ergot du *bromure de potassium* (50 centigrammes par jour).

L'ergotine, extrait aqueux de seigle ergoté repris par l'alcool, s'emploie par la voie gastrique ou par la voie hypodermique, à la dose de 50 centigrammes à 2 grammes par jour. On pourra y associer une préparation à base de noix vomique ou de digitale.

La digitale, en ralentissant la circulation, peut favoriser la formation du caillot et l'arrêt des hémorragies.

        Ergotine... 0gr,30
        Poudre de noix vomique............   cinq centigrammes.
Pour une pilule n° 10. Deux par jour.

        Ergotine................................... 1 à 3 grammes.
        Sirop de digitale...........................   60   —
        Infusé de roses de Provins.... Q. S. pour 180   —
Trois cuillerées à soupe par jour.

En injections hypodermiques, nous recommanderons soit l'ergotine Yvon, extrait fluide représentant son poids d'ergot, à la dose d'un demi à 3 centimètres cubes, soit une solution aqueuse au dixième d'ergotine Bonjean dont nous injecterons 1 à 5 centimètres cubes.

L'ergotinine, alcaloïde cristallisé de l'ergot, est un médicament très actif, mais d'une certaine toxicité dont l'emploi doit être surveillé. Il se prescrit à la dose d'un quart de milligramme, soit par la bouche, soit sous la peau, en renouvelant, s'il le faut, les doses deux ou trois fois par jour (de VIII à XX gouttes de la solution de Tanret par injection hypodermique).

Comme succédanés de l'ergot de seigle, on a préconisé l'**hamamelis virginica**, l'**hydrastis canadensis**, le **viburnum prunifolium**. Leur efficacité est inconstante, nette cependant chez certaines malades. Pour obtenir de bons effets de ces médicaments, il faut les prescrire par petites doses répétées cinq ou six fois par jour. On peut les associer entre eux et même les joindre à l'ergot de seigle et à ses dérivés, comme dans les formules suivantes :

        Teinture d'hydrastis........................ 5 grammes.
        —   de viburnum.......................   5   —
        —   d'hamamelis....................... 10   —
        Glycérine à 30°.............................. }
        Alcool à 90°................................. } āā 5 grammes.
En prendre de X à XV gouttes cinq fois par jour dans un peu d'eau sucrée.

        Extrait d'hydrastis........................... 0gr,05
          —   d'hamamelis......................... 0gr,05
        Ergot de seigle pulvérisé..................... 0gr,05
Pour une pilule nº 20.
En prendre six à huit par jour, une toutes les deux heures.

A l'hamamelis, à l'hydrastis, au viburnum, on a conseillé d'associer
un autre médicament synergique, le **gossypium herbaceum** dont
l'activité est vantée par certains auteurs :

        Extrait fluide d'hydrastis..................
          —   de viburnum................... ā 3 grammes.
          —   de gossypium..................
        Élixir de Garus............................. 100   —
                                                  (A. Robin.)
Cinq à six cuillerées à café par jour, une toutes les deux ou trois heures.

La **stypticine** est un hémostatique efficace dans certaines métrorragies ; on l'emploie à la dose de 20 centigrammes par jour, soit
en capsules de 5 centigrammes, soit en injections intramusculaires
d'une solution au 1/20e :

        Stypticine................................. 1 gramme.
        Eau distillée................... Q. S. pour 20 cent. cubes.
En injecter de 1 à 4 centimètres cubes par vingt-quatre heures dans les
cas de métrorragie profuse.

A ces divers médicaments, il convient d'ajouter le **chlorure de
calcium** fondu. Par les modifications qu'il exerce sur le plasma
sanguin, il semble de nature à combattre les hémorragies. Son
emploi est surtout indiqué dans les pertes prolongées qui s'accompagnent d'anémie, de tendances hémophiliques. On le prescrit par
voie gastrique à la dose de 2 à 4 grammes en vingt-quatre heures :

        Chlorure de calcium.................... 12 grammes.
        Teinture d'opium....................... 4   —
        Julep gommeux.............. Q. S. pour 250 cent. cubes.
De trois à quatre cuillerées à soupe par jour.

L'**opium** et son dérivé la **morphine** ont la même efficacité qu'ils
possèdent dans les autres hémorragies, par le calme qu'ils apportent dans l'organisme ; aussi peut-on avantageusement les associer
à tous les autres médicaments que nous venons de citer.

Enfin on emploiera encore, comme traitement interne, les injections hypodermiques de 2 à 20 centimètres cubes d'une solution de
gélatine de 1 p. 100 à 5 p. 100 *parfaitement stérilisée.*

Traitement étiologique. — Cette thérapeutique toute symptomatique, dont nous venons de tracer les grandes lignes, n'est en somme qu'un traitement d'urgence et d'attente.

Le but que l'on doit se proposer, c'est de rechercher la cause de l'hémorragie utérine et de la traiter.

Pour déterminer la cause d'une hémorragie génitale, il est tout d'abord nécessaire de rechercher si l'on est en présence de ménorragies ou de métrorragies. La *ménorragie* n'est que l'exagération du flux menstruel normal ; la *métrorragie* est une perte survenant en dehors des époques cataméniales. Cette distinction est d'un réel intérêt : si les diverses altérations de l'appareil génital peuvent donner lieu à l'une ou à l'autre forme d'hémorragie, les simples troubles de la circulation pelvienne en rapport avec des modifications de la santé générale se montrent à peu près exclusivement sous la forme ménorragique.

Malheureusement cette distinction entre les ménorragies et les métrorragies n'est pas toujours aisée : la menstruation survenant quelquefois à des intervalles variables et ayant une durée très inconstante.

Une autre notion dont il faut tenir le plus grand compte est celle de l'âge de la malade. Dans l'enfance, à l'époque de la puberté, chez la femme adulte, à l'époque de la ménopause et chez les vieilles femmes, les hypothèses concernant les causes de l'hémorragie sont différentes, ainsi que les médications que nous proposerons.

Hémorragies de l'enfance. — Quelques jours après la naissance, il n'est pas rare de constater chez les petites filles un léger écoulement de sang par la vulve. Ce phénomène n'a aucune importance. Il fait partie d'une *crise génitale* qui se traduit par différents signes atténués de la puberté : tuméfaction des glandes mammaires et sécrétion de colostrum, apparition d'un fin duvet cutané, sécrétion du *vernix caseosa* (Jacquet).

On observe quelquefois chez l'enfant une *menstruation précoce* qui ne coïncide pas avec l'apparition des signes extérieurs de la puberté. Cette menstruation est unique et ne mérite aucune attention.

Plus souvent avec la menstruation précoce surviennent, même en bas âge, toutes les apparences de la maturité. Les menstrues reviendront régulièrement ; il s'agit simplement d'une *puberté hâtive* : ce phénomène n'a souvent rien de pathologique et ne réclame aucun traitement.

Cependant on l'a observé chez des enfants atteints de diverses lésions des glandes vasculaires sanguines : tumeurs de l'ovaire, altérations thyroïdiennes ou surrénaliennes.

Les *fièvres éruptives*, accompagnées d'un syndrome hémorragique, peuvent se compliquer de métrorragies. Cet accident n'exige que rarement un traitement spécial.

Enfin, les *vulvites blennorragiques* des petites filles donnent lieu quelquefois à des écoulements de sang assez abondants (Comby) que l'on ne prendra pas pour des métrorragies. Ces hémorragies proviennent d'érosions vulvaires qui nécessitent des attouchements avec des solutions de sels d'argent : protargol à 1/20, nitrate d'argent à 1/50, ou d'acide picrique à 1/200.

Hémorragies de la puberté. — Les hémorragies utérines ne sont pas rares chez les jeunes filles. Ce sont essentiellement des *ménorragies* : elles sont le plus souvent en rapport avec de simples troubles fonctionnels qui relèvent de la santé générale. Certaines dépendent cependant de lésions de l'appareil génital.

La plupart du temps, un examen complet d'une jeune fille se plaignant de ménorragies ne restera pas infructueux. On trouvera le plus souvent un *rétrécissement mitral* jusque-là méconnu ou un *état hémophilique* dont l'hémorragie utérine est quelquefois la première manifestation.

Plus rarement on relèvera plusieurs signes d'une *insuffisance fonctionnelle de diverses glandes*. L'ovaire est souvent la première de ces glandes à manifester son insuffisance : il s'agit alors d'une *sclérose ovarienne dystrophique*. Mais la glande thyroïde, l'hypophyse peuvent ajouter leur insuffisance à celle de l'ovaire, et il existe des observations de *syndromes polyglandulaires* qui se traduisent par des ménorragies, chez la jeune fille.

Des infections chroniques comme l'*impaludisme* et l'*hérédo-syphilis* sont quelquefois la cause de ménorragies virginales.

Au cours d'*infections aiguës à forme hémorragique* (variole, scarlatine, purpuras, typhoïde), on a observé des métrorragies sans lésion génitale appréciable. Quelquefois les hémorragies surviennent plus tard et elles sont en rapport avec des altérations artérielles résultant de ces maladies infectieuses.

Enfin certaines *albuminuries*, certaines *altérations hépatiques* ont été incriminées.

Mais quelquefois, malgré un examen minutieux, il est impossible de constater le moindre trouble de la santé générale.

Il faut alors porter ses investigations vers l'appareil génital.

On doit tout d'abord ne pas perdre de vue qu'il existe chez des vierges des *métrites*, des *salpingo-ovarites*, analogues à celles des femmes mariées, d'origine le plus souvent blennorragique ; l'infection gonococcique a été accidentelle, elle s'est traduite tout d'abord par une vulvite, puis elle a envahi peu à peu, l'utérus, les trompes.

Il ne faut pas non plus oublier que l'utérus des vierges, même dans le jeune âge, n'est pas à l'abri des *tumeurs* qui sont plus communes à une époque plus avancée de la vie. Le *fibrome*, le *sarcome*, l'*épithélioma du col* ont été rencontrés chez des jeunes filles.

Le plus souvent, on ne trouve ni lésion inflammatoire utéro-annexielle ni tumeurs ; rien dans le passé génital n'attire l'attention. L'utérus cependant est augmenté de volume. Il s'agit alors de gros utérus présentant des lésions d'artérite chronique ; ces gros *utérus d'aspect angiomateux* provoquent des métrorragies persistantes.

D'autres fois le corps utérin a son volume normal : il saigne néanmoins et les hémorragies résistent à tout traitement. Un curettage explorateur nous a montré, dans une série de cas, qu'il s'agissait d'une lésion de la muqueuse utérine : les glandes ont subi la *transformation adénomateuse* et le chorion interglandulaire est plus ou moins densifié (adénome à stroma sarcomateux de Ménétrier).

Enfin, chez certaines jeunes filles ménorragiques, l'examen complet, y compris celui des organes génitaux ne donne aucun résultat positif : on ne trouve rien pour expliquer ces ménorragies récidivantes.

Dès les premières époques, l'écoulement sanguin a persisté six ou huit jours, parfois davantage, ou a présenté une abondance insolite sans dépasser la durée moyenne. Ce phénomène se reproduit à chaque époque ; il tend à augmenter ; il se complique même d'irrégularités menstruelles.

Ces jeunes filles sont de souche neuro-arthritique : leurs métrorragies revêtent souvent le caractère d'une tare familiale : la mère ou l'une des sœurs ayant été affectées de la même manière. Ce sont ces métrorragies que l'un de nous a décrites sous le nom de *ménorragies essentielles des jeunes filles*.

Traitement des hémorragies de la puberté. — Toutes ces formes cliniques des hémorragies utérines de la puberté sont naturellement justiciables du repos au lit, des irrigations chaudes et prolongées, rectales ou vaginales : mais chacune mérite un traitement particulier.

Les ménorragies du rétrécissement mitral sont le plus souvent un témoin de la décompensation dans l'équilibre circulatoire. Ainsi que les bronchites de la même sténose mitrale, elles nécessitent l'usage mensuel de la digitale.

On prescrira une fois tous les deux mois ou tous les mois, pendant plusieurs jours consécutifs, une préparation de digitale, soit sous la forme de pilules de Lancereaux :

Résine de scammonée............\
Poudre de scille.................} à cinq centigrammes.
Poudre de digitale.............../

Pour une pilule. F. s. a. 20.

à la dose de 3 par jour pendant une semaine, soit sous celle de digitaline à la dose quotidienne d'un tiers de milligramme pendant trois jours. On exercera cette action toni-cardiaque entre les périodes menstruelles qui seront rapidement raccourcies et régularisées.

Les ménorragies et métrorragies surviennent quelquefois chez des jeunes filles atteintes d'hémophilie, du type familial. Quand on aura posé avec certitude son diagnostic par le procédé de l'ecchymose provoquée, la recherche du temps de saignement et de la durée de la coagulation sanguine, il faudra appliquer l'un des traitements les plus réputés : on fera, soit, comme le conseille E. Weil, une injection sous-cutanée ou intraveineuse de sérum frais de cheval, à la dose de quelques centimètres cubes, soit des injections de peptone de Witte ainsi formulée :

Peptone de Witte........................... 5 grammes.
Chlorure de sodium........................ 0gr,50
Eau distillée................................. 100 grammes.

Faire une série de quatre injections sous-cutanées de 10 centimètres cubes à un ou deux jours d'intervalle.

Les ménorragies dues à une insuffisance ovarienne ou pluriglandulaire sont toujours améliorées par l'opothérapie. Même quand on ne constate que des signes d'insuffisance ovarienne, de sclérose dystrophique des ovaires, il est bon de ne pas s'en tenir simplement à la prescription de poudre d'ovaire ou de corps jaune. Les troubles dont se plaignent les malades, et surtout les métrorragies, sont beaucoup mieux améliorés par une *opothérapie associée, thyroïdienne* et *ovarienne*, quelquefois même *hypophysaire*.

On prescrira, par séries de quinze à vingt jours, en commençant une semaine environ après la fin des époques menstruelles, la prise quotidienne de 0,025 milligrammes à 0gr,10 d'extrait thyroïdien et de 0gr,20 ou 0gr,40 d'extrait ovarien. L'effet du traitement sera jugé le premier, ou au plus tard le second mois. Il sera quelquefois nécessaire de se contenter de doses très minimes de corps thyroïde (0,002 milligrammes à 0,005 milligrammes), surtout si la malade présente de légers phénomènes d'hyperthyroïdisation. Ces doses, d'ailleurs, ne peuvent être fixées que par tâtonnement ; cette médication exige une surveillance attentive, en raison de l'instabilité de la glande thyroïde. Certaines maladies sont améliorées par l'usage hebdomadaire d'une ou de deux doses d'extrait thyroïdien de 20 à 25 milligrammes.

On obtiendra d'ailleurs, dans ce dernier cas, de bons résultats avec l'extrait total d'hypophyse à la dose de 0gr,05 à 0gr,10. Outre l'opothérapie, il est bon, dans ces formes de ménorragies, d'appliquer simultanément d'autres méthodes de traitement. On conseillera un régime alimentaire d'où seront exclus tous les mets excitants, de même que tout ce qui pourrait entretenir la constipation. Toute fatigue sera interdite ; les efforts, les exercices violents, un travail trop assidu et trop prolongé. Par contre, la vie à la campagne, les jeux de plein air, une gymnastique méthodique, les bains salés, les frictions aromatiques seront d'une grande utilité pour stimuler la nutrition toujours ralentie de ces sujets. La gymnastique rationnelle qu'il y aura lieu de faire pratiquer s'inspirera des règles données par Stapfer. On ne devra faire exécuter que les exercices décongestionnants qui diminuent la tension dans les vaisseaux pelviens. Ils mettent surtout en œuvre les muscles de la région dorsale, ceux de la partie postérieure de la cuisse, et en particulier les abducteurs.

Les ménorragies, que l'histoire de la malade permettra d'attribuer à l'impaludisme, à la syphilis, à une albuminurie, à une lésion hépatique, réclament surtout un traitement général en rapport avec l'affection qui les provoque. Cependant, lorsqu'elles sont abondantes, elles peuvent exiger l'emploi des médications étudiées plus haut. En raison des altérations artérielles qui caractérisent souvent ces maladies chroniques, on évitera le seigle ergoté et ses dérivés.

Les métrorragies des fièvres à forme hémorragique ne sont qu'un des témoins de la gravité de la septicémie ; elles ne réclament qu'un traitement local dans leur forme grave. Les diverses médications hémostatiques n'auraient guère d'action sur elles.

Les tumeurs de l'utérus, les métrites, les salpingites, les gros utérus angiomateux et scléreux n'appartiennent pas en propre à la pathologie virginale : on ne les rencontre que très exceptionnellement chez des jeunes filles ; nous exposerons le traitement des métrorragies que ces affections provoquent dans le chapitre concernant les métrorragies de la femme mariée.

Par contre, deux types de métrorragies, qui ne relèvent pas en apparence d'une lésion inflammatoire ou néoplasique des organes génitaux, sont bien spéciales à la jeune fille : ce sont les ménorragies dues à la transformation adénomateuse de la muqueuse utérine et les ménorragies essentielles.

Les premières, qui à dire vrai prennent plutôt l'aspect de métrorragies, ne sont diagnostiquées que par le curettage.

Le repos au lit, les injections chaudes et prolongées, les tamponnements ou les injections gélatinées, l'usage de médicaments vaso-constricteurs comme l'ergotine, ne peuvent que diminuer passagèrement l'intensité de l'hémorragie. La métrorragie reprend et ne cesse d'augmenter, la malade s'anémie. Le curettage, que l'on se décide alors à pratiquer, amène, dans la plupart des cas, une guérison complète. Si, au bout de quelques mois, alors que le sujet a repris sa vie normale, les métrorragies reparaissent, on est autorisé à tenter un second curettage qui donne généralement des résultats définitifs.

La radiumthérapie, pratiquée en introduisant un tube de radium dans la cavité utérine, peut aussi amener la cessation des hémorragies.

Les ménorragies essentielles des jeunes filles de souche neuro-arthritique sont avant tout justiciables d'une série de mesures d'hygiène. Il faut prescrire le repos au lit pendant la période menstruelle, les irrigations rectales chaudes. Ces seules mesures bien appliquées suffisent à diminuer l'intensité des ménorragies; si elles sont inefficaces, on emploiera les injections froides à 15°, les applications de glace sur le ventre, l'hydrothérapie froide et, en particulier, les douches froides sur le périnée, les bains de pieds froids à eau courante. Souvent, cependant, on doit avoir recours à des préparations à base de seigle ergoté ou d'hamamelis. Mais il est surtout nécessaire de prévenir le retour de ces accidents qui entraînent de l'anémie. Il faut tout d'abord éviter l'emploi de préparations ferrugineuses ou toniques, qui ont l'inconvénient d'augmenter les tendances congestives et de faciliter le retour des hémorragies. On conseillera de supprimer de la vie de l'enfant toute cause de fatigue physique ou intellectuelle. L'exercice méthodique, la vie au grand air, les lotions froides, les frictions aromatiques, auront souvent raison de ces accidents.

Hémorragies de la femme mariée. — A mesure que la femme entre dans la période active de la vie génitale, les causes des hémorragies augmentent; et ces hémorragies tiennent surtout à des altérations des organes génitaux. Ce sont presque toujours des métrorragies. En présence de pertes de sang abondantes qui surviennent soudainement chez une femme bien réglée, il faut tout d'abord envisager l'idée d'une *grossesse*.

Les **hémorragies liées à l'état de grossesse** sont assez fréquentes; elles s'observent quelquefois au début de la conception, à la suite de fatigues ; marches prolongées, promenades à bicyclette, à cheval, en automobile, etc. ; elles sont souvent occasionnées par le coït, surtout lorsque la brièveté du vagin ou la longueur insolite du col exposent l'utérus à des traumatismes.

L'apparition de ces pertes d'importance très variable, alors que les règles sont en retard d'une à deux semaines, loin d'éloigner le diagnostic de grossesse, doit y faire songer. Il faudra se garder d'introduire un hystéromètre dans l'utérus. On prescrira le repos absolu au lit, et, sous cette seule influence, les métrorragies disparaîtront. Dès cette époque elles peuvent être le prélude d'un avortement précoce que l'on ne soupçonne pas toujours.

Beaucoup plus significatives sont les hémorragies qui se produisent après un retard de deux à six semaines ; leur persistance ininterrompue, malgré l'immobilisation absolue au lit, annonce presque toujours une fausse couche ; celle-ci se fait parfois sans souffrance, à l'insu de la malade, quand la gestation est peu avancée. La délivrance est le plus souvent incomplète et les métrorragies continuent; elles ne sont nullement influencées par le repos ou par des soins médicaux. Le curettage s'impose et fait cesser immédiatement toute perte de sang.

Mais, avant de curetter, il faut être absolument sûr de son diagnostic. Il existe, en effet, une difficulté dans ce cas : c'est de savoir si le fœtus est réellement expulsé, ou si l'œuf est encore intact dans la cavité utérine. Un examen local minutieux tranchera la question : le col est manifestement entr'ouvert après la sortie du fœtus, si l'on n'a pas fait usage de préparations ergotées. En cas de doute, on prolongera l'observation pendant plusieurs jours en prescrivant le repos au lit et de petits lavements laudanisés.

Il faudra naturellement s'abstenir, dans le traitement de ces métrorragies de la grossesse ou de l'avortement, de tout médicament vaso-constricteur ou hémostatique qui provoquerait, soit l'expulsion du produit, soit la rétention d'un fragment de l'œuf.

On oublie trop facilement que les métrorragies, dues à la rétention placentaire peuvent être très prolongées, se renouveler pendant cinq, six mois, comme nous en avons rencontré de nombreux exemples, sans s'accompagner du moindre phénomène d'infection. Elles constituent, le plus souvent, l'unique symptôme de rétentions placentaires que leur caractère aseptique fait méconnaître au grand détriment des malades.

Après un accouchement, après une fausse couche, certaines **hémorragies sont dues à la subinvolution de l'utérus.**

Cet organe reste gros, béant, saigne facilement, bien qu'il ne renferme ni débris placentaires, ni membranes.

Ces pertes de sang diffèrent, d'ailleurs, des précédentes. Elles ne sont pas continues. Ce sont des ménorragies plutôt que des métrorragies ; enfin, elles diminuent, puis disparaissent, sous la simple influence du repos. On peut d'ailleurs utiliser, pour les traiter avec succès, des préparations d'ergotine, d'hamamélis, d'hydrastis et de viburnum qui hâtent l'involution utérine. Au repos, il sera également très utile de joindre les injections chaudes, les bains salés.

Au début du mariage, on peut observer, en dehors de tout commencement de grossesse, des pertes de sang : avance et prolongation des règles, suintements sanguins modérés dans l'intervalle des époques ; ce sont des troubles fonctionnels sans gravité, occasionnés par des excitations sexuelles, trop fréquentes, exagérées ou par des fatigues insolites. Elles ne réclament pour tout traitement que le repos et des injections émollientes (décoctions de racines de guimauve à 40°, additionnées de bicarbonate de soude).

La plupart des hémorragies utérines, chez la femme adulte et mariée, dépendent de lésions ou de déplacements de l'utérus, et d'affections annexielles.

Parmi les métrites, ce sont surtout les formes chroniques qui se traduisent par des hémorragies. L'une d'elles, la *métrite hémorragique*, est essentiellement caractérisée par la prédominance de ce symptôme. Les pertes de sang constituent d'abord des ménorragies, puis peu à peu elles se prolongent et l'écoulement sanguin est continu, présentant toutefois une recrudescence marquée au moment des époques menstruelles. Ces métrorragies sont liées à une altération de la muqueuse qui est très épaissie, bosselée, *villeuse, fongueuse*, et extrêmement vascularisée. L'unique traitement qui ait une action vraiment efficace est le curettage. Le repos, les injections chaudes ou gélatinées, les médicaments hémostatiques pourront atténuer les métrorragies, mais, seul, le curettage les fera cesser.

Les hémorragies sont dues quelquefois à des polypes muqueux. Le *polype du corps utérin* ou du col entretient une congestion intense de la muqueuse et donne lieu à des pertes de sang. Un simple examen du col permet souvent de le voir saillir à travers l'orifice cervical. Le seul traitement capable de guérir les ménorragies est l'ablation du polype et le curettage de la muqueuse utérine. Toute autre thérapeutique est inutile.

Les métrorragies ne sont pas liées exclusivement à l'endométrite. Elles sont souvent en rapport avec des altérations du parenchyme utérin. Il s'agit de *gros utérus scléreux*. Ils sont le reliquat d'un processus *inflammatoire* atténué, chronique et répété (subinvolution utérine avec infections secondaires plus ou moins tardives), et ce sont des utérus atteints de *métrite parenchymateuse*. Ils peuvent, au contraire, être dus à un processus purement *dystrophique*; il s'agit alors de la *sclérose utérine hypertrophique de Richelot*.

En dehors des douleurs constantes, des sécrétions plus ou moins irritantes, ces utérus provoquent des troubles de la menstruation. Dans certains cas, il s'agit de ménorragies. Les pertes sanguines durent huit ou dix jours, même davantage et quelquefois se prolongent d'une époque menstruelle à l'autre. Il est toutefois exceptionnel qu'elles ne laissent pas un répit de cinq à six jours au moins entre deux périodes cataméniales. Plus rarement les hémorragies peuvent survenir en dehors d'une époque menstruelle : par suite de poussées congestives dues à des causes diverses : marche prolongée, longue station debout, courses en voiture, excitations génitales, excès alimentaires.

Il faudra, tout d'abord, pour traiter ces métrorragies, supprimer toutes ces causes occasionnelles et prescrire le repos absolu au lit, les injections vaginales chaudes prolongées et répétées, les médicaments hémostastiques, l'ergotine, l'hydrastis, l'hamamélis et en particulier la stypticine sur les propriétés décongestionnantes et vaso-constrictives de laquelle on a beaucoup insisté.

A ces malades, il est utile de prescrire une cure dans une station thermale, comme celles de Luxeuil, de Plombières, de Néris, d'Ussat, etc.

Nous avons observé des sujets dont les métrorragies, dues à la sclérose utérine, ne purent être arrêtées par ces diverses médications.

Il faut alors obtenir la cessation des hémorragies utérines par des traitements d'un autre genre : l'électricité et la radiothérapie.

L'électricité agit, comme l'a montré Zimmern, en provoquant des contractions de l'utérus qui resserrent ainsi les vaisseaux et arrêtent l'écoulement sanguin. On se sert de courants galvaniques; l'un des pôles est appliqué sur l'abdomen; l'autre a la forme d'un hystéromètre et est introduit dans la cavité utérine. On procède de la manière suivante : on nettoie tout d'abord soigneusement la vulve et le vagin : on lave également la paroi abdominale, puis on passe un peu d'éther sur la région que doit occuper le pôle indifférent. Celui-ci est constitué par une large feuille de zinc malléable, enveloppée de feutre ou de coton que l'on mouille et que l'on recouvre de caoutchouc ou de taffetas gommé pour empêcher l'évaporation. Puis, l'opérateur se lave minutieusement les mains et il introduit l'hystéromètre aseptisé dans le col, en se guidant sur un doigt préalablement placé dans le vagin ; le spéculum, en effet, est plutôt une complication qu'une aide en cette circonstance, car il gêne la manœuvre de l'instrument. L'hystéromètre étant bien mis en place, on fait glisser sur lui, jusqu'à l'entrée du col, un manchon destiné à protéger le vagin ; on établit le contact avec l'appareil galvanique, et on fait passer le courant en commençant par une dose très faible ; le pôle de l'hystéromètre sera le pôle positif ; ce pôle donnant les réactions les plus faibles. Au début, on se sert de courant de 7, 8, 10 milliampères ; on augmente peu à peu jusqu'à 40, 50 et même 200 et 250 milliampères. Zimmern fait remarquer judicieusement que le dosage ne peut pas être fixé de façon immuable : il doit varier selon la résistance des malades et d'après les résultats obtenus. Chez certaines femmes, des courants de 20 milliampères éveillent des douleurs que d'autres ne ressentent pas avec des courants de 150 milliampères. Les séances durent huit, dix ou quinze minutes ; et elles seront renouvelées tous les jours.

Dans la majorité des cas, les hémorragies rebelles, dues à la sclérose utérine, s'arrêtent sous l'influence de l'électrothérapie. Cette méthode n'a d'autre inconvénient, quand elle est bien appliquée, que de provoquer, par l'action extrapolaire du courant, des réactions à distance du côté du cœur, de l'appareil circulatoire et du système nerveux.

Nous avons observé des métrorragies liées à la sclérose utérine qui ont résisté même à l'électrothérapie. La radiothérapie constitue ici le traitement de choix ; elle donne le plus souvent des guérisons complètes. On demande à cette méthode une castration non sanglante, une sclérose atrophique des ovaires. Cette méthode, fondée sur l'action destructive exercée par les rayons X sur les organes glandulaires, met fin aux hémorragies et aux poussées congestives qui les précèdent.

Enfin, en face de l'insuccès de ces divers traitements, il est judicieux de recourir à l'*hystérectomie* : nous y avons été amenés quelquefois.

Les hémorragies utérines qui sont dues à des *fibromes* ont des caractères analogues à celles que présentent les gros utérus scléreux. Elles réclament un traitement identique. On aura toutefois moins d'hésitation à recourir au traitement chirurgical, à l'*hystérectomie*, pour un fibrome, que pour la sclérose utérine. En dehors des hémorragies, les fibromes peuvent donner lieu à des accidents de compression, surtout lorsqu'ils appartiennent au segment inférieur de l'utérus et présentent une évolution pelvienne. Ils sont susceptibles de s'accroître indéfiniment, de causer une gêne redoutable, de subir ultérieurement des dégénérescences variées. Enfin, s'il s'agit de femmes jeunes au-dessous de quarante ans, la radiothérapie est beaucoup plus infidèle.

On est autorisé, aujourd'hui, à faire traiter par la radiothérapie les fibromes de volume moyen, qui ne donnent lieu à aucun accident de compression chez des femmes qui ont atteint, et surtout dépassé quarante ans ; quelquefois on peut recourir au traitement mixte par le radium associé à la radiothérapie. Mais il est préférable de faire appel au chirurgien pour les fibromes volumineux, multilobés, qui créent un danger de compression, surtout quand on les observe chez les femmes qui n'ont pas encore dépassé la quarantaine. Le fibrome, en effet, est sujet à s'hypertrophier, à devenir dangereux, non seulement par les hémorragies par l'anémie consécutive, et aussi par les phénomènes de compression qu'il peut provoquer.

Les autres tumeurs de l'utérus sont également très hémorragipares. Chez la femme adulte, on doit surtout songer au *cancer du col utérin*, au *sarcome de l'utérus*, aux *tumeurs malignes d'origine placentaire*, à l'*épithélioma intra-utérin*. Dans le cancer du museau de tanche, l'hémorragie constitue l'un des premiers symptômes de la maladie. Elle n'a aucun rapport avec les règles : elle survient le plus souvent à l'occasion d'un traumatisme, si léger soit-il : l'introduction dans le vagin d'un thermomètre, d'une canule à injection, le coït, le toucher médical. Plus tard, à mesure que les bourgeons cancéreux se développent, l'hémorragie devient plus fréquente : elle se produit sous l'influence de la marche, des secousses de la voiture et, à une période plus avancée, elle apparaît même au lit dans le repos le plus complet.

Lorsque le cancer débute dans la cavité cervicale, on observe une hypersécrétion leucorrhéique qui se teinte rapidement de sang, puis le sang apparaît sous l'influence du moindre traumatisme, de la marche, des secousses de la voiture, et l'examen ne révèle pas d'autres modifications qu'un léger épaississement avec un peu d'induration des parois du col, sans lésion appréciable du museau de tanche.

L'épithélioma intra-utérin, le sarcome, les tumeurs d'origine placentaire se manifestent par des hémorragies prolongées qui, au début, consistent le plus souvent en un suintement modéré, d'apparence insignifiante, mais *continu*. Peu à peu le sang augmente sous l'influence des causes les plus banales et, quelquefois, on observe des recrudescences coïncidant avec les règles ou survenant inopinément à la suite de fatigues. Toutes ces hémorragies continues, bien que l'examen du col ne révèle aucune lésion, exigent un curettage pour fixer le diagnostic à une époque aussi précoce que possible.

Certaines formes de *tuberculose du col utérin* avec lésions végétantes donnent lieu à des hémorragies analogues à celles du cancer; provoquées tout d'abord par le moindre traumatisme, elles deviennent bientôt continues et de plus en plus abondantes.

Toutes ces variétés d'hémorragies utérines ne cesseront qu'avec l'ablation de l'utérus. Il faudra donc, dans ces cas, faire un diagnostic précoce, au besoin à l'aide d'un examen biopsique, et pratiquer une hystérectomie dès que le diagnostic de néoplasme est établi. C'est le seul traitement radical de la tumeur et des accidents qu'elle provoque.

Mais l'hystérectomie n'est pas toujours possible et la malade peut continuer à saigner abondamment. Il faut alors chercher d'autres moyens pour arrêter les hémorragies dues aux bourgeons cancéreux exubérants. Le repos au lit a une action insuffisante; les pansements et les injections gélatinées sont de quelque secours; mais nous conseillons surtout le traitement par la *radiumthérapie*. La radiumthérapie entraînera la sclérose de la tumeur qui se rétractera et ne saignera plus. Non seulement les hémorragies utérines régresseront, mais aussi la tumeur deviendra opérable. Dans certains cas même, elle s'atrophiera de façon très notable.

Les pertes de sang peuvent être encore occasionnés par des *déplacements de l'utérus*, surtout s'il existe de la sclérose utérine ou des myomes, même rudimentaires, complication fréquente en pareil cas. Les *ptoses* ont, à ce point de vue, une importance toute particulière: les utérus abaissés donnent lieu fréquemment à des ménorragies, en raison des troubles de la circulation pelvienne qui en résultent. Les mêmes accidents s'observent dans les *déviations* accentuées de l'utérus, et surtout dans les *rétro-déviations*, en raison sans doute de la gêne qu'elles provoquent dans la circulation de l'organe. Le véritable traitement de ces hémorragies, liées aux déplacements et aux déviations de l'utérus, est le redressement de l'organe; on l'obtiendra, soit par des moyens médicaux, soit par une intervention raccourcissant les ligaments de l'utérus ou le fixant à la paroi abdominale. Pour éviter les ménorragies au cours d'une déviation utérine, on conseillera le repos au moment des périodes menstruelles et pendant les deux ou trois jours qui les précèdent. Les femmes devront, en outre, éviter toute fatigue, les excès de tout genre. La pratique des injections chaudes, répétées et prolongées, l'emploi des divers médicaments hémostatiques dans le but de décongestionner l'utérus trouvent ici leurs indications.

Enfin les *affections annexielles*, les *adhérences péritonitiques* qui les accompagnent peuvent entretenir du côté de l'ovaire une congestion intense qui accélère le développement des follicules de de Graaf (*hyperovarie* de Dalché) et aboutissent du côté de la muqueuse utérine à une prolongation des règles. On l'observe, non seulement dans les *salpingo-ovarites aiguës ou subaiguës*, mais encore dans les *annexites chroniques*, et même au cours de l'évolution de *tumeurs ovariques : kystes, fibro-sarcomes*, surtout quand il se produit une torsion de leur pédicule. Le traitement de ces hémorragies, dues aux lésions annexielles, consiste essentiellement en un repos absolu et prolongé au lit, en injections très chaudes et répétées. Ce traitement, qui s'adresse aussi à la lésion causale, suffit presque toujours pour arrêter l'hémorragie. Rarement on est obligé de recourir aux injections et pansements gélatinés, aux médicaments hémostatiques, qui n'ont d'ailleurs ici aucune contre-indication. Si ces pertes de sang sont abondantes et prolongées, elles s'ajoutent aux douleurs subaiguës, aux autres indications et en particulier aux récidives de poussées aiguës ou autres indications que l'on peut relever pour faire réclamer un traitement chirurgical.

Les cures aux eaux minérales d'Ussat, de Néris, de Luxeuil, de Plombières, de Bourbonne (sédatives et résolutives), hâteront la guérison des annexites sans provoquer de métrorragies.

Hémorragies de la ménopause. — A mesure que les femmes avancent en âge, les métrorragies deviennent plus fréquentes et leurs causes sont plus difficiles à préciser : la circulation utérine subit le contre-coup des altérations variées qu'ont pu produire les grossesses, les accouchements, les divers accidents observés pendant la période active des fonctions génitales, en même temps que les modifications de la santé générale, et en particulier les troubles de la circulation, varices, artériosclérose, etc.

La *sclérose hypertrophique de l'utérus*, les *varices pelviennes*, les *fibromyomes* donnent lieu, au moment de la ménopause, à des pertes de sang fréquentes et prolongées. Elles cèdent au repos au lit, aux injections chaudes, aux hémostatiques. Si elles sont rebelles et menaçantes, on sera autorisé à demander à la radiothérapie ou à la radiumthérapie d'annihiler les fonctions ovariennes, d'atrophier l'utérus, ou à conseiller une hystérectomie. Mais quelquefois les hémorragies des femmes à l'époque du retour d'âge ne semblent relever d'aucune des causes que nous venons d'envisager. On les a décrites alors sous le nom d'*hémorragies essentielles de la ménopause*. Ce sont le plus souvent des ménorragies apparaissant à la suite de fatigues insolites. Il s'agit parfois d'hémorragies irrégulières, aux allures capricieuses et d'autant plus troublantes que l'on n'en saisit pas l'origine. Elles reparaissent à de longs intervalles, sans aucune régularité, diminuent peu à peu d'abondance et de fréquence, puis finissent par disparaître. Elles ne s'accompagnent d'aucun trouble de la santé générale, d'aucune altération locale appréciable. Ces hémorragies de la ménopause guérissent quelquefois spontanément ; cependant il peut être utile de les traiter : le repos au lit, les injections chaudes, l'ergotine, l'hamamelis sont indiqués ; souvent aussi l'emploi de la poudre de thyroïde donne de bons résultats, ces hémorragies dépendant quelquefois de troubles d'insuffisance glandulaire. Ces pertes de sang, inexpliquées, exigent toujours une grande surveillance de la part du médecin, surtout quand elles sont prolongées, car elles peuvent être sous la dépendance d'altérations épithéliales suspectes, tout à fait au début. Cette conception des hémorragies essentielles n'a servi, trop souvent, qu'à tromper les malades et les médecins. Si elles persistent, un curettage s'imposera, tout au moins pour en préciser la nature et permettre d'agir en temps utile.

Hémorragies des vieilles femmes. — Quelques années après la ménopause, les pertes de sang ont encore plus généralement une signification fâcheuse : elles peuvent être dues parfois aux mêmes causes que dans la période active de la vie génitale et réclamer le même traitement (varices pelviennes, endométrite avec ou sans productions polypeuses, prolapsus utérin) ; mais, en général, elles dépendent d'un *épithélioma du corps ou du col utérin* ou d'un *sarcome de l'utérus*. Habituellement elles se montrent sous la forme d'un suintement prolongé, presque continu, d'apparence insignifiante, qui laisse sur le linge une petite tache jaunâtre ou rouillée, parfois franchement rouge. Cet écoulement quotidien augmente légèrement sous l'influence de la fatigue. Il ne s'accompagne d'aucun trouble de la santé générale, d'aucune altération locale appréciable ; quelquefois cependant on trouve un peu de métrite cervicale et quelque petit polype. Si l'utérus est fortement fléchi en avant ou en arrière, le sang s'accumule dans sa cavité et s'écoule d'une façon intermittente.

L'optimisme est accentué par la durée même de ce suintement ; les semaines et les mois passent, sans apporter de modifications bien sensibles dans l'état général comme dans l'état local ; et, quand surviennent la fétidité de l'écoulement, l'augmentation de volume du corps utérin, il n'est plus temps d'apporter un remède efficace ; il eût fallu s'alarmer dès le début et pratiquer un curettage explorateur qui aurait permis de poser un diagnostic précoce et de conseiller une hystérectomie. C'est ce qu'il conviendra toujours de faire en pareil cas.

Lorsque le diagnostic sera fixé, on aura recours à la chirurgie ou au radium, suivant les cas. Chez des femmes très âgées qui supporteraient mal une intervention chirurgicale, le radium ne constitue pas seulement un traitement palliatif : il fait régresser les lésions, les scléroses, au point, quelquefois, de les faire disparaître ; il assure une survie réellement satisfaisante dans quelques cas (Rubens-Duval et Chéron).

TRAITEMENT DE L'AMÉNORRHÉE

I. L'aménorrhée et ses causes. — L'aménorrhée est caractérisée par l'absence du flux menstruel en dehors de l'état de grossesse. Elle est distincte de la rétention des règles qui dépend de certaines malformations congénitales ou acquises des organes sexuels comme l'imperforation de l'hymen, l'atrésie du vagin, le rétrécissement ou l'oblitération du canal cervical.

Ainsi délimitée, l'aménorrhée devrait être d'un diagnostic relativement facile, l'examen des organes génitaux pouvant permettre d'éliminer la rétention des règles ou la grossesse. Il n'en est rien cependant aux extrêmes de la vie génitale : chez la jeune fille et chez la femme arrivée à l'âge de la ménopause. L'époque de la puberté et celle de la ménopause n'ont, en effet, aucune fixité à l'état normal ; il est donc difficile de préciser le moment où une jeune fille, non encore réglée, doit être considérée comme *aménorrhéique* ; de même il est impossible de savoir, chez une femme proche de l'âge de la ménopause, s'il s'agit seulement d'une *suspension momentanée des règles* ou s'il s'agit d'une *suppression définitive* : c'est le temps seul qui jugera la question.

Dès que l'on a posé le diagnostic d'aménorrhée, il ne suffit pas, pour la traiter, de prescrire simplement l'usage de médicaments emménagogues qui ne sont en réalité que des substances congestionnant, plus ou moins, tous les organes du petit bassin. Ces médicaments seront, en effet, exceptionnellement efficaces et souvent nocifs.

Il est nécessaire, avant d'établir une médication, de trouver la cause de l'aménorrhée, et c'est à cette cause qu'il faudra s'adresser.

La thérapeutique de l'aménorrhée doit être essentiellement étiologique.

Nous allons donc exposer tout d'abord les diverses causes des aménorrhées.

L'aménorrhée est *primitive* ou *secondaire*. Elle est primitive quand la menstruation n'a jamais existé. Elle est secondaire, si elle est supprimée après avoir présenté une évolution normale. Secondaire, elle est *transitoire* ou *définitive*. Elle constitue, dans ce dernier cas, les faits de *ménopause précoce*.

L'aménorrhée primitive est presque toujours liée à un arrêt de développement ou à une insuffisance fonctionnelle des organes génitaux et principalement des *ovaires*. Cette insuffisance est d'ailleurs généralement sous la dépendance de lésions des autres glandes à sécrétion interne. Cette aménorrhée primitive peut être aussi le résultat de troubles de la santé générale, d'une anémie ou d'une maladie chronique, survenues au moment de la puberté et qui ont à la fois un retentissement sur l'appareil génital et sur les glandes endocrines.

L'aménorrhée secondaire, qui apparaît au cours de la vie génitale ou qui peut se traduire par une ménopause précoce, dépend de causes plus variées.

Non seulement les troubles de sécrétion des glandes vasculaires jouent un rôle important dans sa production, mais elle se rencontre aussi dans les lésions annexielles et utérines, au cours de certaines maladies aiguës ou chroniques, anémiantes ou cachectisantes, au cours de certaines affections du système nerveux. Il existe même des cas d'aménorrhée survenus sans cause apparente chez une femme ordinairement très bien réglée : on les dit accidentelles.

Nous étudierons successivement les aménorrhées liées à un arrêt *de développement*, à une *insuffisance fonctionnelle des organes génitaux ou des glandes endocrines*, les *aménorrhées des maladies aiguës ou chroniques anémiantes ou cachectisantes*, celles des *lésions annexielles et utérines*, celles enfin des *maladies du système nerveux* auxquelles il conviendra de rattacher les *aménorrhées accidentelles*.

Les aménorrhées par arrêt de développement des organes génitaux ou par insuffisance des glandes endocrines. — Les aménorrhées liées à un arrêt de développement ou à une insuffisance fonctionnelle des organes génitaux s'observent surtout à l'âge de la puberté. Elles surviennent chez des jeunes filles qui ont gardé tous les attributs de l'enfance.

Celles-ci présentent souvent le type de l'*infantilisme* qu'a décrit *Lorain*. Elles sont restées petites ; aucun caractère sexuel secondaire n'est apparu : leurs seins, leur système pileux se sont à peine développés, leur bassin ne s'est pas élargi. Leurs organes génitaux internes sont restés à l'état infantile. L'utérus est fortement fléchi en avant ou en arrière, même recourbé en crosse. Son col est long, son corps peu développé est grêle ; la rétention du sang ou des sécrétions lui donne parfois une apparence globuleuse. Les ovaires que l'on perçoit souvent par le toucher rectal sont aplatis, à peine sensibles, plus rarement gros et douloureux s'ils sont kystiques.

L'aplasie ne s'est pas toujours localisée aux organes génitaux, elle a frappé les divers appareils : ces jeunes filles à l'aspect grêle, au thorax étroit, sont quelquefois atteintes d'un rétrécissement mitral, d'affections chroniques du poumon ou des reins.

L'arrêt de développement des glandes génitales et l'aménorrhée qui le traduit sont souvent sous la dépendance étroite de lésions des autres glandes à sécrétion interne : le *corps thyroïde*, l'*hypophyse*, *les capsules surrénales*.

La *glande thyroïde* et l'*ovaire* ont des relations fonctionnelles très étroites. Des troubles de la *synergie thyro-ovarienne* dépendent sans contredit la plupart des aménorrhées d'origine glandulaire.

Les fonctions thyroïdiennes sont plus ou moins insuffisantes et, suivant le degré de cette insuffisance, l'aménorrhée sera plus ou moins complète.

Le *myxœdème congénital* est le type le plus parfait de l'insuffisance thyroïdienne. La naine idiote qui en est atteinte vieillit et meurt sans que jamais les signes de la puberté apparaissent chez elle. Le myxœdème acquis de l'adulte se traduit également par une aménorrhée définitive et complète.

Beaucoup moins insuffisantes sont les fonctions thyroïdiennes de la *myxœdémateuse fruste*. Cette jeune fille, qui restera aménorrhéique pendant plusieurs années, ne sera réglée que tardivement, faiblement et d'une façon irrégulière ; elle représente un type de l'*infantilisme dysthyroïdien*. Bien que sa taille, quelquefois, ne soit pas trop réduite, tout chez elle rappelle l'enfance : son faciès lunaire, ses joues arrondies, ses yeux bouffis, ses lèvres épaisses, ses bras potelés, la faible saillie de ses hanches, le peu de développement de ses seins et de son système pileux. Son état mental est également celui d'une enfant.

L'*hypothyroïdie* peut ne se manifester que par des signes encore plus frustes. Il s'agit ici d'une des formes cliniques que l'on a décrite sous le nom de *petite insuffisance thyroïdienne*, d'*hypothyroïdie bénigne chronique*, dans laquelle l'aménorrhée est très fréquente. Il s'agit d'une jeune fille de taille variable, plutôt petite, qui est obèse ou tout au moins présente une tendance marquée à l'obésité. Son visage a des reflets un peu cireux, ses paupières sont souvent bouffies, ses sourcils sont peu développés surtout dans le tiers externe. Ses extrémités sont froides ; ses pieds et ses mains sont bleuâtres, légèrement cyanosés, presque toujours humides et sujets aux engelures. Cette acrocyanose fait quelquefois place à une crise passagère de syncope locale, au phénomène du doigt mort. Cette malade se plaint de migraines fréquentes, de douleurs rhumatoïdes que l'on met sur le compte du froid auquel elle est d'ailleurs très sensible.

Ces jeunes filles généralement constipées sont sujettes à des réactions cutanées vives (urticaire, eczéma) à la moindre intoxication alimentaire ; parfois elles présentent un certain degré d'ichthyose. Quelques-unes enfin ont de l'albuminurie intermittente. L'aménorrhée, qui quelquefois persiste jusqu'au delà de la vingtième année, attire l'attention sur les organes sexuels. Le toucher rectal révèle un utérus pubescent dont le corps n'est pas développé et des ovaires petits, peu sensibles. Le système pileux, la toison pubienne et axillaire, le développement mammaire sont également en retard ; la taille et les hanches n'ont pas encore le modelé des formes féminines.

Ce type d'hypothyroïdie chronique bénigne que l'on rencontre rarement à l'état aussi complet que nous le décrivons est à coup sûr l'une des causes les plus fréquentes de l'aménorrhée de la jeune fille : l'obésité, la petitesse de la taille, le caractère infantile des formes manquent souvent ; mais l'aspect du visage, les migraines, la frilosité, l'acrocyanose, les douleurs rhumatoïdes sont presque constantes, et viennent dévoiler la nature de l'aménorrhée.

Dans un grand nombre de cas, comme l'a montré Léopold Lévi, ces signes d'hypothyroïdie alternent ou même coexistent avec des signes d'hyperfonctionnement de la glande thyroïde. Les fonctions de la glande sont, en quelque sorte, déséquilibrées ; il y a *instabilité thyroïdienne*. Cette jeune fille migraineuse, qui présente de l'acrocyanose et qui souffre du froid, se plaint de bouffées de chaleur, de transpirations, de vertiges, de bourdonnements d'oreilles : d'apathique, elle est devenue irritable. Elle éprouve quelques palpitations cardiaques, et son pouls est parfois très rapide. Ses yeux prennent quelquefois un éclat un peu brillant ; son corps thyroïde est légèrement augmenté de volume.

L'aménorrhée est fréquente chez les sujets de ce type clinique, mais elle est intermittente, et les phases d'aménorrhée sont séparées par des périodes plus ou moins longues où les menstrues sont régulières, quelquefois très abondantes. Ces jeunes filles seront rarement des femmes stériles.

L'aménorrhée peut encore se rencontrer au cours d'une affection du corps thyroïde où le fonctionnement de la glande est anormale : la *maladie de Basedow*.

Au cours d'un goitre exophtalmique, on voit quelquefois survenir la suppression des règles ; l'insuffisance ovarienne vient alors s'ajouter aux signes du goitre. Mais on a pu constater un rapport inverse entre les troubles des deux glandes : l'insuffisance ovarienne est alors la première en date : elle fait suite à une grossesse, ou se traduit par une ménopause précoce, ou bien elle est due à une ovariotomie double ; et la maladie de Basedow survient après la cessation ou l'altération des fonctions de l'ovaire : elle est une réaction exagérée de la glande thyroïde sous l'influence de l'insuffisance ovarienne.

Ces divers types d'aménorrhée, qui relèvent de troubles de la *synergie glandulaire thyro-ovarienne*, constituent les formes les plus fréquentes de l'aménorrhée chez la jeune fille ; mais il ne sont pas rares chez la femme mariée. Ils ont fait le plus souvent leur première apparition dans l'adolescence et ont d'abord occasionné un retard dans l'établissement de la puberté.

Cependant ils sont susceptibles d'apparaître pour la première fois en plein cours de la vie génitale. Ils présentent alors quelques particularités.

Le *myxœdème acquis*, ainsi qu'une forme particulière d'infantilisme que l'on a appelée l'*infantilisme réversif ou tardif*, s'accompagnent de la disparition des caractères sexuels secondaires (atrophie des seins, chute du système pileux), d'une involution précoce des organes génitaux internes. Il s'agit de femmes stériles et complètement aménorrhéiques, mais dont l'aspect général n'est pas celui d'une grande enfant. Elles ont, au contraire, souvent celui d'une vieille femme.

L'*hypothyroïdie bénigne chronique*, survenue sur le tard, dans le cours de la vie génitale, se traduit par une symptomatologie identique à celle de l'hypothyroïdie de la puberté. Ces femmes, qui ont déjà eu des enfants, deviennent aménorrhéiques d'une façon passagère, rarement définitive. Ce sont généralement des femmes obèses et migraineuses. Mais il arrive souvent que leur hypothyroïdie ne se révèle pour le clinicien que par un rhumatisme chronique à type déformant qui devient le prélude d'une ménopause précoce.

L'aménorrhée se rencontre quelquefois au cours de syndromes qui traduisent une *insuffisance hypophysaire*. Ce sont là des faits exceptionnels. Ainsi, dans le *syndrome adiposo-génital de Fröhlich-Launois*, l'insuffisance hypophysaire entraîne une insuffisance génitale. La femme qui en est atteinte est d'une obésité monstrueuse, elle ne possède aucun des caractères sexuels secondaires, ses organes génitaux internes sont ceux d'un enfant. Elle est absolument aménorrhéique et stérile. Le syndrome relève d'une lésion destructive de l'hypophyse.

L'insuffisance hypophysaire peut encore se traduire par une sorte de *nanisme avec infantilisme*, mais sans obésité. Les règles ne s'établissent pas, les caractères sexuels secondaires n'apparaîtront jamais, l'utérus et l'ovaire garderont leur caractère infantile. L'examen radiographique de la selle turcique révèle la cause de cet infantilisme.

L'*acromégalie* et le *gigantisme* sont aussi des syndromes hypophysaires qui entraînent l'aménorrhée. Survenant généralement chez des sujets adultes, possédant tous les attributs de leur sexe, ils s'accompagnent tout d'abord d'une sorte d'hypertrophie des organes génitaux, mais peu à peu apparaît une insuffisance fonctionnelle de ces organes. Les géantes ou les acromégales sont toujours au bout de quelque temps aménorrhéiques et stériles.

A côté de ces syndromes où les signes de l'insuffisance hypophysaire occupent le premier rang, il en faut placer d'autres où les symptômes hypophysaires sont très atténués et où les signes d'insuffisance thyroïdienne et ovarienne retiennent surtout l'attention. Ce sont des *syndromes polyglandulaires* encore mal définis. Il s'agit généralement de femmes aménorrhéiques et obèses, présentant des troubles et des accidents attribuables à l'hypothyroïdie bénigne. En les observant avec soin, on retrouve chez elles des signes d'un trouble dans les fonctions de l'hypophyse : de l'oligurie ou de la polyurie avec hypertension ou hypotension artérielle, des troubles psychiques caractérisés surtout par de l'apathie, des troubles de la nutrition, soit une légère glycosurie, soit, au contraire, une augmentation de la tolérance pour les hydrates de carbone.

Certaines lésions des *capsules surrénales* se traduisent par divers troubles du côté des organes génitaux et provoquent en particulier de l'atrophie utéro-ovarienne et de l'aménorrhée. Une jeune femme jusque-là bien réglée, qui souvent a mené à terme une grossesse, voit son système pileux se développer anormalement : une barbe virile apparaît, des poils couvrent ses bras, sa paroi abdominale et thoracique. Elle prend une apparence masculine, devient aménorrhéique, et le toucher vaginal permet chez elle de constater une atrophie de l'utérus et des ovaires. La tachycardie est habituelle chez ces malades. Ce syndrome n'a jusqu'ici été rencontré que dans les tumeurs formées aux dépens de la substance corticale des capsules surrénales.

Cette même lésion, survenant avant le début de la vie génitale, entraîne des syndromes du même ordre, mais quelque peu différents ; si elle se produit chez la petite fille, à l'âge de la différenciation sexuelle, on voit survenir chez elle une maturité précoce ; puis, rapidement, elle semble changer de sexe et prend une apparence virile. Quand la tumeur surrénale est congénitale, elle se traduit par une forme de *pseudo-hermaphrodisme*.

L'étude de ces divers syndromes polyglandulaires où les fonctions ovariennes sont insuffisantes, où l'aménorrhée est la règle, nous conduit à envisager les troubles qui accompagnent l'aménorrhée de la *castration*, de la *ménopause artificielle*. Nous sommes, en effet, souvent conviés à traiter les malaises qui sont attribués à cette aménorrhée. On a tour à tour nié ou exagéré l'importance de ces troubles. En réalité, ils ne sont pas constants, et ils ne sont pas toujours sous la dépendance immédiate de la suppression des fonctions ovariennes et des menstrues. Ils dépendent plutôt d'une rupture de l'équilibre qui existe normalement entre les fonctions des diverses glandes à sécrétion interne. *Les troubles de la ménopause artificielle ne consistent pas dans la seule insuffisance ovarienne ; ce sont des syndromes polyglandulaires, déclanchés par cette insuffisance.* Il semble que tout se passe, après la suppression précoce de la fonction ovarienne, comme si les autres glandes devaient assurer une suppléance : ces glandes entrent donc en réaction ; et, suivant le mode et l'intensité de cette réaction, peuvent survenir des troubles dont les malades viendront réclamer le soulagement.

Si la glande thyroïde ne peut faire une suppléance suffisante, on voit apparaître, après la ménopause artificielle, des signes de petite hypothyroïdie, en particulier du rhumatisme chronique ; mais, la plupart du temps, la réaction thyroïdienne dépasse le but et la malade vient se plaindre de palpitations, de bouffées de chaleur, de transpirations, d'irritabilité psychique. Ces symptômes, mis autrefois uniquement sur le compte de l'insuffisance ovarienne, ne sont pas en réalité sous sa dépendance directe, mais relèvent bien plus souvent d'un trouble fonctionnel de la glande thyroïde. Cette réaction thyroïdienne est parfois encore plus troublée : on voit alors survenir, après l'ovariotomie, des signes d'une maladie de Basedow fruste ou bien caractérisée.

L'hypophyse peut également entrer en réaction après la castration : c'est un fait établi par l'expérimentation ; mais, cliniquement, les troubles de la *dyshypophysie* sont encore mal connus. Il semble toutefois qu'une insuffisance de la réaction hypophysaire se traduise par des signes de petite hypophysie, mais plutôt par des symptômes d'une dysthyroïdie allant exceptionnellement jusqu'à la maladie de Basedow.

A la suite d'une ovariotomie, les malades présentent souvent des troubles fonctionnels que les auteurs attribuent habituellement à une réaction surrénale. Il semble que cett réaction, la plupart du temps, dépasse le but, et elle se traduit par de l'hypertension artérielle, de l'hypertrichose, des phénomènes congestifs, de l'obésité. Quelquefois la glande est insuffisante et une légère hypotension artérielle, les sensations de courbature, d'asthénie, de lassitude, les douleurs lombaires sont les témoins de cette méiopragie.

Aménorrhée par lésion inflammatoire ou néoplasique des organes génitaux. — L'aménorrhée peut être due à une lésion inflammatoire ou néoplasique des annexes.

Les grosses *altérations annexielles* qui engendrent des suppurations pelviennes, les salpingo-ovarites, la dégénérescence scléro-kystique et les gros kystes de l'ovaire, la tuberculose, la syphilis et le cancer des annexes peuvent être autant de causes d'aménorrhée. Mais il faut remarquer que pendant longtemps ces affections entretiennent d'abord une hyperémie qui se manifeste par des ménorragies, et ce n'est que plus tard que survient l'aménorrhée, généralement transitoire, quelquefois définitive. Faut-il admettre que ces lésions annexielles inflammatoires ou néoplasiques entraînent une insuffisance glandulaire, et en particulier des altérations des corps jaunes, cause immédiate de l'aménorrhée ? Cette hypothèse est probable, mais non encore démontrée.

L'utérus peut être également le siège de modifications qui entraînent l'aménorrhée. La sclérose primitive du parenchyme utérin, les scléroses secondaires consécutives à certaines variétés de métrite chronique ou à des cautérisations répétées ou même à des curettages déterminent la suspension ou la suppression des règles.

Il en est de même de la superinvolution qui consiste dans la régression exagérée de l'utérus à la suite d'accouchements répétés ou d'allaitements prolongés.

La menstruation interrompue par la grossesse ne reparaît ni après l'accouchement, ni après le sevrage. Il survient alors une atrophie régulière et progressive de l'utérus ; mais cet organe, tout en étant plus frêle, conserve sa forme normale, bien différent en cela de l'utérus infantile, et même de l'utérus qui, dans la ménopause précoce, présente une atrophie du col et subit l'involution sénile.

Aménorrhée des maladies infectieuses et des anémies. — Les *maladies infectieuses, aiguës ou chroniques*, peuvent avoir un retentissement très marqué sur les fonctions menstruelles. Nous savons que des infections comme la variole, le typhus, la fièvre typhoïde, la scarlatine, le purpura infectieux donnent lieu quelquefois à des ménorragies pendant leur période d'état et à l'époque de leur incubation.

Mais, durant la convalescence, plusieurs menstruations peuvent manquer. Il n'en résulte d'ailleurs aucun inconvénient, les choses se rétablissent quelques mois plus tard : la pathogénie de ces aménorrhées transitoires n'est pas encore établie.

L'aménorrhée est à peu près constante au cours des maladies chroniques cachectisantes, dans les périodes avancées de la tuberculose, du cancer, chez les sujets brightiques, chez les cardiaques à la phase de cachexie, chez les paludéennes affaiblies, anémiées, chez les diabétiques qui dépérissent. Nous ferons remarquer ici que certaines de ces affections chroniques, en particulier la *tuberculose* et le *diabète*, n'ont pas besoin d'arriver à une phase avancée de leur évolution pour entraîner une irrégularité menstruelle ou même une aménorrhée permanente.

Il arrive souvent qu'une tuberculeuse à peine anémiée, apyrétique, n'ayant que des lésions peu accentuées, présente des suspensions prolongées et fréquentes des menstrues. Chez les diabétiques, l'aménorrhée peut aussi être précoce ; la sclérose ovarienne, la sclérose des corps jaunes, la rareté ou l'absence des follicules de de Graaf expliquent les troubles de la sphère génitale chez ces glycosuriques. On a trouvé d'ailleurs des lésions analogues chez de jeunes tuberculeuses.

Les jeunes femmes syphilitiques, à la période secondaire, présentent assez souvent de l'aménorrhée transitoire. On l'observe également dans les *intoxications chroniques* dues à l'alcool, à l'opium, à la morphine, au tabac, au plomb, au sulfure de carbone.

L'aménorrhée est un des symptômes habituels des *anémies graves*, quelles que soient leurs causes. Elle alterne d'ailleurs quelquefois avec des ménorragies. La chlorose, les anémies consécutives à des affections chroniques du tube digestif (ulcère d'estomac) sont les types d'anémie qui, même dans leur forme discrète, peuvent entraîner le plus fréquemment une suspension menstruelle temporaire ou définitive.

Aménorrhée des affections du système nerveux. — L'aménorrhée est un phénomène assez banal au cours de l'évolution des *affections du système nerveux.* On la rencontre tout d'abord fréquemment dans certaines affections organiques : une lésion cérébrale, en foyer, une tumeur du cerveau ou du cervelet, la paralysie générale, le tabes, sont souvent les seules causes auxquelles on puisse rattacher une suppression de la menstruation. Les maladies mentales, les manies et les folies périodiques entraînent parfois l'arrêt des fonctions menstruelles ; l'aménorrhée précède même, dans certains cas, l'apparition du délire. Il n'est pas nécessaire, d'ailleurs, que le système nerveux soit aussi sérieusement troublé pour que l'aménorrhée se produise. Chez les sujets dont le système nerveux est très impressionnable, sous l'influence d'une commotion nerveuse, d'une émotion brusque, du froid même ou d'un bain froid, les règles qui étaient proches ne viennent pas, ou se suspendent dès leur apparition.

Cette aménorrhée est généralement transitoire. Elle peut avoir une durée plus longue, quand elle relève d'une modification dans les conditions de l'existence ; chez la jeune fille ou la jeune femme qui quitte la campagne pour vivre à la ville, chez celles qui rentrent au couvent, chez les prisonnières, enfin, il n'est pas rare de constater une aménorrhée qui persiste plusieurs mois. On a cité des cas très curieux de suppression définitive des règles chez des jeunes femmes ou chez des jeunes filles qui, en pleine période menstruelle, avaient subi un choc moral très grave (mort subite du père dans un cas, commotion résultant d'un accident de chemin de fer, dans d'autres cas, ou un refroidissement soudain par immersion accidentelle, etc.). Il est difficile d'interpréter ces faits, dans lesquels les fonctions ovariennes se suppriment en quelque sorte d'emblée, sans troubles de la santé générale.

Dans certaines circonstances, l'aménorrhée résulte d'une véritable auto-suggestion, le plus souvent inconsciente ; c'est ce qui arrive chez des hystériques. Certaines femmes névropathes, obsédées par le désir ou la crainte de la maternité, voient leurs règles se supprimer, leur ventre augmenter de volume. Elles se plaignent de pesanteur abdominale. Elles sentent bientôt remuer, elles croient à leur grossesse, malgré les affirmations réitérées des médecins qui les ont examinées. Il s'agit de ce que l'on a appelé une *grossesse nerveuse*.

Aménorrhée accidentelle. — Ces aménorrhées que l'on ne peut rattacher qu'à l'état névropathique ou à l'impressionnabilité excessive du sujet constituent le groupe des *aménorrhées accidentelles*. Elles surviennent, en effet, chez des femmes qui jusqu'ici avaient été parfaitement réglées, dont l'état de santé ne laisse pas à désirer. Elles n'ont qu'un caractère transitoire, elles ne s'accompagnent d'aucun trouble important ; cependant, à la date des époques cataméniales, les femmes ressentent souvent les symptômes qui font partie du syndrome menstruel et qu'elles éprouvaient auparavant. On a pu exceptionnellement assister, chez de grandes hystériques, à l'éclosion de désordres multiples, portant sur la sensibilité, sur la motilité ; quelquefois se produisent des hémorragies vicariantes (épistaxis, hémoptysies, hématémèses, hémorragies intestinales, purpura et ecchymoses, hémorragies par l'oreille) ou des sécrétions complémentaires telles que diarrhées abondantes, sueurs profuses, écoulement de lait. Toutefois ces phénomènes ne doivent être acceptés que lorsqu'ils ont été soumis à un contrôle très sévère, car on connaît la tendance des hystériques à la supercherie.

II. Traitement des aménorrhées. — Les aménorrhées relèvent donc de causes très différentes. Nous venons de les étudier longuement et nous pourrons être assez brefs pour formuler le traitement de chaque variété.

Traitement des aménorrhées accidentelles et des maladies du système nerveux. — L'aménorrhée *accidentelle*, celle que l'on observe chez les névropathes de tous degrés et de toute nature, ne devrait réclamer aucun traitement. Cependant, l'aménorrhée chez ces sujets peut être le point de départ de l'aggravation des troubles psychiques et des désordres nerveux. Il convient donc de les traiter. À ces aménorrhées dont on ne connaît pas la pathogénie, on opposera une médication purement symptomatique.

On prescrira à ces malades l'usage des *médicaments emménagogues* et de la *kinésithérapie* dans le but de congestionner tous les organes du petit bassin et de favoriser ainsi la fluxion utéro-ovarienne. Avant d'instituer ce traitement, il faut naturellement avoir la certitude absolue que la femme n'est pas enceinte, l'action des emménagogues pouvant être nocive pour le produit de la conception.

Les substances les plus employées sont la *rue*, la *sabine*, l'*armoise*, l'*absinthe*, le *safran associé au fer*, l'*apiol*, l'*ergot de seigle*, l'*aloès*, le *Gossypium herbaceum*. Nous n'accordons d'ailleurs à ces médicaments qu'une confiance très relative et nous ne conseillons pas d'en prolonger l'emploi au point de troubler les fonctions gastro-intestinales. On peut les prescrire de la manière suivante :

            Apiol.. 0gr,15
Pour une capsule gélatineuse n° 19. En prendre deux par jour.

            Safran pulvérisé.............................. 3 grammes.
            Tartrate de fer et de potasse.............. 0gr,75
            Sirop d'armoise.............................. Q.S.
Pour 15 pilules. 2 à 4 par jour.

    Le *Gossypium* (cotonnier) est un excitant de l'appareil utéro-ovarien ; il s'associe à l'ergot de seigle, ou mieux à un drastique comme l'aloès :

            Extrait d'écorces de Gossypium herbaceum 0gr,50
            Extrait d'aloès................................. 0gr,10
Pour dix pilules. En donner une, deux ou trois fois par jour, aux repas.

L'emploi de *l'arsenic*, de l'*iode*, a également été conseillé. Ces médicaments s'élimineraient par le sang menstruel. Ces diverses substances emménagogues ne seront prises par la malade que dans les jours qui suivent immédiatement la suppression des règles ou aux époques probables où les menstrues devraient apparaître. Il est bon d'y joindre des bains de siège chauds, des pédiluves très chauds, des douches chaudes sur les cuisses, sur les jambes et sur les pieds.

Dans l'intervalle de ces époques, on conseillera aux malades du *massage général* et certains mouvements de la *gymnastique gynécologique* préconisée par Brandt. Les mouvements les plus utiles en la circonstance sont ceux qui consistent, soit en une rotation du tronc, soit en une circumduction du corps ou des membres inférieurs. Ces mouvements seront passifs ou actifs, et exécutés, la malade étant en station verticale ou assise à cheval. Certains auteurs n'hésitent pas à conseiller l'emploi de l'eau froide sous la forme de bains de siège froids quotidiens et d'une durée de dix à vingt minutes, ou de douches lombaires froides, courtes et perculantes. Cette hydrothérapie froide possède à son actif de nombreux succès. On y ajoutera très avantageusement le massage gynécologique pratiqué avec précaution. Chez les jeunes filles, on peut recourir à la voie rectale.

Traitement de l'aménorrhée des maladies infectieuses et des anémies. — L'aménorrhée qui s'observe au cours de maladies générales aiguës ou chroniques, au cours des *anémies*, ne réclame aucun autre traitement que celui de la maladie causale. C'est en facilitant la convalescence de l'infection typhique, variolique ou scarlatineuse, que l'on fera réapparaître les menstrues qui ne se suspendent, en général, que temporairement et reparaissent quand les forces sont revenues.

Nous nous garderons également de prescrire une médication emménagogue à une tuberculeuse, à une cancéreuse, arrivée à une phase avancée de son affection. Certaines tuberculeuses ou certaines diabétiques peuvent, dès le début de leur affection, voir leur menstruation arrêtée. Chez ces malades, dont l'état général est encore satisfaisant, les fonctions ovariennes semblent précocement troublées et déjà insuffisantes. On pourrait leur prescrire l'usage de l'opothérapie ovarienne, mais sans insister trop sur cette médication.

L'*aménorrhée des anémies graves et de la chlorose* ne réclamera aucun traitement spécial. Les règles reparaîtront quand le repos, le séjour au grand air, les régimes, les préparations arsenicales, ferrugineuses, manganésiennes ou hématopoïétiques auront produit tout leur effet. Une cure à Forges-les-Eaux, à Spa, à Orezza, à Bussang, à Saint-Moritz, à Franzensbad, à Salies-de-Béarn, à Biarritz, etc., le complétera.

Traitement de l'aménorrhée par lésions utéro-annexielles. — Les *infections génitales*, en particulier les infections annexielles, peuvent entraîner à leur suite une aménorrhée d'une durée plus ou moins longue, quelquefois permanente. La lésion qui a porté sur les ovaires a entravé ou supprimé leurs fonctions. Cette insuffisance se traduit par l'aménorrhée. Le rôle du médecin sera d'abord de faciliter la résorption des reliquats inflammatoires pour restituer aux annexes leur intégrité. C'est là que l'on doit appliquer dans toute sa rigueur le traitement médical des annexites : le repos absolu au lit, les injections quotidiennes, les applications de sachets de glace sur l'abdomen.

Dans la convalescence, alors que l'on ne constate plus de phénomène subaigu, que le toucher révèle la souplesse des culs-de-sac et ne provoque aucune douleur, on conseillera à la malade certaines cures hydrominérales. Les sujets ayant eu une grosse lésion annexielle avec suppuration se trouveront bien des eaux salines (Biarritz, Salins-Moutiers, Salins du Jura, Salies-de-Béarn) ; les femmes qui n'ont eu que des lésions discrètes seront envoyées de préférence aux eaux de Luxeuil, de Néris, de Plombières, de Bourbonne-les-Bains, aux boues de Dax, de Saint-Amand, de Franzensbad. C'est dans ces conditions également que la kinésithérapie, et en particulier le massage, donneront de bons résultats.

Traitement de l'aménorrhée par arrêt de développement, par insuffisance de l'ovaire et des glandes endocrines. — L'aménorrhée des malades qui présentent un syndrome dû à l'insuffisance de leurs glandes à sécrétion interne est assurément la preuve de la participation de l'ovaire à ce syndrome. L'insuffisance ovarienne, que l'aménorrhée, révèle y joue un rôle plus ou moins important. Dans la plupart des cas, ce rôle est secondaire. La glande sexuelle ne semble souffrir que du fait de la méiopragie thyroïdienne ou hypophysaire, et l'ovaire reprendra ses fonctions, l'aménorrhée disparaîtra sous la seule influence du traitement thyroïdien ou hypophysaire. Ceci est surtout net dans le *myxœdème acquis de l'adulte et dans le myxœdème fruste* de la jeune fille. Le traitement thyroïdien rétablit les règles disparues, la suspension du traitement ramène l'aménorrhée.

L'*hypothyroïdie bénigne chronique* réclame également l'usage de produits thyroïdiens : mais, chez ces malades, l'association des deux opothérapies thyroïdienne et ovarienne donne généralement de meilleurs résultats que le seul traitement thyroïdien. L'opothérapie ovarienne employée seule n'a ordinairement aucun effet.

Il faudra donc prescrire tout d'abord l'opothérapie thyroïdienne chez la jeune fille ou chez la femme aménorrhéiques, qui présentent des signes de petite insuffisance thyroïdienne. Si l'effet thérapeutique n'est pas satisfaisant, on aura recours à l'opothérapie thyro-ovarienne.

Les préparations que nous conseillons surtout sont les poudres d'organes entiers, préparées à froid et dans le vide. L'extrait thyroïdien est prescrit à des doses qui varieront de 2 à 10 centigrammes et l'extrait ovarien à la dose de 20 à 40 centigrammes. Chacun de ces extraits se prend quotidiennement pendant dix à quinze jours consécutifs ; chaque cure est suivie d'un repos de huit jours.

On devra pendant la cure surveiller la malade : la fréquence et l'instabilité du pouls, le tremblement, l'élévation thermique qui sont des signes d'hyperthyroïdie feront suspendre le traitement. La durée du traitement sera réglée d'après l'amélioration de l'état des malades et non seulement d'après la réapparition des menstrues ; mais il est utile, après le rétablissement des fonctions génitales, de conseiller l'usage un peu prolongé de petites doses d'entretien à des intervalles de durée variable.

La surveillance des effets du traitement thyroïdien est surtout nécessaire chez les sujets où les phénomènes d'hypothyroïdie alternent avec les signes d'hyperthyroïdie.

Chez ces instables du corps thyroïde, on essayera aussi l'opothérapie thyro-ovarienne, mais à des doses beaucoup plus faibles en ce qui concerne le corps thyroïde (quelques milligrammes) d'abord tous les deux ou trois jours, puis tous les jours pendant 2 ou 3 semaines si la médication est bien supportée. Souvent, chez ces malades, l'emploi des extraits hypophysaires donne de meilleurs résultats, surtout quand l'hyperthyroïdie est prédominante.

L'aménorrhée survenue au cours de la *maladie de Basedow* ne réclame aucun traitement spécial. Assez peu fréquente, elle n'attire pas l'attention et n'aggrave pas le pronostic du goitre. Cependant, si l'éclosion de la maladie de Basedow a succédé à une grossesse, à une ménopause précoce, il faut suspecter l'insuffisance ovarienne d'avoir joué un rôle dans son apparition et, chez ces malades, en dehors des divers traitements du goitre exophtalmique, il sera judicieux d'essayer l'opothérapie ovarienne.

L'aménorrhée résiste à tout traitement dans certains syndromes thyroïdiens : *chez les myxœdémateuses congénitales,* chez les femmes dont le myxœdème acquis a été tardivement traité, l'utérus et les ovaires sont atrophiés à un tel point que l'action des préparations thyroïdiennes sera nulle sur l'insuffisance ovarienne.

L'aménorrhée que l'on rencontre dans les *syndromes hypophysaires* comme le syndrome adiposo-génital, le nanisme hypophysaire réclame logiquement une opothérapie associée hypophyso-ovarienne.

Par contre, chez les acromégaliques et les géantes où l'hyperhypophysie est manifeste, il faudra se garder de prescrire la médication pituitaire, au moins dans le début de l'affection. L'usage de la médication thyro-ovarienne aura de meilleurs résultats.

Les syndromes glandulaires peuvent résulter de troubles hypophysaires associés à des troubles thyroïdiens et ovariens. L'aménorrhée, qui est constante dans ces syndromes endocriniens, ne demande pas d'autre traitement que celui du syndrome observé chez la malade. On s'efforcera de rechercher la glande dont les fonctions ont été le plus troublées, et on s'appuiera sur les résultats de cette enquête pour essayer, soit l'opothérapie hypophyso-thyroïdienne, hypophyso-ovarienne ou thyro-ovarienne. La médication pituitaire réclame d'être surveillée comme la médication thyroïdienne. L'examen fréquent de la tension artérielle est nécessaire. Toute élévation progressive et prolongée de la tension pendant le traitement contre-indique la médication. On a l'habitude d'administrer l'hypophyse sous forme d'extrait de toute la glande.

Les doses faibles et moyennes ($0^{gr},05$ à $0^{gr},20$) sont les plus employées : elles stimulent l'activité de la glande pituitaire et s'adressent donc surtout aux cas où l'on constate l'hyperhypophysie.

L'*aménorrhée* qui dépend d'un *syndrome génito-surrénal* ne dépend pas de la médication opothérapique. Elle relève, en effet, d'une tumeur de la substance corticale des surrénales, ou est constituée par un tissu analogue.

L'ablation de cette tumeur a provoqué une fois la disparition du syndrome et permis le retour des fonctions génitales.

L'aménorrhée qui fait suite à la *castration* pratiquée chez une femme en plein cours de la vie génitale s'accompagne souvent de troubles qui constituent un véritable syndrome polyglandulaire. L'opothérapie ovarienne ne donnera généralement aucun résultat chez ces malades. De l'examen attentif des symptômes qu'elles accusent, on en déduira quelles sont les glandes qui sont insuffisantes; et on choisira entre les diverses associations opothérapiques celle qui convient.

Aménorrhée et stérilité. — *L'aménorrhée de la jeune fille est-elle une raison de craindre la stérilité ?* La réponse à cette question ne peut être formelle. En général, les jeunes filles aménorrhéiques ou très irrégulièrement menstruées sont souvent stériles, mais cette conséquence est loin de s'imposer comme une conclusion absolue. On a cité depuis longtemps des exemples de femmes fécondées sans avoir été jamais menstruées. L'excitation produite par les rapports sexuels a plus souvent encore ramené et facilité la menstruation. On voit même des jeunes femmes dont les organes génitaux, fortement aplasiés au début, se développent peu à peu et deviennent aptes à la maternité. On ne peut réellement porter un pronostic résolument défavorable que chez celles qui présentent une aplasie très accentuée coïncidant avec d'autres signes d'aplasies viscérales multiples.

TRAITEMENT DES DYSMÉNORRHÉES

La plupart des femmes éprouvent aux époques menstruelles des malaises plus ou moins importants : des douleurs lombaires, des sensations de pesanteur dans le bassin auxquels s'ajoutent des phénomènes réflexes tels que des céphalées, des migraines avec nausées et vomissements et une irritabilité nerveuse plus ou moins accentuée. Ces troubles peuvent acquérir des proportions telles que la femme est obligée de prendre le lit, ou tout au moins de cesser toute activité. Ces menstruations très douloureuses constituent l'état de *dysménorrhée*.

La dysménorrhée a toujours pour point de départ des lésions génitales annexielles ou utérines, ou tout au moins des troubles fonctionnels plus ou moins accentués résultant d'un développement défectueux ou d'intoxications diverses. Les désordres des fonctions gastriques, intestinales, hépatiques, jouent à ce point de vue un rôle important et encore assez mal connu. C'est soit l'ovaire qui semble être le point de départ des douleurs : on dit que *la dysménorrhée est ovarienne* ; soit l'utérus : *la dysménorrhée est utérine*. La menstruation peut s'accompagner de l'exfoliation en masse de la muqueuse utérine : *la dysménorrhée est dite pseudo-membraneuse*.

Dysménorrhée de la puberté. — La dysménorrhée survient à tout âge de la vie génitale. Chez la jeune fille, les premières menstruations peuvent être difficiles et douloureuses. Cette dysménorrhée tient à un développement défectueux de l'appareil génital ; elle coïncide avec un retard dans l'établissement de la puberté ; elle s'accompagne d'irrégularités menstruelles qui sont les témoins d'une insuffisance ovarienne concomitante. Cette dysménorrhée d'origine ovarienne porte surtout sur les phénomènes initiaux de chaque menstruation. Les prodromes des règles apparaissent plusieurs jours, une semaine avant le flux sanguin. Ce sont des tiraillements dans la région lombaire, des sensations de pesanteur dans le bas-ventre, des élancements dans les fosses iliaques. Ces douleurs prennent rapidement un caractère aigu. Les régions ovariennes sont alors très sensibles à la pression. Tout l'abdomen devient douloureux. Il est dur et météorisé. La patiente a des nausées, des vomissements, de fréquents besoins d'uriner ; elle a, soit de la diarrhée avec ténesme rectal, soit de la constipation. Malgré cette apparence de réaction péritonéale, la malade n'éprouve pas le besoin de s'immobiliser ; elle s'agite au contraire, change continuellement d'attitude. Tous ces phénomènes douloureux cessent spontanément dès l'apparition de l'écoulement sanguin. Souvent ils ont été accompagnés de troubles qui ne semblent pas être sous la dépendance immédiate des fonctions défectueuses de la glande génitale. La patiente se plaint souvent, en effet, de poussées hémorroïdaires, d'une tuméfaction douloureuse des veines des membres inférieurs, de palpitations cardiaques, d'accès d'oppression, de migraines, de nausées, d'inappétence et parfois de troubles digestifs. Les grandes névropathes peuvent présenter à ce moment des crises convulsives hystériformes.

L'examen des organes génitaux de ces jeunes filles dysménorrhéiques a montré que parfois leurs ovaires sont atteints de dégénérescence sclérokystique et que leur utérus est resté à l'état infantile ou qu'il s'est arrêté aux premières phases de son évolution pubérale. Ces utérus sont fortement fléchis en avant ou en arrière, et ont un orifice cervical parfois rétréci. Au moment des règles, la muqueuse tuméfiée accroît l'obstacle à l'écoulement du sang en augmentant la sténose. Les organes génitaux ne sont pas toujours les seuls organes dont les fonctions soient troublées. Les glandes à sécrétion interne, et en particulier la glande thyroïde, peuvent présenter des signes d'insuffisance. Certaines de ces jeunes filles dysménorrhéiques ont non seulement des menstrues irrégulières, de l'aménorrhée transitoire, mais présentent aussi des signes d'hypothyroïdie légère ; d'autres ont de l'instabilité thyroïdienne ; d'autres enfin ont des troubles qui relèvent de l'hyperthyroïdie. Nous avons étudié tous ces types morbides en traitant des aménorrhées.

La dysménorrhée primitive des jeunes filles peut s'atténuer au bout de quelques années. Sous l'influence du relèvement de l'état général, les fonctions ovariennes s'améliorent, l'utérus se développe, les menstruations se régularisent, la dysménorrhée disparaît spontanément. Le mariage a parfois exercé à ce point de vue une action salutaire. Mais cette dysménorrhée, qui date de l'apparition de la

puberté, peut continuer durant la plus grande partie de la vie génitale. Chez la femme, après le mariage, elle s'accroît quelquefois,
les lésions ovariennes s'accentuant, l'excitation sexuelle apportant
un nouvel élément d'irritation.

Nombre de jeunes femmes ou de jeunes filles bien constituées,
dont l'appareil génital paraît normal, ont des crises de dysménorrhée
sous l'influence d'auto-intoxications ayant leur point de départ dans
des infections gastro-intestinales. L'appendicite chronique, les infections biliaires, la colite muco-membraneuse, se compliquent
très souvent de dysménorrhée, et celle-ci n'est pas en rapport avec
des lésions réelles de l'appareil utéro-ovarien, car les souffrances
disparaissent quelquefois complètement sous l'influence d'une
bonne hygiène, d'un séjour prolongé à la campagne.

Dysménorrhée ovarienne de l'adulte. — Cette dysménorrhée ovarienne peut ne débuter qu'à la période active de la vie
génitale, après des accouchements, des fausses couches, à la
suite de diverses infections annexielles. Relevant, comme la dysménorrhée de la jeune fille, de lésions ovariennes ou de dystrophies
polyglandulaires, elle présente une symptomatologie analogue à
celle-ci. Les douleurs y présentent cependant une longue durée et
peuvent même apparaître sous forme de courtes crises intercalaires
entre deux périodes cataméniales s'accompagnant alors d'un léger
suintement sanguin.

Dysménorrhée ovarienne de la ménopause. — Enfin la sclérose qui envahit l'ovaire, quand il cesse ses fonctions de ponte,
peut, chez la femme, arrivant à la ménopause, donner lieu, à des
menstruations douloureuses. Plusieurs jours, une semaine avant
l'époque menstruelle, la femme se plaint de violentes douleurs
lombo-abdominales avec sensations de plénitude, de gonflement
dans le bas-ventre et de pesanteur dans le petit bassin. Ces douleurs prennent un caractère très aigu dans les heures qui précèdent
l'écoulement sanguin qui sera souvent insignifiant. Elles céderont rapidement surtout s'il survient une hémorragie abondante,
véritable débâcle.

Dysménorrhée utérine. — La dysménorrhée utérine a des
caractères qui permettent de la distinguer de la dysménorrhée
ovarienne. Elle résulte d'un obstacle à l'écoulement du sang de
l'utérus ou à sa transsudation à la surface de la muqueuse utérine.
Il s'agit de femmes qui ont un utérus dont l'orifice cervical est
rétréci ou qui présente une flexion très prononcée en avant ou en
arrière.

La crise débute brusquement au moment de la phase utérine de la menstruation, après une phase prodromique normale en tous points. Dès l'apparition des premières gouttes de sang à la vulve surviennent des coliques utérines si vives que les femmes les comparent aux douleurs de l'accouchement et auxquelles s'ajoutent des irradiations douloureuses périnéales et fémorales, du ténesme vésical et rectal. La crise s'accompagne de nausées, de vomissements, parfois d'un état lipothymique. Elle dure quelques heures, une journée au plus, et cesse après l'expulsion d'un caillot sanguin de volume variable ; l'écoulement menstruel, qui avait été jusque-là insignifiant, devient normal.

Cette dysménorrhée d'origine utérine disparaît souvent après une grossesse qui a dilaté l'orifice cervical ou redressé l'utérus.

Dysménorrhée membraneuse. — La dysménorrhée membraneuse est due à l'exfoliation et à l'élimination d'une grande partie ou de la totalité de la muqueuse utérine à chaque menstruation. La crise est précédée des prodromes habituels de la menstruation ; ces prodromes sont cependant un peu exagérés. Ils ne consistent pas seulement en douleurs à siège lombaire ou iliaque, mais aussi en crampes hypogastriques, en légères coliques utérines. L'utérus est d'ailleurs gros et un peu douloureux au toucher. La crise éclate quand apparaissent les premières gouttes de l'écoulement sanguin dont le cours d'ailleurs va être très irrégulier. Cette crise est constituée par des coliques utérines avec des irradiations douloureuses dans les cuisses et dans les lombes, avec du ténesme vésico-rectal ; elle s'accompagne de nausées et de vomissements ; les traits du visage de la malade s'altèrent, son nez s'effile et se refroidit. La patiente se tord de douleur sur son lit pendant ce premier jour.

Le deuxième ou troisième jour, la crise cesse par l'expulsion d'une masse volumineuse ayant l'aspect de membranes agglutinées dans un caillot sanguin et la forme d'un moule de la cavité utérine ou d'un sac en doigt de gant. Après cette sorte d'accouchement, survient une perte de sang qui, par son abondance et sa prolongation, prend quelquefois les caractères d'une ménorragie. La dysménorrhée membraneuse peut commencer avant la puberté, mais n'apparaît généralement qu'au cours de la vie génitale. Elle entraîne souvent la stérilité, entrave la conception, prédispose à l'avortement. Elle persiste longtemps, ne s'atténue que rarement avec l'âge. Les notions que nous possédons sur sa pathogénie sont très imprécises. Sa fréquence chez les femmes migraineuses l'a fait considérer jusqu'ici comme une manifestation assez mal expliquée du neuro-arthritisme.

Traitement des dysménorrhées. — *Traitement de la crise.* — Toutes les crises de dysménorrhée, quelles que soient leurs causes, réclament d'abord un même traitement institué dans le but de calmer la douleur.

On conseillera la balnéothérapie chaude. Le bain chaud à 38°, 38°,5, d'une durée de trente à quarante minutes, répété s'il le faut deux ou trois fois dans les vingt-quatre heures, nous a donné le plus souvent un résultat favorable. Il amène la détente qui facilitera l'écoulement physiologique ; il n'est nullement contre-indiqué par le suintement sanguin du début de certaines crises.

Cette action sédative du bain sera complétée par une médication analgésique. La malade sera mise au repos au lit. On lui fera faire des onctions calmantes sur la paroi abdominale que l'on recouvrira ensuite de compresses humides très chaudes et bien exprimées ou de cataplasmes chauds et peu épais. Les compresses ou les cataplasmes seront changés toutes les deux heures. Pour les onctions, on emploiera les formules suivantes :

Liniment avec :

Huile de camomille camphrée........	}	ā 50 cent. cubes.
Huile de jusquiame		
Teinture d'opium..................		10 grammes.
Chloroforme......................		12 —

ou :

Baume tranquille..................	10 grammes.
Laudanum de Sydenham.............	3 —

Pommade avec :

Chloral..........................	}	ā 15 grammes.
Camphre.........................		
Teinture d'opium..................		10 —
Lanoline.........................		50 —

On prescrira aussi l'usage de lavements contenant des préparations à base de belladone, de chloral, d'antipyrine, de laudanum. Nous préférons pour l'administration de ces médicaments la voie rectale à la voie buccale, les malades souffrant souvent d'un état nauséeux au cours des crises :

Lavement avec :

Décocté de graines de lin	150 grammes.
Antipyrine.......................	1 —
Teinture de belladone au 1/10........	V à X gouttes.
Laudanum de Sydenham.............	XX —

Donner ce lavement chauffé au bain-marie à 50°.

Hydrate de chloral	2 grammes.
Laudanum de Sydenham	XX gouttes.
Jaune d'œuf	N° 1
Eau bouillie	150 grammes.

Les lavements pourront être remplacés par des suppositoires :

Chlorhydrate de morphine	$0^{gr},01$
Extrait de belladone	
— de cannabis indica	$\overline{aa}$ $0^{gr},01$
Antipyrine	$0^{gr},50$
Beurre de cacao	3 grammes.

Les lavements et les suppositoires seront renouvelés, s'il le faut, 2 ou 3 fois dans les vingt-quatre heures, à quatre heures au moins d'intervalle, et sous la surveillance attentive du médecin.

On aura recours, quand l'état des voies digestives le permet, à un médicament recommandé par Dalché : l'*extrait fluide de séneçon* :

| Extrait fluide de séneçon | 3 grammes. |
| Elixir de Garus | 120 — |

Trois ou quatre cuillerées à soupe par jour.

On pourra plus simplement donner toutes les heures ou toutes les deux heures, XX gouttes d'extrait fluide de séneçon dans un peu d'eau sucrée : on pourra en donner jusqu'à C gouttes dans les vingt-quatre heures. L'intensité de la crise semble quelquefois justifier l'emploi d'une injection de morphine. Il faudra savoir éviter cette médication. On est, en effet, exposé à la répéter mensuellement chez les femmes qui arriveront rapidement à l'accoutumance.

Traitement préventif. — Ce que nous savons de la cause des dysménorrhées peut nous permettre de formuler un traitement préventif.

Traitement de la dysménorrhée de la puberté. — La dysménorrhée des jeunes filles, qui débute à l'époque de la puberté, est, nous l'avons vu, d'origine ovarienne. Elle semble due, soit à une sclérose dystrophique des ovaires, soit à un développement imparfait de ces glandes ainsi que de l'utérus. Elle est souvent associée à un certain degré d'aménorrhée, soit à un simple trouble fonctionnel ; elle survient chez des jeunes filles dont le développement pubéral a été retardé.

On devra, avant tout, imposer à ces sujets certaines *règles d'hygiène*. Leur alimentation sera simple ; on en exclura les mets susceptibles de favoriser les auto-intoxications. On évitera tout particulièrement les graisses, les mets épicés, les salaisons, le gibier, les viandes faisandées ou marinées, les coquillages, l'abus des pois.

sons de mer, des boissons fermentées, du thé et du café. On surveillera les fonctions intestinales. De temps à autre, on fera de
petites cures alcalines (eau de Vichy, de 150 à 300 grammes par
jour en deux ou trois fois, avant les repas, ou des cures de lavage,
eau de Vittel ou d'Evian à la dose de 300 à 500 grammes par jour),
pour exciter la diurèse. Ces cures de désintoxication sont d'ailleurs
très favorables à tout âge. On devra les mettre à l'abri de tout
surmenage intellectuel ou physique ; les exercices physiques méthodiques (gymnastique, promenades) leur seront imposés et devront être pratiqués au grand air. Chaque année, ces jeunes filles
devront faire un séjour, de préférence dans un climat de moyenne
altitude (de 1000 à 1500 mètres) ; la mer ne leur convient guère,
en général. Une cure dans une station arsenicale (La Bourboule)
pour les lymphatiques, dans une station ferrugineuse (Bussang,
Royat, Orezza, Saint-Moritz, Saint-Nectaire, Forges-les-Eaux) pour
les anémiques, ne peut avoir qu'un effet salutaire.

L'*hydrothérapie* sera, d'ailleurs, pratiquée toute l'année pendant les
périodes intermenstruelles sous forme de douches froides, courtes,
données sur tout le corps en jet brisé, en éventail. On pourra aussi
prescrire la douche lombaire froide et courte, ou la douche chaude
prolongée sur les jambes et les pieds. Chaque séance d'hydrothérapie sera suivie d'une friction aromatique pratiquée sur tout le
corps. Dans les jours qui précèdent immédiatement la période menstruelle, il conviendra de cesser l'hydrothérapie froide et de recourir
aux bains chauds, à la douche lombaire chaude. Nous nous dispen-
serons de prescrire des substances dites emménagogues qui ont
joui autrefois d'une faveur imméritée.

Avec cette thérapeutique, qui se réduit en somme à l'observance
de pratiques hygiéniques, on obtient, la plupart du temps, un résultat favorable : la dysménorrhée cesse ou s'atténue, les menstruations
se régularisent.

Cependant il existe des cas où il est nécessaire de recourir à
une action plus directe pour hâter le développement des glandes
sexuelles. Nous conseillerons alors l'usage de l'*opothérapie ovarienne*
à l'aide d'extrait d'ovaire (extrait total préparé par dessiccation à
froid et dans le vide), d'extrait de corps jaunes ou de substances
lipoïdes retirées de l'ovaire. Cette opothérapie sera prescrite vingt
jours par mois, en commençant cinq jours après les règles.

Si la malade présente des signes de petite insuffisance ou d'instabilité thyroïdienne, nous associerons à l'opothérapie ovarienne de
faibles doses de corps thyroïde (0gr,005 à 0gr,05) ; si, par contre,
le sujet a des troubles relevant de l'hyperthyroïdisme ou d'une

légère insuffisance hypophysaire, il sera judicieux d'essayer d'associer l'opothérapie hypophysaire à l'opothérapie ovarienne.

Nous noterons ici que, chez certaines femmes, ayant des lésions nasales, en particulier de l'hypertrophie des cornets inférieurs, la dysménorrhée s'atténue sous l'influence d'un badigeonnage de la muqueuse de ces cornets avec une solution forte de cocaïne (1/20) ou de la cautérisation des points naso-génitaux (Bonnier).

Traitement de la dysménorrhée ovarienne de l'adulte. — La dysménorrhée ovarienne de l'époque de la puberté peut continuer chez la femme arrivée à la phase active de la vie génitale. Ces femmes dont les ovaires sclérokystiques sont gros et douloureux ont des crises de plus en plus intenses. Découragées par l'insuccès des divers traitements essayés, elles deviennent de véritables névropathes.

Chez ces femmes jeunes, dont l'appareil génital n'a pas été infecté, on n'ose proposer un traitement plus radical, et l'on reste dans l'inaction. Nous n'hésiterons pas, dans ces cas, à proposer l'*ovariotomie*. La plupart du temps, le chirurgien se trouve en face de lésions ovariennes inégalement réparties. Souvent un ovaire est sain en totalité ou en partie. Il pratique alors une *opération conservatrice*, ne faisant que l'ablation des portions altérées. Tout se passe ensuite comme si cette exérèse avait permis un meilleur fonctionnement de l'ovaire ou de son fragment resté sain.

Traitement de la dysménorrhée ovarienne de la ménopause. — La dysménorrhée ovarienne est celle que l'on observe aussi à la ménopause. Elle survient surtout chez des femmes neuro-arthritiques présentant des tendances aux congestions, à l'obésité, ayant des troubles qui relèvent d'un défaut d'équilibre entre les fonctions des diverses glandes à sécrétion interne. L'hypothyroïdie bénigne, l'hyperthyroïdie, une légère insuffisance hypophysaire, une suractivité surrénale ont été relevées parmi les troubles dont se plaignent les femmes. L'hypothyroïdie est la plus fréquemment observée chez ces dysménorrhéiques. L'opothérapie ovaro-thyroïdienne trouve alors ses indications. Elle agira à la fois sur les crises douloureuses, sur la tendance à l'obésité, et le ralentissement des échanges attribués généralement au neuro-arthritisme. Son action sera singulièrement aidée par un régime à prédominance végétarienne par de petites cures alcalines ou diurétiques renouvelées avec persistance.

C'est dans cette variété de dysménorrhée que l'on tirera profit de médications ayant une action favorable sur la circulation veineuse : l'*Hamamelis virginica*, l'*Hydrastis canadensis*, le *Viburnum prunifolium*, le *Piscidia erythrina*, le *Cannabis indica*. On les prescrira en extraits ou en teinture, d'après l'une des formules suivantes :

> Extrait fluide d'hamamélis virginica....... 30 grammes.

En prendre X à XV gouttes dans un peu d'eau à chacun des trois repas.

> Teinture d'hydrastis canadensis........... 5 grammes.
> — de viburnum prunifolium........ 5   —
> — d'hamamélis virginica........... 10   —

Prendre de X à XV gouttes dans un peu d'eau sucrée avant chaque repas.

> Teinture de piscidia....................... } ā 10 grammes.
> — de viburnum .... }

XX gouttes quatre ou cinq fois par jour.

> Teinture d'hydrastis canadensis........... } ā 8 grammes.
> — de viburnum prunifolium...... }
> — de piscidia erythrina........... 2   —

De XX à XXV gouttes trois fois par jour.

On a conseillé également l'ergotine ou l'ergot de seigle :

> Bromure de potassium................................. 0gr,50.
> Seigle ergoté fraîchement pulvérisé................ 0gr,40

Pour un cachet. Deux par jour aux repas pendant quatre ou cinq jours au maximum.

> Extrait fluide de cannabis indica....... 0gr,40
> Bromure de sodium........................ 6 grammes.
> Ergoline................................. 4   —
> Alcool à 90°........................... } ā 10   —
> Glycérine.............................. }
> Sirop de gomme............ Q. S. pour 120 cent. cubes.

Une cuillerée à café avant chacun des deux principaux repas.

En outre de ces médications, on doit conseiller à ces femmes dysménorrhéiques des règles d'hygiène générale. On surveillera leur tension artérielle et leur élimination urinaire. Des cures diverses seront conseillées suivant les indications (Vittel, Martigny, Contrexéville, Évian, Royat).

Traitement de la dysménorrhée d'origine utérine. — La dysménorrhée d'origine utérine peut être liée à une aplasie de l'utérus avec flexion exagérée de cet organe. On l'a constatée à la puberté ; elle persiste dans la période active de la vie génitale. Il sera judicieux de lui appliquer le même traitement qu'à la dysménorrhée ovarienne des jeunes filles, puisqu'elle coïncide habituellement avec un arrêt de développement des glandes sexuelles. On conseillera donc l'emploi de *l'opothérapie polyglandulaire*. En outre, le *massage gynécologique* et la *gymnastique pelvienne* trouvent, dans ces cas, une bonne indication. Si ces moyens échouent, on tentera la *dilatation de l'utérus* au moyen de laminaires. Durant cette dilatation qui doit être lente et progressive, la malade gardera le lit. On introduira tout d'abord une laminaire très fine que l'on remplacera le lendemain par une tige plus volumineuse. On augmentera ainsi, tous les jours, le calibre des laminaires. Au début, on éprouve quelquefois une certaine difficulté à faire pénétrer la tige dans l'orifice cervico-utérin trop rétréci. Il faut alors se contenter de dilater seulement le canal cervical à l'aide de courtes laminaires. La dilatation du col entraînera par la suite, la distension de l'isthme et facilitera l'accès ultérieur de la cavité utérine. On maintiendra la dilatation ainsi obtenue en faisant des pansements intra-utérins pendant une semaine. L'utérus sera redressé du fait de cette dilatation. Après cette intervention, la dysménorrhée disparaît assez souvent, même si l'utérus reprend sa flexion, ce qui est très fréquent.

Au cours de la vie sexuelle, la dysménorrhée relève généralement de *lésions inflammatoires utéro-annexielles*. Le seul traitement logique aura pour but de hâter la résorption des reliquats de la métrite ou de l'annexite. L'*hydrothérapie* sous la forme de bains chauds, les *cures thermales* de Luxeuil, Plombières, Néris, Ussat, Bagnères-de-Bigorre, auront à la fois une action résolutive et sédative de la douleur. On retirera également un bénéfice des cures chlorurées sodiques. La *kinésithérapie* et le *massage gynécologique*, prudemment conduits, assoupliront les adhérences, régulariseront la circulation et faciliteront la menstruation. L'*intervention chirurgicale* restera en dernier ressort le seul moyen capable de supprimer les douleurs, rebelles jusque-là à tous les traitements.

Traitement de la dysménorrhée membraneuse. — La dysménorrhée membraneuse réclame, pour guérir, une modification profonde de la muqueuse utérine. On pourra essayer l'action sur la muqueuse utérine de diverses substances, en particulier du bleu de méthylène. Ce produit chimiquement pur et appliqué en poudre sur la muqueuse utérine nous a souvent donné d'heureux résultats. On peut également tenter, après dilatation, des pansements intra-utérins prolongés : badigeonnages iodés suivis de l'introduction de lanières de gaze stérilisée imbibées de glycérine au thigénol à 1/5 ; attouchement avec une solution de formol.

Alcool à 90°..........................	80 cent. cubes.
Aldéhyde formique.....................	20 —

ou avec du nitrate d'argent fondu.

Si ces moyens échouent, on aura recours au curettage, en le répétant plusieurs fois s'il le faut et en le faisant suivre de badigeonnages iodés.

II. — TRAITEMENT DE LA LEUCORRHÉE

LES LEUCORRHÉES

La leucorrhée est le résultat d'une hypersécrétion des muqueuses des voies génitales de la femme. A l'état normal, les glandes de l'utérus et de la vulve sécrètent un liquide plus ou moins fluide, plus ou moins visqueux, qui se mélange à une exsudation de la muqueuse vaginale. Le produit des sécrétions de l'appareil sexuel est constitué par du mucus contenant des cellules épithéliales d'origine utérine, vaginale ou vulvaire, et de nombreux microbes saprophytes, hôtes habituels des voies génitales. Normalement cette sécrétion passe inaperçue. Toutefois, à l'occasion des règles, au cours de la grossesse, elle s'accroît légèrement et se traduit par un léger suintement blanc jaunâtre qui tache à peine le linge. Quand cette sécrétion s'exagère considérablement, elle constitue alors un phénomène pathologique : *la leucorrhée, les pertes blanches ou flueurs blanches.*

Cette leucorrhée n'est souvent qu'une simple *exagération des sécrétions normales* des voies génitales, mais elle peut aussi être en rapport avec des altérations plus ou moins accentuées des muqueuses génitales enflammées ; elle renferme alors des globules de pus, et des microbes pathogènes.

Dans le premier cas, la leucorrhée est dite *primitive* ou *idiopathique* ; elle traduit un trouble des fonctions menstruelles ou de la santé générale ; dans le second, elle est le résultat d'un processus infectieux ; on la dit *secondaire*.

Ces deux variétés de leucorrhée ne réclament pas la même thérapeutique.

Leucorrhée primitive ou idiopathique. — C'est un écoulement laiteux, blanchâtre, peu homogène, d'apparence caillebotée. L'examen histologique montre qu'il est constitué par du mucus généralement d'aspect fibrillaire, par des cellules plates du vagin ou de la vulve, des cellules cylindriques de la muqueuse utérine et par quelques lymphocytes.

Ces éléments cellulaires sont tous plus ou moins dégénérés. A une époque rapprochée des règles, cet écoulement contient, en outre, quelques globules sanguins.

Au point de vue bactériologique, la flore que l'on y rencontre est très variée et très abondante. Elle ne comprend que des espèces *saprophytes* caractérisées le plus souvent par des *formes longues* : diplocoques gramophiles, bacilles pseudo-diphtériques, streptobacilles, leptothrix, etc.

Leucorrhée cataméniale. — Cette leucorrhée peut être d'importance très variable : quelquefois discrète, elle est, dans d'autres cas, si accentuée qu'elle oblige la femme à se garnir.

Elle survient chez des sujets bien portants, qui n'ont eu aucune infection génitale, et n'apparaît alors qu'aux époques menstruelles, immédiatement avant ou après les règles. Chez les jeunes filles, on la voit quelquefois survenir d'une façon périodique dans les mois qui précèdent l'apparition des premières règles. La leucorrhée peut être aussi liée intimement au processus cataménial chez des femmes devenues aménorrhéiques ou à l'approche de la ménopause. Elle survient à l'époque de la menstruation et remplace l'écoulement sanguin ; elle contient alors presque toujours quelques globules rouges ; elle a même quelquefois une teinte légèrement rouillée. Dans ces conditions, la leucorrhée peut donc être un véritable *équivalent cataménial*.

La leucorrhée liée aux troubles de la santé générale. — Cette leucorrhée idiopathique n'a aucun rapport avec la menstruation ; fréquemment elle relève de *troubles de la santé générale*. Elle coïncide souvent avec des fatigues physiques, intellectuelles, des excès génitaux, de mauvaises conditions hygiéniques. L'anémie, la chlorose, la tuberculose, le lymphatisme, la cachexie rénale et cardiaque entraînent habituellement avec l'aménorrhée un état de leucorrhée permanente qui n'a aucun rapport avec les phénomènes cataméniaux.

Leucorrhée des arthritiques. — On a aussi observé cette leucorrhée idiopathique chez des femmes qui présentent une sensibilité particulière de leurs muqueuses et de leurs téguments, qui ont souffert, dès leur enfance, de rhino-pharyngites à répétition, de blépharo-conjonctivite, d'eczéma, d'herpès, de prurigo. C'est la leucorrhée du neuro-arthritisme des auteurs français.

Nous ferons remarquer et nous insistons sur ce fait que certaines de ces leucorrhées sont très souvent provoquées, ou tout au moins entretenues par une thérapeutique intempestive.

Certaines femmes dont les muqueuses sont très sensibles, mais indemnes de toute infection, pour supprimer leurs pertes blanches, croient bien faire en pratiquant des injections très chaudes, les plus chaudes qu'elles peuvent supporter, et en utilisant des solutions fortement antiseptiques. Elles irritent ainsi la muqueuse de leurs voies génitales, en provoquent une desquamation exagérée que montre fort bien l'examen microscopique. La sécrétion des glandes vulvaires, l'exsudation vaginale s'accroissent outre mesure. Cette leucorrhée thérapeutique, comparable à la rhinorrhée d'origine médicamenteuse, offre un certain danger, parce qu'elle peut ouvrir la porte aux infections banales.

Ce rapide aperçu sur les causes de la leucorrhée primitive nous fait comprendre que le traitement qu'elle réclame doit plutôt s'adresser à l'état de santé générale de la malade qu'à celui des organes génitaux.

Traitement de la leucorrhée cataméniale. — Pour la *leucorrhée d'origine cataméniale*, nous conseillerons d'éviter le surmenage physique et intellectuel, les excès génitaux, surtout dans les jours qui précèdent les règles. Chez la jeune fille aménorrhéique, dont la leucorrhée est un véritable équivalent cataménial, nous devrons favoriser l'apparition ou le retour des règles. Nous savons que cette aménorrhée est liée, soit à un trouble de la santé générale, soit à un certain degré d'insuffisance ovarienne ou des autres glandes endocrines. Son traitement comprendra donc une série de mesures hygiéniques propres à améliorer l'état de santé de la jeune fille et à hâter son développement : elle devra s'abstenir de toute fatigue physique ou intellectuelle, vivre au grand air, et pratiquer des exercices méthodiques.

On recommandera les cures d'air dans un climat d'altitude ou marin, des cures hydrominérales dans une station ferrugineuse (Saint-Nectaire, Forges, Saint-Moritz, Orezza, Royat, Franzensbad, Bussang), ou arsenicale (La Bourboule). L'opothérapie ovarienne, mais surtout l'opothérapie thyro-ovarienne donneront d'heureux résultats en favorisant l'établissement de la puberté ou le retour des règles. Les doses d'extrait thyroïdien varieront avec l'importance des petits signes d'hypothyroïdie, ou d'instabilité thyroïdienne, que l'on observe souvent chez ces malades. On prescrira aux jeunes filles atteintes d'une insuffisance thyroïdienne discrète de 0^{gr},05 à 0^{gr},10 de poudre de thyroïde pendant dix ou quinze jours par mois. A celles qui ont des signes d'instabilité dans les fonctions de cette glande endocrine, on ne doit donner que des doses minimes de 2 centigrammes 1/2 tous les deux ou trois jours. L'opothérapie ovarienne se prescrit plus largement : 20 ou 30 centigrammes constituent des doses moyennes.

Traitement de la leucorrhée liée aux troubles de la santé générale. — La leucorrhée observée chez les femmes *anémiques, chlorotiques, tuberculeuses, cachectiques, cardiaques* et *brightiques*, ne s'améliorera qu'avec la santé générale de la malade. Elle ne demandera aucun traitement spécial, en dehors de quelques soins locaux, purement hygiéniques.

Traitement de la leucorrhée des neuro-arthritiques. — La leucorrhée des neuro-arthritiques s'atténuera si l'on modifie les troubles de la nutrition des sujets. On la traitera comme une manifestation de la diathèse; on prescrira les règles d'hygiène, le régime alimentaire, les médications qui conviennent à ces malades et qu'il n'y a pas lieu d'exposer ici. On les mettra en garde contre les traitements locaux intempestifs qu'elles seront tentées d'appliquer. L'abus des injections chaudes et l'usage de certaines substances antiseptiques peuvent être nuisibles à la muqueuse de leurs voies génitales. Aussi sera-t-il judicieux de leur indiquer avec précision les *soins locaux qu'elles doivent pratiquer.*

Tout d'abord, on leur fera faire deux ou trois fois par jour des lotions vulvaires, soit à l'eau bouillie tiède, soit avec du sérum physiologique, soit avec des décoctions à 10 p. 1000 de feuilles de roses de Provins, d'eucalyptus, de myrte, de ronce ou de ficaire, auxquelles on ajoutera une cuillerée à soupe d'extrait de Saturne, ou bien encore une cuillerée à café d'alun ou de tanin.

Après chaque lotion vulvaire et après avoir soigneusement essuyé la région, la femme se poudrera avec l'un ou l'autre des mélanges suivants :

Talc	40	grammes.
Oxyde de zinc	8	—
Acide borique	4	—
Talc	40	grammes.
Carbonate de magnésie	10	—
Acide borique	10	—
Oléate de zinc	20	grammes.
Kaolin	10	—
Acide borique	10	—

Ces soins terminés, elle interposera entre les lèvres de la vulve une compresse de gaze sèche et stérilisée.

Chaque jour, la femme prendra une injection avec une décoction analogue à celle qui a servi à la lotion vulvaire et ne dépassant pas 40°. Elle pourra plus simplement employer des solutions astringentes d'alun, de tanin ou de borate de soude.

Tanin	4	grammes.
Borate de soude	12	—

Pour un litre d'eau bouillie à 39°-40°.

    Borate de soude.............................. 12 grammes.
Pour un litre d'eau bouillie à 39°-40°.

Quand la leucorrhée sera guérie, la malade pourra se contenter de prendre une injection vaginale et de faire une lotion vulvaire quotidienne avec du sérum artificiel boraté ou bicarbonaté :

    Chlorure de sodium......................... 4 grammes.
    Borate de soude............................ 8   —
Pour un paquet à faire dissoudre dans un litre d'eau bouillie tiède (39°).

    Chlorure de sodium......................... 2^{gr},50
    Bicarbonate de soude....................... 5 grammes.
Pour un paquet à faire dissoudre dans un litre d'eau bouillie et refroidie à 39°-40°.

Leucorrhée secondaire ou d'infection. — Toute infection des voies génitales en exagère les sécrétions et surtout leur apporte quelques caractères particuliers. Ces sécrétions sont, en effet, mélangées à du sang ou à du pus. La présence du sang les teinte en rose; celle du pus leur donne une coloration grisâtre ou verdâtre. Ces pertes blanches tachent fortement le linge en jaune, en vert ou en gris rosé. Elles pourront, en des cas particuliers, avoir une odeur spéciale. Un examen superficiel suffira généralement pour affirmer la nature infectieuse de la leucorrhée. L'examen des organes génitaux permettra de confirmer les indices fournis par l'aspect des sécrétions et de déterminer le siège de l'infection. On constatera, par exemple, les signes d'une inflammation vulvaire ou vaginale, ou bien encore les lésions aiguës ou chroniques du col utérin.

Suivant le siège du processus infectieux, la leucorrhée présentera des caractères particuliers. Ainsi, par exemple, les pertes blanches, qui sont dues uniquement à une vaginite, ont un aspect laiteux et caillebotté; celles qui ont pour origine une métrite se présentent sous la forme de grosses glaires filantes plus ou moins opaques que l'on voit sortir à travers l'orifice cervical.

Lorsque ces caractères ne sont pas très prononcés, on doit recourir à l'examen microscopique des sécrétions qui révèlera la présence du pus.

L'*examen cytologique* montre que ces sécrétions ne contiennent que de rares cellules normales de la muqueuse vaginale ou utérine, de nombreux polynucléaires altérés et des cellules épithéliales en plasmolyse. Le sang peut s'y rencontrer en dehors de toute période menstruelle.

Avant d'instituer le traitement d'une leucorrhée que nous reconnaissons d'origine infectieuse, il est nécessaire d'en déterminer la cause.

Les *agents des infections génitales* sont, soit des microbes dont la présence a toujours un caractère pathologique comme le *gonocoque*, ou exceptionnellement le bacille de Löffler, le bacille de Koch, soit des microbes qui sont les hôtes habituels ou fréquents des voies génitales normales : le streptocoque, le staphylocoque, le pneumocoque, le colibacille, divers micrococoques, des coccobacilles ou des bactéries dont quelques-unes possèdent en culture les caractères des microbes anaérobies. Les premiers engendrent des maladies nettement spécifiques : la blennorragie, la diphtérie vulvaire, la tuberculose des organes génitaux. Les seconds sont les auteurs de la plupart des infections banales attribuées à des causes très variées. Ce sont des infections qui surviennent à la suite de la défloration, des accouchements, des fausses couches, d'examens médicaux ; de pansements mal faits, etc., ou qui sont dues à la malpropreté, à la souillure par l'urine ou les matières fécales, à la présence de corps étrangers dans le vagin. Ces microbes saprophytes sont également la cause des infections génitales qui apparaissent au cours des fièvres éruptives ou des grandes pyrexies comme la fièvre typhoïde. Ils contribuent aussi à donner au cancer ulcéré son suintement fétide.

Les infections banales surviennent à tout âge ; on leur a attribué avec raison un grand nombre des vulvites des petites filles et des vaginites séniles. Elles peuvent prendre un caractère gangréneux chez les diabétiques ou au cours de certaines maladies infectieuses. Parmi ces microbes saprophytes, une place à part doit être faite au streptocoque. Il est, en effet, l'agent prépondérant de l'infection puerpérale ; mais il ne semble pas en être toujours la cause unique. Le colibacille et surtout les bacilles anaérobies jouent en certains cas un rôle important dans ce processus infectieux.

Pour déterminer la cause d'une leucorrhée d'origine infectieuse, nous aurons d'abord recours aux données de la clinique, c'est-à-dire à l'examen local et à l'histoire pathologique de la maladie.

En pratique, le problème se réduit à savoir si l'infection est d'*origine blennorragique, puerpérale ou banale*. Souvent l'examen clinique permet à lui seul de fournir une réponse. Mais il existe d'assez nombreux cas où l'on est obligé de recourir à l'*examen microscopique* de l'écoulement. Chaque fois que l'on y constate la présence du *gonocoque*, on peut affirmer à coup sûr sa nature blennorragique. Mais il faut savoir que l'absence de ce microbe ne permet pas de rejeter l'hypothèse de l'affection gonococcique. Le gonocoque peut, en effet, disparaître momentanément de la leucorrhée, tout en persistant au fond des glandes cervicales ou utérines. Il ne se montre alors dans l'écoulement qu'aux époques menstruelles ou après des excès génitaux. D'autre part, la présence de divers microbes saprophytes dans une préparation de leucorrhée purulente ne doit pas nous permettre d'affirmer que ces microbes sont la cause de cette leucorrhée. Ils sont, en effet, particulièrement abondants dans les sécrétions vaginales des femmes saines et des jeunes filles vierges ; mais, dans les sécrétions normales, la flore microbienne est composée d'espèces variées, alors que généralement, dans les leucorrhées pathologiques, une ou deux espèces prédominent et excluent les autres. Cette remarque est applicable à l'infection blennorragique. Il semble que le gonocoque entrave le développement des nombreux microbes saprophytes des voies génitales.

Nous pouvons ainsi résumer les règles à suivre dans l'interprétation des préparations microscopiques d'un écoulement génital de la femme :

Toute leucorrhée qui présente une formule cytologique où les leucocytes polynucléaires normaux ou dégénérés sont nettement prédominants est d'origine infectieuse. La présence du gonocoque dans cet écoulement permet d'en affirmer la nature blennorragique.

Si les préparations ne contiennent pas de gonocoques et ne présentent que de très rares saprophytes, on doit craindre une infection blennorragique et répéter les examens aux approches des époques menstruelles.

Un écoulement purulent d'origine saprophytique ne contient qu'un très petit nombre d'espèces microbiennes. Il ne semble dû qu'à une ou deux bactéries qui d'ailleurs y abondent. Il apparaît même quelquefois comme une véritable culture pure d'un de ces microbes saprophytes.

Traitement de la leucorrhée d'origine blennorragique. — La leucorrhée blennorragique résulte, soit de l'infection de toutes les voies génitales par le gonocoque, soit d'une localisation de l'inflammation à la vulve dans les culs-de-sac vaginaux ou au col utérin par exemple.

Pour traiter cette infection blennorragique chez la femme, on n'a surtout employé jusqu'ici que des moyens locaux : des lotions vulvaires, des injections et des pansements vaginaux et utérins. Deux antiseptiques constituent la base de la thérapeutique antiblennorragique : le *permanganate de potasse et les sels d'argent.*

Mais, à l'heure actuelle, cette infection est sur le point d'avoir son traitement spécifique : on prépare et on expérimente des *vaccins* et des *virus sensibilisés* qui donnent des résultats très encourageants sur lesquels il serait peut-être prématuré de se prononcer. Aussi nous nous contenterons d'exposer ici le traitement de la leucorrhée blennorragique par l'emploi des antiseptiques.

Quand le processus infectieux est limité à la vulve comme chez les petites filles, tout d'abord il faut employer des bains locaux avec des solutions tièdes de permanganate de potasse au 1/10000 ou au 1/5000. Une fois le processus inflammatoire calmé, on prescrira des onctions sur la vulve avec une pommade au collargol :

Vaseline...	18 grammes.
Lanoline...	12 —
Collargol...	3 —

Cette leucorrhée d'origine vulvaire peut s'accompagner d'ulcérations saignantes sur lesquels on fera des attouchements avec des solutions de protargol au 1/20, de nitrate d'argent au 1/50 ou au 1/20, d'acide picrique au 1/200 ou au 1/100.

Si l'infection se propage de la vulve au vagin, ce qui est la règle chez l'adulte, on complétera le traitement déjà prescrit par de grands bains quotidiens, des bains de siège, des injections et des pansements vaginaux.

Durant la phase aiguë de la vulvo-vaginite, nous conseillerons à la femme de faire une ou deux injections quotidiennes de 2 litres d'une décoction de guimauve, de pavot, de ficaire ou d'eucalyptus, dans laquelle elle fera dissoudre 25 centigrammes de permanganate de potasse par litre. La température des injections ne dépassera pas 39° ou 40°.

Ces injections pourront encore être faites avec un litre d'une solution aqueuse de protargol à 2 p. 1000.

Quand la vaginite aura perdu ses allures aiguës et tendra à passer à l'état chronique, on apportera au traitement quelques modifications.

Les injections de permanganate ne seront plus préparées qu'avec de l'eau bouillie, et non avec des décoctions émollientes. Leur teneur en permanganate sera plus élevée : 1/2000. Le titre des injections de protargol sera porté à 2 p. 100.

Dans l'intervalle des injections, les pansements vaginaux seront faits avec des tampons de gaze stérilisée, imbibés de glycérine à l'ichtyol au 1/10 ou enduits de pommade au collargol. Les tampons devront remplir la cavité vaginale, la dilater, en empêcher l'accolement des parois.

Au lieu de mettre des tampons médicamenteux, on pourra faire de légers badigeonnages de la muqueuse vaginale avec une solution de protargol au 1/20, ou de nitrate d'argent au 1/50, ou encore d'acide picrique au 1/100. Après chaque badigeonnage, on bourrera le vagin de gaze stérilisée sèche ou enduite de la pommade suivante :

Vaseline..	18 grammes.
Lanoline...	12 —
Oxyde de zinc..................................	10 —
Camphre..	2 —

Au cours de ces divers pansements et dès le début de la vulvo-vaginite, il faudra chercher à protéger le col utérin, l'isoler à l'aide de gaze stérilisée. L'infection blennorragique tend toujours à gagner la cavité cervicale; souvent même, si cette infection est atténuée, la cervicite semble être la première et l'unique manifestation de la gonococcie. Elle est particulièrement rebelle au traitement.

Pendant la phase aiguë, on n'instituera pas d'autre thérapeutique que celle mise en œuvre pour la vaginite. Plus tard, à la période subaiguë, le traitement consistera en instillations et en pansements intracervicaux. Les pansements seront faits au moyen de mèches de gaze enduites de glycérine à l'ichtyol à 10 p. 100, au thigénol à 20 p. 100, à la résorcine à 10 p. 100, iodée à 0,5 p. 100. Les instillations intra-utérines seront pratiquées avec 2 centimètres cubes d'une solution de nitrate d'argent à 2 p. 100, de protargol à 5 p. 100, d'acide picrique à 0,5 p. 100, de collargol à 10 p. 100. Ces instillations seront faites avec prudence. Il faudra s'en abstenir en cas de douleurs intenses ou de menaces d'annexite.

Traitement de la leucorrhée due à l'infection puerpérale. La localisation la plus habituelle de l'infection puerpérale est la métrite.

Dans sa phase aiguë, cette métrite se traduit par une leucorrhée qui est constituée par les lochies fétides, que remplace bientôt un écoulement muco-sanguinolent. En dehors des injections vaginales, pratiquées avec un ou deux litres d'eau bouillie iodée à 1/1000° à et à une faible pression, le seul traitement judicieux est le curettage précoce. Il faudra le faire chaque fois que la métrite n'est pas accompagnée d'accidents aigus péri-utérins et surtout de salpingite. Il faudra même passer outre à cette contre-indication, quand il y a rétention placentaire. Le curettage sera complété par des injections intra-utérines (1) d'eau iodée à 1/1000° ou à l'eau à 1/1500° ou

(1) Pour les injections iodées, on se sert d'une solution mère :

Iode métalloïde..	10 grammes.
Iodure de potassium................................	15 grammes.
Eau stérilisée..	200 cent. cubes

on en ajoutera 10 centimètres cubes à un litre (1/1000°) ou à 1 lit. 1/2 (1/1500°).

d'eau oxygénée étendue de trois fois son volume d'eau bouillie.

Dans sa forme chronique, l'infection puerpérale se traduit également par une métrite qui d'emblée a eu tous les caractères de la chronicité. Cette métrite chronique demandera le même traitement que la métrite chronique blennorragique, les mêmes pansements, badigeonnages et instillations de la cavité utérine. Toutefois la teinture d'iode alternée avec l'eau oxygénée, est préférable, ici, aux sels d'argent. Le catarrhe purulent qui la révèle cédera beaucoup plus facilement que celui de l'infection blennorragique qui est toujours rebelle.

Traitement de la leucorrhée d'origine saprophytique. — La leucorrhée des infections d'origine saprophytique présente quelquefois un caractère très spécial ; elle peut être d'odeur plus ou moins fétide.

Cette fétidité de l'écoulement permettra d'attribuer son origine à une infection par des microbes anaérobies ou à un processus de gangrène. La conduite du médecin sera différente, suivant que la leucorrhée sera ou ne sera pas fétide.

Les écoulements non fétides d'origine saprophytique s'observent surtout au cours des vulvites du jeune âge ou des fièvres éruptives, et à la suite de la défloration ; ils peuvent aussi être occasionnés par la présence de corps étrangers dans le vagin. Ils sont dus souvent à l'insuffisance ou à l'absence absolue de soins de propreté.

Il suffira de prescrire et de faire pratiquer ces soins pour guérir rapidement l'inflammation et partant la leucorrhée. Les écoulements fétides se rencontrent toutefois en dépit des précautions les plus minutieuses, dans les métrites accompagnées de flexion ou de version très prononcées de l'utérus, à cause de la rétention des sécrétions.

Les **vulvites des petites filles** réclament de simples lotions avec de l'eau bouillie alcalinisée ou des décoctions émollientes, et des pansements humides préparés avec les mêmes solutions. On sera obligé quelquefois de calmer la douleur et la cuisson au moyen de pommades anesthésiques à base de cocaïne ou de stovaïne.

Si la vulvite persiste avec des ulcérations, on poudrera la surface de la muqueuse de poudre d'érythrol (iodure double de bismuth et de cinchonidine) que recommandent A. Robin et Dalché; on fera des lotions avec des solutions astringentes, des décoctions de feuilles d'eucalyptus, de feuilles de noyer ou d'écorce de chêne; on pratiquera des badigeonnages avec de la glycérine au tanin à 4 p. 100, ou de la liqueur de Burow ;

```
Alun...........................................   1 gramme.
Acétate de plomb...............................  10    —
Eau distillée..................................  200   —
```

La vulvo-vaginite de la défloration réclame les mêmes lotions et pansements vulvaires que la vulvite des petites filles. Pendant la phase aiguë, on prescrira en outre des injections vaginales avec des décoctés émollients de guimauve, de ficaire, de pavot. Puis, quand les phénomènes douloureux seront atténués, on conseillera de faire les injections, avec l'une des solutions suivantes :

```
Liqueur de Labarraque..........................  20 grammes.
Eau bouillie...................................   1 litre.

Bicarbonate de soude...........................  10 à 12 grammes.
Eau bouillie...................................   1 litre.

Tanin..........................................   4 grammes.
Borate de soude................................  12    —
Eau bouillie...................................   1 litre.
```

L'utérus peut être atteint par le processus inflammatoire qui fait suite à la défloration. On fera alors des badigeonnages de la cavité cervicale avec des tampons d'ouate imbibés de teinture d'iode, ou d'une solution de chlorure de zinc au 1/10, ou chargés de bleu de méthylène en poudre chimiquement pur.

La vulvite qui survient au cours des fièvres éruptives ne réclame pas d'autres soins que la vulvite saprophytique des petites filles, à moins qu'il ne survienne un processus gangréneux : on la traitera alors comme les infections vulvo-vaginales dues à des microbes anaérobies.

Les leucorrhées fétides d'origine saprophytique sont généralement causées par une infection anaérobie. Ce sont les écoulements de la gangrène vulvaire, du diabète ou de la rougeole, des vaginites des vieilles femmes dont le vagin est plus ou moins cloisonné, des vaginites dues au séjour prolongé de corps étrangers. Ces vaginites peuvent entraîner des métrites.

L'eau oxygénée à 25 p. 100 ou l'eau iodée à 1/1000 seront les antiseptiques de choix, pour désinfecter les voies génitales dans ce genre d'infection.

Les vulvites seront traitées par des lotions faites à la température de 38°-39° avec de l'eau oxygénée à 12 volumes, étendue de 4 à 6 fois son volume d'eau bouillie.

On pratiquera des attouchements de la muqueuse avec de l'eau oxygénée, puis on maintiendra en permanence des pansements vulvaires avec des compresses de gaze stérilisée imbibée d'eau oxygénée diluée au quart, ou de gaze à l'ectogan.

En cas d'ulcérations, on saupoudrera la muqueuse de poudre d'érythrol ou d'ectogan.

Contre les vaginites, on prescrira des injections à l'eau oxygénée diluée au quart, suivies de pansements humides à la gaze à l'ectogan.

En cas d'ulcérations, on fera des pansements vaginaux secs, après avoir poudré au préalable les parois vaginales avec de la poudre d'érythrol ou d'ectogan, ou les avoir badigeonnées avec de la glycérine à l'ichtyol à 10 p. 100, ou au thigénol à 20 p. 100 ou iodée à 0,5 p. 100.

Les métrites du col qui sont consécutives aux vaginites des vieilles femmes se traduisent par un catarrhe muco-purulent souvent sanguinolent. Elles seront traitées par des badigeonnages intra-utérins à la teinture d'iode, ou plutôt à l'eau oxygénée, et par des pansements intracervicaux à la glycérine, à l'ichtyol, ou au thigénol.

L'écoulement des cancers du corps ou du col, ulcérés, et non opérables, est particulièrement fétide; nous nous proposerons seulement d'en atténuer les inconvénients; l'usage de pansements à l'eau oxygénée diluée au tiers aura l'avantage d'avoir des propriétés à la fois hémostatiques et antiputrides. Ces cancers ulcérés et inopérables tireront d'ailleurs de notables avantages de l'action locale du radium qui détruira les bourgeons cancéreux et sclérosera le tissu néoplasique.

La tuberculose ulcérée du vagin ou du col de l'utérus peut donner lieu à des écoulements. Un seul traitement judicieux s'impose dans cette affection : l'ablation chirurgicale de l'ulcération vaginale ou l'hystérectomie.

III. — TRAITEMENT DE LA STÉRILITÉ

La stérilité et ses causes. — La stérilité chez la femme est l'inaptitude à être fécondée. Cette stérilité relève de causes très diverses. Elle tient, soit à une malformation congénitale ou à un arrêt de développement des organes sexuels, soit à des lésions acquises de l'utérus ou des annexes, lésions inflammatoires ou néoplasiques. Elle peut aussi être due à une maladie générale ou à une intoxication. Enfin la stérilité de certaines femmes est d'origine absolument inconnue; sa cause échappe alors à toute explication précise.

Le médecin est souvent consulté par des femmes qui se désolent de n'avoir pas d'enfants et qui lui demandent un traitement pour leur stérilité. Avant d'en formuler un, et par conséquent de rechercher la cause de leur infécondité, il sera judicieux de s'assurer si la stérilité de la femme n'est pas imputable au mari. Il ne faut pas oublier, en effet, que, dans un sixième des cas et peut-être plus, la femme est stérile parce que son mari est infécond. Un examen microscopique du sperme tranchera la question.

Assez fréquemment, chez des jeunes femmes ayant toutes les apparences de la santé, la stérilité ne tient qu'à une faute de technique, soit que le coït ne soit pas complet, soit que la femme, initiée aux pratiques de l'antisepsie, les exagère et fasse matin et soir des injections de sublimé ou d'eau phéniquée dont il reste dans le vagin une quantité suffisante pour détruire les germes qui y seront déposés quelques minutes plus tard. Enfin certains couples croient sincèrement augmenter les chances de conception en multipliant les rapports sexuels, tandis que leurs excès génitaux ne peuvent que les diminuer.

Ce sont là des renseignements qu'il faudra obtenir par un interrogatoire conduit avec discrétion et qui permettront d'affirmer si la stérilité d'une femme n'est qu'apparente ou est bien réelle.

Traitement de la stérilité par malformation congénitale. — La stérilité qui tient à des *malformations congénitales* des organes sexuels n'offre qu'un intérêt thérapeutique médiocre. Il s'agit, en effet, d'une des formes de pseudo-hermaphrodisme, de l'absence des trompes, de l'utérus ou du vagin, d'une imperforation complète de l'hymen. Si une opération plastique chirurgicale peut restaurer les organes génitaux de manière à permettre les rapports sexuels jusque-là impossibles ou imparfaits, elle n'apportera pas la fécondité à cette femme dont les ovaires resteront probablement insuffisants.

Traitement de la stérilité due à l'insuffisance de l'ovaire ou à l'insuffisance des autres glandes endocrines. — Certaines femmes, dont la puberté s'est établie tardivement, qui ont été aménorrhéiques jusqu'au delà de leur seizième année et qui souvent le sont encore d'une façon passagère après leur mariage, viennent se plaindre de n'avoir pas d'enfants. Chez elles, les caractères sexuels secondaires sont peu développés. Leurs organes génitaux sont restés à l'état pubescent. L'utérus n'a pas dépassé la première phase du développement qu'avait provoqué l'évolution pubérale ; son corps est frêle et court ; son col est, au contraire, long ; avec l'isthme il constitue presque tout l'organe qui est fortement fléchi, soit en avant, soit en arrière. Le museau de tanche est conique. Les ovaires sont petits, aplatis, insensibles ; ils sont atteints d'une insuffisance dont l'aménorrhée prolongée a été le premier témoin et qui, souvent encore donne lieu à de la dysménorrhée.

Ces jeunes femmes, dont les organes génitaux sont restés à l'état infantile ou pubescent, et qui ne possèdent aucun des attributs de la maturité sexuelle, se présentent sous différents types cliniques que nous avons déjà étudiés à propos du traitement de l'aménorrhée. Nous nous contenterons de les rappeler.

Les unes répondent au type de l'infantilisme qu'a décrit Lorain. Les autres présentent, en outre, des troubles fonctionnels de leurs glandes endocrines : *corps thyroïde, hypophyse, capsules surrénales*. La stérilité est la règle chez les *myxœdémateuses*, les *acromégaliques*, les *géantes*, les *naines hypophysaires*, les femmes qui présentent le *syndrome adiposogénital* ou qui ont les attributs du *virilisme surrénal* ; mais ces malades ne viennent généralement pas se plaindre de leur infécondité pour laquelle d'ailleurs tout traitement serait vain. Par contre, la thérapeutique peut être efficace chez celles qui n'ont que des troubles légers d'insuffisance thyroïdienne ou hypophysaire.

Chaque fois qu'une de ces jeunes femmes infantiles viendra demander un traitement pour sa stérilité, on doit s'enquérir de la glande ou des glandes à sécrétion interne qui, chez elle, sont insuffisantes. On prescrit alors *l'opothérapie simple ou associée à l'aide d'extrait ovarien, thyroïdien et hypophysaire*. Il conviendra ensuite de stimuler l'évolution de l'utérus à l'aide du *massage gynécologique*, et ce n'est que rarement que l'on sera obligé de redresser et de dilater à l'aide de laminaires un utérus en voie de croissance.

On conseillera aussi, pour relever l'état général du sujet, l'hydrothérapie, le séjour à la mer ou à la montagne, et des cures salines comme celles de Biarritz ou de Saint-Moritz.

Certaines de ces infantiles, plus ou moins aménorrhéiques, sont atteintes d'un *rétrécissement mitral pur*, ou sont des *prétuberculeuses* ayant eu une pleurésie ou des adénopathies de nature bacillaire. L'aplasie artérielle ou le poison tuberculeux a entraîné le développement, non seulement de leurs organes génitaux, mais aussi de tout leur organisme. Le médecin ne devra s'occuper que d'améliorer leur santé générale; il devra craindre une maternité souvent fâcheuse pour la mère comme pour la progéniture ; il fera prendre patience à la malade, dirigera ses désirs vers l'avenir et non vers le présent.

La dystrophie génitale et pluriglandulaire peut ne survenir que tardivement, alors que la femme a déjà donné des preuves de sa fécondité. Bien que jeune encore et au début de sa vie sexuelle, elle devient stérile. A la suite d'accouchements, de lactations successives et prolongées, l'utérus s'atrophie, les fonctions menstruelles disparaissent : il s'agit d'une *hyperinvolution de l'utérus* ou d'une *ménopause précoce*. Cette dystrophie régressive peut s'accompagner de divers troubles fonctionnels de la glande thyroïde, de l'hypophyse ou des capsules surrénales, troubles glandulaires qui lui impriment son type clinique. Ces formes cliniques sont assez nombreuses. Certaines femmes prennent, par exemple, un masque sénile ; d'autres, un aspect infantile ; d'autres, les apparences du virilisme. La ménopause précoce peut également se traduire par des troubles de la tension artérielle, des troubles de la nutrition tels que l'obésité, le rhumatisme chronique, la glycosurie.

Le traitement de ces diverses formes de ménopause précoce consiste surtout à atténuer, par l'emploi de l'opothérapie, les troubles d'origine glandulaire ; il peut donner des résultats, et ce ne serait pas trop de prétention que d'essayer de rendre la fécondité à une femme dont l'utérus a déjà subi un début d'involution sénile. On a vu, sous l'influence de l'opothérapie thyro-ovarienne, à laquelle on peut associer le massage gynécologique cette involution s'arrêter et l'utérus reprendre son volume normal.

Traitement de la stérilité due à des lésions utéro-annexielles. — En dehors de ces dystrophies sexuelles congénitales de la puberté ou de l'âge mûr, *certaines lésions utérines ou annexielles* peuvent expliquer la stérilité.

Les métrites, et surtout la *métrite blennorragique*, plus que la métrite puerpérale ou banale, constituent un obstacle de longue durée à la fécondation. Certaines jeunes femmes, atteintes au début de leur mariage de *cervicite blennorragique*, deviennent définitivement stériles ; il semble que la sécrétion muco-purulente de leur col compromette la vitalité du spermatozoïde.

Les *lésions tubaires* sont une des causes principales de l'infécondité : elles entraînent, en effet, le plus souvent l'oblitération des trompes, arrêtant ainsi la migration de l'ovule ; cette imperméabilité est quelquefois définitive. Mais il faut se rappeler que la plupart des salpingites, qui ont été assez légères pour ne pas mériter une intervention chirurgicale, n'entraînent pas de modifications suffisantes pour oblitérer les trompes.

Les *lésions ovariennes* peuvent être aussi cause d'infécondité, soit qu'il s'agisse de tumeurs de l'ovaire, de dégénérescence sclérokystique primitive ou secondaire à une salpingo-ovarite aiguë. Les déplacements des ovaires, le prolapsus, et la hernie de ces organes, se rencontrent souvent chez des personnes stériles.

Les *lésions inflammatoires de la vulve et du vagin*, comme les cervicites blennorragiques, entravent la fécondation en diminuant la vitalité du spermatozoïde par leurs sécrétions pathologiques. Les ulcérations de la vulve, et le vulvo-vaginisme qui en est la conséquence, sont également une cause de stérilité, en faisant obstacle au coït complet.

Toutes ces affections de l'appareil génital, qui peuvent rendre la femme inféconde, sont curables, et, après leur guérison, la patiente ne sera plus stérile. Il faudra donc s'appliquer à obtenir la guérison complète des vulvo-vaginites, des métrites, des annexites. Ce sera le traitement logique de ce genre de stérilité.

Mais ces infections génitales laissent quelquefois des séquelles. A la suite d'une métrite, l'utérus reste en flexion exagérée, souvent maintenue par des adhérences pelviennes. Son canal cervico-utérin peut être considérablement rétréci. On sera tenté de dilater la cavité utérine, de redresser l'axe de l'organe. Nous ne pensons pas que ce traitement soit nécessaire. La flexion ou la version utérine, le rétrécissement du canal cervical sont beaucoup moins qu'on ne le croit des causes sérieuses de stérilité ; mais ces malformations acquises entraînent souvent un état de dysménorrhée continuelle, et comme telles elles méritent un traitement. Ce traitement consistera à prescrire le massage, à redresser des flexions, à restaurer des cols trop étroits [*stomoplastie de Pozzi*, à réséquer un lambeau sur le canal cervico-utérin rétréci (Doléris)]. Les infections annexielles peuvent nécessiter l'intervention chirurgicale. Il est de règle, au cours de ces interventions, de conserver toutes les parties saines, de pratiquer, si possible, des *résections partielles*. Cette chirurgie conservatrice a souvent permis à la patiente de rester féconde. Une trompe et un fragment d'ovaire, ces deux organes fussent-ils de côté opposé, suffisent pour permettre une grossesse. Un grand nombre de chirurgiens, s'inspirant de ces faits, pensent faciliter la conception en mettant la trompe saine en contact avec l'ovaire qui reste.

Traitement de la stérilité due aux maladies infectieuses. — Les *diverses maladies générales* peuvent avoir un retentissement marqué sur les fonctions génitales. On sait qu'elles entraînent souvent une aménorrhée transitoire. Mais il est difficile d'apprécier leur influence sur la fécondité de la femme.

Dans la convalescence de maladies aiguës graves, telles que la fièvre typhoïde, la variole, la fécondation aura moins de chances de se produire ; il en sera de même quand l'organisme est épuisé par une maladie chronique : chlorose, cancer, tuberculose, syphilis, néphrite chronique, cardiopathie, cirrhose, impaludisme. Cette loi n'a malheureusement rien d'absolu et l'on voit des tuberculeuses avancées, aménorrhéiques depuis longtemps, commencer une grossesse.

La *syphilis* mérite à ce propos une mention particulière : tandis qu'à la période secondaire, elle n'entrave guère la conception, mais provoque fréquemment des fausses couches ; à la période tertiaire, elle agit sur l'ovule et entraîne une stérilité prolongée ou même définitive. Un grand nombre de ménages syphilitiques sont inféconds.

Les diverses *intoxications* par l'alcool, le tabac, le plomb, le sulfure de carbone, exercent une action analogue : elles empêchent la fécondation ou entravent le cours de la grossesse. Il est probable qu'elles agissent en provoquant des lésions ovariennes encore mal connues.

La stérilité, observée dans la convalescence des maladies aiguës ou qui relève d'une infection, d'une intoxication chronique, ne réclame aucun traitement spécial. Le médecin se contentera de favoriser le relèvement de l'état général après toute infection fébrile ; au cours des infections chroniques, anémie, cardiopathie, cirrhoses, néphrites, tuberculose, il montrera à la malade qu'une grossesse pourrait être nuisible pour elle-même et pour l'enfant.

En cas de stérilité d'origine syphilitique, on obtiendra souvent un résultat favorable par le traitement spécifique prolongé du mari et de la femme.

La stérilité inexpliquée. — Malgré une enquête minutieuse, le médecin ne trouve quelquefois *aucune cause à la stérilité* dont viennent se plaindre des femmes bien constituées et de bonne santé. Ces femmes ont des menstruations normales, leur évolution pubérale s'est effectuée sans incidents ; leurs organes génitaux bien conformés n'ont été le siège d'aucune infection. Ces cas de stérilité ont été attribués à des influences variables et imprécises.

La *consanguinité des époux* a été accusée de provoquer cette stérilité. L'*hérédité* a été aussi mise en cause : certaines femmes, filles d'une même mère, présentent sans raison une infécondité remarquable. Fait plus inexplicable : certains ménages stériles retrouvent leur aptitude à la procréation une fois qu'ils sont dissociés et que leurs membres ont contracté d'autres unions.

Enfin on voit des femmes stériles, pendant les douze ou quinze premières années de leur mariage, devenir enceintes, bien que rien ne soit changé dans leurs fonctions génitales, ni dans leur vie conjugale. Ce sont des faits assez exceptionnels. Par contre, on observe plus fréquemment des jeunes femmes devenues stériles sans aucune raison apparente, en plein cours de leur activité génitale, après avoir déjà donné des preuves de leur fécondité.

Tous ces faits de stérilité inexpliquée ne peuvent être, à l'heure actuelle, l'objet d'un traitement judicieux. On se contentera de laisser des espérances à la femme, une fécondation ultérieure étant toujours possible. Le massage gynécologique rend de grands services dans les cas de ce genre. Dans des circonstances tout à fait exceptionnelles chez des femmes obsédées de voir leur foyer vide, on pourrait, à la rigueur, tenter la *fécondation artificielle* en s'entourant de toutes les garanties désirables. Nous ne l'avons d'ailleurs jamais pratiquée.

Ce procédé a soulevé de très justes objections d'ordre moral ; aussi, pour l'appliquer, le médecin ne saura jamais s'entourer de trop de garanties.

IV. — TRAITEMENT DE LA DOULEUR

La douleur et ses modalités dans les affections génitales.

La douleur est un phénomène essentiellement subjectif ; c'est là une remarque qui peut sembler banale, mais qui est particulièrement vraie quand il s'agit de la pathologie génitale de la femme.

Son intensité dépend, en effet, plus des réactions nerveuses du sujet que de la gravité du mal.

Pour une affection de même nature, de même importance, certaines femmes se plaignent beaucoup plus vivement que d'autres ; elles accusent des douleurs intenses dont les autres patientes parlent à peine. Ces femmes, toutes plus ou moins névropathes, laissent voir, au cours de leurs plaintes, leur tendance naturelle à l'hyperbole : elles nous mettent ainsi en garde contre l'exagération excessive qu'elles apportent dans la description de leurs maux. D'autres malades, par contre, ne semblent pas attacher une importance suffisante à leurs douleurs. Elles n'attirent pas assez l'attention sur ce symptôme, soit qu'elles le considèrent comme le lot commun à toutes les femmes, soit qu'elles veuillent en atténuer la gravité par crainte d'un traitement qui leur déplaît, ou d'une opération chirurgicale.

L'intensité de la douleur dépend aussi plus du siège et de la nature de la lésion que de sa gravité : un petit ovaire scléreux, des adhérences péritonéales à peine perceptibles se traduisent par des douleurs intolérables, alors qu'un gros fibrome de l'utérus ou un cancer se développent quelquefois à l'insu de la malade, au point de compromettre sa santé et même son existence.

La douleur présente, en outre, des modalités variables suivant la nature et le siège de l'affection causale. Ces modalités sont assez particulières pour que souvent leur simple description par la patiente nous mette sur la voie du diagnostic. On peut dire, en effet, que chaque partie des voies génitales possède un mode spécial d'expression de sa souffrance. Il existe un syndrome douloureux commun à la plupart des affections génitales : le *syndrome utérin*, la douleur a, dans un grand nombre d'entre elles, des caractères assez nets suivant le siège, les irradiations, l'intensité et la forme.

Syndrome utérin. — Il se rencontre dans presque toutes les affections de l'appareil sexuel de la femme ; il tient, en effet, à la poussée congestive utéro-ovarienne si banale dès qu'il y a une lésion de l'utérus ou des annexes. Il est essentiellement caractérisé par des douleurs lombaires et abdominales. Il se traduit par une sensation de gêne et de pesanteur dans l'hypogastre, et des tiraillements pénibles partant des lombes pour s'irradier dans la partie inférieure de l'abdomen et dans les cuisses. Ces sensations douloureuses sont exagérées par le mouvement, la marche, la fatigue, la station debout, les secousses de la voiture, les efforts. Elles sont plus marquées le soir que le matin, et souvent calmées par le repos nocturne. Le port d'un corset comprimant les viscères abdominaux vers le petit bassin les accroît.

Ce syndrome morbide n'est, en somme, que l'exagération du *syndrome menstruel*.

Il est constant, dès qu'il y a *lésion de la muqueuse et surtout du parenchyme de l'utérus, dans les déviations ou flexions de la matrice, et dans les affections annexielles.*

Mais, suivant sa cause, il présente des modalités un peu particulières.

Il se rencontre alors dans une foule d'états différents qui vont de la simple congestion ovarienne jusqu'à la dégénérescence scléro-kystique la plus accentuée.

Le syndrome utérin est souvent permanent. Il fait alors souffrir la femme durant toute la période intermenstruelle, subissant cependant une exacerbation à l'époque cataméniale. Il présente alors diverses modalités :

Le syndrome utérin avec douleurs dans le décubitus dorsal ou dans la position assise, avec douleur à la miction, à la défécation ou dans l'effort que la malade fait pour se lever ou s'asseoir s'observe dans les *rétroflexions utérines*, dans les *lésions du cul-de-sac de Douglas*, au cours des *annexites prolabées dans cette loge péritonéale*.

Quand les irradiations douloureuses du syndrome utérin sont surtout péritonéales et rectales, il faut songer à la *rétrodéviation* avec ou sans lésions des annexes ; le syndrome utérin s'accompagne souvent de crises aiguës de ténesme vésical et rectal survenant à la période prémenstruelle, dans la plupart des déviations en avant ou en arrière et lorsqu'il existe des altérations du parenchyme : *subinvolution, sclérose utérine, fibro-myomatose diffuse*. Enfin, une *annexite subaiguë ou chronique* se traduit par une prédominance latérale des douleurs spontanées, une hyperesthésie très marquée de l'un ou des deux culs-de-sac vaginaux au toucher, et quelquefois par des crises de dysménorrhée. En général, les lésions des ovaires donnent lieu à des douleurs plus aiguës.

Syndrome douloureux du prolapsus utérin. — Il est caractérisé, non seulement par une sensation de tension et de pesanteur abdominale, mais surtout par des tiraillements qui partent du petit bassin, s'irradient vers les parties supérieures de l'abdomen et dans la région lombaire. Il s'accompagne d'une angoisse pénible pour la malade qui croit sentir ses viscères abdominaux s'échapper par les voies génitales et a de fréquentes émissions involontaires d'urine.

Coliques utérines. — Elles constituent un syndrome douloureux différent du syndrome utérin. Ce sont des tranchées, des coliques hypogastriques très intenses, à caractère nettement spasmodique, ne survenant que par crises rappelant dans une certaine mesure les douleurs de l'accouchement. On les observe dans la *dysménorrhée membraneuse*, dans les *fibromes pédiculés* qui tendent à s'éliminer; elles traduisent alors l'effort d'expulsion ; on les rencontre quelquefois à *une période avancée de la grossesse* ; une *injection médicamenteuse intra-utérine* (teinture d'iode, chlorure de zinc, acide picrique et même eau physiologique) peut les provoquer; la réaction utérine peut être alors assez violente pour causer une syncope.

La *dysménorrhée d'origine utérine*, due à une flexion exagérée de l'organe, ou à une sténose cicatricielle ou congénitale, se manifeste, d'abord par le syndrome, mais on voit bientôt survenir des douleurs, des coliques utérines rappelant celles de l'accouchement.

Douleur du type péritonéal. — Elle se rencontre dans les *annexites aiguës*, la *pelvipéritonite*, l'*hématocèle enkystée*. Elle éclate plus ou moins brusquement, elle est violente avec des paroxysmes plus ou moins intenses. Elle tend à se généraliser à tout l'abdomen. L'hyperesthésie abdominale est telle que la malade garde les cuisses en demi-flexion pour relâcher les muscles de sa paroi. Cette douleur s'accompagne de vomissements et de fièvre : toutefois l'hématocèle enkystée peut être apyrétique. La miction et la défécation sont très difficiles : il y a, au début, de l'anurie ou de l'oligurie et de la constipation. Ce syndrome douloureux, qui traduit une réaction péritonéale, ne survient, surtout dans les cas d'annexite et de pelvipéritonite, que chez une femme dont les voies génitales sont infectées. On relève presque toujours les signes d'une métrite récente ou quelquefois ancienne.

Névralgies du type sciatique pelvien ou abdomino-crural. — Simples ou doubles, elles s'observent à la phase tardive de l'évolution d'une pelvipéritonite ou d'une tumeur (*fibrome* ou *cancer*) quand, par suite de son volume ou de son extension, elle comprime les branches principales des plexus nerveux. La névralgie sciatique peut se rencontrer aussi au cours de la grossesse.

Douleurs dues aux rapports sexuels. — Elles se présentent sous deux formes bien distinctes : la *dyspareunia* et le *vaginisme*. Dans la *dyspareunia*, le coït est simplement douloureux, difficile mais non impossible. Dans le *vaginisme*, au contraire, la douleur s'accompagne d'une contracture spasmodique du canal vulvo-vaginal telle que tout rapport est impossible.

La *dyspareunia* est due à une lésion située en un point quelconque de l'appareil génital : vulve, vagin, utérus ou annexes. La douleur qui la caractérise n'est pas seulement provoquée par le coït, mais aussi par l'introduction d'une canule, d'un speculum ou par le jet d'une injection trop violente. Parmi ses causes les plus fréquentes nous devons relever l'*hypertrophie scléreuse du col utérin* qui s'est fortement allongé au cours du processus inflammatoire chronique de la métrite cervicale. La *brièveté anormale du vagin*, habituellement associée à des flexions accentuées de l'utérus incomplètement développé et surtout à des rétroflexions, donne lieu très fréquemment à des douleurs très vives au cours du coït ou des explorations médicales.

L'autre syndrome douloureux qu'occasionnent les rapports sexuels est le *vaginisme*. Le vaginisme, ou mieux le vulvo-vaginisme, est une *contracture douloureuse spasmodique du canal vulvo-vaginal*.

Au moindre contact de la muqueuse vulvaire au cours des rapports sexuels, à l'occasion d'un toucher ou d'une injection vaginale, la malade éprouve immédiatement une douleur qu'elle compare à une brûlure, à une déchirure, et son orifice vulvo-vaginal se contracture : le constricteur de la vulve ou le releveur de l'anus se tétanisent. Ce spasme douloureux dure quelques minutes et même plusieurs heures. Ce mouvement réflexe de défense chez quelques femmes n'est pas toujours limité à la région génitale : il s'étend aux adducteurs de la cuisse qui, se contractant avec énergie, permettent à peine d'explorer la vulve.

Ce spasme est dû à une hyperesthésie de la muqueuse qui souvent est localisée à un point limité de la *vulve*, de l'*orifice urétral*, du *vagin*, du *col utérin*, ou des *culs-de-sacs vaginaux*. Un examen attentif permet d'y découvrir une petite exulcération, une légère fissure, une déchirure, un polype, un foyer inflammatoire.

Cette hyperesthésie vulvo-vaginale peut avoir une origine extragénitale; la lésion qui la provoque siège alors sur un sphincter voisin, sur celui du col de la vessie ou de l'anus. La cystite du col, la fissure de l'urètre, la fissure anale, sont quelquefois la cause des crises de vulvo-vaginisme.

Les inflammations propagées à toute l'étendue de la muqueuse vulvaire et vaginale, comme dans les *vulvo-vaginites*, les *bartholinites blennorragiques*, peuvent naturellement donner lieu à des crises de vaginisme ; mais le plus souvent elles n'occasionnent qu'une sensation de tension, de gêne ou de brûlure qu'exagèrent le coït, l'introduction d'une canule ou d'un spéculum ; elles sont simplement la cause de la *dyspareunie*. Le vaginisme exige, en effet, une prédisposition, une excitabilité spéciale du système nerveux.

Traitement des différentes modalités de la douleur dans les affections génitales.

Pour traiter la douleur en gynécologie, il est nécessaire de poser le diagnostic de l'affection qui la provoque. Souvent, en effet, les divers moyens mis en œuvre pour le traitement de la maladie elle-même suffisent pour atténuer rapidement les phénomènes douloureux. Nous devons néanmoins, surtout dans la phase aiguë des affections génitales, apporter dans nos prescriptions une médication qui aura pour but spécial de calmer les souffrances des malades.

Dans cette thérapeutique de la douleur, il faut aussi tenir le plus grand compte de l'intensité des réactions nerveuses du sujet, de sa prédisposition morbide à souffrir, de son *hyperalgésie*. Cette considération aura surtout son importance chez ces femmes qui accusent de vives douleurs pour des lésions insignifiantes de l'appareil génital, pour le reliquat d'une affection aiguë ou chronique dont l'examen montre la guérison. Ces sujets ont de véritables *algies génitales*.

Traitement des algies génitales des névropathes. — Une femme qui vient se plaindre de phénomènes douloureux, qui semblent à première vue nettement en désaccord avec les résultats du toucher vaginal, n'est cependant pas toujours exempte de toute affection génitale. Un examen méticuleux, un interrogatoire complet feront reconnaître chez elle une légère déviation utérine ou quelque trouble de la menstruation. Dans le passé de la malade, on retrouve quelquefois une infection génitale qui semble maintenant bien guérie et n'avoir pas laissé de traces. Il n'est pas rare non plus que la patiente se plaigne de symptômes subjectifs gastro-intestinaux à caractères imprécis, et souvent elle a déjà présenté des crises passagères de colite muco-membraneuse. Son appendice est quelquefois malade, il donne lieu à un endolorissement permanent avec exacerbations plus ou moins irrégulières, mais très pénibles, qui se manifestent dans tout le ventre, et en particulier dans la sphère génitale. Ajoutons enfin que son rein droit peut avoir une certaine mobilité et que la flaccidité de sa paroi abdominale favorise les ptoses viscérales.

Chez ces malades, il faut se garder d'intervenir localement par une thérapeutique trop agressive. Sans nier l'existence de leurs malaises, on s'efforcera de leur en montrer la faible importance pour leur santé générale. Il faudra, lorsqu'on aura gagné leur confiance, les convaincre du peu de gravité de leurs lésions.

Le traitement local comportera simplement des soins hygiéniques qu'il sera parfois habile de prescrire avec une certaine précision : deux injections quotidiennes d'un peu d'eau salée physiologique à 39°, prises dans le décubitus dorsal et à faible pression. L'eau salée physiologique pourra être remplacée par des décoctions émollientes ou opiacées additionnées de substances astringentes (borate de soude, tanin, alun) ou alcalines (bicarbonate de soude).

L'état névropathique du sujet sera le principal objet de la médication.

Ces malades devront vivre à la campagne, au repos. Il sera quelquefois utile de les soustraire à leur milieu habituel, pour leur procurer le calme désirable. Cette cure sera complétée par l'usage de l'hydrothérapie chaude sous la forme de bains prolongés, de douches générales ou lombaires. On leur prescrira une saison aux eaux éminemment sédatives de Néris, Luxeuil, Plombières.

En outre, il faudra surveiller chez elles le bon fonctionnement du tube digestif, et, dans ce but, on évitera autant que possible l'emploi de médicaments internes.

Cependant on sera quelquefois obligé de prescrire l'usage de substances destinées à calmer le système nerveux, la *valériane* ou ses principes actifs, les *éthers du bornéol*, le *Gelsemium sempervirens* associé ou non au *Cimicifuga racemosa*, au *Piscidia erythrina*, à la *jusquiame*.

Pilules de Méglin (Codex 1908) :

Extrait de feuilles de jusquiame................)
  — de valériane,............................| aa 0gr,05
Oxyde de zinc.............................)
Une à quatre pilules par jour.

Extrait fluide de cimicifuga.............. 12 grammes.
  — de gelsemium................. 0gr,30
Alcool à 90°...............................| aa 20 grammes.
Glycérine neutre ....|
Sirop d'écorces d'oranges amères. Q. S. p. 120 cent. cubes.
Deux cuillerées à café par jour.

<pre>
Extrait fluide de gelsemium.....................   0gr,30
    —   de piscidia erythrina.........   6 grammes.
Alcool à 90°.............................. (
Glycérine neutre......................... (āā 20   —
Sirop de limons..............   Q. S. pour 120 cent. cubes.
</pre>

Deux cuillerées à café par jour.

<pre>
Extrait fluide de valériane (à poids égal de
    racines fraîches stérilisées)...............   2 grammes.
Sirop de limons..............................   30   —
Eau de fleurs d'oranger........   Q. S. pour 180 cent. cubes.
</pre>

Deux cuillerées à soupe par jour, après les repas.

Traitement des douleurs du syndrome utérin. — Nous avons vu que le syndrome utérin traduit généralement une *lésion subaiguë, chronique, de la muqueuse ou du parenchyme de l'utérus, ou des annexes.*

Le repos au lit, l'immobilisation absolue, les injections à 40°, les lavements chauds qui constituent le traitement judicieux de ces affections, suffiront à calmer les phénomènes douloureux. Il sera bon toutefois d'incorporer aux injections et aux lavements des substances qui auront une action particulière sur la douleur.

Les injections et les lavements seront préparés avec des décoctions émollientes de graines de lin ou de racines de guimauve.

On prescrira aussi avec avantage des lavements médicamenteux opiacés, contenant de faibles proportions de *belladone*, de *jusquiame, de Cannabis indica*, qui contribueront à l'apaisement des douleurs et lutteront contre la constipation :

Lavements :

<pre>
Hydrate de chloral ....   2 grammes.
Laudanum de Sydenham ....   XXV gouttes.
Jaune d'œuf.............................   n° 1
Eau bouillie.............................   150 grammes.
</pre>

<pre>
Eau bouillie.............................   150 grammes.
Chlorure de sodium 1gr,05
Antipyrine ....   0gr,50 à 1 gramme.
</pre>

auquel on ajoutera de XX à XXX gouttes du mélange suivant :

<pre>
Laudanum de Sydenham................   10 grammes.
Teinture de belladone...................   2   —
    —   de cannabis indica............ (
    —   de jusquiame................... (āā 1 gramme
</pre>

Si les lavements sont mal tolérés, on pourra les remplacer par des suppositoires :

Suppositoire avec :

    Extrait thébaïque.................................... 0gr,03
      —   de belladone............................... 0gr,01
      —   de cannabis indica......................... 5 milligrammes.
    Beurre de cacao................................... 3 grammes.

Pour un suppositoire. En mettre deux par jour, mais avec un intervalle d'au moins quatre heures.

    Chlorhydrate de morphine......................... 0gr,02
    Extrait de belladone.............................. 0gr,01
      —   de jusquiame............................... 0gr,01
    Antipyrine.. 0gr,50
    Beurre de cacao................................... 3 grammes.

Pour un suppositoire. En mettre un ou deux par jour, mais avec un intervalle d'au moins cinq heures.

Dans la précédente formule, on pourra remplacer l'antipyrine par 25 centigrammes de phénacétine ou de pyramidon.

Avec ces injections, lavements et suppositoires, on conseillera d'appliquer en permanence sur l'abdomen des compresses humides chaudes ou des cataplasmes.

Les compresses seront légères, bien exprimées et aussi chaudes que la malade pourra les supporter. On les recouvrira d'une feuille d'ouate non hydrophile. Ce pansement sera maintenu à l'aide d'une bande de flanelle ou de crépon. Les compresses seront changées matin et soir. Les cataplasmes seront préparés avec de la farine de lin ou du fucus.

Souvent on ajoutera des onctions faites avec des liniments calmants :

    Huile de jusquiame........................... 80 grammes.
    Chloroforme.................................. 5   —
    Teinture d'opium............................. 10   —
                                        (Dujardin-Beaumetz.)

    Huile d'amandes douces...............)
      —   de camomille camphrée .... } āā 50 cent. cubes.
    Teinture d'opium............................. 8 grammes.
    Chloroforme.................................. 10   —

Pommade :

    Hydrate de chloral...........................)
    Camphre..................................... } āā 10 grammes.

    Ajouter :

    Lanoline....................................)
    Laudanum de Sydenham........................ } āā 15 grammes.

Liniment :

    Huile de jusquiame...................... 50 cent. cubes.
    Extrait de belladone.................... 1gr,50
    Laudanum de Sydenham................... 4 grammes.
    Chloroforme............................ 5   —

Le syndrome utérin présente, comme nous l'avons vu, diverses modalités. Il survient quelquefois à propos des crises de *dysménorrhée ovarienne ou utérine* : on devra rechercher la cause exacte de cette dysménorrhée, et on lui appliquera le traitement que nous avons longuement exposé dans le chapitre qui concerne ce trouble menstruel.

Le syndrome utérin dû *à la rétroflexion, à la rétroversion, aux lésions du cul-de-sac postérieur*, réclame, en outre du traitement habituel, quelques prescriptions spéciales.

On conseillera à la malade de garder le plus possible le repos en se couchant sur le ventre, ou tout au moins en demi-pronation sur un côté. Il sera bon de faire suivre les injections vaginales d'une columnisation. Cette columnisation, qui consiste à bourrer la cavité vaginale de gaze aseptique, maintiendra l'utérus en bonne position et atténuera les douleurs. Le massage utérin, la dilatation de la cavité utérine, la réduction des flexions ou des versions auront, suivant les cas, leurs indications particulières. Ces traitements curateurs supprimeront les phénomènes douloureux.

Le syndrome utérin, que l'on observe dans *les scléroses de l'utérus*, dans *la subinvolution ou la fibromyomatose* ne comporte pas d'indication thérapeutique spéciale. Cependant il faut bien dire que l'on ne fera cesser les douleurs qu'en diminuant la congestion utérine, constante dans ces cas. Pour atteindre ce but, il faudra conseiller à la malade d'éviter tout écart de régime, toute faute d'hygiène qui serait de nature à élever sa pression artérielle et à provoquer de l'éréthisme cardio-vasculaire. Il y aura donc lieu ici de surveiller l'hygiène alimentaire, les fonctions intestinales et urinaires.

Les cures thermales qui leur conviennent le mieux sont celles de Néris, Plombières, Luxeuil et Bourbonne. Elles devront éviter les séjours au bord de la mer ou à de trop hautes altitudes.

Les **douleurs du type péritonéal** que l'on observe au début des *annexites aiguës* et de la *pelvi-péritonite* du phlegmon périutérin réclament l'application de sacs de glace sur le ventre et une injection de morphine. On réalise ainsi du même coup l'immobilisation et la sédation des phénomènes douloureux. En présence d'une *hématocèle pelvienne*, nous n'aurons pas à nous soucier de traiter la douleur : l'intervention immédiate étant, dans la plupart des cas, le seul traitement judicieux.

Les **coliques utérines** de la *dysménorrhée membraneuse* exigeront l'emploi des opiacés ; elles ne céderont le plus souvent qu'à la suite du curettage que l'on renouvellera s'il le faut.

Cependant, durant les crises de dysménorrhée, on pourra conseiller à la malade l'usage de bains chauds prolongés, de douches lombaires chaudes.

La patiente, pour calmer ses douleurs, emploiera, sous la forme de cachets, divers médicaments analgésiques comme l'antipyrine, l'aspirine, le pyramidon, qu'il sera bon d'associer à un peu de caféine. On lui prescrira aussi de petits lavements ou des suppositoires contenant de la belladone, du laudanum ou du chloral.

Lavement :

Eau bouillie..........................	150 grammes.
Chlorure de sodium	1gr,65

auquel on ajoutera :
XXX gouttes du mélange suivant :

Teinture de belladone................	2 grammes.
Laudanum de Sydenham	12 —

et un paquet d'un gramme d'antipyrine.

Suppositoire :

Hydrate de chloral....................	1 gramme.
Extrait de belladone..................	0gr,01
— de jusquiame.................	0gr,01
Beurre de cacao.......................	3 grammes.

Lavement :

Hydrate de chloral....................	2gr,50
Eau....................................	50 grammes.

Ajouter un demi-verre de lait additionné d'un jaune d'œuf.

Cette médication analgésique conviendra également à la dysménorrhée due à une flexion exagérée de l'utérus, à une sténose cicatricielle ou congénitale ; mais on n'obtiendra un réel soulagement que par le traitement de la cause de ce trouble menstruel.

Les **douleurs du prolapsus utérin** ne peuvent céder que par le traitement même du prolapsus : traitement qui sera, suivant les circonstances, médical ou chirurgical.

Le traitement médical comporte différentes méthodes : le repos prolongé au lit, l'attitude en position génu-pectorale pendant une demi-heure par jour et qui convient aux petits prolapsus, le massage, qui donne de beaucoup les meilleurs résultats chez les jeunes femmes, et les pessaires, qui constituent le moyen le plus fréquemment employé.

Le traitement chirurgical (colpopérinéorraphie, hystéropexie) est le seul vraiment efficace.

Les douleurs à type de névralgie crurale, abdomino-crurale, sciatique ou pelvienne, qui sont dues à des compressions par des tumeurs ou des masses inflammatoires, sont rebelles à tous les analgésiques. Très rapidement on en aura épuisé la série. Les traitements locaux (air chaud, révulsion, pulvérisations) sur les trajets nerveux échoueront également. Leur succès ne peut être que passager. Le seul traitement judicieux consiste à enlever la tumeur qui comprime le plexus sciatique ou lombaire. Cependant, quand ces douleurs à type sciatique résultent de l'extension d'un cancer utérin inopérable, les injections quotidiennes de morphine constituent la seule ressource qui nous est offerte pour soulager la malade.

Le vaginisme présente divers types cliniques qui demandent des traitements un peu différents.

La plupart du temps, il s'agit d'une jeune mariée qui, dès la défloration, a eu une crise de vaginisme. La contracture s'est reproduite et accrue au rapport sexuel suivant : si elle vient consulter aussitôt on lui conseillera des lotions émollientes et des bains répétés, l'application quotidienne sur la muqueuse vulvaire et les débris de l'hymen de pommade analgésique :

    Cold-cream frais .... 10 grammes.
    Chlorhydrate de cocaïne.......................... 0gr,50

Il faudra surtout insister pour la suppression momentanée de toute excitation génitale. Quand la plaie hyménéale sera cicatrisée et l'irritation calmée, il est rare que cette dernière prescription soit accomplie dans toute sa rigueur, et les nouveaux rapports sexuels assurent une dilatation suffisante sans provoquer de nouvelles crises.

Quelquefois la malade ne vient consulter que tardivement, plusieurs semaines après le début du vaginisme alors que les fissures de l'hymen sont de plus en plus irritées. Il faut, tout d'abord, interdire formellement toute tentative de rapprochement jusqu'à nouvel ordre, et, après avoir assuré à la jeune femme le repos physique et moral qui lui est indispensable, on traitera les lésions vulvaires qui sont le point de départ du fâcheux réflexe.

On prescrira des bains et des lotions avec des décoctions émollientes et opiacées que l'on fera suivre de pansements humides chauds. On ne recourra aux injections que si l'introduction de la canule ne provoque pas une nouvelle crise de contracture.

L'irritation vulvaire apaisée, on cautérisera les fissures au moyen d'une solution de nitrate d'argent au 1/20, et même au 1/15, et la malade fera matin et soir des onctions sur les grandes et petites lèvres avec de la pommade au collargol au 1/6. Si les débris de l'hymen sont épaissis, enflammés, douloureux, il sera utile de les exciser après anesthésie locale ou générale. Ce traitement guérira généralement le vaginisme.

Il peut, cependant, arriver que le spasme persiste ; on aura alors recours à la dilatation de l'orifice vaginal, du constricteur vulvaire.

Cette dilatation peut être lente et progressive, faite par la malade elle-même, qui introduit chaque jour pendant son bain, soit une éponge préparée, soit des spéculums de bain de volume gradué.

Souvent on est obligé de recourir à la dilatation brusque sous chloroforme au moyen des doigts ou d'un spéculum suffisamment écarté. On ne permettra la cohabitation, après ces dilatations, que lorsque l'apaisement paraîtra bien complet.

Quand le vaginisme survient au cours d'une infection aiguë de la muqueuse vulvo-vaginale, généralement d'origine blennorragique, on se préoccupera surtout de traiter l'infection. Les lotions émollientes, les bains locaux répétés, que l'on fera suivre, au bout de quelques jours, de lavages avec des solutions de permanganate de potasse au 1/5000, constituent les meilleurs moyens thérapeutiques. Chaque lavage sera suivi de l'application d'un pansement humide, d'une onction avec de la pommade au collargol au 1/6, ou de la pâte de zinc.

Le vaginisme peut être dû à des fissures anales, des hémorroïdes, des ulcérations du col de l'utérus ou de l'urètre. La guérison de ces ulcérations et fissures par leur traitement approprié amènera la disparition du spasme douloureux du sphincter vulvo-vaginal.

Le vaginisme relève, non seulement d'une lésion, si minime soit-elle, de la muqueuse des voies génitales ou d'une muqueuse voisine, mais il suppose également une hyperexcitabilité nerveuse du sujet. Ce dernier facteur ne joue pas souvent le rôle le moins important. Aussi est-il nécessaire, dans les cas de vaginisme rebelle, de calmer la patiente par tous les moyens possibles. On prescrira l'usage de l'hydrothérapie, l'emploi de médicaments antispasmodiques, comme la *valériane*, la *belladone* et le *Cannabis indica*. La malade devra avoir une vie tranquille, aussi exempte que possible d'émotions. On lui évitera les plaintes, les récriminations. Dans certains cas même, l'isolement est indispensable.

Ce traitement, qui s'adresse autant au système nerveux de la jeune femme qu'à ses lésions vulvaires, sera presque toujours couronné de succès, et nous pourrons alors nous dispenser de faire intervenir un chirurgien pour sectionner le sphincter du vagin, ou en débrider et everser la muqueuse.

MÉDICATIONS
DES SYNDROMES GÉNITAUX ET URINAIRES
D'ORIGINE NERVEUSE OU PSYCHIQUE

PAR

le Dr Paul CAMUS,
Médecin-adjoint de la Salpêtrière.

CONSIDÉRATIONS GÉNÉRALES

La division simpliste, et pourtant communément adoptée, des malades atteints de troubles génito-urinaires en organiques et fonctionnels (urinaires et faux-urinaires) est souvent, non seulement inexacte dans la réalité clinique, mais trop fréquemment aussi préjudiciable au choix des traitements qui leur sont appliqués. Le sujet manifeste parfois un très mauvais vouloir à se soumettre à ces distinctions doctrinales, et il peut lui être aussi néfaste de se voir rangé dans une catégorie que dans l'autre. Dans la première, il peut devenir la proie exclusive du spécialiste, harcelé par les traitements les plus agressifs dirigés contre ses organes intimes. Dans la seconde, il est catalogué « nerveux » ou neurasthénique, saturé de valériane, de glycérophosphates et de bromure, ou morigéné par une psychothérapie aussi aveugle qu'obstinée.

La vérité clinique est d'ordinaire plus complexe. De même que dans les états organiques, même les mieux caractérisés, les éléments fonctionnels associés et le retentissement psychique ne sont jamais négligeables, de même aussi, dans les syndromes dits névropathiques, il existe, maintes fois, soit une lésion nerveuse aisément méconnue, telle que, par exemple, celle d'un tabes fruste, soit surtout un point de départ local, une épine irritative organique qui fixe ou entretient le trouble fonctionnel.

Dans l'intrication de ces syndromes, il importe toujours de savoir découvrir ces différents éléments, de les estimer à leur juste valeur et d'établir la nature de leurs rapports réciproques. Ici peut-être plus encore que dans bien d'autres domaines de la pathologie, on peut dire que l'étude des troubles de ces deux appareils ne doit jamais être isolée de la connaissance des altérations du système nerveux et des désordres de l'état mental de celui qui les porte. Agir autrement, ce serait se limiter à une compréhension incomplète et partant inexacte de ces situations morbides, et ce serait aussi priver la thérapeutique d'un de ses meilleurs moyens d'action, de la confiance indispensable du sujet. « Le patient admettrait, en effet, difficilement, ainsi que le remarquent Dejerine et Gauckler, qu'avant tout examen local, on se croie en droit de le traiter comme le nerveux que si souvent il se refuse à être. » Mais, pour entreprendre et remplir cette tâche difficile, il faut une vaste et solide instruction clinique. Il faut à un esprit critique réunir à la fois les notions essentielles de la pathologie interne, de l'urologie, de la neurologie, de la psychiatrie ; il faudrait être, en un mot, un médecin avisé et fort instruit.

Dans la pratique, une collaboration étroite du neuropsychiatre et de l'urologiste est très souvent nécessaire.

La thérapeutique, pour être complètement efficace, doit tenir aussi grand compte de l'état mental que de l'état somatique du sujet. Elle ne doit pas consister dans un acte réflexe dirigé contre un symptôme donné. Le rôle du médecin n'est pas celui d'un distributeur automatique, même spécialisé ; il vise toujours plus haut : étudier, comprendre et guérir un malade.

Élève de l'école de la Salpêtrière et de celle de Necker, c'est dans cet esprit synthétique que nous voudrions envisager d'une manière succincte le traitement des syndromes génitaux et urinaires de pathogénie nerveuse ou psychique.

TROUBLES GÉNITAUX

Les troubles génitaux, de nature nerveuse ou psychique, étudiés ici au point de vue de leur thérapeutique, appartiennent à des syndromes qu'on peut schématiquement diviser en trois groupes, suivant qu'ils comportent de la diminution, de l'exaltation ou de la perversion des fonctions sexuelles.

I. — DIMINUTION OU ABOLITION DES FONCTIONS GÉNITALES.

1. — Impuissance.

Définition. — L'impuissance est le syndrome de beaucoup le plus important ; il résume la plupart des troubles appartenant à ce groupe. C'est l'incapacité, relative ou absolue, de pratiquer le coït, avec intégrité anatomique des organes génitaux. Il faut en éliminer les cas dans lesquels l'obstacle vient d'une malformation congénitale, d'une mutilation accidentelle, volontaire ou chirurgicale, pour ne retenir que ceux dans lesquels n'existe que le trouble de la fonction. Et même encore parmi ceux-ci une distinction est nécessaire, non seulement au point de vue de la précision des termes, mais au point de vue de la thérapeutique, entre l'impuissance et l'anaphrodisie. Celle-ci conditionne souvent celle-là. Mais, dans le syndrome que nous visons ici, l'*impotentia eunudi* contraste nettement avec la conservation des besoins et des désirs sexuels.

Considérations sur l'étiologie et la pathogénie. — On attribue de nombreuses causes à l'impuissance.

On la voit apparaître au cours des affections organiques des appareils génito-urinaires. On la rencontre chez certains malades atteints de blennorragie, d'uréthrite chronique, de lésions des corps spongieux et caverneux, de rétrécissements, de prostatite, d'orchi-épididymite avec ou sans atrophie testiculaire.

Mais une distinction s'impose, car la difficulté ou l'impossibilité de pratiquer le coït, due à une affection douloureuse ou cicatricielle, ne constitue pas, par la définition même que nous avons donnée, de l'impuissance vraie. Quand elle existe réellement, l'impuissance semble reconnaître dans ces maladies un mécanisme plus complexe. En outre de ce fait que l'intervention du système nerveux, spécialement des centres psychiques, y est constante, on ne peut méconnaître cet autre fait que l'impuissance n'y est souvent qu'un symptôme secondaire, une résultante de la diminution ou de la suppression de l'activité des glandes sexuelles. Elle y serait observée surtout dans les lésions profondes, destructrices et atrophiques, des testicules, et particulièrement de la prostate. Des arguments résultent, à cet égard, des observations nouvelles faites après les prostatectomies (Legueu).

L'impuissance existe fréquemment dans les maladies générales de la nutrition, dans le diabète, où elle va souvent de pair avec l'affaiblissement des réflexes tendineux, dans les albuminuries, dans l'obésité. « L'obèse de quarante à cinquante ans abandonne habituellement femme et maîtresses pour la table ; des symptômes de prostatisme apparaissent aussi souvent chez lui d'une façon précoce » (Le Fur). Ces notions fournissent déjà des indications utiles au point de vue thérapeutique ; elles montrent la nécessité d'examiner avec soin tout l'appareil génito-urinaire et, avant d'entreprendre la cure de l'impuissance proprement dite, de traiter les lésions qu'il peut présenter.

Au cours des infections et intoxications, des états de fatigue, d'épuisement ou de convalescence, dans les états dus aux insuffisances de sécrétions glandulaires (infantilisme et myxœdème, gigantisme et acromégalie), l'impuissance existe à titre de symptôme accessoire, passager ou permanent. Sa thérapeutique ne doit être que la résultante du traitement fondamental, celui de l'état général.

L'impuissance existe au cours d'un grand nombre d'affections du système nerveux central et périphérique. Dans les lésions cérébrales, hémorragies, ramollissements ou tumeurs, elle est toujours au second plan, derrière les autres symptômes, et n'attire point l'attention. Dans les lésions périphériques, dans les polynévrites, elle n'est aussi qu'une manifestation habituellement temporaire, au milieu du cortège des troubles moteurs et sensitifs.

Bien plus intéressante est l'impuissance des affections radiculo-médullaires. Elle est souvent un symptôme précoce dans le tabes ; elle amène le malade à consulter et peut même permettre très tôt de dépister la maladie.

Dans les lésions radiculaires syphilitiques de la région lombo-sacrée, l'impuissance peut paraître quelquefois le phénomène dominant ; à peine le malade accuse-t-il quelques douleurs dans les membres inférieurs ou de légers troubles sphinctériens. Dans les altérations très circonscrites de la moelle inférieure, les troubles génitaux sont presque toujours accompagnés de troubles vésicaux. Leur constatation peut même permettre une localisation assez précise. La destruction du troisième segment sacré supprime les centres réflexes de l'érection et de l'éjaculation, et s'accompagne d'incontinence d'urine (Dejerine et Thomas). Une lésion sus-jacente, par exemple de la moelle dorsale inférieure ou lombaire, peut entraîner aussi l'absence d'érection, mais elle détermine alors de la rétention vésicale.

Une autre variété étiologique d'impuissance nerveuse doit aussi être mentionnée : c'est celle qui reconnaît une origine toxique. Elle peut apparaître à la suite de l'usage de certains médicaments dits anaphrodisiaques, qui ne sont, en réalité, que des dépresseurs de l'excitabilité réflexe cérébro-médullaire, tels que les bromures, le camphre, le lupulin, ou chez certains sujets intoxiqués par des abus de tabac ou d'alcool. Elle n'est habituellement qu'incomplète et passagère, et son traitement consiste naturellement dans la suppression de la substance incriminée et la restauration de l'état général.

Le groupe d'impuissances de beaucoup le plus important est celui dans lequel ce trouble est d'origine psychopathique. Il comprend tous ces malades que le vulgaire a coutume d'englober sous la dénomination trop vague et imprécise de neurasthéniques. Ce sont, pour le plus grand nombre, des déséquilibrés de la sensibilité générale, des hypocondriaques, des cénestopathes, des hyperémotifs ou des déprimés mélancoliques. Ce qui est le plus important, ce n'est pas le trouble pour lequel le sujet vient consulter, c'est l'état mental sous-jacent. Ce dernier seul peut faire comprendre la pathogénie du symptôme et guider utilement dans sa thérapeutique.

Le mécanisme de l'impuissance varie suivant la catégorie des malades à laquelle on a affaire.

Chez l'hypocondriaque, elle est la conséquence logique de ses craintes et de ses conceptions morbides. Quelquefois à raison, plus souvent à tort, il croit avoir eu une maladie vénérienne, une blennorragie, une syphilis, dont il n'offre plus d'ailleurs aucune trace. Cette maladie, qui, dit-il, a atteint et miné ses organes, empêche maintenant toute fonction génitale. Des pollutions nocturnes ont frappé son attention, la spermatorrhée s'est érigée devant lui en spectre terrifiant, ses forces viriles se sont ainsi perdues peu à peu, et une conviction d'impuissance s'est ancrée dans son esprit. Chez beaucoup, c'est l'interprétation erronée d'une vésicule d'herpès, ou la peur de se contaminer au contact d'une femme, la syphilophobie, qui peuvent produire le même résultat; chez d'autres, c'est le souvenir toujours vivace d'une sensation douloureuse, réelle, mais habituellement minime, après une petite érosion ou après une circoncision trop récente.

Une fatigue légitime, après du surmenage ou des excès sexuels, a pu exister à un moment donné; mais ses conséquences ont été, par la suite, démesurément amplifiées et interprétées dans un sens inexact ou absurde.

Chez des déprimés, scrupuleux et auto-accusateurs, ce sont presque toujours les reproches de pratiques d'onanisme, les regrets de masturbation juvénile, dont les suites néfastes ont été faussement interprétées, accréditées par des préjugés populaires et entretenues par une certaine littérature pseudo-scientifique sur l'onanisme et ses dangers. Chez beaucoup de ces malades, les idées délirantes d'impuissance, de maladie et de ruine dans l'ordre physique, s'allient souvent à celles de culpabilité et de damnation dans l'ordre moral; elles peuvent aussi s'accompagner de paroxysmes anxieux.

Chez d'autres sujets, l'hyperémotivité et l'autosuggestion semblent donner la clef du mécanisme de l'impuissance. Dejerine, Thomas, ont particulièrement bien insisté sur ces cas. Des timides, des phobiques peuvent paraître impuissants dès leur première aventure. Débutants, ils ne savent pas ou n'osent pas. Jeunes mariés, ils ont « l'aiguillette nouée », comme on disait aux temps où florissaient les légendes des sortilèges et des maléfices. Plus tard, la peur d'un échec, la crainte de paraître inférieur, ou le souvenir obsédant d'un « raté » peuvent bien souvent priver le sujet d'une partie ou de la totalité de ses moyens.

Une impuissance soudaine et momentanée est fréquente au cours d'un premier rendez-vous avec une femme coquette.

Parfois, une trop grande précipitation en voulant pratiquer l'acte sexuel, des difficultés d'ordre matériel au moment de l'accomplir, des précautions trop longues et minutieuses pour éviter la fécondation, le souci et la répétition du coït interrompu, de même que des sentiments variés de honte, de crainte, de dégoût, et surtout aussi la réflexion et l'analyse des moindres sensations, viennent entraver l'érection et empêcher la copulation. Si, en effet, à l'état normal, beaucoup de représentations mentales d'ordre sexuel sont souvent des excitants érogènes, leur rôle ici, chez les malades de cette catégorie, devient presque toujours, au contraire, au moment de l'acte, un rôle inhibiteur de l'activité réflexe des centres spinaux.

Vers la cinquantaine, parfois bien plus tôt, un fléchissement physiologique, une défaillance relative peuvent frapper le sujet et être prises par lui comme un signe d'impuissance absolue et définitive.

Toutes ces formes d'impuissance comportent des degrés variables : les unes sont incomplètes et les autres absolues. Ce qui, dans beaucoup de cas, démontre bien leur pathogénie psychique, c'est qu'elles sont souvent électives : le sujet peut être impuissant dans certaines conditions de personnes et de milieux, il ne l'est pas avec une autre partenaire.

Chez certains émotifs, une éjaculation hâtive se produit dès la première approche et l'érection tombe avant même que les circonstances permettent de pratiquer l'intromission.

Une variété beaucoup plus rare, que mentionne Dejerine, consisterait dans l'absence d'éjaculation. Les individus, rentrant dans cette classe, pourraient avoir des rapports normaux, mais sans pouvoir décharger : ce sont les « constipés spermatiques » de Lasègue. Ce trouble prendrait sa source dans la pratique du coït interrompu, dans l'habitude de ne plus aboutir.

Dans la plupart des cas, l'impuissance s'accompagne de **spermatorrhée**. Ce terme, qui désigne simplement l'existence de pertes séminales, c'est-à-dire l'évacuation, souvent physiologique d'ailleurs, chez beaucoup de sujets, du trop-plein des vésicules séminales et des canaux prostatiques, prend trop fréquemment, dans le langage courant, une valeur démesurée et devient pour l'hypocondriaque

l'épouvantail de sa vie génitale. Le phénomène qu'il désigne est
bientôt, pour lui, la source de tous ses déboires. L'influence néfaste
d'une certaine littérature médicale populaire contribue aussi à développer en lui la notion d'une gravité qui le plus souvent n'est qu'illusoire. Ainsi que le remarquait déjà Trousseau, à la suite des travaux
de Lallemand, les médecins eux-mêmes ont trop souvent dramatisé
les conséquences funestes de cet état. Les pertes séminales, et on
peut dire aussi l'impuissance, « sont, non pas la cause des névroses
diverses qu'on leur a attribuées, mais l'expression d'un désordre
nerveux, qui, se traduisant d'abord par la spermatorrhée, revêtira
plus tard des formes beaucoup plus graves ».

D'autres associations morbides ne sont pas moins intéressantes à
rappeler ici. Certaines avaient été notées aussi par Trousseau : ce
sont celles de l'impuissance avec des troubles fonctionnels de la
miction, avec l'incontinence nocturne d'urine dans l'enfance du
sujet, avec des tares nerveuses familiales, avec des perversions
instinctives, avec des obsessions et des préoccupations pathologiques
de divers ordres. Dans ces formes, l'impuissance paraît nettement
conditionnée par un « état morbide primordial du système nerveux ».

En résumé, ce qu'il faut retenir de toutes ces considérations étiologiques et pathogéniques, c'est, avant d'entreprendre tout traitement, la nécessité de découvrir, au milieu des causes multiples
attribuées à l'impuissance, sa pathogénie véritable, nerveuse ou
psychique. Si, chez ces malades, il est toujours intéressant et souvent fort utile de retrouver l'existence d'altérations diverses, soit
de l'appareil génital, soit de l'état organique général, il est surtout
indispensable d'étudier à fond leur mentalité et de savoir que, parmi
beaucoup d'impuissants qui restent latents, les malades qui viennent se plaindre de ce trouble sont pour ainsi dire toujours des
psychonévropathes.

Méthodes thérapeutiques. — Les méthodes thérapeutiques
peuvent être divisées en deux groupes, suivant qu'elles s'adressent
à la cause, organique ou fonctionnelle, du syndrome, ou qu'elles
visent le phénomène lui-même. Les unes sont naturellement les plus
importantes et les meilleures ; ce sont les traitements proprement
dits des maladies des organes en cause; leur étude rentrerait plutôt
dans la troisième série de la Bibliothèque de Thérapeutique. Les
autres sont des médications symptomatiques et, à ce titre, appar-
tiendraient seules à la deuxième série. Néanmoins, pour conserver
plus d'unité dans le sujet qui nous occupe, et étant donnée la pré-
minence des premières sur les secondes, nous croyons devoir les

mentionner ici et insister surtout sur la valeur relative de tous les moyens qui rentrent dans ces deux groupes.

Autant est illusoire une thérapeutique qui ne peut prétendre qu'à l'atténuation, toujours momentanée quand elle réussit, d'un symptôme comme l'impuissance, autant peut être utile celle qui combat et peut faire disparaître sa cause.

1° *Traitements pathogéniques*. — Ils varient naturellement suivant le groupe d'affections auxquelles un diagnostic précis montre qu'on a affaire.

Dans les impuissances liées aux maladies des organes génito-urinaires (urétrites postérieures chroniques, prostatites, vésiculites, orchi-épididymites), il est nécessaire de traiter et, si possible, de faire disparaître ces lésions locales ; ce seraient les formes les plus curables (Le Fur).

Dans les impuissances, liées aux affections organiques du névraxe, ce qui prime, c'est évidemment aussi le traitement de la cause.

Les plus fréquentes et les plus intéressantes de toutes, celles des radiculites syphilitiques et celles du tabes préataxique, peuvent être, comme la plupart des autres manifestations et suivant l'époque de la maladie, justiciables du traitement hydrargyrique. Le mercure, seul ou parfois associé à l'iodure de potassium, peut amender ou faire disparaître ce trouble. Il est nécessaire de le prendre au début ; car, lorsque la lésion a profondément détruit les fibres conductrices des réflexes, l'anesthésie des muqueuses génitales est plus ou moins complète et définitive, et l'on pourrait dire alors que la thérapeutique de l'impuissance n'a plus pour formule que l'impuissance de la thérapeutique.

Dans les maladies générales toxi-infectieuses, aiguës ou chroniques, dans les dyscrasies, dans les états d'épuisement et de convalescence, c'est le traitement de l'état général qui constitue la première et la meilleure ligne de conduite. C'est dans la restauration de celui-ci que les fonctions génitales retrouveront leur véritable activité. La diététique jouera le plus souvent le principal rôle. A moins de contre-indications particulières, le malade pourra tirer profit tout d'abord d'une alimentation reconstituante, riche en albumines facilement assimilables, en nucléo-albumines et en lécithines, telle que celles fournies par des viandes grillées, de la cervelle, des œufs, des poissons, des céréales et des légumes farineux pris en quantités suffisantes. Puis, suivant les circonstances, on lui prescrira une ou plusieurs des médications générales arsenicales, ferrugineuses ou phosphorées, sous des formes variées, telles que liqueur de Fowler, arséniate de soude ou arrhénal, protoxalate de fer ou eaux minérales naturelles ferrugineuses, phosphates, glycéro-phosphates ou lécithines.

Dans les impuissances d'origine psychopathique, qui sont de beaucoup, nous l'avons vu, les plus importantes, c'est naturellement le *traitement psychique* qui sera curateur.

La première indication est d'instituer un repos et une abstinence sexuelle, dont la durée, variable selon les cas, sera, en général, de quelques semaines. Il faut empêcher toute tentative prématurée qui ne pourrait être couronnée de succès, car rien n'entretient et n'aggrave plus l'impuissance psychique qu'une série d'échecs répétés. La séparation des conjoints est, pour cela, le plus souvent formellement indiquée.

Pendant ce temps, le médecin, ayant pénétré le mécanisme du trouble, tentera, dans des entretiens répétés, de détruire les effets des auto-suggestions du malade. Au timide, au phobique, il s'efforcera de redonner courage et surtout confiance en soi-même. En améliorant l'état physique du déprimé, il lui montrera ce que ses craintes avaient d'exagéré. Il devra supprimer les causes de fatigue, de surmenage et d'intoxication, corriger les multiples fautes d'hygiène de ces sujets, régulariser leur alimentation, leurs fonctions intestinales et leur sommeil. Au lieu de leur ordonner ou même de leur laisser prendre des excitants du système nerveux, de soi-disant toniques, dont ils abusent si souvent, il faut, au contraire, calmer l'éréthisme cérébral et « l'énervement » qui leur sont habituels.

Les moyens physiques, en particulier les pratiques de l'hydrothérapie tiède, sont souvent les plus inoffensifs et les plus efficaces.

A côté de ces règles générales, l'analyse de chaque cas fournira des indications plus spéciales pour tenter de remédier aux conditions défavorables tenant aux personnes ou au milieu.

A certains célibataires craintifs, qui n'osent affronter l'acte sexuel, il sera parfois utile de conseiller le mariage.

Il en va tout autrement de ces dégénérés, chez lesquels l'anorexie ou les perversions de l'instinct génital empruntent le masque de l'impuissance et ne représentent qu'une de leurs tares mentales constitutionnelles. Ce serait toute une rééducation qu'il faudrait tenter chez eux, si toutefois elle était possible, car il faut bien savoir à quel point elle serait trop souvent décevante dans ses résultats.

A l'hypocondriaque, alarmé des conséquences chimériques d'une masturbation infantile, ou effrayé par le spectre de la spermatorrhée nocturne, on apportera sans cesse un réconfort utile, en l'éclairant sur le caractère physiologique de ses pollutions et en lui montrant avec douceur l'exagération, sinon l'inanité, de ses craintes.

Pour ces grands émotifs, chez lesquels une impression actuelle un peu vive, ou même un souvenir pénible, provoquent si facilement un réflexe inhibiteur, il sera utile, avant de tenter une nouvelle expérience, de modifier le cadre de l'action. « Un coït qui, par exemple, ne peut s'amorcer ou ne peut aboutir dans la chambre conjugale et à la lumière, pourra réussir s'il est tenté dans l'obscurité, dans une autre pièce ou dans un autre appartement... Un coït par surprise, inattendu, peut réussir en évitant toute appréhension antérieure à l'acte et toute circonstance extérieure capable de rappeler l'idée émotive. On conçoit que la clef du succès thérapeutique réside donc tout entière dans l'analyse complète des causes du phénomène fonctionnel, et qu'avec le secours de la partenaire, on puisse arriver à supprimer la plupart des causes, partant la plupart des effets. Un résultat favorable une fois obtenu, la sécurité, la confiance et l'orgueil étant rendus au mari, la guérison peut être considérée comme définitive » (Dejerine et Gauckler).

Lorsque l'éjaculation est trop hâtive, avant même l'intromission, il sera bon de montrer au sujet qu'il ne s'agit là que d'un phénomène passager d'ordre émotionnel et qu'il est même une preuve de ses capacités viriles. Il cède toujours à la pratique des coïts répétés.

Pour le phobique, obsédé par le souvenir d'un « raté » et la crainte d'un nouvel échec, le rôle de la partenaire est de la plus haute importance. Trop souvent, par son attitude et ses résistances, par sa froideur ou ses exigences, elle désarme le sujet au lieu de l'encourager. Si la chose est possible, dans le mariage par exemple, le médecin devra tâcher d'obtenir, au contraire, sa collaboration. Il faudra mettre en jeu sa douceur, sa patience, son doigté, qui d'ordinaire pourront faire bien plus, pour guider un timide ou soutenir un faible, que la plupart des aphrodisiaques. Elle contient toujours, à cet égard, une part de vérité, cette vieille boutade de salle de garde disant qu' « il n'y a pas d'hommes impuissants, mais seulement des femmes maladroites ».

L'un des poètes latins les plus charmants n'a-t-il pas, dans ce sens, donné ce conseil :

> Leviter admota sollicitare manu.

S'il est utile de stimuler les uns, il n'est pas moins nécessaire de retenir les autres. Au sujet âgé qui s'inquiète trop de ses défaillances et que ses désirs exaspérés mèneraient aisément à l'abus de substances nocives, il faut des conseils de prudence et des consolations : lui prescrire du repos et insensiblement le conduire vers une sage retraite, dériver en même temps son attention et fixer son intérêt sur d'autres ordres d'activités physiques, intellectuelles et morales. Bientôt d'ailleurs, l'instinct sexuel s'émousse et le sujet s'accoutume vite à une situation nouvelle qu'il eût auparavant jugée insupportable.

La thérapeutique de l'impuissance doit toujours tenir compte des particularités individuelles. La meilleur chance qu'on ait d'obtenir un bon résultat consiste, comme le remarquent Déjerine et Gauckler, à « s'occuper surtout de l'état mental des malades. Quelque subtilité que l'on déploie dans la recherche des indications propres à chaque cas, on n'arrivera à rien sans le secours de la psychothérapie générale de l'état moral du sujet. C'est principalement à l'insuffisance de cette partie du traitement que l'on doit attribuer des échecs, qui ne surviennent, somme toute, que rarement, quand on sait voir ces manifestations à la fois sous leurs aspects très particuliers et dans leurs conditions très générales ».

Il est enfin toute une tâche que le médecin, soucieux des intérêts de son malade, ne doit jamais négliger de remplir : c'est de connaître, et le plus souvent, de réformer son hygiène, aussi bien générale que génitale. Beaucoup commettent des fautes sans nombre. Les uns laissent s'engourdir leurs fonctions sexuelles; les autres les épuisent par des excès. Une impuissance passagère survient parfois chez ces derniers, à la suite de plus grands abus vénériens.

Des conseils sur le temps opportun pour la fornication sont souvent utiles. Le coït du soir, après les fatigues de la journée, à la suite de libations, et à la fin d'une veille prolongée, est d'ordinaire moins favorable et plus déprimant que celui du matin, après une nuit reposante. Chez les faibles, il est parfois plus avantageux de mettre à profit la demi-érection du réveil matinal. Il ne faut pas non plus négliger cette considération importante que parfois aussi l'eugénique peut, dans l'observance de ces règles d'hygiène, trouver un bénéfice appréciable.

2° *Traitements symptomatiques*. — Peu d'affections ont, autant que l'impuissance sexuelle, excité l'ingéniosité thérapeutique des charlatans de tous les siècles. A l'heure actuelle encore, il n'est pas de vespasiennes ni de quatrième page des quotidiens, qui ne renferment l'annonce de traitements infaillibles. Ce ne sont que pilules, dragées, breuvages, préparations de toutes sortes, ceintures électriques, talismans, etc... La plupart, est-il besoin de le dire, sont inefficaces; certains peuvent être dangereux. Les meilleurs, c'est-à-dire ceux qui sont inoffensifs, exploitent la crédulité publique, frappent par la manière dont ils sont présentés et agissent par suggestion.

Il y a, parmi eux, des substances qu'il ne faut jamais employer comme aphrodisiaques.

La cantharide est, depuis l'antiquité, la plus réputée de ce groupe. Elle entrait dans la composition des philtres magiques et des breuvages propres à éveiller les désirs amoureux. Elle est encore usitée de nos jours. C'est une substance active, mais c'est aussi une substance nocive. Éliminée par l'urine, elle détermine une phlegmasie intense des voies uro-génitales, elle produit une turgescence de la verge et une excitation incoercible de mauvais aloi. Elle peut léser le rein et les muqueuses vésico-urétrales ; elle peut engendrer des néphrites hématuriques et des accidents graves, parfois mortels. Le rôle du médecin doit être de retenir les malades trop disposés à abuser d'un remède qui leur rend une jeunesse factice et des plaisirs longtemps regrettés (Trousseau).

Il en est ainsi, mais à des degrés moindres, de tous les produits pharmaceutiques ou même culinaires, susceptibles d'irriter les voies urinaires, comme les épices en excès, certains poissons, crustacés et coquillages réputés, des vins ou liqueurs excitantes, des substances échauffantes ; de même aussi de médicaments vaso-dilatateurs ou capables, comme l'aloès, de congestionner les organes du bassin ou de produire, comme la strychnine à doses toxiques, de l'excitation exagérée de l'activité réflexe. Il serait inutile de rappeler la longue liste de tous ceux qui ont été employés, et dont quelques-uns sont encore même préconisés comme plus particulièrement actifs.

La muirapuamine, extraite par décoction du *Muira puama* du Brésil, a été employée, soit prise à l'intérieur, soit en bains locaux ; elle est dangereuse dans le premier cas, à peu près inefficace dans le second (B. Hamet).

Seule peut-être actuellement l'*yohimbine*, principe actif tiré de l'écorce du Yohimbehe, apocynacée du Cameroun, mérite une place à part dans la longue liste des aphrodisiaques. Elle provoquerait de l'hypérémie des organes génitaux, accroîtrait l'excitabilité de la moelle sacrée, et favoriserait ainsi l'érection. Elle serait peu toxique. Contre-indiquée en cas d'inflammation épididymo-testiculaire ou prostato-urétrale, actuelle ou récente, elle ne doit jamais constituer qu'un adjuvant dans le traitement de l'impuissance d'origine fonctionnelle.

Elle est donnée par la bouche, sous forme de chlorhydrate, soluble dans l'eau, soit en tablettes de 5 milligrammes (3 à 4 par jour), soit en solution aqueuse à 1 p. 200, à la dose de XX gouttes, trois fois par jour.

Chlorhydrate d'yohimbine................. 10 centigr.
Eau distillée............................ 20 grammes.

Elle peut être aussi administrée en injection hypodermique, à la dose d'un centimètre cube d'une solution à 1 p. 100. Son usage, en tout cas, ne doit jamais être prolongé, mais intermittent; l'effet produit continuerait, d'ailleurs, quelques jours après la prise.

Une mention doit être réservée au phosphore et aux lécithines. On a insisté sur le rôle de la déminéralisation phosphorée dans la genèse de l'impuissance, consécutive au diabète et aux maladies graves, aux excès sexuels, intellectuels ou musculaires (Hamet).

La forme médicamenteuse de choix est, selon Pouchet, l'huile de foie de morue phosphorée :

Huile phosphorée au 1/1000............ 10 grammes.
   — de foie de morue blonde........... 90   —

Une cuillerée à café égale un tiers de milligramme de phosphore. De une à trois cuillerées à café, au plus, par jour.

Une forme plus maniable encore de la médication phosphorée est le phosphure de zinc, en pilules ou cachets, à la dose de 5 à 10 milligrammes par jour.

Ce traitement ne doit jamais être longtemps prolongé, mais prescrit par périodes courtes et espacées.

La lécithine peut être donnée en pilules ou en injections intramusculaires, suivant la formule de Gilbert et Fournier :

Lécithine............................... 50 centigr.
Huile d'olives lavée à l'alcool et stérilisée. Q. S. p. 10 cent. cubes,

contient 0,05 par centimètre cube.

Des jaunes d'œufs, absorbés crus, sont le plus souvent bien préférables. Les laitances de poissons, des légumineuses, comme le pois chiche, jouissent aussi de la réputation d'être aphrodisiaques.

L'opothérapie génitale, employée empiriquement depuis des temps reculés, a semblé trouver une démonstration de son activité dans les mémorables études de Brown-Séquard. L'absorption de glandes testiculaires, l'ingestion ou l'injection d'extraits orchitiques ou prostatiques sont encore assez fréquemment employées. On peut les associer parfois aussi, avec avantage, aux extraits thyroïdiens ou surrénaux (Le Fur).

En dehors de toute suggestion, leur efficacité pourtant ne paraît pas, à l'heure actuelle, bien établie.

Récemment, il est vrai, Hallion, Morel et Papin ont montré expé-

rimentalement, par la méthode pléthysmographique, l'action vaso-
dilatatrice pénienne de l'extrait prostatique.

On pourra prescrire la poudre de testicules (de taureaux ou de
béliers), sous forme de pilules, de cachets ou de tablettes de 30 centigrammes, à la dose de 5 à 10 par jour (P. Carnot).

L'extrait prostatique ne se prescrira qu'à doses plus faibles, en
cachets ou comprimés de 10 centigrammes.

Dans les syndromes adiposo-génitaux avec impuissance, l'administration d'extrait hypophysaire peut produire parfois les meilleurs
résultats. On le donne, soit en cachets de 10 centigrammes, soit mieux
encore en injections hypodermiques d'un centimètre cube, correspondant à un demi lobe postérieur de glande de bœuf.

3° *Moyens physiques.* — La plupart des agents physiques ont été
successivement mis en œuvre.

L'électricité, sous toutes ses formes, et particulièrement la faradisation lombo-périnéale, et même intra-urétrale ou rectale, est
encore couramment employée ; elle permet souvent de renforcer
l'action de la psychothérapie.

Le **massage** peut être prescrit, soit pour répondre à des indications d'ordre général, soit dans le but de modifier l'état local. Le
massage doux et prudent de la prostate donne des résultats heureux dans le traitement des infections torpides de la glande, qui
sont maintes fois à l'origine des troubles de l'éjaculation.

La **flagellation** a été autrefois en honneur dans le traitement de
l'impuissance. « L'affaiblissement des parties auxquelles l'extrémité
de la moelle fournit des nerfs est heureusement combattu par la
flagellation… Ce moyen, dont les libertins de tous les âges et de
tous les pays ont fait usage dans le but de réveiller leurs sens
éteints, a été employé souvent dans un but médical, et souvent, il
nous arrive de le conseiller (Trousseau). »

Le maître ne dit pas s'il faut en confier l'exécution au malade lui-
même ou à une partenaire habile. La question de personnalité est,
sans doute, de la plus haute importance pratique. L'expérience
montre chaque jour que, chez les uns, une stimulation violente des
extrémités nerveuses réussit bien, alors que, chez d'autres, « patience
et longueur de temps font plus que force ni que rage ».

L'hydrothérapie surtout, trouvera dans ces cas de nombreuses
indications, soit générales, sous formes de bains et douches
tièdes, soit locales, sous celle de bains de siège ou de douches
ascendantes.

Les applications périnéales, froides et courtes, sont stimulantes,
les chaudes et prolongées sont sédatives; ces dernières peuvent

rendre des services chez les sujets hyperexcitables, particulièrement pour combattre les pollutions nocturnes exagérées.

Les cures hydrominérales offrent aussi de sérieuses ressources, non seulement par l'action propre de certaines eaux chlorurées-sodiques ou bicarbonatées, par la stimulation générale et les modifications heureuses qu'elles impriment à l'économie tout entière, mais surtout, semble-t-il, par leur effet souvent heureux sur l'état mental des malades. Pour leur choix, ainsi d'ailleurs que pour toutes les décisions en matière de thérapeutique, c'est, non le symptôme, mais l'étude et la connaissance approfondie du malade, et même de son milieu, qui fourniront les indications particulières.

Mais si, tous ces moyens épuisés, l'impuissance, pour une cause quelconque, demeure rebelle à la thérapeutique, l'action du médecin n'est pas, pour cela, terminée. Trop souvent, le malade souffre de la diminution de ses capacités viriles, il se sent atteint et blessé dans son orgueil masculin, une fausse honte lui donne des idées de désespoir et engendre aisément des réactions-suicides. Averti, le psychothérapeute devra toujours y parer.

Quelle que soit l'éventualité du traitement, son importance n'aura pas été moindre. S'il a guéri l'impuissance du malade, il aura rendu l'amour et la joie, non seulement à un malheureux, mais souvent à un ménage; s'il n'a pu y réussir, il aura parfois du moins tenté d'empêcher un acte de désespoir, et peut-être pu éviter le malheur d'une famille.

2. — Chez la femme. — Frigidité. Vaginisme.

La femme a dans le coït un rôle relativement passif ; aussi est-il, chez elle, difficile de parler d'impuissance proprement dite. Cependant, elle présente fréquemment un certain nombre de troubles, d'origine manifestement nerveuse et psychique, et qui, sinon semblables, du moins analogues à ceux de l'homme, sont susceptibles d'apporter des obstacles sérieux à la fonction de copulation. Il est donc aussi nécessaire de les bien connaître et de savoir diriger contre eux toutes les ressources de la thérapeutique.

Comme chez l'homme, ces troubles peuvent être de deux sortes : ou bien des troubles de l'instinct sexuel, de l'inappétence génitale, c'est-à-dire de la frigidité, ou bien des troubles se manifestant au moment même de l'accomplissement de l'acte, et venant, tel le vaginisme, empêcher l'intromission.

Frigidité. — La frigidité féminine est un trouble très fréquent. Le tiers et même, d'après certains médecins, la moitié des femmes en seraient atteintes, les unes pendant une grande partie, les autres durant toute leur vie. Les troubles endocriniens des glandes sexuelles peuvent sans doute être invoqués chez certaines d'entre elles ; mais, chez beaucoup, le rôle des facteurs psychiques semble, d'ordinaire, prépondérant.

Souvent, le désir génital n'a pas été éveillé ou a été contrarié dans son développement par les conditions néfastes du milieu familial ou social. Parfois le mariage tardif, le froissement des sentiments ou les brutalités, plus souvent encore l'indifférence ou l'égoisme du mari, sont communément invoqués parmi les causes de cet état anormal. L'idée et l'affectivité tiennent souvent la plus grande place dans le déterminisme de toute l'activité sexuelle féminine. Une même femme peut se comporter diversement, à cet égard, avec des partenaires différents. Maintes fois, ce sont, soit des sentiments variés de pudeur exagérée ou de honte, de dégoût ou de crainte, soit des souvenirs pénibles qui inhibent les manifestations d'une tendance qui semble pourtant instinctive. Les conséquences de cet état ne sont pas seulement individuelles, mais aussi et surtout conjugales ; elles peuvent être assez importantes pour mériter de fixer l'attention du médecin.

Le traitement, analogue dans ses grandes lignes à celui de l'impuissance chez l'homme, doit être à la fois somatique et psychique. Mais il y a des défectuosités constitutionnelles et des troubles de l'affectivité qui échappent au psychothérapeute. On déplace quelquefois les sentiments d'une femme, on ne les raisonne pas. La sentimentalité de celle-ci est souvent d'ailleurs assez ingénieuse pour remédier, dans une bonne part, aux difficultés qui pourraient en résulter. Spontanément, elle sait masquer son anesthésie : le trésor de son affection est le meilleur correctif de sa frigidité.

Vaginisme. — Le vaginisme, il serait souvent plus exact de dire le vulvisme, est un spasme réflexe du constricteur de la vulve, anormal par son intensité et sa durée, entraînant parfois du spasme des releveurs de l'anus, et souvent aussi des contractions de défense des adducteurs des cuisses. Il est, en général, accompagné de douleurs plus ou moins vives au niveau de l'anneau vulvaire et du périnée. Chez certaines femmes, les phénomènes d'hyperesthésie douloureuse de la vulve engendrent une vive terreur des rapprochements sexuels, et, quelquefois même, font naître un véritable état d'angoisse.

Le fonds sur lequel se développe le vaginisme est presque toujours le terrain de culture des troubles psychonévropathiques. Les manifestations dites hystériques, à type convulsif, n'y sont pas très rares.

Ses causes peuvent être schématiquement divisées en deux groupes : causes locales et causes psychiques. La réunion des deux est, d'ailleurs, presque constante : c'est une petite épine irritative, agissant sur un état mental particulier. Il est très fréquent de voir l'appréhension du coït susciter des résistances et ne permettre qu'une défloration incomplète et douloureuse. Celle-ci devient à son tour un obstacle plus grand à toute nouvelle tentative : c'est un véritable cercle vicieux.

Localement, on trouve d'ordinaire des lésions diverses, traumatiques ou inflammatoires. Ce sont de petites érosions superficielles de la muqueuse vulvaire, des déchirures de l'hymen mal cicatrisées, des vésicules d'herpès récidivantes, de la vulvo-vaginite banale ou gonococcique, de la bartholinite, parfois de petits chancres mous ou même des plaques muqueuses syphilitiques.

Parmi les causes psychiques, ce sont surtout les impressions fâcheuses du début de la vie génitale qui peuvent persister fort longtemps. Parfois, c'est le souvenir d'un attentat à la pudeur ou d'un viol. Les douleurs ressenties au moment de la défloration, les manques d'égards et les froissements de la pudeur féminine, les violences physiques et les brutalités du conjoint se retrouvent aussi à l'origine du vaginisme. Ce peuvent être de véritables algies vulvo-vaginales produites par le rappel de ces sensations douloureuses. Un mysticisme exagéré, avec sentiments de dégoût et d'horreur de l'acte sexuel, peut aboutir au même résultat. Il en est de même encore chez quelques femmes, du fait d'une très forte émotion, au moment du rapprochement sexuel ; elles désirent et redoutent à la fois l'acte génital. Chez quelques-unes, la masturbation provoque une hyperesthésie telle de la muqueuse vulvaire, que le moindre contact du doigt ou de la verge engendre aussitôt le spasme occlusif. Chez certaines jeunes mariées, c'est seulement la peur de la douleur, développée par les suggestions funestes de l'entourage. Chez d'autres, plus avisées, c'est la crainte de la fécondation.

Quoi qu'il en soit, pour l'un ou plusieurs de ces motifs, chez la plupart, l'idée du coït prend l'aspect d'une idée obsédante, devient une véritable phobie. On comprend par là pourquoi le vaginisme est considéré par beaucoup d'auteurs comme une affection très tenace, et peut comporter un mauvais pronostic.

Mais, s'il en est ainsi dans un certain nombre de ces cas, il est heureusement permis, dans le plus grand nombre, d'obtenir un résultat favorable.

Il est toujours absolument nécessaire d'examiner minutieusement l'état local, de dépister et de guérir les lésions de l'appareil génital, en même temps que d'étudier et de modifier l'état mental de ces malades. Le toucher est souvent difficile ; il doit toujours être pratiqué avec la plus grande douceur. L'examen au spéculum est d'ordinaire impossible au début, à moins d'employer un très petit modèle. En cas d'hyperesthésie douloureuse, on peut anesthésier superficiellement la muqueuse à l'aide d'un badigeonnage cocaïne.

S'il existe une érosion, une plaie ou une fissure, il faut en obtenir la cicatrisation par des lavages, des cautérisations au nitrate d'argent et des pansements. Il en est naturellement de même des vulvo-vaginites ou des lésions spécifiques. Nous n'avons pas à nous étendre ici sur cette partie importante de la thérapeutique gynécologique.

Contre l'élément douleur, on aura recours aux bains de siège répétés, aux injections vaginales chaudes, aux petits lavements laudanisés, aux lotions chloralées, aux préparations opiacées ou belladonées, aux applications stovaïnées.

Si la perforation de l'hymen est insuffisante, il peut devenir nécessaire d'en pratiquer la section ou la dilatation. L'anesthésie locale permettra aisément cette petite intervention.

La dilatation sera, suivant les cas, lente ou brusque. La dilatation lente se fera à l'aide de bougies ou de ballon cylindrique à élargissement progressif ; avec de la douceur et du temps, et à moins de malformations évidentes ou d'indocilité de la malade, elle donnera un résultat local satisfaisant. La dilatation brusque se pratique avec un spéculum ou avec les doigts ; elle peut produire des déchirures trop étendues et nécessite l'anesthésie générale ou la rachianesthésie. Il faut, en tout cas, éviter toujours la section du constricteur de la vulve.

Mais le traitement local est presque toujours insuffisant : la guérison définitive incombe à la psychothérapie. Ce qui est alors le plus difficile à obtenir, c'est le consentement du sujet à se prêter à une expérience qui, dans les conditions voulues, sera décisive. Il faut réformer ses idées erronées, dissiper ses craintes, vaincre ses résistances injustifiées et surtout lui rendre confiance. La mise en jeu des sentiments a naturellement ici beaucoup plus d'action que le raisonnement ; la collaboration, intelligente et dévouée, du conjoint, peut devenir aussi, à cet égard, l'un des meilleurs facteurs de réussite.

L'hydrothérapie générale, sous forme de bains et de douches tièdes, jointe parfois à quelques pratiques de faradisation anodine ou à des préparations sédatives, dont l'action est surtout suggestive, peuvent aussi aider à obtenir le résultat désiré.

3. — Obsessions et phobies génitales.

Les obsessions et phobies, qui doivent prendre place dans ce chapitre, sont constituées par des idées ou des craintes qui s'imposent à l'esprit du malade et se rapportent aux fonctions et aux organes génitaux. Les premières sont des représentations involontaires et persistantes ; les secondes sont toujours accompagnées d'un certain degré d'anxiété.

Dans le vaste groupe des obsessions, celles de teinte génitale sont fréquentes. Leur association et leur contraste apparent avec les idées et les préoccupations de teinte mystique sont communes; toutes deux ont des liens d'étroite parenté. Nous n'avons pas à entrer ici dans le détail de leurs particularités symptomatiques; disons seulement qu'elles consistent dans des représentations obsédantes de parties sexuelles, d'images vues réellement ou créées par l'imagination, de scènes et d'actes, ou simplement de symboles en rapport avec les fonctions génitales. Selon les individus, et suivant leurs préoccupations les plus habituelles, elles ont trait à des organes et à des attitudes de personnes du même sexe ou du sexe opposé.

Parmi les phobies les plus courantes, les unes sont constituées par des peurs exagérées de maladies vénériennes, telles la syphilophobie, la gonocophobie ou la spermatorrhéophobie, les autres se rapportent à l'acte génital lui-même, telles que la crainte de ne pouvoir accomplir le coït, de s'y montrer maladroit ou ridicule. Des scrupules, des idées d'auto-accusation et de reproche s'y trouvent fréquemment associés. L'impuissance, ou du moins l'une de ses variétés psychopathiques les plus intéressantes, ainsi que nous l'avons vu plus haut, en est aussi très souvent la conséquence. La coexistence habituelle, et même cette parenté étroite des deux phénomènes psycho-génitaux, justifient donc, au point de vue de la thérapeutique, plus encore sans doute qu'au point de vue nosographique, la juxtaposition de leur description dans un même groupe.

Ce qu'il importe de savoir, pour comprendre et diriger leur traitement, c'est que les obsessions et phobies, à caractère génital, ne sont habituellement pas isolées. Elles naissent et se développent sur un fonds de déséquilibration constitutionnelle, que l'on considère classiquement comme le produit de la dégénérescence mentale. Elles s'accompagnent d'autres troubles idéo-affectifs, parfois d'anomalies du caractère, et surtout d'hyperémotivité. Elles semblent éclore ou plutôt redoublent d'intensité au cours de certaines oscillations plus ou moins périodiques et régulières de l'état cénesthésique, dans les phases de dépression psychique.

Cependant, une notion étiologique et évolutive, plus particulière à ces formes d'obsessions, est celle d'un rapport fréquent, sinon constant, entre ces troubles et les besoins ou perturbations de l'instinct sexuel. Ils n'apparaissent, en effet, et ne durent d'ordinaire que pendant la période d'activité génitale. A la puberté, ils sont une traduction déformée des bouleversements apportés dans l'organisme par l'éveil d'une fonction nouvelle. Chez l'adolescent et l'adulte, ils peuvent être considérés comme une manifestation psychopathologique de l'état de malaise et d'inquiétude très vague, dus à un appétit insatisfait. Plus tard, à une époque correspondant à celle de la ménopause, ils peuvent, dans les deux sexes, et sous l'influence de modifications organiques profondes, redoubler momentanément d'intensité, pour disparaître ou être remplacés par des préoccupations d'un autre ordre.

Cette notion prend, on le conçoit aisément, une grande importance au point de vue du pronostic et même, dans certains cas, du traitement de ces troubles. Nous ne voulons pas dire par là qu'il suffise toujours, comme l'ont pensé quelques adeptes de la doctrine de Freud, de procurer aux malades la satisfaction génitale qui leur manque, pour voir disparaître tous ces désordres morbides. Mais il semble que ceux-ci, au moins dans un certain nombre de cas, s'amendent notablement par l'instauration d'une vie sexuelle normale. On peut voir ainsi disparaître spontanément, en quelques mois ou quelques années, un bon nombre de ces petites obsessions génitales si fréquentes chez des adolescents. Contrairement à beaucoup d'autres psychopathes, le mariage peut être conseillé à certains de ces sujets.

Il est nécessaire de savoir ce qu'on peut attendre de la psychothérapie. Comme dans le traitement des obsessions, en général, ce n'est pas le raisonnement et la dialectique seuls qui peuvent faire disparaître un état morbide de l'émotivité ou une idée dont le malade subit parfois l'empire à son corps défendant. Ce qu'il faut, ce n'est pas s'attaquer directement à un symptôme donné, mais c'est rendre à l'individu la confiance qu'il a perdue, c'est lui donner sans cesse la direction qui lui manque, c'est enfin rééduquer, s'il est possible, toute sa mentalité.

Pour éviter surtout de fixer davantage l'idée obsédante dans l'esprit du sujet, pour en entraver la culture, il ne faut pas paraître lui attacher trop d'importance. Les méthodes indirectes sont, à cet égard, les meilleures. A son action constante, le médecin avisé trouvera une justification et devra découvrir des indications thérapeutiques dans l'état organique général, dans le genre de vie et dans les vices constants de l'hygiène génitale, alimentaire et psychique des malades.

Au sujet de quelques phobies, en particulier, il faut assurément éclairer le sujet, réformer ses conceptions erronées sur le mécanisme des troubles et la nature des craintes qui l'obsèdent, lui montrer les moyens d'éviter les conséquences qu'il redoute et le guider jusqu'à ce qu'il ait repris le contrôle de soi-même et la confiance perdue.

4. — Cénestopathies génitales.

Dans l'immense légion des psychonévropathes qui assiègent les consultations médicales, générales et surtout spéciales, il existe des malades qui sont affectés de troubles de la sensibilité interne, de la cénesthésie. Certains d'entre eux localisent plus spécialement ces troubles sur l'appareil génito-urinaire.

Ils viennent se plaindre au médecin de sensations étranges, siégeant en des points divers, soit dans les parties externes ou au périnée, soit dans la région hypogastrique. Ils sentent leurs organes comme modifiés dans leur volume ou leurs rapports, dans leur forme, leur consistance ou leur température. Ceux-ci leur paraissent, suivant les cas, allongés ou raccourcis, alourdis ou allégés, indurés ou amollis, déformés ou déplacés; la circulation leur semble modifiée et les fonctions arrêtées ou perverties. Mais, quelle que soit leur modalité d'expression, toujours ces sensations sont bizarres et indéfinissables, pénibles plutôt que douloureuses. Elles peuvent présenter des variations d'intensité, mais la fixité de leur localisation topographique est toujours manifeste.

Les sujets détaillent et dépeignent ces malaises insolites avec beaucoup d'images et de comparaisons, dont ils sentent eux-mêmes l'imperfection, et bien souvent sans parvenir à en faire comprendre la nature au médecin. Celui-ci examine ou fait explorer les organes par un urologiste : l'examen local reste négatif. On parle alors de faux-génitaux, de faux-urinaires, on emploie le terme vague et imprécis de neurasthéniques, et pourtant il n'y a pas chez eux d'asthénie neuro-musculaire, on ne trouve pas cette exhaustibilité particulière, ni ces douleurs, ces algies céphaliques, rachidiennes, gastriques ou cardiaques, ni aucun trouble important des fonctions viscérales. On ne découvre à l'origine aucun de ces facteurs étiologiques acquis, physiques ou moraux, ni aucune de ces épines organiques sous-jacentes aux algies et qui sont d'ordre traumatique ou émotionnel, toxique ou inflammatoire.

Ces malades ne sont pas non plus des hypocondriaques ni des délirants, mais seulement des déséquilibrés constitutionnels de la sensibilité qui demandent et espèrent un changement à leurs troubles.

Pour la thérapeutique, ces notions cliniques sont de la plus haute importance. Il est nécessaire de bien connaître ces malades pour ne pas commettre l'erreur de les considérer comme atteints de lésions organiques des appareils génito-urinaires. Il faut toujours les étudier avec le plus grand soin, mais, devant le néant ou l'insignifiance des altérations locales, il faut éviter de leur nuire par des traitements intempestifs ou des opérations injustifiées.

Il faut aussi ne pas commettre l'erreur inverse qui serait de les considérer comme atteints de troubles créés par l'imagination ou la suggestion. Loin d'être des malades imaginaires, ce sont des sujets fort malheureux de leur état et qui font tout pour s'en tirer. Il faut s'efforcer de les comprendre, leur témoigner de la sympathie et leur prodiguer les meilleures consolations et encouragements. Ils sollicitent, souvent avec insistance, l'intervention thérapeutique; aussi est-il nécessaire de les guider toujours dans le choix des moyens inoffensifs, hydrothérapiques ou médicamenteux, qui leur permettront d'attendre une atténuation de leurs troubles.

5. — Hypocondrie génito-urinaire.

Voisins des cénéstopathes, analogues même au premier abord, mais distincts en réalité aux points de vue clinique et nosographique, sont les hypocondriaques génito-urinaires. Ils sont avec eux trop souvent confondus sous le nom de *neurasthéniques génitaux*.

Ce sont des malades, perpétuellement inquiets, aux conceptions égocentriques, dont toutes les préoccupations s'orientent autour de leur état de santé. Toujours à l'affût du moindre trouble, ils analysent et interprètent leurs sensations intimes, observent leurs fonctions et scrutent attentivement leurs organes. Ils craignent sans cesse de s'exposer, et bientôt ont la conviction d'avoir contracté une affection grave, une maladie qui, chez eux, est incurable. Pour la moindre sécrétion urétrale ou le plus petit filament dans l'urine, ils ont une goutte chronique ou une prostatite, un rétrécissement ou une cystite.

Aucun argument, aucun raisonnement ne peut changer ni ébranler leur croyance, sur laquelle ils édifient fréquemment d'ailleurs d'autres idées morbides. Ce sont des idées délirantes, soit de persécution, soit de ruine et de négation, avec réactions anxieuses, soit même d'énormité ou d'immortalité.

Parmi celles-ci, les unes peuvent avoir un point de départ organique des plus minimes, et manifestement disproportionné aux
conséquences mentales, les autres ne semblent reposer sur aucun
fondement somatique. De là, cette division qu'on a pu proposer
d'établir en deux groupes, une hypocondrie *cum materia*, et une
autre *sine materia*. Ce qu'il faut retenir, c'est le rôle toujours prépondérant, sinon exclusif, du trouble psychopathique dans la constitution du syndrome.

Au point de vue de la thérapeutique, qui nous intéresse ici, ces
notions sont capitales. Elles permettent, en effet, de comprendre le
sens de l'intervention médicale chez ces malades; elles montrent
surtout ce qu'il faut ne pas faire.

Considérant ces sujets comme de purs psychopathes; il ne faut
cependant jamais négliger de les examiner, avec prudence sans
doute, mais aussi avec la plus grande attention. Il faut ne leur
signaler et ne traiter parmi les lésions locales que celles qui sont
vraiment importantes et que l'intervention aura toutes chances de
guérir. Il importe de ne laisser paraître aucun doute et de ne soulever aucun problème de pathologie qu'on ne puisse résoudre. Agir
autrement serait faire naître, chez eux, de nouvelles inquiétudes et
apporter plus d'aliments encore à leurs préoccupations morbides.

L'indication principale, dans tous les cas, consiste surtout à
s'efforcer de modifier l'état général, à combattre, s'il est possible,
l'éréthisme psychique, et tout particulièrement, l'état habituel
d'anxiété.

Il est nécessaire de savoir que certains hypocondriaques réagissent en mélancoliques, que leurs convictions délirantes peuvent les
conduire à des auto-mutilations génitales et au suicide, pour agir
toujours vis-à-vis d'eux avec ménagement et pouvoir parer à des
conséquences graves.

Il n'est pas négligeable, non plus, d'attirer l'attention du médecin, et plus souvent encore peut-être du chirurgien, sur d'autres
réactions, hélas! fréquentes, de ces malades. L'expérience montre
trop souvent avec quelle facilité les hypocondriaques persécutés
deviennent persécuteurs, se retournent contre leur médecin, se
livrent contre lui à des actes de violence homicide, ou se montrent
procéduriers et revendicateurs. C'est plus particulièrement même,
semble-t-il, dans les affections génito-urinaires que ces sujets par-
donnent le moins une intervention qui n'aurait pas donné pleine
satisfaction et qui pourrait gêner leurs commodités urinaires ou
entraver leurs fonctions sexuelles.

II. — PERVERSIONS ET DÉVIATIONS DES FONCTIONS GÉNITALES.

La seconde classe de troubles génitaux, d'origine psychopathique, que nous devons envisager ici, comprend les perversions sexuelles. Si celles-ci sont fort intéressantes quand on les considère du point de vue de la clinique ou de la psychogénèse morbide, elles le sont infiniment moins de celui de la thérapeutique; leur mention sera donc plus brève. Les principales et les plus classiques sont l'inversion sexuelle, le fétichisme, l'exhibitionnisme, le sadisme, le masochisme.

I. — Inversion sexuelle.

L'inversion sexuelle (*uranisme* ou *homo-sexualité*), est une perversion instinctive constituée par l'attraction érotique d'un sujet vers des individus de son sexe. C'est une anomalie psychopathique, qui non seulement dirige ce penchant sexuel, mais qui entraîne également une indifférence, et parfois même une véritable répulsion pour le sexe opposé.

Elle se manifeste plus ou moins tôt, mais n'acquiert d'ordinaire son complet développement, ou du moins ne fait ses preuves, qu'après la puberté et au cours de l'âge adulte. Elle peut, à ce moment, provoquer des réactions considérées comme immorales, ou même entraîner des conséquences médico-légales. Elle peut conduire à des pratiques contre nature telles que la pédérastie, mais la chose n'a rien de constant. Ces sujets sont mal doués au point de vue de leurs fonctions génitales proprement dites, leurs instincts restent mal éveillés; ils se montrent souvent indifférents et frigides. « Souvent, l'uraniste est chaste et tout son bonheur peut consister, s'il s'agit d'un homme, à se vêtir, à se parer, à travailler, à vivre en femme, ou à aimer idéalement un homme comme une femme pourrait l'aimer; à sentir, à vivre et à aimer en homme, s'il s'agit d'une femme » (Régis).

Il ne s'agit ici que de l'inversion sexuelle vraie, constitutionnelle, qui, en dépit des innombrables études qu'elle a suscitées, paraît être d'ailleurs assez rare. Sa distinction doit toujours être formellement établie avec ces manifestations trop communes de pédérastie et de sodomie, occasionnelles ou volontaires, de nature essentiellement différente, qui ne ressortissent point à une anomalie foncière des tendances sexuelles instinctives, mais à des suggestions vicieuses du milieu.

2. — Fétichisme.

Le fétichisme est une perversion dans laquelle l'éréthisme génital et la jouissance qui l'accompagne semblent liés à la présence ou à l'évocation mentale d'un objet ou d'une partie du corps, et souvent même à l'exclusion du reste de la personne qui les porte. C'est, suivant l'expression de Dupré, une sorte de sexualisation des choses, une véritable ectopie amoureuse, en vertu de laquelle la partie est prise pour le tout et acquiert le pouvoir de déterminer l'orgasme vénérien. C'est une perversion provoquée, chez des sujets émotifs, par une forte impression reçue à l'occasion de l'une des premières sensations voluptueuses, fixée dans le souvenir par une véritable anastomose sensorio-génitale, et dès lors irrésistiblement liée à l'excitation érotique et à l'accomplissement de l'acte sexuel.

3. — Exhibitionnisme.

L'exhibitionnisme vrai est, d'après Lasègue et P. Garnier, une perversion sexuelle, obsédante et impulsive, caractérisée par un besoin irrésistible d'étaler en public ses organes génitaux et généralement avec une certaine fixité d'heure et de lieu, acte dont l'accomplissement met fin à la lutte angoissante et clôt l'accès.

4. — Sadisme.

Le sadisme est une perversion dans laquelle l'excitation et la satisfaction génitales sont étroitement liées à la souffrance d'une personne, soit du même sexe, soit du sexe opposé. Suivant les sujets, le degré et la nature des souffrances infligées varient depuis les plus légers froissements de la sensibilité physique ou morale, jusqu'aux violences, blessures, mutilations ou tortures les plus monstrueuses et les plus raffinées.

5. — Masochisme.

Le masochisme, ou passivisme, est une perversion dans laquelle le sujet n'éprouve d'excitation et de jouissance sexuelles qu'autant qu'il subit lui-même la domination morale ou des violences physiques, imprimées par son partenaire.

Certaines de ces perversions sexuelles peuvent s'associer entre elles pour constituer des sortes de formes mixtes.

6. — Indications thérapeutiques dans les perversions génitales.

On peut s'étonner de voir soulever la question d'indications thérapeutiques à propos des perversions instinctives psycho-sexuelles, car elle ne comporte, en général, qu'une solution négative.

On a fait, certes, des tentatives sans nombre pour amender ou corriger ces anomalies constitutionnelles. On a mis en œuvre les ressources de l'éducation et de l'instruction, on a fait appel à la suggestion, à l'intimidation, au raisonnement et à tous les procédés de la psychothérapie. De braves cœurs se sont prodigués ; ils ont cru ou croient encore parfois obtenir de grands résultats : leurs efforts sont le plus souvent demeurés stériles.

C'est qu'en effet, les perversions génitales vraies ne sont pour ainsi dire jamais isolées : elles sont accompagnées de bien d'autres perversions instinctives ; elles se compliquent d'états pathologiques divers, notamment d'anomalies de l'intelligence, du caractère, de l'humeur et de l'activité générale ; elles sont les fruits naturels de graines originellement tarées. A la plupart des sujets qui les présentent s'appliquent ces remarques de Dupré sur les perversions instinctives, en général : « La perversité des instincts étant constitutionnelle, échappe, dans ses formes graves, à toute thérapeutique. Dans ses formes moyennes, et surtout légères, partielles, elle est susceptible, dans la mesure où le permettent les autres anomalies, pour la plupart également constitutionnelles, qui s'associent à elle, d'être plus ou moins amendée et favorablement influencée par l'éducation, l'exemple et la culture morale. Mais ces succès, souvent plus apparents que réels, plus éphémères que durables, sont, en réalité, proportionnels, dans leur importance, à la bénignité de l'état pathologique. L'amendement moral du pervers est une illusion : soit de philanthropes et d'optimistes, qui croient à la vertu foncière du cœur humain et cherchent les raisons du vice autour et non dans l'individu ; soit de psychothérapeutes théoriciens, qui croient à l'action bienfaisante du raisonnement et à la réfection d'une mentalité par la dialectique ; soit d'esprits religieux, qui croient à la grâce et à la rédemption du pécheur. »

En dépit de ce pessimisme que donne trop souvent l'expérience, il faut toujours chez l'enfant envisager une éventualité plus favorable et appliquer, dans chaque cas, à titre préventif, les méthodes médico-pédagogiques les mieux appropriées. « L'éducation et la discipline, le travail et l'action constante de l'exemple, l'hygiène, la rééducation morale et surtout la préservation des mauvaises contagions, pourront avoir parfois une heureuse influence. »

La société doit tenter de prévenir pour n'avoir pas à réprimer.

Lorsque, dans les formes graves, les perversions sexuelles s'accompagnent d'impulsions irrésistibles, quand elles exposent à des délits et à des conséquences médico-légales importantes ou répétées, l'internement peut devenir nécessaire. Mais, bien souvent, surtout dans un milieu social élevé, des inculpés, par un sentiment de honte, dissimulent leurs perversions sexuelles et préfèrent se laisser condamner.

Chez quelques-uns, qui restent seulement des malades, victimes de leurs tares constitutionnelles, particulièrement chez ces invertis qui sont trop souvent la proie facile de tant d'aigrefins vicieux, de maîtres-chanteurs exploiteurs et canailles, le médecin peut avoir un rôle utile. A qui, sinon à lui, seul capable de les comprendre, pourront-ils faire un aveu qui coûte tant et venir confier leurs peines ou demander avis ? C'est près de lui qu'ils devront trouver les consolations et les conseils dont ils ont besoin pour s'adapter à la vie, pour éviter les accrocs et pour remédier aux accidents psychiques, moraux et sociaux, auxquels les exposent leurs instincts anormaux.

Si, chez quelques rares sujets, le mariage peut être un correctif acceptable, chez la grande majorité des pervertis sexuels vrais, il ne ferait qu'ajouter une seconde victime innocente à la première ; il doit être formellement déconseillé.

III. — EXALTATION MORBIDE DES FONCTIONS SEXUELLES.

L'exaltation pathologique des fonctions génitales, de cause nerveuse ou psychique, peut être de deux types principaux. Ou bien c'est une exaltation totale, c'est-à-dire dans laquelle prennent part tous les éléments psychiques, spinaux, circulatoires et glandulaires, qui entrent normalement en jeu dans les fonctions génitales : c'est l'érotisme vrai ; ou bien c'est une exaltation dissociée, c'est-à-dire dans laquelle l'un seulement de ces facteurs intervient d'une façon morbide : c'est, par exemple, le priapisme d'origine médullaire. L'érotisme doit être distingué de l'érotomanie qui n'est qu'un délire, plus ou moins systématisé, sur un thème de teinte érotique.

I. — Érotisme.

L'érotisme vrai est un état d'exaltation pathologique de l'instinct génésique ; c'est une hyperexcitation morbide psycho-sexuelle.

Étant données les grandes différences qui existent normalement entre les individus au point de vue des capacités sexuelles, ses limites doivent être très largement tracées.

Au point de vue symptomatique, ce qui le constitue, c'est la domination qu'exerce la génitalité sur tous les modes d'activité du sujet. Chez lui les idées, les désirs et les sentiments portent cette empreinte ; la plupart de ses actes sont orientés, pour ainsi dire, exclusivement vers la recherche des satisfactions sexuelles. Il y a connexion étroite et interdépendance, entre l'éréthisme psychique et l'exaltation génitale. L'histoire, la littérature, de même que l'observation médicale de certains de nos contemporains en fournissent des exemples constants.

Les variétés et les degrés diffèrent suivant les individus, depuis les plus raffinés, dont toutes les manifestations intellectuelles, artistiques ou sentimentales, revêtent une teinte érotique, jusqu'aux moins cultivés, dont les préoccupations restent d'ordre matériel et ne se rapportent qu'aux satisfactions organiques de la sphère génitale.

L'érotisme est commun aux deux sexes ; chez l'homme, on lui donne parfois le nom de *satyriasis* ; chez la femme, il prend celui de *nymphomanie*.

Chez celle-ci, il semble moins fréquent, et cela tient, sans doute, aux différences dans les impulsions de l'instinct sexuel. Ses manifestations peuvent aussi, ou bien rester purement génitales, ou bien s'unir, ainsi qu'il est fréquent de le constater dans les psychopathies, à des préoccupations de teinte mystique. De Messaline à sainte Thérèse, l'histoire et la clinique psychiatrique en montrent des exemples classiques.

Indications. — Au point de vue thérapeutique, il faut distinguer deux groupes de faits. L'érotisme peut être, ainsi que le remarque Dupré, une anomalie constitutionnelle et permanente, ou, au contraire, une manifestation épisodique, liée ou non dans ses paroxysmes aux époques climatériques, à quelques intoxications, à certaines affections nerveuses et mentales.

Dans le premier cas, il s'agit d'une sorte de perversion instinctive, souvent associée, d'ailleurs, à d'autres perversions et à des anomalies psychiques, et contre laquelle toute thérapeutique est évidemment à peu près impuissante. L'érotique restera un Don Juan incoercible. Ce que l'éducation apportera ne sera pas un frein, mais un adoucissement et un vernis de raffinement dans les satisfactions de l'instinct. Chez le rustre, ses manifestations garderont trop souvent leurs caractères de brutalité et d'impulsivité naturelles et pourront plus facilement, chez lui, prendre, de ce fait, une plus grande importance médico-légale dans les conflits avec l'ordre social.

Dans le second cas, d'érotisme occasionnel, la thérapeutique peut être efficace. Il est nécessaire de dépister toutes causes psychiques ou toxiques, qui entretiennent l'excitation psycho-génitale. Il faut éloigner ou corriger toutes ces suggestions lubriques, que puisent certains déséquilibrés dans des lectures, des spectacles ou des fréquentations vicieuses. Il faut supprimer tous ces excitants toxiques dont ils font abus trop souvent dans un but libidineux, telles que les substances réputées aphrodisiaques, les cantharides, les boissons alcooliques, le haschich. Il faut toujours réformer l'hygiène alimentaire déplorable de la plupart d'entre eux : supprimer les mets salés et les épices, les viandes fortes, les gibiers, les conserves, les poissons de mer, les coquillages et crustacés, les fromages faits.

Il faut combattre la constipation par un régime végétarien, et, s'il est nécessaire, donner quelques laxatifs. Une vie moins sédentaire, dans un milieu moins confiné et moins surchauffé, de l'exercice physique au grand air, un sommeil régulier, sur un lit dur et peu couvert, sont toujours aussi à conseiller. Le travail manuel quotidien est souvent le meilleur dérivatif. L'hydrothérapie chaude ou tiède, sous forme de bains prolongés ou de douches, est souvent indiquée.

Parmi les moyens médicamenteux, plus spécialement adaptés à combattre l'éréthisme génital, on utilisera surtout le bromure de camphre, à la dose de 0^{gr},50 à 1 gramme, ou le lupulin, à celle de 0^{gr},50 à 2 grammes.

Derrière l'érotisme épisodique, de nature franchement morbide, il faut aussi penser à l'existence possible d'une affection nerveuse sous-jacente, comme le tabes ou la paralysie générale. On sait que cette excitation génitale survient parfois, sous forme de crises, à la période de début de ces affections; chez la femme, elle produit des crises clitoridiennes.

On rencontre encore cette excitation chez certains tuberculeux pulmonaires, surtout au début, ou chez ceux qui sont soumis à une suralimentation intensive.

Plus fréquemment, enfin, l'érotisme épisodique peut être lié à certaines phases hypomaniaques de psychose circulaire.

Dans ces cas, chez des déséquilibrés, des débiles, des épileptiques, ou des malades en voie d'affaiblissement démentiel, l'érotisme peut susciter des réactions impulsives, désordonnées, et motiver momentanément l'internement.

La castration a été, chez certains de ces sujets, préconisée parfois à l'étranger; elle sera peut-être un jour un moyen de préservation sociale; elle n'est pas encore, à l'heure actuelle, une méthode de traitement.

2. — Priapisme.

Le priapisme est un phénomène d'hyperémie morbide des organes génitaux, sans désirs sexuels ni sensations voluptueuses. C'est un trouble purement physique, qui produit une érection violente, incoercible, et habituellement douloureuse.

On observe le priapisme, soit dans les affections des voies génito-urinaires, dans les urétrites, prostatites, cystites, dans les irritations toxiques, cantharidiennes, dans les congestions et phlébites pelviennes, avec ou sans hémorroïdes, soit au cours d'affections générales comme la leucémie splénique, soit enfin dans des affections nerveuses, particulièrement dans des lésions de l'axe médullaire. Nous n'envisageons ici que ces dernières.

Le tabes, certaines lésions en foyer, quelques hématomyélies et peut-être même de simples troubles circulatoires médullaires, peuvent déterminer un éréthisme permanent du centre génito-spinal. Ce sont surtout les compressions hautes, celles de la moelle cervico-dorsale, les lésions transverses par fracture ou luxation du rachis cervical qui provoquent cet accident, et plus particulièrement chez des sujets jeunes. Il peut s'accompagner de rétention d'urine. L'éjaculation ne soulage pas le priaprisme; elle exagère même souvent ses douleurs.

Indications. — Le meilleur traitement est naturellement celui de la cause, de la lésion nerveuse.

Contre le priapisme lui-même, on tentera de modifier la circulation des organes, par le décubitus, le bassin surélevé, sur un lit dur, les couvertures soutenues par un cerceau. On utilisera les bains et les compresses humides froides. Le bromure de camphre, le lupulin resteront le plus souvent inefficaces. Contre les douleurs, l'insomnie et l'angoisse qui l'accompagnent, on mettra en œuvre les lavements laudanisés, les suppositoires belladonés, le chanvre indien, l'opium ou la morphine.

Si les accidents persistaient, on pourrait appliquer des sangsues ou des ventouses scarifiées au périnée.

Dans les cas les plus rebelles et douloureux, l'incision des corps caverneux, soit l'incision d'une seule racine (Dujon), soit l'incision bilatérale, peut devenir la suprême ressource chirurgicale. Pour être favorable, et ne point compromettre gravement le retour de la fonction génésique, l'intervention, ainsi que le conseillent Terrier et

Dujarier, Worms et Hamant, doit être assez précoce, c'est-à-dire avant que des lésions graves (perte de contractilité des aréoles, sphacèle des corps caverneux) n'aient pu se produire.

3. — Onanisme. Masturbation.

On donne le nom d'onanisme à l'ensemble des moyens par lesquels un sujet tente, en dehors du coït normal, de satisfaire une excitation génitale spontanée ou artificiellement créée par des manœuvres lubriques.

Ainsi compris, ce terme a une signification un peu différente de celle de masturbation, dont l'usage le rend habituellement synonyme. Sans doute la masturbation se rattache d'ordinaire à l'excitation psycho-génitale, mais ses rapports avec l'érotisme ne sont pas constants. Elle ne désigne, à proprement parler, que les mouvements, consistant en frictions ou tractions, exercés sur les organes génitaux externes.

Il importe, au point de vue thérapeutique, de distinguer, à cet égard, différents ordres de faits et de considérer particulièrement l'âge des sujets.

Sans doute la génitalité est souvent très précoce; mais, si Freud et ses disciples ont pu parfois en déceler quelques indices dans l'enfance, il faut se défier d'interpréter en ce sens, et à l'aide d'un symbolisme outrancier, des manifestations qui n'auraient rien de sexuel.

Nous envisagerons successivement le traitement de la masturbation dans la première enfance, dans la seconde enfance, et enfin chez l'adolescent et l'adulte.

Dans la première enfance, le sens génital n'existe pas; le tiraillement ou la succussion du pénis n'est, suivant la remarque de Lasègue, qu'un acte inconscient, une sorte de tic, analogue à la succion du pouce. Le plaisir qui résulte de l'acte, et qui peut expliquer sa répétition, n'a rien de particulier : c'est celui d'une irritation cutanée ou muqueuse, et c'est une satisfaction du besoin de mouvement.

Chez ce bébé qui « se touche », et dont la verge n'est qu'un joujou comme son gros orteil, il faut se garder de croire à une perversion génitale. Ce n'est qu'une habitude qui pourra cesser spontanément ou pour la disparition de laquelle il suffira le plus souvent de surveiller et de distraire l'enfant. Au lit, une chemise longue et, à la rigueur, l'entrave momentanée des mains pourront en avoir raison.

Dans la seconde enfance, la masturbation prend une importance, médicale et surtout familiale, beaucoup plus grande.

Il importe de distinguer, comme le fait Comby, deux groupes de sujets. Les uns, et c'est la majorité, ne se livrent à l'onanisme que de temps à autre, d'une manière modérée; chez eux, le pronostic ne comporte aucune gravité. L'éducation et l'instruction, la distraction, les jeux et les sports seront les meilleurs dérivatifs. Après la puberté, la pratique du coït remplacera d'ordinaire la masturbation.

Les autres, masturbateurs effrénés, sont, en réalité, des psychonévropathes avérés. Ce sont des enfants aux perversions instinctives multiples, enclins souvent à la malignité, à la mythomanie, parfois vifs et rusés, plus souvent instables et turbulents. Certains se montrent arriérés, débiles, sujets à des accidents épileptiques; d'autres appartiennent à la classe des idiots.

C'est ce terrain fondamental de déséquilibration constitutionnelle, le plus souvent d'ailleurs préparé par une lourde hérédité toxi-névrosique, qu'il importe de bien connaître. C'est lui qu'il faut toujours traiter, et non plus seulement le symptôme pour lequel les parents viennent solliciter l'intervention thérapeutique.

Il n'y a pas un moyen, mais toute une série de moyens à mettre en œuvre. Dans un but autant prophylactique que curatif, il faut l'observation stricte des règles de l'hygiène. Dans l'alimentation, il faut supprimer les excitants de toute sorte, les boissons fermentées, le café, les épices, les mets salés ou conservés; ne donner de viandes et d'œufs qu'en quantité modérée. Éviter soigneusement toute constipation. Le sommeil doit être régulier, le lit dur et la tête basse, le coucher tôt et le lever tôt. L'hydrothérapie doit être de pratique quotidienne. Le travail doit être varié, réparti en courtes séances; les récréations fréquentes, les jeux au grand air; on doit développer le goût de la gymnastique, des exercices et des sports; éviter toujours la solitude, le désœuvrement et l'ennui. L'éducation et la surveillance peuvent être de tous les instants, sans jamais se montrer obsédantes.

Dans chaque cas particulier, l'étude de l'état général peut de plus apporter des indications importantes, suivant qu'il s'agit de sujets débiles, rachitiques, hérédo-syphilitiques ou surtout enclins aux manifestations bacillaires, ganglionnaires, pleuro-péritonéales, pulmonaires ou méningées.

L'état local doit toujours être soigneusement scruté. Il peut montrer l'existence de causes occasionnelles ou provocatrices : ce sont toutes les irritations péniennes ou vulvaires, d'une part le phimosis, les adhérences préputiales, les balanites, les urétrites et même les

calculs vésicaux, de l'autre les vulvo-vaginites, le prurit vulvo-
périnéal, avec ou sans dermite, les oxyures vermiculaires.

Dans quelques cas, la circoncision, plus souvent le traitement médical ou même seulement les soins d'hygiène feront aisément disparaître ces causes d'irritation.

Mais le plus souvent, il faut reconnaître que les lésions inflammatoires sont non l'origine, mais la conséquence de la masturbation.
Inutile de dire que tous les procédés barbares de cautérisations
douloureuses, de clitoridectomie, de résection des filets nerveux
honteux internes doivent être absolument proscrits.

Dans le traitement de l'onanisme, ce n'est souvent pas tant à
l'enfant qu'à son entourage et à ses parents qu'il faut s'adresser. Il
faut connaître l'état d'inquiétude et d'affolement de ceux-ci. Il faut
avoir vu une mère, sans cesse obsédée par l'idée de la masturbation
chez sa fillette, car c'est le plus souvent de fillette qu'il s'agit; il
faut l'avoir vue, ne redoutant rien plus que les conséquences prétendues désastreuses de l'onanisme, épiant ses moindres gestes, l'inter-
rogeant ou la menaçant, ne la quittant pas d'un instant sans lui
demander aussitôt, comme le faisait la mère d'une de nos petites
malades, à la fois d'un regard interrogateur et d'un ton affirmatif :
« Ne viens-tu pas encore de te tripoter? ».

Trop souvent, « le médecin, en complète communion d'idées avec la
famille, se refuse à considérer l'onanisme comme le résultat d'une
maladie et, toujours approuvé par l'entourage du masturbateur, met
en œuvre des moyens inutiles... Douceur, menaces, violences, tout se
brise contre l'acte instinctif... l'enfant, obsédé de toutes parts, ne
mange plus, maigrit, tombe plus malade; les remèdes ont été presque
la maladie ». Il est nécessaire d'avoir vu de ces cas pour comprendre
ces paroles et conseils de Lasègue : « Appelé en pareilles circonstances, vous devez avoir le courage de réagir contre les tendances
des parents, tendances qui reposent sur des préjugés absurdes,
entretenus à plaisir par les médecins ignorants. Vous devez garder
votre sang-froid, calmer les emportements des proches, rétablir la
paix dans la famille et délivrer immédiatement l'enfant de toutes
les entraves que la bienveillance paternelle aura imaginées. Vous
attacherez peu d'importance à la masturbation elle-même, vous
laisserez l'enfant se masturber en paix; mais cet enfant, vous l'étu-
dierez au point de vue cérébral et vous remonterez ainsi à la cause,
à l'origine, afin d'établir un diagnostic et un pronostic sérieux; vous
constaterez que l'enfant qui se masturbe est un malade, mais la
masturbation n'est pas la maladie : cherchez plus loin, du côté du
système nerveux, le dessous de ces manifestations bizarres. »

Chez l'adolescent et surtout chez l'adulte, la masturbation deviendra plus rare. Accidentelle, elle peut être due aux conditions du milieu, de l'isolement ou des agglomérations unisexuées. Habituelle, elle dénote presque toujours une tare psychique.

Elle est le fait, soit de grands timides, soit d'obsédés ou phobiques génitaux, soit de mystiques qui s'imposent une continence relative, soit même de pervertis sexuels fétichistes. Aux premiers il faut souvent conseiller le mariage, empêcher l'isolement et les excitations solitaires. Pour les autres, il faut défendre les fréquentations mauvaises, les lectures et spectacles licencieux, et tenter une rééducation morale, qui restera bien souvent d'ailleurs sans résultat.

La masturbation est enfin un symptôme fréquent dans beaucoup d'autres maladies mentales, soit à l'état épisodique, comme dans l'excitation maniaque, soit d'une manière habituelle, comme chez les imbéciles et idiots et chez la plupart des déments.

Il faut savoir que l'onanisme n'a pas les conséquences déplorables qu'on lui attribue si communément. On a dramatisé l'onanisme comme la spermatorrhée. Lasègue l'a dit avec raison : « La cachexie onanistique, comme la cachexie spermatorrhéique, sont de pures fantaisies. Ce sont les troubles nerveux qui précèdent et l'onanisme ou la spermatorrhée ne sont que des résultats... Il n'existe pas de folie consécutive à l'onanisme, mais il existe un état cérébral qui a engendré l'onanisme ».

C'est toujours avec prudence et douceur qu'il faut instruire ces sujets de l'hygiène génitale. On doit les conseiller et non les terroriser avec le spectre de l'onanisme. Ce sont, il ne faut pas l'oublier, des psychopathes, qui d'abord deviendraient facilement impuissants, et qui surtout pourraient ensuite puiser dans ces menaces des raisons ou des aliments à des préoccupations hypocondriaques, à des idées délirantes de culpabilité, d'auto-accusation ou de ruine.

TROUBLES URINAIRES

Les troubles urinaires de cause nerveuse ou psychique peuvent être divisés en deux classes : les troubles de sécrétion rénale et les troubles de l'excrétion vésicale ou d'émission de l'urine.

I. — TROUBLES DE SÉCRÉTION.

La sécrétion de l'urine peut être modifiée, par l'intervention pathologique du système nerveux, soit dans sa quantité, soit dans sa qualité.

Les modifications de quantité sont l'anurie ou l'oligurie et la polyurie.

I. — Anurie ou oligurie.

La suppression ou plutôt la diminution de la sécrétion urinaire, de pathogénie nerveuse ou psychique, paraît due à l'un des deux mécanismes suivants : ou bien il s'agit d'un phénomène d'ordre réflexe, ou bien elle résulte d'un état psychopathique particulier.

Au point de vue de la thérapeutique, on le voit aisément, la distinction est fort importante. Dans le premier groupe, si les accidents relèvent d'une pathogénie nerveuse, d'un réflexe d'inhibition produit par exemple par un calcul ou un traumatisme accidentel ou opératoire portant sur le rein, leur traitement essentiel, médical ou chirurgical, n'en reste pas moins conditionné par la notion de leur cause première, lithiasique ou traumatique. Les excitants de la fonction rénale, les diurétiques, lait et lactose, théobromine, scille ou sels de potasse, les lavements froids, la distension vésicale par injections boriquées, les ventouses lombaires scarifiées devront aussi être mis en œuvre.

Dans le second groupe, c'est l'étude de l'état mental qui renseigne sur le mécanisme du trouble et sur le mode de traitement. L'anurie, ou plutôt l'oligurie, car il n'y a pas anurie complète, peut être la conséquence de l'anorexie mentale et de la sitiophobie : le malade refusant toute nourriture, supprimant toute boisson, restreint dans des proportions insolites la quantité de ses excreta et peut rester un temps quelquefois long sans émettre d'urine. La seule conduite à tenir est évidemment, dans ces cas, de réhydrater progressivement l'organisme par ingestion, par voie rectale, ou même par voie hypodermique : la fonction rénale se rétablira d'elle-même. Des bains, des diurétiques alimentaires ou médicamenteux pourront constituer d'utiles adjuvants.

La simulation de l'anurie se rencontre dans quelques observations. Il faut toujours la suspecter chez les sujets enclins aux manifestations mythomaniaques, dont l'état général reste satisfaisant. L'isolement rigoureux, l'observation attentive et, s'il était nécessaire, le cathétérisme, pourraient la dépister.

Quant à l'anurie dite hystérique, décrite encore parfois avec tant de complaisance, elle ne paraît plus avoir d'existence autonome, les cas qui la constituaient rentrant, soit dans le cadre des anuries par lésions réno-urétérales, soit dans celui des anuries réflexes d'origine calculeuse, soit surtout dans le groupe des oliguries de causes psychopathiques et sans en excepter naturellement la simulation.

2. — Polyurie.

La polyurie dite nerveuse ou hystérique est en réalité surtout une polyurie d'origine psychopathique.

Elle s'observe presque toujours chez des déséquilibrés, dégénérés héréditaires, si bien qu'elle pourrait être souvent considérée comme un syndrome épisodique de dégénérescence mentale. Ses rapports avec l'alcoolisme ont été maintes fois notés. Le diabète insipide paraît être en corrélation assez étroite avec des accès plus ou moins régulièrement périodiques de dipsomanie : le dipsomane peut aisément se présenter comme un polyurique.

Le rôle du traumatisme, de l'hystéro-traumatisme, particulièrement du traumatisme crânien, avec ou sans lésion matérielle des centres nerveux sécrétoires, celui des tumeurs encéphaliques (Kahler), surtout de la zone péri-hypophysaire, paraît établi dans un certain nombre d'observations.

L'influence de l'émotion vive est de notion courante ; il est banal de voir à sa suite une polyurie passagère. Celle des chagrins, des idées fixes et des préoccupations hypocondriaques d'ordre urinaire n'est pas moins évidente.

La polydipsie, cause de la polyurie, procède parfois d'un véritable délire rudimentaire dans lequel le malade croit devoir absorber quotidiennement des quantités énormes de liquide et peut même développer en lui une soif purement factice.

La thérapeutique, pour être efficace, doit donc s'adresser, non directement à la polyurie, mais à l'état neuro-psychopathique qui engendre la polydipsie. La psychothérapie s'efforcera de rétablir l'équilibre moral du sujet, de lui montrer ses erreurs, de le guider et de le rassurer.

Il faut rationner et restreindre graduellement la quantité de liquide ingérée. Pour y parvenir, l'isolement est souvent nécessaire. Il faut en même temps éviter la soif. Or, beaucoup de ces malades sont coutumiers d'une alimentation trop salée (Widal et Lemierre) : ils sont hyperchloruriques. Une excellente méthode à leur appliquer consistera dans l'institution du régime déchloruré (Poisot).

L'hydrothérapie tiède sera souvent indiquée ; l'électrothérapie suggestive, quelques préparations de valériane, d'opium ou même d'antipyrine, toujours à faibles doses, constitueront parfois d'utiles adjuvants du traitement.

3. — Diabètes nerveux.

Le terme général de diabète peut s'appliquer à certaines excrétions, exagérées et prolongées, de substances par les reins.

Leurs formes principales, en dehors de la polyurie simple ou diabète hydrurique, sont le diabète phosphaturique, le diabète azoturique, le diabète sucré, le diabète oxalurique. Un grand nombre d'entre eux reconnaissent, on le sait, une pathogénie nerveuse ; les uns se rencontrent dans des affections organiques du système nerveux central ; les autres, dans des syndromes psychonévropathiques ; pour certains, l'action nerveuse peut être directe sur les centres sécrétoires des reins ; pour la plupart, elle ne s'exerce qu'indirectement, par l'intermédiaire des modifications apportées à la nutrition générale.

On peut ainsi les observer au cours de la paralysie générale, des lésions cérébrales diffuses ou en foyer, des tumeurs ou des traumatismes crâniens. Il est inutile de rappeler les expériences si classiques de Claude Bernard démontrant le rôle des centres du plancher du quatrième ventricule.

On sait aussi leur fréquence et leur importance, souvent même exagérées, dans les états de dépression et d'asthénie, sans qu'il soit toujours possible de subordonner avec certitude l'une à l'autre l'asthénie somato-psychique et l'excrétion excessive des principes organiques. Les violents ébranlements nerveux, les préoccupations pénibles ou les chagrins prolongés peuvent s'accompagner de déperditions urinaires considérables, en même temps que de perturbations graves de l'état général.

La thérapeutique de tous ces troubles d'excrétion rénale doit toujours être guidée par ces notions étiologiques et pathogéniques essentielles ; elle doit être à la fois somatique et psychique. Il est aussi nécessaire de combattre l'état de dépression morale que de remonter l'état organique. Parallèlement, la psychothérapie doit être mise en jeu avec l'institution des régimes alimentaires les mieux appropriés. Le repos physique et moral doit être combiné aux pratiques de l'hydrothérapie.

Les médications arsenicales ou alcalines, phosphatées ou recalcifiantes, trouveront toujours, suivant les cas considérés, des applications particulières.

Parmi les stations hydrominérales, Néris sera l'une des plus indiquées.

II. — TROUBLES D'EXCRÉTION OU D'ÉMISSION.

Les troubles d'excrétion, c'est-à-dire d'émission de l'urine au dehors, relevant de causes nerveuses ou psychiques, sont de deux ordres : ou bien il y a absence ou évacuation incomplète du liquide, c'est la rétention vésicale ; ou bien il y a issue continuelle ou intempestive, c'est l'incontinence sous ses différents modes.

I. — Rétentions d'urine.

La rétention d'urine est l'impossibilité d'émettre naturellement une partie ou la totalité de l'urine contenue dans la vessie. C'est un des accidents les plus fréquents dans les affections du système nerveux, qu'elle résulte d'une paralysie du réservoir ou d'une contracture du sphincter.

On la rencontre au cours des affections cérébrales diffuses ou en foyers, des méningites aiguës ou tuberculeuses, des traumatismes ou des ramollissements cérébraux, des hémorragies méningées, des hémorragies ou tumeurs cérébrales, des démences profondes et particulièrement de la paralysie générale. On l'observe dans les lésions graves de la moelle, les myélites, les paraplégies par altérations intraspinales ou par compressions extramédullaires, dans le tabes et les lésions des racines rachidiennes.

L'existence de la rétention peut parfois permettre un diagnostic topographique de la lésion. Le centre vésical siégeant dans le troisième ou quatrième segment sacré, une lésion située au-dessus détermine de la rétention; située à son niveau même ou au-dessous, elle entraîne de l'incontinence.

La rétention d'urine peut être aiguë ou chronique, complète ou incomplète. Dans la plupart des affections cérébrales, et même aussi, quoique plus tardivement, dans les lésions médullaires, la rétention complète du début est souvent de courte durée, remplacée rapidement par de l'incontinence; il y a miction par regorgement.

Le diagnostic est aisé. Ou bien le malade attire lui-même l'attention sur le besoin d'uriner et la gêne qui en résulte; ou bien il est dans un état d'inconscience, et c'est l'examen objectif qui montre la distension vésicale, sous forme de globe sus-pubien, dur, arrondi et mat. Dans les rétentions incomplètes, la miction par regorgement peut cliniquement masquer la rétention; seul, le cathétérisme montre l'importance du résidu intravésical.

Indications thérapeutiques. — Le traitement varie un peu suivant la forme et la nature de la rétention.

Dans la rétention aiguë, complète, le cathétérisme s'impose, mais son urgence, si grande soit-elle, ne doit jamais empêcher l'observance des règles de l'asepsie la plus rigoureuse. « Les rétentions d'origine nerveuse s'infectent avec la plus grande facilité et l'ascension de l'infection aux voies supérieures est rapide. Il ne faut donc jamais sonder sans s'être assuré d'une asepsie absolue. Une faute contre cette dernière, écrit très justement Desnos, est beaucoup plus dangereuse qu'une attente de quelques heures de plus ». Une sonde molle de Nélaton, ou parfois, chez des sujets âgés, une sonde béquille en gomme, bouillie et maniée avec asepsie, graissée d'huile stérilisée, le gland soigneusement lavé, le contenu de la vessie toujours évacué lentement, telles sont les prescriptions si simples, mais si essentielles, qu'il ne faut jamais enfreindre. On répète le cathétérisme autant qu'il est nécessaire : en général deux ou trois fois par jour suffisent. S'il est particulièrement difficile et si le malade est calme, on peut installer, par périodes, la sonde à demeure.

Dans les rétentions incomplètes, il faut supprimer la stagnation de l'urine et éviter ainsi les conséquences fâcheuses qu'elle entraîne, infection, cystite et pyélonéphrite. Le cathétérisme répété, parfois la sonde à demeure sont aussi nécessaires. Quelques lavages vésicaux à l'eau boriquée ou avec des solutions étendues d'oxycyanure de mercure, du 1/2 000° au 1/5 000°, ou de temps à autre de nitrate d'argent ou de protargol au 1/1 000°. A l'intérieur, l'urotropine et l'helmitol, à la dose de 0^{gr},50 à 1 gramme par jour, peuvent être utilement prescrits.

Quant au traitement de la cause de la rétention, c'est-à-dire de la lésion nerveuse, syphilis, tumeur ou compression médullaire, il doit être toujours institué simultanément.

La rétention d'urine se rencontre aussi, bien que plus rarement, chez des psychonévropathes. Elle serait due à un spasme du sphincter périmembraneux.

Dans les manifestations dites hystériques, la rétention a été décrite avec complaisance : on a même été jusqu'à lui attribuer des durées excessives, étendues à des jours ou des semaines. En réalité, comme pour l'anurie ou la polyurie, la supercherie dans ces cas n'a jamais été serrée d'assez près. Elle pourrait apparaître, à titre transitoire, à la suite de crises convulsives ; elle peut s'opposer ainsi à l'incontinence de la crise comitiale. Elle manque, d'ordinaire, dans les paraplégies fonctionnelles, et son absence est même un signe distinctif pour écarter l'hypothèse d'une lésion organique de la moelle.

Dans quelques psychoses, la rétention d'urine peut reconnaître pour cause une idée délirante, soit hypocondriaque, soit de négation, soit de crainte plus ou moins absurde de souillure ou de malheur pouvant résulter de la miction. Dans les états catatoniques, la rétention d'urine est fréquente ; elle peut être une manifestation du négativisme confusionnel ou démentiel ; elle a la même valeur que le refus de manger et peut, comme lui, nécessiter le cathétérisme. Dans quelques états de stupeur ou de démence, la rétention peut résulter d'une véritable hypoesthésie des muqueuses, empêchant le malade de sentir le besoin d'uriner.

Il faut évacuer artificiellement l'urine autant qu'il est nécessaire; mais, afin de ne pas engourdir paresseusement une fonction naturelle, il faut rapidement s'efforcer de provoquer la miction normale et volontaire, soit par des sollicitations mécaniques répétées, soit, si le sujet peut les comprendre, par des injonctions plus ou moins impératives. L'usage des bains prolongés, joint à celui des boissons diurétiques, peut être, à cet égard, fort utile.

2. — Incontinences d'urine.

L'écoulement involontaire et parfois inconscient de l'urine par les voies naturelles est le plus souvent de cause nerveuse ou psychique. Il peut être continu ou intermittent : dans le premier cas, c'est l'incontinence vraie; dans le second, c'est la miction involontaire.

Lorsque l'incontinence tient à la paralysie du sphincter, l'urine s'écoule constamment, au fur et à mesure qu'elle est apportée dans la vessie par les uretères. Les lésions des nerfs sphinctériens, celles des racines de la queue de cheval, les radiculites sacrées, les myélites ou compressions de la moelle sacrée et du cône terminal, certaines polynévrites même peuvent expliquer ces troubles de nature paralytique.

Dans le tabes, l'incontinence partielle qu'on observe semble due aux troubles de la sensibilité, à l'anesthésie vésico-urétrale, le malade laissant échapper ses urines et ne s'en apercevant que trop tard. Elle peut être aussi le fait de mictions involontaires, impérieuses et soudaines, analogues dans leur effet à celles de certaines cystites.

Les affections médullaires ou encéphaliques, compressions, tumeurs, hémorragies ou ramollissements, peuvent aussi produire l'incontinence, mais celle-ci est habituellement secondaire à la rétention ; après distension et parésie vésicale, le trop-plein du liquide s'écoule, c'est l'incontinence par regorgement.

Les myélites, les syphilis médullaires, les claudications intermittentes de la moelle par artérites sténosantes progressives (Déjérine) s'accompagnent très souvent, et d'une manière parfois très précoce, de mictions impérieuses et d'incontinence partielle d'urine.

Au cours des accès épileptiques, surtout des grands accès convulsifs, mais parfois même des simples absences, l'incontinence est commune. Elle constitue un caractère clinique important, particulièrement pour dépister des crises nocturnes.

Dans les affections mentales de type confusionnel, stuporeux ou démentiel, il s'agit plutôt de mictions involontaires, inconscientes et réflexes, que d'incontinence vraie : ce trouble est un des éléments essentiels du gâtisme.

Chez des femmes, et particulièrement des psychonévropathes, il n'est pas rare de voir un certain degré d'insuffisance fonctionnelle du sphincter se manifester par un début de miction, c'est-à-dire par l'émission involontaire de quelques gouttes de liquide à l'occasion de la toux, d'un effort, d'une vive émotion, ou même du rire. Chez certaines, rire aux larmes et rire à pisser peuvent être presque synonymes.

Indications thérapeutiques. — Ces variétés de types d'incontinence et cette multiplicité de causes qui la produisent, commandent des thérapeutiques différentes.

Dans les cas les plus fâcheux, quand la lésion médullaire a détruit l'innervation sphinctérienne, il faut protéger la vessie et les voies urinaires supérieures de l'infection toujours menaçante. Diurétiques, lavages antiseptiques peu irritants, balsamiques et urotropine à faibles doses et donnés par courtes périodes, sont les moyens à mettre en œuvre.

Dans les incontinences secondaires à la rétention incomplète, les cathétérismes seront répétés avec la plus rigoureuse asepsie ; parfois, la sonde à demeure rendra service en supprimant toute stase dans le bas-fond vésical.

De grands lavages antiseptiques, des instillations dans la portion prostatique ou sur le col de la vessie, de légers massages de la prostate, et surtout l'électrisation localisée (Guyon) de cette région, contribueront utilement à réveiller la tonicité du muscle vésical et de son appareil sphinctérien. La strychnine est souvent ordonnée, sans grand avantage. La compression de l'urètre prostatique par le rectum (compresseur de Trousseau), n'est qu'un palliatif momentané et insuffisant.

Mais le traitement réellement efficace est toujours celui de l'affection causale.

Dans la plupart des myélites et méningo-myélites, dans les syphilis médullaires, dans les claudications intermittentes de la moelle, dans les radiculites, dans le tabes même, au début, le traitement mercuriel, avec ou sans iodure, doit toujours être prescrit. Institué à temps, il peut faire disparaître complètement tous ces troubles urinaires.

Quant à la chirurgie, elle offrira des ressources précieuses dans les compressions nerveuses ou médullaires. Chez la femme, l'in-

continence fonctionnelle résulte parfois d'un léger degré de cysto-
cèle ; la colporraphie antérieure ou la plicature de l'urètre, suivant
le procédé de Legueu, pourrait y remédier.

Lorsque l'incontinence, ou plutôt la miction involontaire résulte
de l'hypertonicité vésicale, ainsi qu'il est plus courant de le voir
chez les névropathes, c'est au traitement sédatif qu'il faut recourir :
suppression de tout excitant, en particulier alcool et café, emploi de
l'hydrothérapie générale tiède, compresses chaudes abdomino-pel-
viennes, préparations belladonées. Parfois, des injections épidurales
(Cathelin) ou rétro-rectales (Jaboulay), de solutions très faibles et
étendues de cocaïne, ou mieux de sérum physiologique, donneront
de bons résultats.

3. — Incontinence nocturne de l'enfance.

L'énurésie nocturne de l'enfance mérite, par sa fréquence et son
importance pratique, une mention spéciale. Elle constitue le syndrome le plus intéressant de la neuro-psychopathologie urinaire de
la seconde enfance, et même de l'adolescence. Ce n'est pas, à proprement parler, une incontinence, mais une miction involontaire
survenant, sous certaines conditions, pendant le sommeil.

Les causes et modes de production habituellement invoqués sont
d'ordres divers. Le plus souvent, c'est un état de sommeil très
profond, un peu analogue au carus, dans lequel disparaît cette sensibilité urétrale qui, à l'état normal, paraît conditionner la vigilance
du sphincter. Pour certains, c'est une hyperexcitabilité morbide du
muscle vésical, mise en jeu par une tension même modérée du
réservoir ; parmi ces sujets, il en est qui n'ont qu'une capacité physiologique réduite et qui, même pendant le jour, se montrent pollakiuriques. Le rôle du rêve chez eux paraît important : le moindre
besoin suscite un rêve dans lequel il tente de se satisfaire, et la
miction se produit. Chez d'autres, trop indolents, le besoin ne produit
qu'un demi-réveil, et leur apathie arrête l'effort nécessaire, soit pour
résister, soit pour agir avec propreté. L'hypothèse de Trousseau,
voyant dans l'incontinence nocturne un signe ou plutôt une forme
d'épilepsie larvée, vraie sans doute pour quelques cas, est, pour la
plupart, exagérée et inexacte.

Ce qu'on trouve presque toujours dans l'observation des incontinents, ce sont des tares nerveuses et psychiques chez leurs ascendants et chez eux, des désordres divers, des convulsions dans le bas
âge, des mouvements choréiques, de l'instabilité, et surtout du retard
du développement intellectuel et physique. L'énurésie infantile tien-

drait donc habituellement à une prédisposition congénitale, à une hypogénésie particulière ou générale du système nerveux, et se rattacherait, ainsi que l'a montré P. Merklen, au syndrome de la débilité motrice de Dupré. La preuve en est fournie par ses associations cliniques et par son évolution : unie à des défectuosités somatiques et psychiques, elle apparaît comme un trouble du développement, dure des années, puis, ou bien disparaît spontanément vers la puberté ou la vingtième année, ou bien persiste indéfiniment chez des grands infirmes, débiles et idiots, dont l'agénésie est plus accentuée et irrémédiable.

Le *traitement* doit être guidé par ces notions pathogéniques. Elles montrent tout d'abord ce qu'il ne faut pas faire : c'est tolérer les menaces, les punitions et les châtiments infligés parfois aux incontinents.

Chez ces malades, qui, à des degrés divers, se présentent comme des névropathes, l'hygiène alimentaire et l'hygiène du sommeil doivent être particulièrement observées. Il faut proscrire tous les excitants, les boissons alcooliques, le thé, le café, les aliments trop salés ou épicés. Il faut restreindre, surtout au repas du soir, la quantité des liquides ingérés. L'enfant doit coucher dans une chambre aérée, sur un lit dur ; l'horizontalité suffit, sans qu'il soit nécessaire de mettre, comme on l'a conseillé, la tête plus basse que le bassin. L'hydrothérapie, chaude ou froide suivant les cas, l'exercice, la gymnastique, les jeux au grand air sont toujours avantageux.

Chez les pollakiuriques, il faut s'efforcer de discipliner la vessie, en accroissant graduellement sa capacité physiologique : rendre les mictions diurnes moins fréquentes, rassurer les petits malades, et vaincre leurs craintes à ce sujet. L'affirmation catégorique et l'entraînement progressif sont toujours supérieurs à la suggestion dite hypnotique. La nuit, dans le but d'éviter les souillures de literie, et à la condition formelle que cette pratique ne compromette pas le repos et n'aggrave pas l'état d'irritabilité, on réveillera l'enfant une ou deux fois, mais à intervalles de plus en plus espacés. Les réveils électriques automatiques, par piles humides, après émission d'urine, ne répondent nullement au but désiré, et doivent être proscrits.

Dans les formes d'incontinence attribuées à l'hyperexcitabilité vésicale, quelques moyens adjuvants classiques peuvent rendre service : ce sont la poudre ou l'extrait de belladone, de 1 à 10 centigrammes (Trousseau), le sulfate d'atropine, un demi-milligramme, les bromures, l'antipyrine, 2 à 3 grammes (Comby).

Contre l'atonie du sphincter, on a préconisé, sans grands bénéfices d'ailleurs, la strychnine, et surtout l'extrait fluide ou la teinture de *rhus aromatica*, à la dose de V à X gouttes par année d'âge.

Depuis quelques années, les injections épidurales, suivant la méthode de Cathelin, semblent avoir donné quelques résultats avantageux. On se sert, soit de solutions très faibles de cocaïne, 5 centimètres cubes de solution à 20 centigrammes p. 100, soit de sérum artificiel. Un autre procédé consiste à injecter aussi du sérum artificiel, mais dans l'espace rétro-rectal (Jaboulay), l'aiguille contournant la pointe du coccyx.

L'électrisation faradique, indiquée par Guyon, semble toujours plus logique et souvent plus efficace. Des courants faibles, intermittents, par séances courtes de trois à cinq minutes, répétées tous les deux ou trois jours, durant un mois, sont appliqués à l'aide d'une électrode en olive métallique, à l'extrémité d'une sonde isolée et portée dans la portion supérieure de l'urètre, au niveau du sphincter; l'autre électrode, large, est placée sur la région sus-pubienne ou sur le périnée.

Si, dans quelques cas, l'épilepsie était en cause, si, dans d'autres, une irritation locale, un calcul vésical, une cystite du col ou une tuberculose vésicale paraissaient responsables des accidents, il est bien évident qu'il faudrait d'abord mettre en œuvre, d'une part, le bromure et le régime déchloruré, et, de l'autre, le traitement local approprié.

4. — Troubles psychopathiques de la miction.

Obsessions et phobies urinaires. — On peut identifier, jusqu'à un certain point, le mécanisme et le traitement des troubles psychopathiques de la miction avec ceux des troubles du coït. Tant que l'acte reste instinctif et réflexe, il s'accomplit aisément. Quand, au contraire, chez le psychonévropathe, l'attention, la réflexion et la crainte interviennent, la désharmonie apparaît dans les contractions intempestives du muscle vésical et du sphincter, la fonction est entravée ou perturbée. Le *spasme* se produit dès les premières gouttes et plus le malade pense à pisser, moins il y parvient. L'émotion, la précipitation volontaire ou imposée, la présence d'une personne empêche l'acte. La crainte obsédante de laisser échapper quelques gouttes d'urine, la phobie de la moindre souillure des vêtements ou de la literie suscitent à tout propos des contractions sphinctériennes qui se répètent même au cours de la miction. Le malade a, selon l'expression de Guyon, de la timidité, du bégaiement urinaire.

1° **Pollakiurie**. — La pollakiurie est fréquente ; elle résulte d'un besoin factice créé par la préoccupation obsédante de la miction ; elle s'accompagne parfois de polyurie. Elle peut entraver l'activité sociale du sujet, la peur de ne pouvoir à un moment donné satisfaire une envie allant jusqu'à produire un véritable état d'angoisse.

2° **Phobies urinaires**. — Les troubles psychopathiques de la miction, du moins presque tous, se rattachent étroitement, en effet, aux obsessions et aux phobies urinaires. Parmi celles-ci, les plus fréquentes sont celles de la blennorragie, de la cystite et du rétrécissement. Ce sont les craintes de ces malades qui toujours s'observent anxieusement, qui scrutent leur méat, qui pressent leur canal, à la fois dans le désir et dans la peur d'en faire sourdre une goutte muqueuse ou purulente.

Atteints souvent d'une urétrite ancienne, d'une légère prostatite, entretenues par les traitements les plus agressifs, ils examinent sans cesse la sécrétion urétrale ou la goutte matinale. Ils urinent dans des verres pour y dépister, comme ils l'ont vu faire au médecin, les moindres filaments. Au cours de la miction, ils regardent le jet, étudient sa trajectoire et son calibre, convaincus souvent par avance d'y trouver les signes du rétrécissement redouté. Ils ne reculent parfois devant aucune analyse, attribuant toujours une importance excessive ou une valeur inexacte au plus léger louche du liquide dans le vase, au moindre excès de phosphates ou d'urates.

Les circonstances qui ont fixé l'attention du malade sur ses voies urinaires sont variables. Ce sont tantôt une blennorragie réelle, guérie ou non, une légère cystite, un calcul vésical, un traumatisme ou la crainte d'un rétrécissement, un simple spasme étant trop souvent pris pour une sténose inflammatoire ou cicatricielle.

Des suggestions néfastes de l'entourage, des lectures de livres pseudo-scientifiques, d'articles de réclame éhontée, d'annonces et de publications pharmaceutiques, l'interrogatoire même, des commentaires ou des traitements hors de propos de la part de médecins peu avisés suscitent ou développent encore les craintes morbides de ces sujets.

Mais les causes premières et réelles sont les aptitudes psychopathiques, les tendances à l'introspection hypocondriaque, le déséquilibre de l'émotivité, acquis ou plus souvent issus des tares héréditaires.

L'évolution de ces troubles est donc, en général, moins favorable et leur pronostic plus sérieux qu'on ne semble souvent le croire.

Indications thérapeutiques. — D'ordinaire deux éléments de valeur inégale s'allient, en proportions d'ailleurs variables, pour réa-

liser les troubles fonctionnels de la miction et les phobies urinaires; l'un, psychique, est constant; l'autre, organique, est con-
tingent et variable, il peut même faire complètement défaut. De
là habituellement la nécessité d'une double action thérapeutique,
locale et générale.

L'examen local peut tout d'abord fournir des indications très
nettes. L'existence réelle d'une blennorragie subaiguë ou chronique,
d'une cystite, peut justifier des lavages et des instillations modificatrices, aidées parfois de quelques antiseptiques internes et de la
sérothérapie antigonococcique. On peut ainsi tarir des écoulements,
causes de préoccupations et de gêne. Un rétrécissement, même
large, peut être dilaté; serré, il peut être justiciable de l'électrolyse
ou de l'urétrotomie. Un calcul vésical peut expliquer la pollakiurie; il sera broyé ou enlevé.

La nécessité d'une exploration prudente et attentive chez ces
malades n'est plus à démontrer. La distinction entre le spasme et
les sténoses organiques, en dehors des commémoratifs, de la notion
du terrain individuel et du volume du jet de l'urine, repose sur le
siège indiqué, pour le premier, par l'explorateur à boule olivaire au
niveau du sphincter, par l'action résolutive de quelques gouttes de
cocaïne instillées à cet endroit, par la possibilité de faire passer
souvent plus facilement une grosse sonde qu'une petite.

La capacité fonctionnelle de la vessie est presque toujours fort
importante à connaître. On injecte de l'eau boriquée avec une sonde
et une seringue graduée, jusqu'à production du besoin. Parfois la
vessie se montre très irritable et sa capacité des plus restreintes;
mais, souvent aussi, et il ne faut point s'en étonner, mais le faire
remarquer au sujet, elle est voisine de la normale. On injecte
250 centimètres cubes, on retire la sonde, puis on voit avec quel
diamètre de jet et quelle force ils sont expulsés par l'urètre. Quand
aucune lésion inflammatoire ne s'y oppose, on peut ainsi graduellement accroître une capacité trop réduite et par là même entraîner
le malade à résister au besoin d'uriner.

Parallèlement au traitement local, doivent être mis en œuvre le
traitement général et le traitement psychique. Cet entraînement à
vaincre la pollakiurie, en réglant et réduisant progressivement le
nombre des mictions, n'est-il pas, en effet, une rééducation à la fois
vésicale et psychique? Le passage de la sonde, de l'explorateur ou
d'un gros Béniqué, n'est-il pas la négation de l'existence du rétrécissement?

Mais la plupart de ces malades sont physiquement déprimés et
au point de vue mental surexcités et anxieux. Ils s'alimentent mal,

sont amaigris, dorment peu et se plaignent simultanément de beaucoup d'autres malaises; ils ont souvent même des idées de suicide. Aux plus atteints, un court séjour d'isolement en maison de régime est parfois nécessaire. Le repos, l'hydrothérapie, l'alimentation réglée, associés, suivant les indications particulières, à quelque médication arsenicale, iodée ou phosphatée, aideront à remonter l'état physique général, en même temps qu'à calmer l'éréthisme psychique, à combattre l'hyperémotivité et les manifestations spasmodiques qui en dépendent.

Toujours dans ces cas le traitement essentiel, la psychothérapie, s'appuiera sur des données de l'observation; elle ne se contentera point d'affirmations gratuites, ni de suggestions grossières, mais établira des démonstrations solides et claires, basées sur la réalité clinique. Quelquefois, dans des cas très favorables, une ou deux consultations suffisent pour ébranler des doutes et permettre de retrouver le calme; mais, chez la plupart, il faut plus de temps pour dissiper des craintes mieux échafaudées. Ce qu'il faut tenter, c'est toute une rééducation fonctionnelle et psychique, en s'efforçant sans cesse vers un progrès dont on souligne chaque jour les résultats. Souvent il faut aussi réformer tout ce qui semble défectueux dans le genre de vie d'un sujet qui est toujours un psychonévropathe. En même temps qu'on amende les troubles de la miction, il faut distraire peu à peu son attention de son urètre; il est nécessaire d'occuper son activité intellectuelle et physique, il faut l'intéresser à un travail suivi.

5. — Manifestations douloureuses et algies urinaires.

Nombreux et variés sont les phénomènes exclusivement douloureux, de cause nerveuse ou psychique, qui intéressent l'appareil urinaire. On peut les diviser, selon leur siège, en douleurs rénales, vésicales et urétrales. Il nous paraît ici plus utile, au point de vue thérapeutique, de les grouper, d'après leur étiologie et leurs caractères cliniques, en deux classes, l'une correspondant aux affections nerveuses organiques, l'autre aux syndromes purement psychopathiques.

Le **tabes**, type de beaucoup le plus important du premier groupe, est riche en manifestations douloureuses. Quelle que soit leur topographie, qu'il s'agisse de crise rénale, vésicale ou urétrale, leur début soudain, leur allure paroxystique, leurs caractères de douleurs fulgurantes, lancinantes ou térébrantes, et d'ordinaire leurs riches concomitances symptomatiques en permettent le diagnostic.

Mais il faut toujours y penser, car elles peuvent être très précoces, révélatrices même d'une affection jusque-là méconnue et dont elles feront rechercher les troubles de la sensibilité, les modifications des réflexes tendineux et pupillaires et les réactions cytologiques arachnoïdiennes. Les crises douloureuses s'accompagnent aussi d'épreintes, de faux besoins, de strangurie; elles se terminent parfois par des crises polyuriques.

Les indications thérapeutiques sont doubles. Il faut, d'une part, calmer la crise douloureuse par les sédatifs les mieux appropriés : les suppositoires opiacés et belladonés, les lavements à l'antipyrine, la phénacétine, le chloral, le pantopon.... Il importe d'autre part, surtout au début de la maladie, de combattre la lésion organique en cause par un traitement mercuriel et ioduré aussi actif que possible.

S'il existe, comme c'est parfois le cas chez certains tabétiques, des altérations urétro-prostatiques ou vésicales, il faut, en même temps, tenter de les guérir. Les résultats d'un tel traitement peuvent être fort intéressants, non seulement par la disparition des troubles urinaires, mais aussi par les modifications heureuses qu'il est susceptible d'apporter dans l'état général du malade. On a cité de prodigieuses améliorations du tabes à la suite de la disparition d'une rétention partielle d'urine avec infections vésicales.

Chez les **psychonévropathes**, les douleurs rénales ou vésicales, hors de proportions ou même absolument sans liens apparents avec des altérations anatomiques, inflammatoires, tuberculeuses, néoplasiques ou lithiasiques de ces organes, semblent de deux ordres principaux.

Les unes se présentent comme des manifestations douloureuses, démesurément amplifiées, déclanchées ou fixées, soit par une irritation minime des régions intéressées, soit par une lésion éloignée. Une légère oxalurie ou la présence de sable et de très petites concrétions uratiques suffisent parfois à les justifier. L'action algogène à distance peut être très manifeste, ainsi que le montrent les réflexes réno-rénal et vésico-rénal.

L'association est commune de ces douleurs à un rein mobile ou déplacé; mais souvent il n'est guère possible de subordonner seulement l'un à l'autre ces deux symptômes qui, unis aussi d'ordinaire à des troubles digestifs et menstruels, à des gastro-entérocolites, à de l'amaigrissement et à des ptoses viscérales multiples, semblent résulter d'états psychonévropathiques plus ou moins caractérisés.

Les autres paraissent absolument isolées de toute lésion organique saisissable : ce sont des algies ou douleurs purement psychopathiques. Elles ont pour caractères habituels d'être fixes, systématisées et rebelles : douleurs obsédantes, analogues dans le domaine sensitif aux idées fixes dans le domaine intellectuel.

Il en est parmi elles qui paraissent être comme un écho retardé et prolongé, comme une réminiscence sensitive des troubles éprouvés au cours d'une affection locale ancienne et actuellement disparue. Telles sont ces hyperesthésies et ces douleurs urétrales persistant longtemps après une blennorragie bénigne. Elles sont communes chez ces uropsychopathes toujours « entêtés de leur canal ou de leur vessie ». Elles sont, suivant la remarque de Brissaud, l'apanage de l'homme; la femme les ignore avec ses trois centimètres d'urètre.

Un grand nombre s'accompagnent de craintes, d'angoisses, d'idées et de convictions délirantes et rentrent ainsi dans le tableau classique des états hypocondriaques. Dans certains délires polymorphes ou systématisés, aigus ou chroniques, elles se montrent à titre épisodique sous la forme d'hallucinations de la sensibilité viscérale.

Chez d'autres sujets, véritables déséquilibrés constitutionnels de la sensibilité, des sensations pénibles plutôt que douloureuses, mais insolites, étranges et indéfinissables, peuvent aussi intéresser les différentes parties de l'appareil urinaire. Elles rentrent dans le vaste cadre des cénestopathies, c'est-à-dire qu'elles sont fixes et permanentes, peu accessibles à la thérapeutique, mais que, contrairement aux précédentes, elles n'entraînent point d'interprétations, ni de réactions délirantes et ne compromettent pas l'intégrité intellectuelle des malades.

A part ces derniers cas dont les caractères cliniques et évolutifs sont d'ordinaire assez nets, non seulement par les particularités des troubles sensitifs eux-mêmes, mais aussi par celles de l'état mental sous-jacent, le diagnostic des algies urinaires peut être souvent très délicat. Avant d'admettre une origine purement psychopathique, il faut toujours faire l'étude la plus méthodique du malade et spécialement pratiquer les examens les plus complets de tout l'appareil urinaire. C'est seulement ainsi que, derrière l'élément douleur, on pourra dépister des formes frustes d'infections ou intoxications atténuées, de lésions parenchymateuses des reins ou de la vessie, de néoplasmes, de tuberculose ou de lithiase.

Au point de vue de la thérapeutique, on conçoit toute l'importance de ces notions. Il faut connaître ces malades pour savoir à quel point leur traitement peut être délicat ou complexe. S'il existe une lésion viscérale sous-jacente à l'algie, il faut tenter d'arracher cette épine organique, mais il faut se garder de lui attribuer une plus grande valeur qu'elle ne mérite.

La plus extrême prudence doit toujours être la règle dans les interventions, même les plus bénignes, chez ces malades. Agir autrement serait favoriser les aptitudes paranoïaques, renforcer les convictions hypocondriaques de beaucoup d'entre eux et susciter même chez quelques-uns des réactions persécutrices ou processives contre le médecin ou le chirurgien.

La douleur ne semble être parfois que la conséquence de troubles fonctionnels de la miction : retenue volontaire et trop prolongée de l'urine, avec spasmes du sphincter, répétition trop fréquente des mictions, contractions exagérées du muscle vésical avec efforts violents pour chasser les dernières gouttes. Ce sont ces troubles qu'il faut d'abord tenter de faire disparaître. Chez d'autres, l'algie paraît entretenue par des convictions morbides qu'on pourra essayer de modifier, sans jamais les heurter de front, mais que trop souvent on ne parviendra pas à corriger.

Toute psychothérapie, mise en œuvre dans ces cas, devra donc toujours tenir le plus grand compte de ces conditions fondamentales. Elle s'efforcera de dissiper les craintes du malade, de l'éclairer et de le rassurer sur son état, de lui apprendre à dominer ses douleurs, puis à les dédaigner comme choses tout à fait négligeables. Elle parviendra surtout à détourner son attention en occupant mieux toute son activité physique et mentale.

Contre les algies, la plupart des calmants usuels des douleurs organiques, tels que la morphine ou le chloral, n'ont pas d'action vraiment utile ; ils pourraient même avoir des résultats néfastes chez beaucoup de ces sujets trop facilement enclins à la toxicomanie. Ce qui importe le plus, d'ailleurs, ce n'est pas tant de lutter contre un symptôme donné que d'accorder toute l'attention possible à l'étude et au traitement de l'état psychonévropathique du malade.

TABLE ALPHABÉTIQUE

TABLE DES MATIÈRES

Maladies microbiennes, par le D* Paul Carnot*, professeur agrégé à la Faculté de médecine de Paris. 1907, 1 vol. gr. in-8 de 232 pages, avec 51 figures... 4 fr.

Diagnostic et Traitement des Maladies infectieuses, par le D* J. Schmitt*, professeur à la Faculté de médecine de Nancy. 1902, 1 vol. in-16 de 504 pages, cartonné...................................... 6 fr.

Maladies communes à l'Homme et aux Animaux (*Tuberculose, Scrofule, Morve, Charbon, Tétanos,* etc.), par les D* Mosny, Bernard, Ménétrier, Gilbert, Vaillard*, etc. 1906, 1 vol. gr. in-8 de 428 pages, avec 29 figures.. 8 fr.

Traité élémentaire de Parasitologie animale et végétale, appliquée à la médecine, par le D* Moniez*, professeur à la Faculté de médecine de Lille. 1896, 1 vol. in-8 de 680 pages, avec 111 fig.... 10 fr.

Fièvres éruptives, par les D* B. Auché, H. Surmont, L. Gaillard, R. Wurtz, A. Netter, L. Thoinot*. 1908, 1 vol. gr. in-8 de 258 pages, avec 8 figures... 4 fr.

Streptococcie, Staphylococcie, Pneumococcie, Collibacillose, par les D* F. Widal, J. Courmont, L. Landouzy* et *A. Gilbert*. 1906, 1 vol. gr. in-8 de 147 p., avec 18 fig............................... 3 fr. 50

La Diphtérie, par *H. Barbier*, médecin des hôpitaux, et *Ullmann*. 1899, 1 vol. in-16 de 92 pages, avec 7 figures, cartonné............ 1 fr. 50

Grippe, Coqueluche, Oreillons, Diphtérie, par les D* A. Netter, Hudelo, Boulloche* et *Babonneix*. 1908, 1 vol. gr. in-8 de 172 pages, avec 6 figures... 3 fr. 50

Fièvre typhoïde, par les professeurs *P. Brouardel* et *L. Thoinot*. 1908, 1 vol. gr. in-8 de 240 pages, avec 16 figures.................. 4 fr.

Le Tétanos, par les D* Courmont* et *Doyon*. 1899, 1 vol. in-16 de 96 p., avec 4 figures, cartonné.. 1 fr. 50

La Leucocytose en clinique, par les D* P.-E. Weil* et *A. Clerc*. Préface du D* Vaquez*. 1904, 1 vol. in-16 de 184 p., avec 4 pl. color. cart. 3 fr. 50

Maladies de la Nutrition. Goutte, Obésité, Diabète, par les D* H. Richardière* et *J.-A. Sicard*, médecins des hôpitaux de Paris. 1907, 1 vol. gr. in-8 de 378 p., avec 15 fig.......................... 7 fr.

Le Diabète non compliqué, et son traitement, par le D* Lépine*, professeur à la Faculté de Lyon. 1905, 1 vol. in-16 cart.... 1 fr. 50

Les Complications du Diabète, par le D* Lépine*. 1906, 1 vol. in-16 de 96 pages, cartonné.. 1 fr. 50

Les Hydrates de carbone, le diabète et son traitement, par le D* Pavy*. 1908, 1 vol. in-8 de 154 p., avec 8 pl............................ 5 fr.

Les Régimes des Diabétiques, par *L. Chauvois*. 1908, 1 vol. in-18 de 164 p... 3 fr.

La Contagion du Diabète, par le D* G. Hutinel*. 1905, 1 vol. in-18. 2 fr.

La Goutte et son traitement, par le D* E. Apert*, médecin des hôpitaux de Paris. 1903, 1 vol. in-16 de 96 pages, avec fig., cart. 1 fr. 50

La Goutte et les Rhumatismes, par les D* Réveillé-Parise* et *Carrière*. 1 vol. in-16 de 306 pages.................................... 3 fr. 50

Les Albuminuries curables, par *J. Teissier*, professeur à la Faculté de Lyon. 1900, 1 vol. in-16 de 96 pages, cart................ 1 fr. 50

Rhumatismes et Pseudo-Rhumatismes, par *F. Widal, J. Teissier* et *G. Roque*. 1908, 1 vol. gr. in-8 de 464 pages avec 18 fig. 3 fr. 50

Le Rhumatisme articulaire aigu en bactériologie, par les D* Triboulet* et *Coyon*. 1900, 1 vol. in-16 de 96 pages, cart......... 1 fr. 50

Origine thyroïdienne du Rhumatisme chronique, par le D* P. Ménard*. 1908, gr. in-8, 74 p... 2 fr. 50

Cancer et Tuberculose, par *Claude*. 1900, in-16 cart... 1 fr. 50

Les Maladies de l'Estomac et leur traitement, par le Dr *L. Bourget*, professeur à l'Université de Lausanne. 1907, 1 vol. in-8 de 300 pages, avec 14 figures et 12 planches noires et coloriées. **5 fr.**

Traité des Maladies de l'Estomac, par le Dr *Soupault*, médecin des hôpitaux de Paris 1906, 1 vol. gr. in-8 de 880 pages, avec 111 fig. noires et coloriées............... **20 fr.**

Sémiologie et Thérapeutique des Maladies de l'Estomac, par le Dr *Frenkel*, professeur agrégé à la Faculté de médecine de Toulouse. 1900, 1 vol. in-16 de 560 pages et figures, cart..... **7 fr. 50**

Aide-mémoire des Maladies de l'Estomac, par le professeur *P. Lefert*. 1900, 1 vol. in-18 de 304 p., avec fig., cart......... **3 fr.**

La Pratique des Maladies de l'Estomac et l'Appareil digestif, par le professeur *P. Lefert*. 1894, 1 vol. in-18 de 288 p., cart.. **3 fr.**

Les Dilatations de l'Estomac, par *M. Soupault*, médecin des hôpitaux de Paris. 1902, 1 vol. in-16 de 96 p., avec fig., cart.. **1 fr. 50**

Pour lutter contre les Maladies de l'Estomac, par le Dr *Aubert*. 1902, 1 vol. in-16 de 95 pages, cart............... **1 fr. 50**

La Radioscopie clinique de l'Estomac normal et pathologique, par les Drs *Cerné*, professeur à l'Ecole de médecine de Rouen, et *Delaforge*. 1906, 1 vol. in-16 de 96 p., avec 21 fig., cart.. **1 fr. 50**

La Gastrotomie, par le Dr *Braquehaye*, 1900, 1 v. in-16, cart. **1 fr. 50**

Maladies des Glandes salivaires et du Pancréas, par *P. Carnot*, professeur agrégé à la Faculté de Médecine de Paris. 1908, 1 vol. gr. in-8 de 342 pages, avec 69 figures.................. **7 fr.**

Traité des Maladies du foie, par le Dr *Cyr*. 1887, 1 vol. in-8. **12 fr.**

Traité des Maladies du Foie et des Voies biliaires, par le Professeur *Frerichs*, 3e *édition*. 1 vol. in-8 de 888 p., avec 458 fig. **12 fr.**

Calculs des Voies biliaires et Pancréatites, par le Dr *R. Gaultier*. 1908, 1 vol. in-16 de 96 pages, avec 16 figures. Cartonné. **1 fr. 50**

Le Microbisme biliaire, par *Lippmann*. 1901, gr. in-8, 173 p. **4 fr.**

L'Auto-intoxication intestinale, par le Dr *A. Combe*. 1907, 1 vol. in-8 de 568 pages, avec figures.................. **12 fr.**

Traitement de l'Entérite muco-membraneuse, par le Dr *A. Combe* (de Lausanne). 1908, 1 vol. in-18 de 334 p., avec 4 pl. col. **3 fr. 50**

Les Traitements des Entérites, par le Dr *Jouaust*. 1906, 1 vol. in-16 de 96 pages, cartonné......... **1 fr. 50**

Précis de Coprologie clinique. Guide pratique pour l'examen des Fèces, par le Dr *R. Gaultier*. Préface du prof. *A. Robin*. 1907, 1 vol. in-8 de 384 pages, avec 65 microphotographies......... **7 fr.**

Technique de l'exploration du tube digestif, par le Dr *R. Gaultier*, ancien interne des hôpitaux de Paris. 1905, 1 v. in-18 cart. **1 fr. 50**

Le Traitement de la Constipation, par le Dr *Froussard*, préface par le Dr *Soupault*. 1903, 1 vol. in-16 de 96 p., cart............ **1 fr. 50**

Maladies de l'Intestin, par les Drs *Gaillard, Hutinel, Thiercelin* et *Guiart*. 1907, 1 vol. gr. in-8 de 501 p., avec 79 fig............. **9 fr.**

Aide-Mémoire des Maladies de l'Intestin, par le prof. *P. Lefert*. 1901, 1 vol. in-18 de 285 p., cart.................. **3 fr.**

L'Appendicite, par le Dr *Aug. Broca*. 1900, 1 v. in-16, cart. **1 fr. 50**

Diagnostic de l'Appendicite, par le Dr *M. Auvray*, prof. ag. à la Faculté de médecine de Paris. 1904, 1 v. in-18 de 96 p., cart. **1 fr. 50**

Les Déséquilibrés du Ventre, par le Dr *Monteuuis*. 1897, 1 vol. in-16.................... **3 fr. 50**

Abdominales méconnues, par le Dr *Monteuuis*. Préface du Dr *Huchard*. 1903, 1 vol. in-16 de 367 pages.......... **3 fr. 50**

Sémiologie de l'appareil respiratoire, par le Dr *H. Barth*, médecin de l'hôpital Necker. 1908, 1 vol. gr. in-8 de 164 p., avec 98 fig. **4** fr.

Sémiologie pratique des Poumons et de la Plèvre, par le Dr *Barbier*, médecin des hôpitaux de Paris. 1902, 1 vol. in-16 de 262 pages, avec 20 figures noires et coloriées, cartonné...... **4** fr.

Hygiène des Poumons, par le Dr *Schrœtter*. Préface du Dr *Huchard*. 1906, 1 vol. in-16 de 150 pages.................... **2** fr.

Aide-mémoire des maladies des Poumons et des Bronches, par *P. Lefert*. 1902, 1 vol. in-18 de 273 pages, cart............. **3** fr.

La Pratique des maladies des Poumons et de l'Appareil respiratoire, par *P. Lefert*. 1894, 1 vol. in-18 de 283 p., cart... **3** fr.

Pour lutter contre les maladies des Poumons, par le Dr *Aubert*. 1902, 1 vol. in-16 de 94 pages, cartonné.............. **1** fr. **50**

La Lutte contre la Tuberculose, par *P. Brouardel*, professeur à la Faculté de médecine de Paris. 1901, 1 vol. in-18 de 208 p. **2** fr. **50**

Pour se défendre contre la Tuberculose pulmonaire, par le Dr *L. Chauvain*. 1901, 1 vol. in-18 de 80 pages, cartonné. **1** fr. **50**

Les Rayons de Rœntgen et le diagnostic de la Tuberculose, par le Dr *Béclère*. 1899, 1 vol. in-16 de 96 pages, cart... **1** fr. **50**

Les Rayons de Rœntgen et le diagnostic des Affections thoraciques, par le Dr *Béclère*. 1901, 1 vol. in-16 de 96 p. cart. **1** fr. **50**

Sanatoriums et hôpitaux marins, par le Dr *P. Sagols*. 1902, gr. in-8, 148 pages, avec 12 figures.................... **3** fr. **50**

Diagnostic précoce de la Tuberculose pulmonaire, par de *Sousa Teixeira*. Préface de *R. Blanchard*. 1907, in-8........ **2** fr. **50**

Prophylaxie de la Tuberculose, par le Dr *P. Jousset*. 1907, 1 vol. in-18 de 172 pages..................... **2** fr. **50**

Traitement de la Coqueluche, par le Dr *M. Roques*. 1905, 1 vol. in-18 de 215 pages.................... **2** fr.

Le Rhume des Foins, par le Dr *Garel*, médecin des hôpitaux de Lyon. 1899, 1 vol. in-16 de 96 p, cartonné.............. **1** fr. **50**

Précis d'Exploration clinique du Cœur et des vaisseaux, par les nouvelles méthodes, par le Dr *G. Brouardel*, médecin des hôpitaux de Paris. 1903, 1 vol. in-16 de 175 pages, avec 35 figures, cart. **3** fr.

Maladies des Artères et de l'Aorte, par les Drs *H. Roger, A. Gouget* et *E. Boinet*. 1907, 1 vol. gr. in-8 de 472 p., avec 63 fig.... **8** fr.

Hématologie et Cytologie cliniques, par le Dr *Lefas*, préparateur à la Faculté de médecine. Préface par *P. E. Launois*. 1901, 1 vol. in-18 de 198 pages, avec 5 planches coloriées, cartonné........... **3** fr.

Le Sang (Physiologie générale), par le Dr *M. Labbé*, médecin des hôpitaux de Paris. 1902, 1 vol. in-16 de 96 pages, cart.... **1** fr. **50**

Aide-mémoire des Maladies du Cœur, par le professeur *P. Lefert*. 1901, 1 vol. in-18 de 285 pages, cartonné................. **3** fr.

La Pratique des Maladies du Cœur et de l'Appareil circulatoire, par le professeur *P. Lefert*. 1895, 1 vol. in-18, cart... **3** fr.

L'Artériosclérose et son traitement, par le Dr *Gouget*, professeur agrégé à la Faculté de Paris. 1907, 1 vol. in-16 de 96 p., cart. **1** fr. **50**

Maladies du Cœur et Tuberculose, par le Dr *P. Teissier*. 1891, 1 vol. gr. in-8 de 328 pages..................... **7** fr.

Pression artérielle et glandes à sécrétion interne, par le Dr *J. Parisot*. Préface du prof. *Roger*. 1908, 1 vol. gr. in-8 de 562 p., 11 fig.................... **8** fr.

Archives des Maladies du Cœur, des Vaisseaux et du Sang, par le Dr *H. Vaquez*, professeur agrégé à la Faculté de Paris. Mensuel. Prix de l'abonnement: France, **15** fr. Etranger........ **17** fr.

Précis de Thérapeutique, par le Dr *H. Vaquez*, professeur agrégé à la Faculté de médecine de Paris, médecin de l'hôpital Saint-Antoine. 1907, 1 vol. in-8 de 492 pages, cart..................... **10** fr.

Traité élémentaire de Thérapeutique, de matière médicale et de pharmacologie, par le Dr *A. Manquat*, professeur agrégé à l'École du Val-de-Grâce. 5e *édition*. 1905, 2 vol. in-8 de 2315 pages. **24** fr.

Guide et Formulaire de Thérapeutique générale et spéciale, par *V. Herzen*. 5e *édition*. 1908, 1 vol. in-18 de 836 pages, sur papier indien, relié maroquin souple, tête dorée.................... **9** fr.

Nouveau Formulaire magistral de Thérapeutique clinique et de Pharmacologie, par le Dr *O. Martin*. Préface du professeur *Grasset*. 3e *édition*, 1908, 1 vol. in-18 de 892 pages, sur papier mince. Cart. souple..................... **9** fr.

Mémorial Thérapeutique, par *C. Daniel*. 1902, 1 vol. in-12, format portefeuille de 240 p. sur papier indien, couv. papier toile. **2** fr. **50**
Relié maroquin souple..................... **3** fr. **50**

Tableaux synoptiques de Thérapeutique, par le Dr *Durand*. 1899, 1 vol. gr. in-8 de 224 pages, cartonné.................... **5** fr.

Aide-mémoire de Thérapeutique, par le professeur *Paul Lefert*. 1896, 1 vol. in-18 de 318 pages, cartonné.................... **3** fr.

Nouveaux Éléments de Matière médicale et de Thérapeutique, par les professeurs *Nothnagel* et *Rossbach*. Introduction par *Ch. Bouchard*, professeur à la Faculté de médecine de Paris, membre de l'Institut. 3e *édition*, 1899, 1 vol. gr. in-8 de 920 pages.... **16** fr.

Précis d'Electrothérapie, d'électrophysiologie et d'électrodiagnostic, par le Dr *Bordier*. Préface par le professeur *D'Arsonval*. 2e *édition*. 1902, 1 vol. in-18 de 516 pages, avec 162 figures, cart........ **8** fr.

Formulaire électrothérapique du Praticien, par le Dr *Régnier*. 1899, 1 vol. in-18 de 255 pages, avec 34 figures, cart........ **3** fr.

Ionothérapie Electrique, par les Drs *Delherm* et *Laquerrière*. 1908, 1 vol. in-16 de 96 pages, avec 11 figures, cartonné....... **1** fr. **50**

La Thérapeutique par les Agents physiques, par le Dr *Guimbail*. 1900, 1 vol. gr. in-8 de 500 pages..................... **10** fr.

Radiothérapie et Photothérapie, par le Dr *L.-R. Régnier*, chef du laboratoire d'électrothérapie à l'hôpital de la Charité. 1902, 1 vol. in-16 de 92 pages, avec 10 figures, cart.................... **1** fr. **50**

La Mécanothérapie, par le Dr *Régnier*. 1900, 1 vol. in-16 de 192 pages, avec figures, cartonné..................... **1** fr. **50**

Manuel pratique de Massage, par le Dr *G. Berne*. 4e *édition*, 1908, 1 vol. in-18 de 414 pages, avec 152 figures.................... **5** fr.

Formulaire du Massage, par le Dr *Norstrom*. 1895, 1 vol. in-18 de 268 pages, avec figures, cartonné.................... **3** fr.

Le Massage thérapeutique de l'Abdomen, par le Dr *Salignat*. 1905, 1 vol. in-18 de 278 pages, avec 21 figures............. **3** fr. **50**

Le Massage dans le Traitement des Fractures, par le Dr *Dasguin*. 1907, 1 vol. gr. in-8, 158 p., avec 58 fig. hors texte. **7** fr.

Atlas d'Anatomie topographique, par le professeur *A. Schultze.* *Édition française*, par le Dr *P. Lacène*, professeur agrégé à la Faculté de médecine de Paris. 1905, 1 vol. gr. in-8 de 180 pages, avec 70 pl. coloriées, cartonné.................... **24 fr.**

Précis d'Anatomie topographique, par le Dr *N. Rudinger. Édition française*, par *P. Delbet.* Introduction par le P^r *Le Dentu.* 1893, 1 vol. gr. in-8, 252 p. et 68 fig. noires et coloriées, cart............ **8 fr.**

Aide-mémoire d'Anatomie topographique, par le professeur *Paul Lefert.* 1894, 1 vol. in-18 de 248 pages, cart....... **3 fr.**

Tableaux synoptiques d'Anatomie topographique, par le Dr *Boutigny.* 1900, 1 vol. gr. in-8, 176 p., 117 fig., cart....... **6 fr.**

Précis de Dissection des Régions, par le Dr *Regnault*, 1904, 1 vol. in-8 de 176 pages, avec 59 planches coloriées................ **5 fr.**

Atlas-Manuel de Chirurgie opératoire, par les Drs *Zuckerkandl* et *Mouchet.* 2e édition. 1899, 1 vol. in-16 de 268 pages, avec 271 fig. et 24 pl. coloriées, relié maroquin souple, tête dorée........... **16 fr.**

La Chirurgie enseignée par la Stéréoscopie, par les Drs *P. Camescasse* et *R. Lehman, 260 stéréoscopies sur verre en boîtes 45 × 107 —* **Prix**.................... **260 fr.**

Chacune des dix opérations se vend séparément.

    I. Cure radicale de la hernie inguinale, 32 plaques.............   35 fr.
   II. Hystérectomie vaginale, 29 plaques.........................   32 fr.
  III. Laparotomie pour lésion unilatérale, 17 plaques............   20 fr.
   IV. Curettage, 24 plaques.......................................   26 fr.
    V. Hystéropexie abdominale, 28 plaques.........................   32 fr.
   VI. Amputation du Sein, 20 plaques.............................   22 fr.
  VII. Amputation de la jambe, 27 plaques.........................   30 fr.
 VIII. Appendicite, 34 plaques....................................   38 fr.
   IX. Lipomes, 24 plaques...   26 fr.
    X. Hygroma sous tricipital, 25 plaques.........................   28 fr.

Prix de la brochure explicative de chaque opération........ **1 fr. 50**

Guide des opérations courantes, par les Drs *Camescasse* et *Lehman.* 1906, 1 vol. in-18 de 172 p., avec 60 photogravures........... **5 fr.**

Guide Pratique de Technique opératoire, par le Dr *Brault*, professeur à l'École d'Alger. 1904, 1 vol. in-18 de 332 p., cart.... **3 fr.**

Tableaux synoptiques de Médecine opératoire, par le Dr *Lacarède.* 1900, 1 vol. gr. in-8 de 208 p., avec 150 figures, cart... **6 fr.**

La Pratique des Opérations nouvelles en Chirurgie, par le Dr *Guillemain.* 1895, 1 vol. in-18 jésus de 350 pages, cart...... **5 fr.**

Aide-mémoire de Médecine opératoire, par le professeur *Paul Lefert.* 2e édition. 1904, 1 vol. in-18 de 300 pages, cart....... **3 fr.**

Précis de Médecine opératoire, par le D^r *Ed. Lebec*, chirurgien de l'Hôpital St-Joseph. 1885, 1 vol. in-18 de 468 p., avec 410 fig. **6 fr.**

Précis d'Opérations de Chirurgie, par le professeur *J. Chauvel.* 3e édition. 1891, 1 vol. in-18 de 818 p., avec 350 fig., cart.... **9 fr.**

Aide-mémoire de Petite Chirurgie et de thérapeutique chirurgicale, par le professeur *P. Lefert.* 1904, 1 vol. in-18, cart....... **3 fr.**

Atlas manuel des Bandages, Pansements et Appareils, par le professeur *Hoffa. Édition française*, par *P. Hallopeau.* Préface de *M. Berger*, professeur à la Faculté de médecine de Paris. 1900, 1 vol. in-16 de 160 pages, avec 128 pl. en couleur, relié............ **14 fr.**

Atlas manuel de Chirurgie, par le Dr *G. Marwedel* et *M. Chevassu,* prosecteur à la Faculté de médecine de Paris. 1908, 1 vol. in-18 de 400 p., avec 200 fig. et 29 planches coloriées, relié maroquin souple, tête dorée. .... **16 fr.**

Atlas manuel de Chirurgie orthopédique, par les Drs *Lüning* et *Schulthess. Édition française,* par le Dr *Paul Villemin,* chirurgien des hôpitaux de Paris. 1902, 1 vol. in-16 de 348 pages, avec 16 pl. coloriées et 250 fig., relié maroquin souple, tête dorée........ **16 fr.**

Clinique chirurgicale, par *A. Le Dentu,* professeur de clinique chirurgicale à la Faculté de médecine de Paris. 1904, 1 vol. gr. in-8 de xxvii-634 pages, avec 45 figures...................... **15 fr.**

Les Grands Processus morbides en chirurgie, traumatismes, infections, troubles vasculaires et trophiques, cicatrices, par *P. Delbet, Chevassu, Schwartz* et *Veau.* 1907, 1 vol. gr. in-8 de 388 pages, avec 53 figures...................................... **10 fr.**

Nouveaux Éléments de Pathologie chirurgicale, par *Fr. Gross* et *J. Rohmer,* professeur de clinique, *A. Vautrin* et *André,* professeurs, agrégés à la Faculté de médecine de Nancy. *Nouvelle édition.* 1900, 4 vol. in-8, ensemble 4474 pages, reliés................. **60 fr.**

Consultations chirurgicales, à l'usage des praticiens, par les Drs *Braquehaye* et *de Rouville.* Préface du professeur *Duplay.* 1901, 1 vol. in-8 de 350 pages .... **6 fr.**

Aide-mémoire de Pathologie externe et de Chirurgie des régions, par le professeur *Paul Lefert.* 4e *édition.* 1899, 3 vol. in-18 de 930 pages, cart...................................... **9 fr.**

    Le même en 1 volume relié maroquin souple, tête dorée. **10 fr.**

Tableaux synoptiques de Pathologie externe, par le Dr *Villeroy.* 2e *édition.* 1899, 1 vol. gr. in-8 de 200 pages, cart............ **5 fr.**

Aide-mémoire de Clinique chirurgicale, par le professeur *Paul Lefert.* 1895, 1 vol. in-18 de 308 pages, cartonné................ **3 fr.**

La Pratique journalière de la Chirurgie dans les Hôpitaux de Paris, par le prof. *Paul Lefert.* 1894, 1 vol. in-18, cart...... **3 fr.**

Tableaux synoptiques d'Exploration chirurgicale des organes, par le Dr *Champeaux.* 1901, 1 vol. gr. in-8 de 176 p., cart..... **5 fr.**

Traité de l'Anesthésie générale et locale, par *F.-L. Dumont* et *F. Cathelin,* ancien chef de clinique de la Faculté de médecine de Paris. 1904, 1 vol. in-8 de 376 pages, avec 180 figures........ **8 fr.**

Formulaire de l'Antisepsie, de la Désinfection et de la Stérilisation, par *H. Bocquillon-Limousin.* 3e *édition.* 1905, 1 vol. in-16 de 340 pages, avec 23 figures, cartonné....................... **3 fr.**

La Pratique de l'Asepsie et de l'Antisepsie en Chirurgie, par le D^r *Ed. Schwartz,* professeur agrégé à la Faculté de médecine de Paris. 1895, 1 vol. in-18 jésus de 380 pages, avec 51 fig., cart. **6 fr.**

L'Antisepsie dans la Pratique de la Chirurgie journalière, par *E. Nicaise,* professeur agrégé à la Faculté de médecine de Paris. 1895, 1 vol. in-16 de 264 pages, 36 figures, cart................ **4 fr.**

La Pratique de l'Antisepsie dans les Maladies contagieuses et en particulier dans la Tuberculose, par le P^r *Ch. Burlureaux,* agrégé à l'École du Val-de-Grâce. 1892, 1 vol. in-16, cart... **5 fr.**

Manuel d'Asepsie, par le Dr *Vincy,* agrégé à la Faculté de médecine de Lyon. 1898, 1 vol. in-18 de 531 p., avec 74 fig., cart.... **8 fr.**

Atlas manuel de Médecine et de Chirurgie des Accidents, par *Golebiewski. Édition française*, par le D' *P. Riche*, chirurgien des hôpitaux de Paris. 1903, 1 vol. in-16 de 496 p., avec 143 pl. et fig. noires et 40 pl. coloriées, relié maroquin souple, tête dorée. **20 fr.**

Atlas manuel des Fractures et Luxations, par les D'' *Helferich et Paul Delbet*. 3e *édition*. 1904, 1 vol. in-16 de 448 pages, avec 68 planches coloriées et 137 figures, relié............ **20 fr.**

Aide-mémoire de chirurgie des régions, par *P. Lefert*. I. *Tête, Rachis, Cou, Poitrine, Abdomen*. 1898, 1 vol. in-18, cart........ **3 fr.** II. *Organes génito-urinaires et Membres*. 1898, 1 vol. in-18, cart. **3 fr.**

Chirurgie intestinale d'urgence, par le D' *Mouchet*. 1903, 1 vol. in-16 de 96 pages avec 23 fig., cart......................... **1 fr. 50**

Chirurgie nerveuse d'urgence, par le D' *A. Chipault*. 1904, 1 vol. in-16 de 95 pages, cart............................. **1 fr. 50**

Chirurgie des Centres nerveux, par le D' *Glantenay*. 1897, 1 vol. in-16 de 300 pages, avec 30 fig., cartonné .... **5 fr.**

Chirurgie des Voies biliaires, par le D' *Pauchet*. 1900, 1 vol. in-16 de 96 pages, avec 9 fig., cartonné.................. **1 fr. 50**

Chirurgie du Médiastin, par *A. Auvray*, chirurgien des hôpitaux de Paris. 1904, 1 vol. in-8 de 224 p. avec 24 pl................. **6 fr.**

Hernies, par les D'' *M. Jaboulay*, professeur, et *M. Patel*, professeur agrégé à la Faculté de médecine de Lyon. 1908, 1 vol. gr. in-8 de 427 pages, avec 128 figures.................... **8 fr.**

Le Canal vagino-péritonéal, diagnostic et traitement de la hernie inguinale, des hydrocèles congénitales et de l'ectopie testiculaire, par le D' *P. Villemin*. 1904, 1 vol. in-16 de 96 p., 17 fig., cart... **1 fr. 50**

Maladies des Os. Lésions infectieuses, parasitaires, trophiques, néoplasiques, par le D' *Ph. Mauclaire*, professeur agrégé à la Faculté de médecine de Paris. 1908, 1 vol. gr. in-8 de 318 pages, avec 151 fig................... **6 fr.**

Arthrites tuberculeuses, par le D' *Michel Gangolphe*, professeur agrégé à l'Université de Lyon. 1908, 1 vol. gr. in-8 de 235 pages, avec 70 figures............................. **5 fr.**

Lésions traumatiques des Articulations, par *L. Cahier*, médecin principal de l'Armée, 1908, 1 vol. gr. in-8 de 332 pages, avec 156 fig.......................... **6 fr.**

Maladies des Muscles, Aponévroses, Tendons, Tissus péri-tendineux, Bourses séreuses, par *M. Ombredanne*, professeur agrégé à la Faculté de médecine de Paris. 1907, 1 vol. gr. in-8 de 198 pages, avec 45 figures................... **4 fr.**

Maladies chirurgicales de la Peau, par *J.-L. Faure*, professeur agrégé à la Faculté de médecine de Paris. 1908, 1 vol. gr. in-8 de 144 pages, avec figures................... **3 fr.**

Corps thyroïde, Myxœdèmes, Thyroïdites et Strumites, Goitres, Cancers thyroïdiens, par le D' *L. Bérard*, professeur agrégé à la Faculté de médecine de Lyon. 1908, 1 vol. gr. in-8 de 407 pages, avec 112 figures.................. **8 fr.**

Chirurgie artérielle et veineuse, par *P. Delbet*, professeur agrégé à la Faculté de médecine de Paris. 1906, gr. in-8, 104 pages.. **3 fr.**

Guide pratique de l'Accoucheur et de la Sage-Femme, par les Drs *Pinard* et *Abalin*. 9e *édition*. 1906, 1 vol. in-18 de 701 pages, avec 229 fig., cartonné............ **6 fr.**

Atlas-Manuel d'Obstétrique, par *Schaeffer*. *Édition française*, par le Dr *Potocki*, accoucheur des hôpitaux de Paris. 1900, 1 vol. in-16 de 300 pages, avec 55 planches coloriées, relié............ **20 fr.**

Tableaux synoptiques d'Obstétrique, par les Drs *Saulieu* et *Leblef*. 1900, 1 vol. gr. in-8, avec 200 photographies, cart............ **6 fr.**

Aide-mémoire d'Accouchements, par le professeur *Paul Lefert*. 1898, 1 vol. in-18 de 286 pages, cartonné............ **3 fr.**

La Pratique obstétricale dans les hôpitaux de Paris, par le prof. *P. Lefert*. 1896, 1 vol. in-18 de 288 pages, cart............ **3 fr.**

Traité pratique des Accouchements, par le Dr *A. Charpentier*, agrégé à la Faculté de médecine de Paris. 2e *édition*. 1889, 2 vol. gr. in-8 de 1100 pages, avec 752 fig. et 1 pl. col............ **30 fr.**

Traité pratique de l'Art des Accouchements, par *Naegelé* et *Grenser*. 2e *édition*. 1880, in-8, 800 pages, avec 207 fig..... **12 fr.**

Cours d'Accouchements, par le Dr *N. Charles*. 4e *édition*. 1903-1904. 2 vol. gr. in-8 de 1332 p. avec 398 figures............ **15 fr.**

Manuel complet des Sages-Femmes, par le Dr *C. Fournier*, prof. à l'École de médecine d'Amiens, Préface par *M. Maygrier*, agrégé à la Faculté de médecine de Paris. 1895, 4 vol. in-18, cart........ **12 fr.**

I. — Anatomie, physiologie et pathologie. 1 vol. 300 pages, 104 figures....... **3 fr.**
II. — Accouchement normal. 1 vol., 279 pages, 84 figures............ **3 fr.**
III. — Accouchement pathologique. 1 vol., 322 pages, 56 figures............ **3 fr.**
IV. — Nouvelles accouchées et nouveau-nés. 1 vol. 308 pages, 36 figures........ **3 fr.**

Manuel de la Sage-Femme et de l'élève sage-femme, par le Dr *F. Gallois*. 1886. 1 vol. in-18 de 640 pages, avec figures.... **6 fr.**

Les Médications nouvelles en Obstétrique, par le Dr *G. Kalm*. 1908, 1 vol. in-16 de 84 pages, cart............ **1 fr. 60**

La Pratique des Accouchements chez les peuples primitifs, par le Dr *Engelmann*. 1886, 1 vol. in-8, avec 83 figures......... **7 fr.**

L'Accouchement spontané rapide aux points de vue obstétrical et médico-légal, par le Dr *J. Collet*. 1904, in-18 de 196 p..... **3 fr. 50**

Pouvoir ocytocique du sucre, par *Marquis*. 1904, gr. in-8. **2 fr. 50**

Traitement du placenta praevia par *Challaye*. 1904, gr. in-8. **6 fr.**

Hygiène de la Grossesse, par le D^r *Ad. Olloier*. 1891, 1 vol. in-18 de 340 pages, avec 30 figures............ **3 fr. 50**

Le Diagnostic de la Grossesse, par le Dr *Bouchacourt*. Préface du Dr *Bonnaire*, agrégé à la Faculté de Paris. 1906, 1 vol. in-16 de 288 p............ **3 fr. 50**

Guide pratique de la Femme enceinte, par le Dr *Dumas*. 1903, 1 vol. in-16 de 92 pages, cartonné............ **1 fr. 50**

Atlas d'Anatomie Obstétricale, par *J. Carbonelli*. Préface par le Prof. *Paul Bar*, 1905, 1 vol. in-4, avec 20 planches col.... **15 fr.**

Iconographie pathologique de l'Œuf humain fécondé dans ses rapports avec l'étiologie de l'avortement, par le Dr *Martin-Saint-Ange*. 1884, in-4, 188 pages, 19 pl. coloriées, cart............ **35 fr.**

Revue mensuelle de Gynécologie, d'Obstétrique et de Pédiatrie, par le Dr *Pierra*. Prix de l'abonnement : France, **10** fr. Étranger **12** fr.

Atlas-manuel de Gynécologie, par *O. Schaeffer* et *J. Bouglé*, chirurgien des hôpitaux de Paris. 1903, 1 vol. in-16 de 333 p., avec 90 planches coloriées, relié maroquin souple............. **20 fr.**

Atlas-manuel de Technique Gynécologique, par les Drs *O. Schaeffer*, *P. Segond*, professeur à la Faculté de médecine de Paris, et *O. Lenoir*. 1905, 1 vol. in-16 de 422 p., avec 42 planches coloriées, relié. **15 fr.**

Consultations gynécologiques, par le Dr *de Rouville*. Préface du Dr *Lucas-Championnière*. 1902, 1 vol. in-8 de 247 p., avec 72 fig. **5 fr.**

Précis de Gynécologie pratique, par le Dr *C. Fournier*. 2e édition. 1903, 1 vol. in-16 de 392 pages, avec 149 fig., cart.............. **5 fr.**

Aide-mémoire de Gynécologie, par le professeur *P. Lefert*. 1900, 1 vol. in-18 de 276 p., cartonné.................... **3 fr.**

La Pratique gynécologique dans les hôpitaux de Paris, par le prof. *P. Lefert*. 1896, 1 vol. in-18 de 288 pages, cart. .... **3 fr.**

Traité pratique de Gynécologie, par les Drs *S. Bonnet* et *P. Petit*. 1894, 1 vol. in-8 de 804 p., avec 297 fig., dont 90 coloriées.... **15 fr.**

La Pratique des Maladies des Femmes, par *T. Emmet*. Préface par le prof. *Trélat*. 1887, 1 vol. gr. in-8 de 860 p., avec 220 fig. **15 fr.**

Leçons cliniques sur la Menstruation et ses troubles, par le Dr *Gallard*. 1881, 1 vol. in-8 de 325 p., avec 37 fig.............. **6 fr.**

Leçons cliniques sur les Maladies des ovaires, par le Dr *Gallard*. 1886, 1 vol. in-8 de 463 pages, avec 47 fig.................. **8 fr.**

Hystérectomies dans le Cancer de l'utérus, par le Dr *Bigeard*. 1899, 1 vol. gr. in-8 de 346 pages.................... **7 fr.**

Hématométrie et hématocolpos, par *Gross*. 1901, gr. in-8. **5 fr.**

La mort par Fibromyômes utérins, par *Pellanda*. 1905, gr. in-8 **6 fr.**

Le Cancer du Sein, par le Pr *Le Dentu*. 1902, 1 vol. in-8. **3 fr. 50**

L'Opothérapie ovarienne, par le Dr *Mossé*. 1899, gr. in-8. **3 fr. 50**

Massage de l'utérus, par le Dr *Norstrom*. In-8, 214 pages.... **5 fr.**

Massage dans les Affections du voisinage de l'utérus et de ses annexes, par le Dr *Norstrom*. 1892, in-8, 140 pages............ **5 fr.**

Précis de Médecine opératoire Obstétricale, par le Dr *Rémy*. 1893, 1 vol. in-16 de 460 pages, avec 185 fig., cart............. **6 fr.**

Intervention chirurgicale dans les grossesses compliquées de fibromes, par le Dr *Gross*. 1902, gr. in-8, 114 p.............. **3 fr.**

Les Occlusions intestinales pendant la puerpéralité, par le Dr *P. Gauchery*. 1903, gr. in-8, 147 pages.................. **3 fr.**

Guide pratique d'Electrothérapie gynécologique, par le Dr *A. Weill*. 1900, 1 vol. in-18 de 292 pages, avec 34 fig., cart....... **3 fr.**

Electrothérapie gynécologique, par les Drs *Apostoli* et *Laquerrière*. 1902, 1 vol. gr. in-8 de 620 p., avec figures.................. **7 fr.**

Salpingostomie, par *Jarsaillon*. 1899, in-8.................. **4 fr.**

Symphyséotomie, par le Dr *Rubinrot*. 1899, in-8, 68 p........ **4 fr.**

Hémorragies utérines, par le Dr *Zimmern*. 1901, gr. in-8. **8 fr.**

Traité des Maladies de la Grossesse et des suites de couches, par le Dr *Vinay*. 1894, 1 vol. gr. in-8 de 860 p., avec fig.......... **16 fr.**

Les Auto-intoxications de la Grossesse, par le Dr *Bouffe de Saint-Blaise*. 1899, 1 vol. in-16 de 94 p., cart.................. **1 fr. 50**

Traité d'hygiène, publié en fascicules sous la direction de MM. *P. Brouardel*, membre de l'Institut ; *A. Chantemesse*, professeur d'hygiène à la Faculté de médecine de Paris ; *E. Mosny*, membre du Comité consultatif d'hygiène.

1. *Atmosphère et climats*, par les D⁰ˢ Courmont et Lesieur. 124 p., avec 27 figures et 2 planches coloriées .... 5 fr.
2. *Le sol et l'eau*, par M. de Launay, E. Martel, Ogier et Roussel. 450 pages, avec 50 figures et 2 planches coloriées .... 10 fr.
3. *Hygiène individuelle*, par Anthony, Brouardel, Dupré, Roussel, Boulay, Mosny et Lereboullet. 300 pages, avec 38 fig .... 5 fr.
4. *Hygiène alimentaire*, par les D⁰ˢ Rocaz et Doyen. 320 pages .... 6 fr.
5. *Hygiène de l'habitation*.
6. *Hygiène scolaire*, par Mosny et Bibet.
7. *Hygiène industrielle*, par Lacaze de Puilhors, Boerus, Courtois-Suffit, Lereboullet et Courmont.
8. *Hygiène hospitalière*, par le D⁰ L. Martin. 258 p., avec 44 fig .... 6 fr.
9. *Hygiène militaire*, par les D⁰ˢ Rocaz et Doyen. 313 pages, avec 69 fig. 7 fr. 50
10. *Hygiène navale*, par les D⁰ˢ Ducharsan, Jan et Plante. 355 p., avec 48 figures et 3 planches coloriées .... 7 fr. 50
11. *Hygiène coloniale*, par Wurtz, Sergent, Fontoynont, Charac, Marchoux, Simond, Kermorgant, Noc, Allart. 560 pages, avec figures et planches coloriées .... 12 fr.
12. *Hygiène et salubrité générales des collectivités rurale et urbaine*.
13. *Hygiène rurale*, par Isseaux et Rolants. 248 p., avec 125 fig .... 6 fr.
14. *Approvisionnement communal. Eaux potables, Abattoirs, Marchés*, par L. et V. Fotars et Porths .... 10 fr.
15. *Enlèvement et destruction des matières usées*.
16. *Étiologie générale*.
17. *Prophylaxie générale*.
18. *Étiologie et prophylaxie spéciales*.
19. *Administration sanitaire*.
20. *Hygiène sociale*.

Chaque fascicule se vend également cartonné avec une augmentation de 1 fr. 50

Nouveaux éléments d'Hygiène, par *Jules Arnould*, professeur d'hygiène à la Faculté de médecine de Lille, 5ᵉ *édition*, par *E. Arnould*. 1905, 1 vol. gr. in-8 de 1100 pages, avec 249 figures, cart.... **20 fr.**

Traité d'Hygiène pratique et de technique sanitaire, par le D⁰ *Schoofs*, de l'Université de Liège. 1908, 1 vol. in-8 de 700 pages, avec 209 figures....

Aide-mémoire d'Hygiène, par le professeur *Paul Lefert*. 5ᵉ *édition*, 1902, 1 vol. in-18 de 288 pages, cartonné .... **3 fr.**

Tableaux synoptiques d'Hygiène, par le D⁰ *P. Reille*. 1903, 1 vol. gr. in-8 de 208 pages, cartonné.......................... **5 fr.**

Traité élémentaire d'Hygiène, par *A. Besson* et *Ch. Robinet*. 1896, 1 vol. in-8 de 248 pages, avec 76 figures .... **3 fr. 50**

Notions d'Hygiène, par le D⁰ *P. Falore*. 1899, 1 vol. in-18.... **2 fr.**

Annales d'Hygiène publique et de Médecine légale, par *J. Brault, Courtois-Suffit, Garnier, Ch. Girard, Pehu, Macé, Mosny, Motet, G. Pouchet, Raynaud, Socquet, Thoinot, Vaillard, Ch. Vibert*. Directeur de la rédaction, le professeur *Thoinot*, professeur à la Faculté de médecine de Paris. Collection complète de 1829 à 1909. 158 vol. in-8 avec tables.......................... **1500 fr.**

Paraît tous les mois par fascicules de 96 pages, in-8. Prix de l'abonnement annuel : Paris, **22 fr.** — Départements, **24 fr.** — Union postale.......................... **26 fr.**

9 782329 244846